Handbook of Neurodegenerative Disorders

神経変性疾患
ハンドブック

神経難病へのエキスパート・アプローチ

水澤 英洋 [編集]

南江堂

●編　集

水澤　英洋　　みずさわ　ひでひろ　　国立精神・神経医療研究センター

●執　筆（執筆順）

和田　健二　　わだ　けんじ　　鳥取大学医学部附属病院 神経内科
中島　健二　　なかしま　けんじ　　国立病院機構松江医療センター
戸田　達史　　とだ　たつし　　東京大学大学院医学系研究科 神経内科学
中西　悦郎　　なかにし　えつろう　　京都大学大学院医学研究科 臨床神経学（神経内科）
高橋　良輔　　たかはし　りょうすけ　　京都大学大学院医学研究科 臨床神経学（神経内科）
熱田　直樹　　あつた　なおき　　名古屋大学医学部附属病院 神経内科
祖父江　元　　そぶえ　げん　　名古屋大学大学院医学系研究科
西澤　正豊　　にしざわ　まさとよ　　新潟大学脳研究所 統合脳機能研究センター
長野　清一　　ながの　せいいち　　大阪大学大学院医学系研究科 神経内科学
望月　秀樹　　もちづき　ひでき　　大阪大学大学院医学系研究科 神経内科学
森　康治　　もり　こうじ　　大阪大学大学院医学系研究科 精神医学
池田　学　　いけだ　まなぶ　　大阪大学大学院医学系研究科 精神医学
饗場　郁子　　あいば　いくこ　　国立病院機構東名古屋病院 神経内科
下畑　享良　　しもはた　たかよし　　岐阜大学大学院医学系研究科 神経内科・老年学分野
長谷川一子　　はせがわ　かずこ　　国立病院機構相模原病院 神経内科／
　　　　　　　　　　　　　　　　　研究センター 神経難病研究室
齊藤　勇二　　さいとう　ゆうじ　　国立精神・神経医療研究センター 神経内科
村田　美穂　　むらた　みほ　　国立精神・神経医療研究センター
武内　俊明　　たけうち　としあき　　徳島大学大学院医歯薬学研究部 臨床神経科学
梶　龍兒　　かじ　りゅうじ　　徳島大学大学院医歯薬学研究部 臨床神経科学
塚本　忠　　つかもと　ただし　　国立精神・神経医療研究センター 神経内科
水澤　英洋　　みずさわ　ひでひろ　　国立精神・神経医療研究センター
中村　雅之　　なかむら　まさゆき　　鹿児島大学大学院医歯学総合研究科 精神機能病学分野
佐野　輝　　さの　あきら　　鹿児島大学大学院医歯学総合研究科 精神機能病学分野
松川　敬志　　まつかわ　たかし　　東京大学大学院医学系研究科 分子神経学
辻　省次　　つじ　しょうじ　　東京大学大学院医学系研究科 分子神経学
三井　純　　みつい　じゅん　　東京大学大学院医学系研究科 分子神経学
高橋　祐二　　たかはし　ゆうじ　　国立精神・神経医療研究センター 神経内科
青木　正志　　あおき　まさし　　東北大学大学院医学系研究科 神経内科
森田　光哉　　もりた　みつや　　自治医科大学附属病院 リハビリテーションセンター
橋詰　淳　　はしづめ　あつし　　名古屋大学医学部附属病院 神経内科
勝野　雅央　　かつの　まさひさ　　名古屋大学大学院医学系研究科 神経内科学
齋藤加代子　　さいとう　かよこ　　東京女子医科大学附属遺伝子医療センター
瀧山　嘉久　　たきやま　よしひさ　　山梨大学大学院総合研究部医学域 神経内科学講座

寺江　聡	てらえ　さとし	市立札幌病院 放射線診断科
関　俊隆	せき　としたか	北海道大学大学院医学研究院 神経病態学分野 脳神経外科学
橋口　昭大	はしぐち　あきひろ	鹿児島大学大学院医歯学総合研究科 神経内科老年病学
髙嶋　博	たかしま　ひろし	鹿児島大学大学院医歯学総合研究科 神経内科老年病学
門間　一成	もんま　かずなり	国立病院機構東埼玉病院 神経内科
川井　充	かわい　みつる	前 国立病院機構東埼玉病院
西川　敦子	にしかわ　あつこ	国立精神・神経医療研究センター神経研究所 疾病研究第一部
西野　一三	にしの　いちぞう	国立精神・神経医療研究センター神経研究所 疾病研究第一部
久保田智哉	くぼた　ともや	大阪大学大学院医学系研究科保健学専攻 機能診断科学
高橋　正紀	たかはし　まさのり	大阪大学大学院医学系研究科保健学専攻 機能診断科学
錫村　明生	すずむら　あきお	偕行会城西病院神経疾患センター
小池　佑佳	こいけ　ゆうか	新潟大学脳研究所臨床神経科学部門 神経内科学分野
野崎　洋明	のざき　ひろあき	新潟大学脳研究所臨床神経科学部門 神経内科学分野
徳田　隆彦	とくだ　たかひこ	京都府立医科大学 分子脳病態解析学
笠井　高士	かさい　たかし	京都府立医科大学大学院医学研究科 神経内科学
一柳　直希	いちやなぎ　なおき	慶應義塾大学医学部 生理学教室
岡野　栄之	おかの　ひでゆき	慶應義塾大学医学部 生理学教室
長谷川樹里	はせがわ　じゅり	東京医科歯科大学 脳神経病態学分野
横田　隆徳	よこた　たかのり	東京医科歯科大学 脳神経病態学分野
野元　正弘	のもと　まさひろ	愛媛大学医学部附属病院 薬物療法・脳神経内科／ 臨床研究支援センター
里宇　明元	りう　めいげん	慶應義塾大学医学部 リハビリテーション医学教室

神経変性疾患ハンドブックの発刊に際して

　本書は，神経変性疾患を扱う神経内科医はもちろん，研修中の若い臨床医，精神科あるいは脳神経外科など関連領域の医師の方々，そして非医師の研究者の方々にとっても必読の書であると心より訴えたい．変性（degeneration）あるいは遺伝・変性（heredo-degeneration），系統変性（systemic degeneration）は，腫瘍，炎症，血管障害，外傷などと並んで疾患の病態を表す言葉である．それは，神経内科医にとっては，治らない疾患の代名詞であり，その頂点に君臨する，ある意味では，克服すべきもっとも重要な病態を意味するからである．実際，多くの著名な神経内科医や研究者がこれらの難病中の難病である変性疾患に挑み，そして敗北し続けてきた．かつて教科書に「原因不明で治らない」と定義されていた神経変性疾患は今や，多くの原因，とくに病原性の遺伝子変異がわかり，病態の解明も進み，一部ではあるものの，その根本的な治療法が実現しつつある．

　われわれは，まさに新しい時代に入ったと言える．具体的には，原因遺伝子は筋萎縮性側索硬化症（amyotrophic lateral sclerosis：ALS）もパーキンソン（Parkinson）病ともに20を超え，脊髄小脳変性症では100近いものが同定されており，疾患概念そのものについて検討を迫られるような状況とさえ言える．また，治療薬開発では，昨年だけでも球脊髄筋萎縮症（bulbar and spinal muscular atrophy：BSMA）に対する病態に基づく既存薬の再活用であるリュープロレリン治療，脊髄性筋萎縮症（spinal muscular atrophy：SMA）に対するアンチセンス核酸薬のヌシネルセン治療が認可されている．

　本書は，他の成書とは大きく異なる．それは第Ⅰ章総論において，この変性というものの本態を発症機序，分子遺伝学，動物モデル，治療，福祉・支援といった複数の切り口で，きわめて丁寧に解説されているからである．それは，第Ⅲ章の「変性」における免疫系と血管系の関連によってさらに詳細に解説されている．この2つの章により，神経内科医が愛して止まない，そして神経内科医以外からはもっともわかりにくいと言われる神経変性の本態が明らかにされている．これが，冒頭の神経内科医にとっても，研修中の若い学徒にとっても，精神科・内科・脳神経外科の先生方にとっても有用であると断言した理由である．このことはとりもなおさず，臨床医でない研究者の方々にとってもきわめて有用な書であることに他ならない．

　もちろん，第Ⅱ章各論では大脳，基底核，小脳，脊髄，末梢神経，筋の各領域における主要疾患を網羅しており，個々の神経変性疾患についてわかりやすく解説していただいた．ただ，認知症疾患は紙幅の都合上，本書では取り扱っておらず，もっとも患者さんの多い変性疾患であるAlzheimer病やLewy小体型認知症などは記載されていないことにご注意いただきたい．両疾患とも神経変性疾患であり，それらの理解において変性とは何かという疑問に遭遇したときは，是非，本書を手にとっていただきたい．

　もちろん，新しい時代には突入したものの課題も多く，神経変性疾患の真の克服には，これからも多くの研究が必要である．最後の第Ⅳ章では，今後への展望として，バイオマーカー，再生治療（iPS細胞を用いた創薬研究を含む），遺伝子治療，リハビリテーショ

ン，海外での治験状況を取り上げて，明快に論じていただいている．

　このような，非常に注文の多いテキストであるにもかかわらず，この編集方針にご賛同いただいて，わが国を代表する第一人者の方々にご執筆いただくことにより初めて目標が実現できた．すべての著者の皆様にこの場を借りて深く感謝の意を表する次第である．本書は，手にとっていただいた読者の皆様の明日の診療そして研究に，必ずやお役に立つものと確信する．

　2018年5月

国立精神・神経医療研究センター

水澤英洋

目 次

第Ⅰ章 総 論 —————————————————————————————— 1

A 神経変性疾患の発症要因・発症経過 ·············· 和田 健二, 中島 健二··· 2
1. 神経変性疾患とは ······································· 2
2. 分 類 ·· 4
3. 神経変性疾患の特徴 ····································· 7
4. 神経変性疾患における発症要因 ····························· 8

B 神経変性疾患の分子遺伝学 ···························· 戸田 達史··· 15
1. 単一遺伝性神経変性疾患原因遺伝子の同定と遺伝子診断のポイント ······ 15
2. 多因子疾患とcommon disease-common variants仮説 ·············· 19
3. GWAS（genome-wide association study） ···················· 20
4. 失われた遺伝性とcommon disease-multiple rare variants仮説 ·········· 21
5. 次世代シークエンサーの実用化と神経疾患研究への応用 ············· 23
6. 近年の動向と今後の課題 ································· 24

C 神経変性疾患の動物モデル ···················· 中西 悦郎, 高橋 良輔··· 28
1. 動物モデルはなぜ必要か ································· 28
2. 神経変性疾患に用いられるモデル動物 ························ 29
3. 神経変性疾患の動物モデルの作成方法 ························ 32
4. 動物モデルのトランスレーショナルリサーチにおける課題と今後 ········ 34

D 神経変性疾患の治療の考え方（治療総論）······· 熱田 直樹, 祖父江 元··· 37
1. 神経変性疾患の治療薬, 治療機器 ··························· 37
2. 神経変性疾患に対する治療薬開発状況 ························ 39
3. 中心的症状以外への対応 ································· 40
4. 医療連携, 多職種による支援体制構築 ························ 41

E 難病の社会支援 ···································· 西澤 正豊··· 43
1. 介護保険法 ·· 43
2. 障害者総合支援法 ····································· 45
3. 障害者手帳 ·· 45
4. 難治性疾患克服研究事業 ································· 46
5. 医療費等の助成制度 ···································· 48

第Ⅱ章 疾患各論 —————————————————————————— 51

A 大脳・基底核 ······································· 52
1. Parkinson病 ································· 長野 清一, 望月 秀樹··· 52
1. 臨床疫学 ··· 52
2. 症候と神経学的所見 ···································· 52
3. 病理と発症機序 ······································· 56
4. 画像所見 ··· 57

5. 検査所見 ・・ 59
6. 診　断 ・・・ 60
7. 治　療 ・・・ 63

2. 前頭側頭葉変性症 ・・・・・・・・・・・・・・・・・・・・・・・・・・森　　康治，池田　　学・・・70
1. 臨床疫学 ・・・ 71
2. 症状と神経学的所見 ・・ 71
3. 病理と発症機序 ・・ 72
4. 画像所見（形態画像診断） ・・・・・・・・・・・・・・・・・・・・・・・・・・・・・・・・・・・・ 74
5. 検査所見 ・・・ 75
6. 診　断 ・・・ 76
7. 治療と予後 ・・ 79

3. 進行性核上性麻痺 ・・・・・・・・・・・・・・・・・・・・・・・饗場　郁子，下畑　享良・・・83
1. 臨床疫学 ・・・ 83
2. 症状と神経学的所見 ・・ 84
3. 病理と発症機序 ・・ 88
4. 脳の画像所見 ・・ 90
5. 検査所見 ・・・ 92
6. 診　断 ・・・ 93
7. 治療とケア ・・ 95

4. 大脳皮質基底核変性症 ・・・・・・・・・・・・・・・・・・・・・・・・・・・・・・長谷川一子・・・100
1. 臨床疫学 ・・ 100
2. 症状と神経学的所見 ・・ 101
3. 神経病理と発症機序 ・・ 102
4. 画像所見 ・・ 107
5. 検査所見 ・・ 110
6. 診　断 ・・・ 110
7. 治療と予後 ・・・ 118
8. 今後の課題と研究の動向について ・・・・・・・・・・・・・・・・・・・・・・・・・・・・ 119

5. Huntington病 ・・・・・・・・・・・・・・・・・・・・・・・・・・齊藤　勇二，村田　美穂・・・122
1. 臨床疫学 ・・ 122
2. 症状と神経学的所見 ・・ 123
3. 病理と発症機序 ・・ 124
4. 画像所見 ・・ 126
5. 検査所見 ・・ 127
6. 診　断 ・・・ 128
7. 治療とケア ・・・ 129

6. ジストニア ・・・・・・・・・・・・・・・・・・・・・・・・・・・・・・武内　俊明，梶　　龍兒・・・133
1. 臨床疫学 ・・ 133
2. 症状と神経学的所見 ・・ 134
3. 病理と発症機序 ・・ 135
4. 画像所見 ・・ 137
5. 検査所見 ・・ 138

目 次　*ix*

　　6. 診　断 ･･ *138*
　　7. 治療とケア ･･ *140*
7. **プリオン病** ･･････････････････････････ 塚本　　忠, 水澤　英洋･･･ *143*
　　1. Creutzfeldt-Jakob 病（Creutzfeldt-Jakob disease : CJD）･････････････ *143*
　　2. Gerstmann-Sträussler-Scheinker 病
　　　（Gerstmann-Sträussler-Scheinker disease : GSS）･･･････････････ *150*
　　3. 致死性家族性不眠症（fatal familial insomnia : FFI）･･･････････････ *152*
　　4. プリオン病の治療について ･･････････････････････････････ *153*
8. **有棘赤血球舞踏病** ･･････････････････････ 中村　雅之, 佐野　　輝･･･ *157*
　　1. 疾患概念の歴史 ･････････････････････････････････････ *157*
　　2. 臨床疫学 ･･･ *158*
　　3. 臨床症状 ･･･ *159*
　　4. 診断と鑑別診断 ･････････････････････････････････････ *162*
　　5. 病因と分子病態 ･････････････････････････････････････ *164*
　　6. 治療と予後 ･･･ *166*
9. **副腎白質ジストロフィー** ･･･････････････ 松川　敬志, 辻　　省次･･･ *170*
　　1. 臨床疫学 ･･･ *170*
　　2. 症状と神経学的所見 ･････････････････････････････････ *171*
　　3. 病理と発症機序 ･････････････････････････････････････ *171*
　　4. 画像所見 ･･･ *172*
　　5. 検査所見 ･･･ *172*
　　6. 診　断 ･･･ *173*
　　7. 治療とケア ･･･ *174*

B　小　脳 ･･･ *176*

10. **多系統萎縮症** ･･･････････････････････････ 三井　　純, 辻　　省次･･･ *176*
　　1. 臨床疫学 ･･･ *176*
　　2. 症状と神経学的所見 ･････････････････････････････････ *177*
　　3. 病理と発症機序 ･････････････････････････････････････ *178*
　　4. 画像所見 ･･･ *180*
　　5. 検査所見 ･･･ *182*
　　6. 診　断 ･･･ *182*
　　7. 治療と予後 ･･･ *183*
11. **脊髄小脳変性症** ･･･････････････････････ 高橋　祐二, 水澤　英洋･･･ *187*
　　1. 定義・疫学 ･･･ *187*
　　2. 症状と神経学的所見 ･････････････････････････････････ *189*
　　3. 病因・病態 ･･･ *191*
　　4. 診　断 ･･･ *194*
　　5. 治療・ケア・予後 ･･･････････････････････････････････ *198*

C　脊　髄 ･･･ *201*

12. **筋萎縮性側索硬化症** ･･･････････････････････････ 青木　正志･･･ *201*
　　1. 臨床疫学 ･･･ *201*
　　2. 症状と神経学的所見 ･････････････････････････････････ *202*

3. 病態と発症機序 ……………………………………………… 202
4. 画像所見 ……………………………………………………… 204
5. 検査所見 ……………………………………………………… 205
6. 診 断 ………………………………………………………… 206
7. 治療と予後 …………………………………………………… 209

13. 原発性側索硬化症 ……………………………… 森田　光哉 … 212
1. 臨床疫学 ……………………………………………………… 212
2. 症状と神経学的所見 ………………………………………… 213
3. 病理と発症機序 ……………………………………………… 213
4. 画像所見 ……………………………………………………… 214
5. 検査所見 ……………………………………………………… 215
6. 診 断 ………………………………………………………… 217
7. 治療と予後 …………………………………………………… 217

14. 球脊髄性筋萎縮症 …………………… 橋詰　淳, 勝野　雅央 … 221
1. 臨床疫学 ……………………………………………………… 221
2. 症状と神経学的所見 ………………………………………… 221
3. 発症機序と病理 ……………………………………………… 223
4. 検査所見 ……………………………………………………… 225
5. 診 断 ………………………………………………………… 225
6. 治 療 ………………………………………………………… 226

15. 脊髄性筋萎縮症 ………………………………… 齋藤加代子 … 229
1. 概念と疫学 …………………………………………………… 229
2. 症状と神経学的所見 ………………………………………… 230
3. 検査所見, とくに遺伝学的検査所見 ……………………… 231
4. 発症機序 ……………………………………………………… 232
5. 治 療 ………………………………………………………… 233

16. 痙性対麻痺 ……………………………………… 瀧山　嘉久 … 237
1. 概念・分類 …………………………………………………… 237
2. Japan Spastic Paraplegia Research Consortium（JASPAC）……… 241
3. 分子疫学 ……………………………………………………… 244
4. 分子病態機序 ………………………………………………… 245
5. 診 断 ………………………………………………………… 246
6. 治療と予後 …………………………………………………… 248

17. 脊髄空洞症 …………………………… 寺江　聡, 関　俊隆 … 252
1. 臨床疫学 ……………………………………………………… 252
2. 症状と神経学的所見 ………………………………………… 252
3. 病理と発症機序 ……………………………………………… 253
4. 画像所見 ……………………………………………………… 254
5. 検査所見 ……………………………………………………… 257
6. 診 断 ………………………………………………………… 257
7. 治療と予後 …………………………………………………… 258

D 末梢神経 262

18. Charcot-Marie-Tooth病 ...... 橋口　昭大, 髙嶋　博 ... 262

1. 臨床疫学 262
2. 症状と神経学的所見 262
3. 病型分類 263
4. 病理学的所見 264
5. 神経画像所見 265
6. 遺伝子診断 267
7. 治療と予後 271

E 筋 276

19. 筋ジストロフィー ...... 門間　一成, 川井　充 ... 276

1. 臨床疫学 276
2. 症状と神経学的所見 278
3. 病理と発症機序 279
4. 画像所見 281
5. 検査所見 282
6. 診　断 285
7. 治療と予後 286

20. ミオパチー ...... 西川　敦子, 西野　一三 ... 292

A. 遠位型ミオパチー 293

1. 臨床疫学 293
2. 症状と神経学的所見 293
3. 病　因 294
4. 筋病理所見 294
5. 検査所見 295
6. 診　断 295
7. 治療と予後 296

B. 自己貪食空胞性ミオパチー 296

1. 臨床疫学 296
2. 症状と神経学的所見 297
3. 病　因 297
4. 筋病理所見 298
5. 診　断 298
6. 治療と予後 298

C. 先天性ミオパチー 299

1. 臨床疫学 299
2. 症状と神経学的所見 299
3. 病　因 300
4. 検査所見 301
5. 筋病理所見 302
6. 診　断 303
7. 治療と予後 304

D. ベスレムミオパチー ･･･ 304
　　1. 臨床疫学 ･･ 304
　　2. 症状と神経学的所見 ･････････････････････････････････････ 304
　　3. 病　因 ･･･ 305
　　4. 筋病理所見 ･･･ 305
　　5. 検査所見 ･･･ 305
　　6. 診　断 ･･ 306
　　7. 治療と予後 ･･･ 306
21. 遺伝性周期性四肢麻痺 ･･････････････････ 久保田智哉, 高橋　正紀 ･･･ 308
　　1. 臨床疫学 ･･･ 308
　　2. 症状と神経学的所見 ･･･････････････････････････････････ 309
　　3. 発症機序 ･･ 309
　　4. 病理・画像所見 ･･･････････････････････････････････････ 310
　　5. 検査所見 ･･･ 310
　　6. 診　断 ･･ 311
　　7. 治療と予後 ･･･ 313

第Ⅲ章　神経変性疾患に対する免疫系・脳血管障害のかかわり ― 317

A 神経変性疾患と炎症・免疫のかかわり ････････････････ 錫村　明生 ･･･ 318
　　1. 神経炎症 ･･ 319
　　2. 慢性化の機序としての神経炎症 ･････････････････････････ 323
　　3. ミクログリアの機能抑制による神経炎症の制御 ･･････････････ 324

B 神経変性における小血管病変のかかわり ･･･････ 小池　佑佳, 野崎　洋明 ･･･ 327
　　1. 脳小血管の構造と機能 ･･････････････････････････････････ 327
　　2. 中枢神経系の小血管病変とAlzheimer病のかかわり ･････････････ 330
　　3. 中枢神経系の小血管病変と筋萎縮性側索硬化症のかかわり ･････････ 331

第Ⅳ章　神経変性疾患に対する新規治療の可能性 ─────── 335

A バイオマーカーの開発 ･･････････････････････ 徳田　隆彦, 笠井　高士 ･･･ 336
　　1. バイオマーカーの定義とその分類 ･････････････････････････ 336
　　2. BM（とくに診断BM）に求められる条件 ･････････････････････ 339
　　3. 生化学的BMの開発方法（候補分子の解析と網羅的解析） ･･････････ 340
　　4. BMの開発から実臨床への応用までに必要なステップ ･･････････ 341

B 再生治療の展望 ････････････････････････････ 一柳　直希, 岡野　栄之 ･･･ 344
　　1. 疾患モデルとしてのiPS細胞について ･････････････････････ 344
　　2. ヒトiPS細胞を用いた in vitro 家族性ALS病態モデルの作製と病態解析 ･･･ 345
　　3. ALS患者由来iPS細胞を用いた薬剤スクリーニングと臨床試験 ･････････ 350

C 遺伝子治療の展望 ･･･････････････････････････ 長谷川樹里, 横田　隆徳 ･･･ 354
　　1. 遺伝子治療について ･･･････････････････････････････････ 354
　　2. 核酸医薬について ･････････････････････････････････････ 356
　　3. 遺伝子治療の開発状況と神経疾患への応用 ･･･････････････････ 357

4. 核酸医薬の開発状況と神経疾患への応用 ・・・・・・・・・・・・・・・・・・・・・・・・・・・・・・ 359
　　5. ゲノム編集への期待 ・・・ 361

D 海外で用いられている治療薬 ・・・・・・・・・・・・・・・・・・・・・・・・・・・ 野元　正弘・・・ 365
　　1. Parkinson病治療薬 ・・ 366
　　2. 認知症治療薬 ・・ 370
　　3. 脊髄性筋萎縮症（spinal muscular atrophy：SMA）・・・・・・・・・・・・・・・・・・・ 370

E リハビリテーションの現状と課題 ・・・・・・・・・・・・・・・・・・・・・ 里宇　明元・・・ 374
　　1. 効果研究の現状と課題 ・・ 374
　　2. 評価の現状と課題 ・・ 375
　　3. リハ治療の現状と課題 ・・ 379
　　4. 主な疾患におけるリハ ・・ 383
　　5. 新たな治療法の開発 ・・ 385

索　引 ・・ 388

謹　告
　編者，著者ならびに出版社は，本書に記載されている内容について最新かつ正確であるよう最善の努力をしております．しかし，医薬品の情報および治療法などは医学の進歩や新しい知見により変わる場合があります．医薬品の使用や治療に際しては，読者ご自身で十分に注意を払われることを要望いたします．

株式会社　南江堂

第Ⅰ章

総　論

第1章 総論

神経変性疾患の発症要因・発症経過

理解のためのエッセンス

- 神経変性疾患とは，それぞれ特有の領域の神経系統が侵され，神経細胞を中心とするさまざまな退行性変化を呈する疾患群である．
- 臨床的には潜在的に発症し，緩徐だが常に進行する神経症状を呈し，血管障害，感染，中毒などのような明らかな原因がつかめない一群の疾患を指して神経変性疾患と称してきた．
- 神経変性の病態解明が進み，神経細胞内外の蓄積蛋白に焦点を当て，同一の病原蛋白が共通の病態を惹起するというプロテイノパチーという概念ある．
- 神経変性の発症に関する病態として，遺伝子異常，エピゲノム異常，RNA代謝異常，蛋白凝集，蛋白質の品質管理機構，ミトコンドリア異常，グリア細胞のかかわりなど，さまざまな病態が神経変性にかかわっていることが解明されてきた．
- 異常蓄積蛋白のプリオン様伝播は，同一個体内で神経変性の広がりや臨床症状の進行性を説明しうる有力な仮説として注目を集めている．

　神経変性疾患にはAlzheimer病，Parkinson病，筋萎縮性側索硬化症（ALS），脊髄小脳変性症表などのさまざまな疾患が含まれる疾患群であり，これまで原因不明とされてきた．分子生物学研究の進歩で遺伝性神経変性疾患の原因遺伝子，リスク遺伝子の同定が進み，神経変性機構機序も徐々に明らかにされてきた．今後，これらの知見をもとに根本的治療薬の開発が進むと思われる．本節では，神経変性疾患の概念，臨床的特徴や経過ならびに発症要因について概説する．

1 神経変性疾患とは

キーポイント

- 「変性」という用語はラテン語のdegeneratioに由来し，組織ないしは細胞が組織化された正常の活動を営んでいる状態（higher level）から低級な状態（lower level）へ変化・退行したことを指すとされている．
- 神経変性疾患の普遍的な定義はないが，臨床的には潜在的に発症し，緩徐だが常に進行する神経症状を呈し，血管障害，感染，中毒などのような明らかな原因がつかめない一群の疾患を指して神経変性疾患と称してきた．
- 原因遺伝子やリスク因子が同定され，さらに発症機構が分子レベルで解明され，関連する蛋白質の構造異常や凝集が神経変性の病態の根底にあり，「蛋白の蓄積病」という共通メカニズムが存在している．
- 蓄積蛋白が個体から個体への伝播ならびに個体内で細胞から細胞へ伝播する機序も解明され，プリオン蛋白様の感染症様病態としての側面も共通メカニズムとして存在が示されている．

神経変性疾患は根本的な治療法が確立されておらず，後遺症を残す恐れが大きいため，身体的，精神的，経済的にも負担が大きい疾患群である．神経疾患にはさまざまなカテゴリーの疾患群があるが，「変性疾患」はその使用頻度が高いにもかかわらず，普遍的な定義というものはない．「変性」という用語はラテン語のdegeneratioに由来し，組織ないしは細胞が組織化された正常の活動を営んでいる状態（higher level）から低級な状態（lower level）へ変化・退行したことを指すとされている[1,2]．よって，神経変性疾患は神経細胞あるいは神経系が機能，構造あるいはその両方を病的に喪失したあらゆる状態を指すことができるが，歴史的にはより限局した疾患に対してのみ使用されてきた．病理学的には，それぞれ特有の領域の神経系統が侵され，とくに神経細胞を中心とするさまざまな種類の退行性変化を認める疾患群で，臨床的には潜在的に発症し，緩徐だが常に進行する神経症状を呈する．血管障害，感染，中毒などのような明らかな原因がつかめない一群の疾患を指して神経変性疾患と称してきた．原因不明であることが重要なポイントで，原因が明らかとなった時点で神経変性疾患でなくなるという考えもある．たとえば，Wilson病はセルロプラスミン欠損があるため，銅の沈着が脳を含む諸組織に起こる．発症機序が解釈可能となったことにより，変性疾患から代謝性疾患へ移行した．Taysacs病も物質の異常蓄積に基づく変性で，ガングリオシドという蓄積物質も明らかにされ，代謝性疾患に分類されている．クールーや亜急性海面様脳症は実験動物に伝播可能であることから，プリオン病として感染性疾患として扱われている．しかし，近年の分子遺伝学的な研究により，それぞれの疾患の原因遺伝子やリスク因子が次々に同定され，さらに発症機構が分子レベルで解明される時代となった今，神経変性疾患の病態の根底には蛋白質の構造異常や凝集が関連する理解が広がり，特徴的な病理構造物を指標に研究が進んでいる．明らかに異常と思われる蛋白質が神経細胞に存在しており，疾患ごとに異常蛋白の種類が異なる（**図1**）．たとえば，Alzheimer病を特徴づける老人斑と神経原線維変化はそれぞれアミロイドβとタウ蛋白によって構成され，Parkinson病を特徴づけるLewy小体はα-シヌクレインで構成され，ALSの変性した神経細胞にみられるユビキチン封入体がTDP-43で構成されている．蛋白質の構造変化が要因となり，本来は除去されるべき異常蛋白質分子が老化や細胞機能の障害などによる蛋白質品質管理システムの破綻により，とくに非分裂細胞である神経細胞において形成されると考えられている．このように神経変性疾患には「蛋白の蓄積病」という側面を有する共通メカニズムが存在している．また，蓄積蛋白が個体から個体への伝播ならびに個体内で細胞から細胞へ伝播する機序も解明され，プリオン蛋白様の感染症様病態としての側面も共通メカニズムとして存在が示されている．研究の進歩とともに神経変性疾患と周辺疾患の共通のメカニズムの存在も明らかとなり，その境界も不鮮明となってきている．

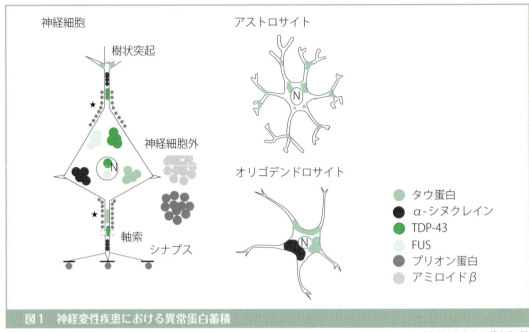

図1 神経変性疾患における異常蛋白蓄積

（文献4をもとに著者作成）

2 分類

― キーポイント ―

- これまで，神経変性疾患の分類には臨床・解剖学的な分類が多くの教科書で使用されてきた．
- 神経細胞内の蓄積蛋白に焦点を当てて，同一の病原蛋白が共通の病態を惹起するというプロテイノパチーという概念に基づいた分類もある．

a 臨床―解剖学的分類

多くの疾患で臨床経過とともに症状の重なりがあるが，大脳，大脳基底核，小脳，脊髄，末梢神経などのように臨床-解剖学的な分類が採用されている[3]．

b 蓄積蛋白分子による分類（表1）

近年では病態解明が進み，神経変性疾患の神経細胞内の蓄積蛋白に焦点を当てて，同一の病原蛋白が共通の病態を惹起するというプロテイノパチーという概念に基づいた分類もある[4]．同一蛋白に起因しているにもかかわらず異なる臨床像を呈する場合もある．たとえば，運動障害を呈するParkinson病と認知機能障害を呈するLewy小体型認知症では，いずれもα-シヌクレインが蓄積する．運動ニューロン障害を呈するALSと行動異常や認知機能障害を呈する前頭側頭葉変性症（FTLD）の一部ではTDP-43が蓄積する．タウ蛋白が蓄積する疾患群はタウオパチー，α-シヌクレインが蓄積する疾患群をα-シヌクレイノパチー，TDP-43が蓄積する

疾患群をTDP-43プロテイノパチーなどと呼ぶ．また，Huntington病や遺伝性脊髄小脳失調症（SCA）1型のような遺伝性神経変性疾患では，原因遺伝子の蛋白コード領域内で3塩基単位（トリプレット）がCAG CAG CAG CAG CAG…のように連続して繰り返し配列しており，トリプレットリピートと呼ぶ．この繰り返し回数は，トリプレットを構成する塩基配列の種類によって健常者でも多様ではあるが，ある程度以上に伸長すると神経障害を惹起する．このような神経変性疾患をトリプレットリピート病という．CAGリピートの場合，伸長したポリグルタミン鎖を含んだ蛋白質として発現し，異蛋白質は核内凝集体に蓄積しやすく，高度にユビキチン化された他の蛋白質を巻き込んで細胞死を誘導することが知られており，このような観点からポリグルタミン病ともいわれていている[5]．ポリグルタミン病にはHuntington病やSCA1，SCA2，SCA6，歯状核赤核淡蒼球Luys体萎縮症，Machado-Joseph病，球脊髄性筋萎縮症などが知られている．一方，トリプレットリピートの伸長は非翻訳領域やイントロン部にも存在しており，非翻訳領域のトリプレットリピートには脆弱X症候群関連振戦／失調症候群（FXTAS）があり，イントロン領域のトリプレットリピートにはFriedrich失調症がある．

表1　蓄積蛋白による神経変性疾患の分類

疾患群	蓄積蛋白	病型	遺伝型	臨床表現系
Alzheimer病	タウ蛋白，アミロイドβ	Alzheimer病	孤発性/遺伝性	認知症
タウオパチー	タウ蛋白	Pick病	孤発性	前頭側頭型認知症
		Globular glial tauopathy	孤発性	前頭側頭型認知症
		大脳皮質基底核変性症（CBD）	孤発性	運動疾患・前頭側頭型認知症
		進行性核上性麻痺（PSP）	孤発性	運動疾患・前頭側頭型認知症
		嗜銀顆粒病（AGD）	孤発性	認知症
		神経原線維変化型認知症（NFT-dementia）	孤発性	認知症
		FTDP-17	遺伝性	前頭側頭型認知症・運動疾患
TDP-43プロテイノパチー	TDP-43	FTLD-TDP	孤発性/遺伝性	前頭側頭型認知症
		MND-TDP	孤発性/遺伝性	運動疾患
		FTLD-MND-TDP	孤発性/遺伝性	前頭側頭型認知症・運動疾患
FUSプロテイノパチー	FUS/FET	aFTLD-U, NIIBD, BIBD	孤発性	前頭側頭型認知症・運動疾患
		MND-FUS	遺伝性	運動疾患

次頁につづく．

第Ⅰ章　総論

表1　蓄積蛋白による神経変性疾患の分類（つづき）

疾患群	蓄積蛋白	病型	遺伝型	臨床表現系
α-シヌクレイノパチー	α-シヌクレイン	Parkinson病（PD）	孤発性/遺伝性	運動疾患
		Lewy小体認知症（DLB）	孤発性/遺伝性	認知症・運動疾患
		純粋自律神経不全症（PAF）	孤発性	自律神経症状
		多系統萎縮症（MSA）	孤発性	運動疾患
トリヌクレオチドリピート病	Huntingin	Huntington病	遺伝性	運動疾患
	Ataxin 1, 2, 3, 7 CACNA1A, TATAボックス結合蛋白	脊髄小脳失調症1, 2, 3, 6, 7, 17	遺伝性	運動疾患
	FMRP	脆弱X症候群関連振戦/失調症候群（FXTAS）	遺伝性	運動疾患
	アンドロゲン受容体蛋白	球脊髄性筋萎縮症	遺伝性	運動疾患
	Atrophin-1	歯状核赤核淡蒼球ルイ体萎縮症（DRPLA）	遺伝性	運動疾患
その他	フェリチン	遺伝性フェリチノパチー	遺伝性	認知症・運動疾患
	Neuroserpin	Neuroserpinopathy	遺伝性	認知症
	ABri, Adan, ゲルソリン, シスタチン, トランスフェリン, アミロイドβ	遺伝性アミロイドーシス/アミロイド血管症	遺伝性	認知症
	ubiquitin proteasome systemnのみ	FTLD-UPS	遺伝性	前頭側頭型認知症
	未決定	FTLD-ni	孤発性	前頭側頭型認知症
	タウ蛋白, α-シヌクレイン	NBIA	遺伝性	認知症・運動疾患

aFTLD-U：atypical FTLD with ubiquitinated inclusions
BIBD：Basophilic inclusion body disease
FMRP：Fragile X mental retardation protein
FTLD：frontotemporal lobar degeneration
FTLD-UPS：FTLD with inclusions immunoreactive only for the components of the ubiquitine proteasome system；
FTLD-ni：FTLD no inclusion specified
NBIA：neurodegeneration with brain iron accumulation
NIIBD：Neurofilament intermediate filament inclusion disease
MND：Motor neuron disease
TDP-43：Transactive response（TAR）DNA-binding protein 43

3 神経変性疾患の特徴

─ キーポイント ─

- 多くの神経変性疾患では発症日を同定することが困難である．潜在的に発症して，長い時間をかけて正常神経系機能を保ったのち，緩徐進行性に進行するという経過をたどる．
- 症状発症前の明確な臨床マーカーがないため，疾患発症を確実に捉えることは困難であり，前臨床期の期間は神経変性過程の進行速度の程度に依存していて，数ヵ月から数年の幅があるものと考えられている．
- 初老期から老年期に発症することが多く，遺伝性神経変性疾患においても，発症年齢は孤発性疾患と比較して若年化する傾向はあるものの，加齢との関係性は強い．
- 一次的な神経細胞の変性という点では加齢変化に共通しているが，神経変性機構はきわめて多種多様なものであり，すべてが単純に老化であるというだけでは解釈しがたい．
- ALSでは障害された側索や前角細胞と，障害を免れた後索や後根神経節細胞があるように侵される神経系統に見事な選択性が存在しているが，なぜ部位選択性があるかは不明な点が多く残されている．

a 発症と経過

　神経変性疾患では，潜在的に発症して，長い時間をかけて正常神経系機能を保ったのち，緩徐進行性に進行するという経過をたどる．臨床的には，発症日を同定することがしばしば困難で，患者やその家族は，初発症状と同時に起こった外傷，感染，外科処置あるいはその他の記憶に残る出来事に付随して，機能障害，症状が突然に出現したという病歴を話すことがある．丁寧に病歴を聴取すると，あまり注目されていなかった，わずかな症状がしばらくの間，出現していたことが判明する．多くの疾患において，症状発症前の臨床マーカーがないため，疾患発症を確実に捉えることは困難で，疾患発症と症状発現までの前臨床期の期間については，神経変性過程の進行速度の程度に依存して，数ヵ月から数年の幅があるものと考えられている．神経変性疾患において，急激な症状悪化が時に観察されることがある．神経変性過程の急激な悪化の可能性は排除できないが，この場合，多くは感染症などの身体疾患が症状に影響している場合が多いと考えられていて，神経過程の進行速度は自然経過中においては概して一様である．しかし，神経細胞の残存の程度と臨床症状の程度の関係性は直線的な関係ではない．多くの神経細胞が脱落したとしてもある一定期間は臨床症状の増悪はないが，機能的な閾値を下回るほどの神経細胞脱落をきたしたとき，症状は進行・悪化すると考えられている．すべての神経変性疾患の進行は緩徐であり，数年を経て終末期に至るという経過をたどる．神経変性が緩徐に進行する理由は完全には理解されていないが，すべての神経細胞が一様に機能低下し，緩徐に細胞死に向かって進行しているのではない．病期経過中，どの時期においても，わずかな数の神経細胞が比較的急速な神経細胞死を起こして脱落し続けていくため，臨床症状や画像検査などの臨床評価された機能は緩徐に進行していると考えられている．

8　第I章　総　論

ⓑ　加齢性変化との関係性

　　神経変性疾患は初老期から老年期に発症することが多い．遺伝子異常に起因する遺伝性疾患においても，発症年齢は孤発性疾患と比較して若年化する傾向はあるものの，加齢との関係性は強い．病理学的にも加齢と関連した変化（たとえば老人斑）が早期に出現したと解釈できる所見もある．しかし，神経変性疾患の神経病理学的所見は，その多くが一次的な神経細胞の変性という点では一般的に共通しているが，その内容はきわめて多種多様なものであり，すべてが単純に老化であるというだけでは解釈しがたい．事実，単純な老化に伴う黒質メラミン細胞含有細胞の脱落の分布とParkinson病におけるそれとは異なる．神経細胞の寿命が異常に短縮された状態である認識は正しいと思われるが，神経細胞の生命維持には物質代謝過程が正常に作動している必要があり，その代謝過程のどこかに障害を生じるために，細胞の寿命が短縮されると考えられている．

ⓒ　部位選択性

　　それぞれの神経変性疾患ごとに，特徴的な神経変性系統が侵されており，臨床症状も侵された神経系に関連する症状が現れる．たとえば，ALSの脊髄を病理学的に観察すると，障害された側索や前角細胞と，障害を免れた後索や後根神経節細胞には見事な選択性が存在している．神経変性に関する病態は徐々に解明されているが，病変の選択性を十分に説明されておらず，なぜ部位選択性があるかは不明な点が多く残されている．

4　神経変性疾患における発症要因

― キーポイント ―

- 多くの神経変性疾患には遺伝性疾患があり，分子生物学的手法の進歩により現在も新たな原因遺伝子が同定されている．遺伝子変異を有しない孤発性疾患において，DNAのヒストンの修飾やDNAのシトシン残基の修飾などの遺伝子発現調節機構（エピゲノム）と神経変性の関連性について検討されている．
- RNA代謝異常が神経細胞死や神経変性を誘導する一因と考えられ，近年，注目されている．とくにALSにおいてRNA結合蛋白の遺伝子変異が同定され，RNA代謝異常のメカニズムの解明が進んできた．
- 新生された蛋白質は細胞内で折りたたみを受けて正常な立体構造（コンフォーメーション）を取り，適切に局在して機能することが必要であるが，いくつかの神経変性疾患ではβシート構造に富んだ「アミロイド線維」と呼ばれる線維構造を持つ凝集体が形成されている．
- 神経変性疾患に関連する異常蛋白質は，異常型プリオン蛋白質のように自己増殖能し，細胞間を越えて伝播することが実証され，「プリオン様伝播」は特徴的な神経細胞群が変性する「選択性」や経過に伴って悪化する「進行性」を説明する仮説として注目されている．
- 分子シャペロン，ユビキチンプロテアソーム系やオートファジーなどの蛋白品質管理機構の破綻やミトコンドリア機能異常との関連性，神経細胞死は自身の異常に伴って「自律的に」生じるものではなく，非神経細胞であるグリア細胞が関与する「非自律性神経細胞死」という概念もある．

A　神経変性疾患の発症要因・発症経過　　**9**

ⓐ 遺伝子変異

　神経変性疾患にはさまざまな部位の病巣があるが，いずれにおいても家族性に発症する遺伝性疾患がある．遺伝形式は，常染色体性優性遺伝，劣性遺伝，伴性劣性遺伝形式，母系由来などとさまざまで，分子生物学的手法の進歩により現在も新たな原因遺伝子が同定されている．この動向はOMIM（Online Mendelian Inheritance in Man）において確認すること可能である．

ⓑ エピゲノム異常

　家族性Alzheimer病におけるアミロイド前駆体蛋白（*APP*）遺伝子のduplication[6]や家族性Parkinson病における α-シヌクレイン（*SNCA*）遺伝子のduplicationやtriplicationの遺伝子重複例[7,8]が発見され，遺伝子発現量の増加と神経変性疾患の発症の関連性が認められている．遺伝子重複のない高齢者や孤発例ではAPPや α-シヌクレインの発現量増加が発症と関連しているかが注目され，遺伝子発現を制御するエピゲノム異常が検討された．エピゲノムとは，ゲノムを上位からコントロールする機構を指し，主にはゲノムDNAが巻き付いているヒストンの修飾やDNAのシトシン残基の修飾による遺伝子の発現調節機構である．細胞の分化や発癌における癌抑制遺伝子の発現制御に密接に関連することが知られている．Parkinson病やAlzheimer病において，α-シヌクレインやAPP発現が上昇するようなDNAメチル化異常が生じていることが明らかにされ，エピゲノム異常と神経変性疾患の発症に関連性が見いだされている[9]．

ⓒ RNA代謝

1）トリプレットリピート病におけるRNA代謝異常

　トリプレットリピート病でもイントロンや非翻訳領域（UTR）にリピート伸長を認める疾患が発見され，異常蛋白を蓄積するトリプレットリピート病と異なる機序による神経変性が想定されるようになった．RNA代謝異常を主因とする考え方は筋強直性ジストロフィーで研究が進み，その1型では*DMPK*遺伝子の3'UTR中にUCGリピートが異常伸長していて，転写された異常伸長リピートを持つRNAがヘアピン構造などの異常高次構造をとり，さまざまなRNA結合蛋白と結合してRNA fociと呼ばれる凝集塊を形成し蓄積する[10]．これによりスプライシング制御因子の発現が亢進して，さまざまな遺伝子にスプライシング異常が起こることが病態の根底にあると証明された．RNA fociは脆弱X関連振戦・運動失調症候群（FXTAS），Huntington病類縁2型，SCA8，SCA31，ALSの一部で検出されている[11,12]．

2）リピート関連非ATG依存性翻訳

　蓄積した異常RNA自体による毒性による機序も考えられている．異常伸長したリピート配列が非翻訳領域に存在し，翻訳開始に必須な開始コドンATGを欠くにもかかわらず，異常伸長リピートRNAコードされているポリペプチドが翻訳されていることが発見された．リピート関連非ATG依存性翻訳［repeat associated non-ATG（RAN）translation］という新しい概念も提唱されている[13]．このRAN translationにより産生されたポリペプチドが神経毒性を発揮することも明らかとなっており，SCA8，FXTASやC9ORF72ALS/FTDのほか，ポリグルタミン病でもその関与が想定されている[14]．

3）RNA結合蛋白質

脊髄筋萎縮症（SMA）は遺伝子異常によりRNA結合能を有するsurvival of motor neurons（SMN）蛋白質が減少していて，スプライシング能の低下が関与していると考えられている[15]．ALS/FTLDにおいて封入体に凝集しているTDP-43やFUSもRNA結合蛋白質である．TDP-43の主要な局在は核であるが，ALS/FTLDでは，さまざまなRNA結合蛋白を巻き込んで細胞質中のストレス顆粒に蓄積して，不溶化して封入体になると考えられている．蛋白質の凝集蓄積による毒性獲得のほかに，封入体形成前にすでに，局在異常による機能喪失RNAの転写やスプライシング，輸送，翻訳機能などのRNA代謝異常が生じて神経変性をもたらしていると考えられている[16, 17]．

d 蛋白凝集

細胞がさまざまな環境で正常に機能するためには多種の蛋白をコードする遺伝子が正常に発現し，新生蛋白質が折りたたみを受けて正常な立体構造（コンフォーメーション）をとり，適切に局在して機能することが必要である．細胞内外の異常蛋白の蓄積は神経変性疾患に共通する病理学的特徴で，疾患によりさまざまな異常蛋白の蓄積がみられる（図1）[4]．とくに，神経細胞内異常蛋白の病変は，脳内分布や広がりが臨床症状に密接に関連することが病理学的解析で示されており，近年の分子イメージング技術でも確認されつつある．蓄積蛋白はアミノ酸構造がまったく異なるにもかかわらず，その多くはβシート構造に富んだ「アミロイド線維」と呼ばれる線維構造を持つ凝集体を形成する．βシート構造とは蛋白質がとる二次構造の1つで，ペプチド鎖がほとんど伸びきった状態でつながり，これらが数本，平行または逆平行に重なった際にあるペプチド鎖のC＝O基のOと隣のストランドのN-H基のHが水素結合してできたプリーツシート（ひだ状の板）構造をβシート（構造）という．原因となる蛋白質が何らかの原因によりコンフォーメーションが崩れ，βシートが豊富な構造をとることが，蛋白凝集の引き金になると考えられているため，これらの疾患をコンフォーメーション病と称する．コンフォーメーションが崩れβシート構造を持つようになったミスフォールド蛋白はお互いに凝集し，可溶性オリゴマーを経て，最終的にはβストランド構造が線維軸の垂直方向に並ぶクロスβ構造からなる不溶性アミロイド線維を形成する．正常構造を持つモノマーから異常構造を持つモノマーへの変換をきっかけに重合し，鋳型としてモノマーを次々と取り込み，アミロイド線維は形成されていく．線維の一部が崩壊し，再び鋳型としてモノマーを取り込んでいくことで自己複製していく[18]．

e プリオン様伝播

Creutzfeldt-Jakob病やウシ海綿状脳症（BSE）などのプリオン病の原因であるプリオンは蛋白質のみからなる感染性因子で，蛋白質の間違った折りたたみによって構造変化した異常型プリオン蛋白質は鋳型（シード）となり，正常型プリオン蛋白質を次々に異常型として増殖させ，自己増幅した異常型プリオン蛋白質は細胞を越えて伝播することにより病変の拡大や神経細胞障害を引き起こす．Alzheimer病やParkinson病に蓄積するアミロイドβ蛋白，タウ蛋白，α-シヌクレインなどの異常蛋白の蓄積分布や広がりは臨床症状と密接に関連し，病理学的な検討から特定の決まったパターンで空間的に進展する（図2）．神経変性疾患によって異常蛋

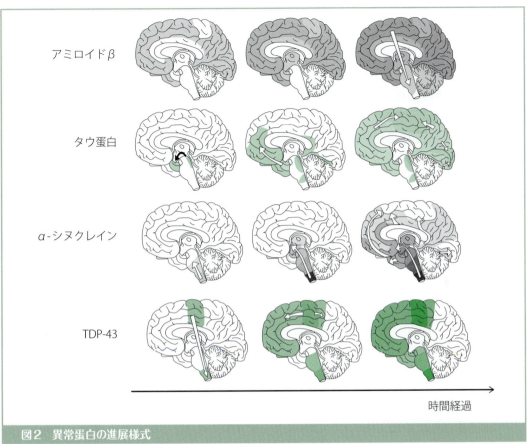

図2　異常蛋白の進展様式

（Jucker M, et al：Nature 501：45-51, 2013をもとに著者作成）

白質の分子種や生化学的特徴は異なるが，1人の患者剖検脳では蓄積量の差はあれ，どの部位からも基本的には同じ生化学的特徴を有する分子が蓄積している．

　このような恒常的な進展機序は不明であったが，あたかもプリオンのように異常蛋白自体が細胞間を伝わって病態が拡大・進行するprion-like propagation機序が報告されるようになった．この考えが広がるきっかけとなったのは，胎児中脳細胞移植術を受けたParkinson病（PD）患者剖検脳において，正常であるはずのドナー神経細胞にもα-シヌクレインが蓄積しているという報告である[19,20]．続いて，マウス線条体に線維化したヒトα-シヌクレインを注入すると，マウス内在性α-シヌクレインのLewy小体様蓄積，ドパミン神経の脱落，運動障害が誘発されることが明らかにされた．α-シヌクレイン凝集体が細胞外に放出されて神経細胞間を伝播し，病態が拡大・進行する可能性が示唆された．凝集蛋白が細胞外に放出され，細胞内に取り込まれるメカニズムは不明な点が多いが，これらが病態進行に寄与していることが明らかにされている．

　神経変性疾患において，蓄積異常蛋白は1人の個体剖検脳を調べると，蓄積量の違いはあるものの，どの部位をとっても基本的には同じ生化学的特徴を有する分子が蓄積している．

　脳の各部位の異なる細胞において，ある分子に同じ構造変化がほぼ同時期に生じた確立は低

く，異常蛋白分子が伝播によって広がったと考えられるようになり，培養細胞モデル，動物モデルなどを用いた実証実験で，神経変性疾患に関連する異常蛋白質は異常型プリオン蛋白質のように自己増殖能と細胞間を越えて広がる伝播能を有する概念が提唱され，神経変性疾患におけるある特徴的な神経細胞群が変性する「選択性」ならびに病状が経過に伴って悪化する「進行性」を説明する仮説として現在，注目されている[21]．

f 蛋白質の品質管理機構

生体には異常構造を有する蛋白質が生成されていても，それらの凝集・蓄積を未然に防ぐシステムが備わっており，それには分子シャペロン，ユビキチンプロテアソーム系およびオートファジー分解系が関与している．分子シャペロンには，蛋白質が正しいフォールディングを行うよう手助けしたり，ミスフォールドした蛋白をプロテアソームやオートファジーを介する分解を促進したりする働きを有し，ミスフォールドや凝集を未然に防いでいる．神経変性疾患では分子シャペロンなどを巻き込んで凝集体が形成されている[22]．ユビキチンプロテアソーム系（UPS）では，粗悪とみなされた蛋白質のリジン残基にユビキチンが鎖状に結合し，それを蛋白分解酵素プロテアソームが認識することによって，不良蛋白質を効率良く分解するシステムである[23]．神経変性疾患では蓄積する凝集蛋白質の多くはユビキチン化されており，このことは何らかの原因でプロテアソームによる分解を逃れた不良な蛋白質が細胞内に異常凝集蛋白が蓄積している状態と解釈されている．このような状況でプロテアソーム活性が阻害され，その結果，異常蛋白の凝集がさらに促進される悪循環が存在すると考えられている．UPSが阻害された際の凝集蛋白を処理するシステムとして，エネルギーを利用して微小管やモーター蛋白の働きを利用して封入体（アグリソーム）を形成する過程が提唱され，UPSによる分解を逃れた凝集蛋白を細胞内の特定の部位に収集するメカニズムとしてライソゾームが注目を集めた．オートファジー（マクロオートファジー）では細胞質に新規二重幕構造が出現し，その構造物が成長し，オートファゴゾーム小胞が形成される．その後，オートファゴゾームはライソゾームと融合することで内容物が分解される．ライソゾームは内部が酸性の細胞内小器官で，細胞外から取り込んだ分子の分解を，エンドサイトーシスを通じて行うとともに，オートファジーによって細胞内の分子および細胞内小器官の分解も行う[24]．

ミトコンドリアもオートファジーによって分解され，マイトファジーと呼ばれているが，Parkinson病に関連するparkinやpink1は共同してダメージを受けたミトコンドリアをマイトファジーによって分解しているが，病的変異によってこの働きが阻害され，神経細胞でのミトコンドリア機能障害を惹起していると想定されている[25]．ポリグルタミン病やHuntington病でのオートファジーが活性化やLewy小体，アミロイドβ蓄積との関連性も報告されていて，オートファジーの活性化が治療の1つとして注目されている．

g ミトコンドリア異常

ミトコンドリアはアデノシン三リン酸（ATP）を合成するエネルギー産生器官として細胞内に存在している．神経細胞での高いエネルギー需要を満たすほかに，Ca^{2+}濃度の調節，活性酸素（ROS）の生成，脂質合成など，神経細胞内ホメオスタシスを維持する働きがある．神経細胞のホメオスタシスが破綻するメカニズムが神経変性にかかわっている．同時に活性酸素

（ROS）を産み出してしまう．前述のとおり，Parkinson病（PD）の一部の症例でミトコンドリア品質管理異常の破綻によって発症すると考えられている．遺伝性劣性若年性PDの原因遺伝子産物であるPINK1とParkinは協調して，細胞内ミトコンドリアの品質を保持しているが，この仕組みの破綻が遺伝性PDの発症に関連する[25]．

ⓗ グリア細胞のかかわり

　神経変性疾患の病巣では，疾患の進行に伴ってグリア細胞の活性化や増生がみられる．これまで，グリア細胞の病態は神経変性に伴う二次的な反応という考えが主流であっったが，グリア細胞における病的な変化が神経細胞死に積極的に関与することが明らかにされ，神経変性におけるグリア細胞の役割が注目されている．神経細胞死は神経細胞自身の異常に伴って「自律的に」生じるものではなく，非神経細胞であるグリア細胞が関与する考え方も「非自律性神経細胞死」という概念も広がってきている[26]．遺伝性ALSの原因遺伝子である*SOD1*遺伝子の点突然変異モデルマウスを中心に研究が進められ，アストロサイトによる毒性発揮やグルタミン酸輸送体（GLT1/EAAT2）発現低下による運動神経細胞の興奮毒性の増強仮説などが検討されている[26]．また，ミクログリアは中枢神経内における自然免疫の主要な細胞である．炎症誘導型（M1）と炎症抑制型（M2）ミクログリアがあり，ALSではM1活性化や変異遺伝子による未熟なオリゴデンドロサイト増加やSchwann細胞におけるSOD活性の低下などが報告されている[27]．ALS以外ではAlzheimer病におけるアミロイドβ除去に関連するミクログリアのかかわりや，Parkinson病における炎症誘導型M1，アストロサイトにおけるモノアミン酸化酵素Bのドパミン分解過程での細胞障害性の活性酸素など，グリア細胞を介した神経細胞死があり，グリア細胞の制御も新たな治療戦略の候補である．

■文　献

1) 金澤一郎：変性疾患．神経内科学書，第2版，豊倉康夫（総編集），萬年　徹，金澤一郎（編），p458-460, 朝倉書店，東京，2004
2) Przedborski S, et al：Neurodegeneration：What is it and where are we? J Clin Invest **111**：3-10, 2003
3) Ropper AH, et al（eds.）：Degenerative Disease of the Nervous Sysmtem. Adams and Victor's principles of Neurology, 9th edition, McGraw-Hill, New York, NY, p1013-1014, 2009
4) Kovacs GG：Molecular Pathological Classification of Neurodegenerative Diseases：Turning towards Precision Medicine. Int J Mol Sci **17**：2, 2016
5) Bauer PO, et al：The pathogenic mechanisms of polyglutamine diseases and current therapeutic strategies. J Neurochem **110**：1737-1765, 2009
6) Rovelet-Lecrux A, et al：APP locus duplication causes autosomal dominant early-onset Alzheimer disease with cerebral amyloid angiopathy. Nat Genet **38**：24-26, 2006
7) Chartier-Harlin MC, et al：Alpha-synuclein locus duplication as a cause of familial Parkinson's disease. Lancet **364**：1167-1169, 2004
8) Singleton AB, et al：alpha-Synuclein locus triplication causes Parkinson's disease. Science **302**：841, 2003
9) Iwata A, et al：Altered CpG methylation in sporadic Alzheimer's disease is associated with APP and MAPT dysregulation. Hum Mol Genet **23**：648-656, 2014
10) Mankodi A, et al：Muscleblind localizes to nuclear foci of aberrant RNA in myotonic

dystrophy types 1 and 2. Hum Mol Genet **10** : 2165-2170, 2001

11) Niimi Y, et al : Abnormal RNA structures (RNA foci) containing a penta-nucleotide repeat (UGGAA) n in the Purkinje cell nucleus is associated with spinocerebellar ataxia type 31 pathogenesis. Neuropathology **33** : 600-611, 2013

12) DeJesus-Hernandez M, et al : Expanded GGGGCC hexanucleotide repeat in noncoding region of C9ORF72 causes chromosome 9p-linked FTD and ALS. Neuron **72** : 245-256, 2011

13) Cleary JD, et al : Repeat-associated non-ATG (RAN) translation in neurological disease. Hum Mol Genet **22** : R45-51, 2013

14) Bañez-Coronel M1, et al : RAN Translation in Huntington Disease. Neuron **88** : 667-677, 2015

15) Bertrandy S, et al : The RNA-binding properties of SMN : deletion analysis of the zebrafish orthologue defines domains conserved in evolution. Hum Mol Genet **8** : 775-782, 1999

16) Ishihara T, et al : Decreased number of Gemini of coiled bodies and U12 snRNA level in amyotrophic lateral sclerosis. Hum Mol Genet **22** : 4136-4147, 2013

17) Onodera O, et al : What is the key player for TDP-43 pathology in ALS : absence from the nucleus or inclusion formation in the cytoplasm? Neurol Clin Neurosci **1** : 11-17, 2013

18) 土井　宏ほか：蛋白質凝集と神経変性．Brain Med **26** : 265-2671, 2014

19) Li JY, et al : Lewy bodies in grafted neurons in subjects with Parkinson's disease suggest host-to-graft disease propagation. Nat Med **14** : 501-503, 2008

20) Kordower JH, et al. Lewy body-like pathology in long-term embryonic nigral transplants in Parkinson's disease. Nat Med **14** : 504-506, 2008

21) 長谷川成人：神経変性疾患は「蛋白癌」か？ Brain Nerve **64** : 675-679, 2012

22) Hartl FU, et al. Molecular chaperones in protein folding and proteostasis. Nature **475** : 324-332, 2011

23) Ciechanover A : The ubiquitin－proteasome pathwayon protein death and cell life. EMBO J **17** : 7151-7160, 1998

24) Mizushima N, et al : Autophagy : renovation of cells and tissues. Cell **147** : 728-741, 2011

25) Narendra D, et al : Parkin is recruited selectively to impaired mitochondria and promotes their autophagy. J Cell Biol **183** : 795-803, 2008

26) Lasiene J, et al : Glial cells in amyotrophic lateral sclerosis. Neurol Res Int **2011** : 718987, 2011

27) Philips T, et al : Neuroinflammation in amyotrophic lateral sclerosis : role of glial activation in motor neuron disease. Lancet Neurol **10** : 253-263, 2011

（和田　健二，中島　健二）

第I章　総　論

B　神経変性疾患の分子遺伝学

理解のためのエッセンス

- 分子遺伝学によって遺伝性神経変性疾患の病因遺伝子の解明は急速に進み，病態機序を解明により，原因療法の開発が射程距離に入ったものも多い．
- 単一遺伝子疾患だけでなく，遺伝性が明確でない孤発性の疾患に対しても分子遺伝学的研究が進み，誰もが持っているような多型性が疾患の発症に関与する説があり，ゲノムワイド関連解析（GWAS）が実用的な戦略となっている．
- GWASによる多数の疾患感受性遺伝子は遺伝要因全体の一部しか説明できず，単一遺伝子疾患と多因子疾患の間には，オッズ比の高い変異が関与するcommon disease-multiple rare variants説がある．
- 次世代シークエンサーを駆使した網羅的なゲノム配列解析により，種々の単一遺伝性神経疾患の病因遺伝子の同定がなされた．
- 未診断疾患イニシアチブ（IRUD），非翻訳領域の繰り返し配列の異常伸長や構造変異の疾患に1分子シークエンシングの新しい技術，遺伝子環境連関などが動向と課題である．
- 患者一人一人のパーソナルゲノムの解析に基づき，最適な診断と治療，予防を実現するという，パーソナルゲノム医療という新しい分野が期待される．

　神経疾患には，Huntington病など各種のポリグルタミン病，各種の筋ジストロフィーなどのように単一遺伝子の異常によるものと，Alzheimer病，Parkinson病，筋萎縮性側索硬化症，てんかんなどのように，患者の大部分は孤発性であるが一部にMendel遺伝をとる家系が存在するものがある．後者は生活習慣病などと同様に多因子遺伝性疾患と考えられている．後者のうち孤発性のものもMendel遺伝性のものも，一部共通の発症メカニズムが存在していると考えられ，このうちMendel遺伝を示すものは原因遺伝子が明らかにされており，それらを切り口にして病態解明が進んでいる．一方，テクノロジーの進展はめざましく，次世代シークエンサーが実用化され，個々のゲノム配列（パーソナルゲノム）をもとにした研究が展開されるようになってきている．本節では神経変性疾患の分子遺伝学の現状と展望について述べる．

1　単一遺伝性神経変性疾患原因遺伝子の同定と遺伝子診断のポイント

― キーポイント ―

- 連鎖解析とポジショナルクローニングによって，遺伝性神経変性疾患の病因遺伝子の解明は急速に進んだ．
- 代表的な単一遺伝性神経疾患について遺伝子検査のポイントがある．
- 研究の焦点は，その病態機序を解明することに移ってきており，原因療法の開発が射程距離に入ったものも多い．

16 第Ⅰ章 総 論

　1990年代以降，ポジショナルクローニングによって，単一遺伝性疾患としての遺伝性神経変性疾患の病因遺伝子の解明は急速に進んだ．単一遺伝子による遺伝性疾患に関しては，染色体上に存在する遺伝マーカーを用いた「連鎖解析」により原因遺伝子の存在場所が決定され，それが狭められ，続いてその領域に存在する遺伝子で患者家系の変異解析が行われる手法で，多数の原因遺伝子が同定されてきた．この種の連鎖解析法では遺伝形式，遺伝子頻度，浸透率などのパラメーターを必要とするのでパラメトリック連鎖解析と呼ばれる．

　遺伝学上の歴史的なものとしてDuchenne型筋ジストロフィー原因蛋白ジストロフィン，Huntington病原因蛋白ハンチンチンなどが挙げられるが，他に，家族性Alzheimer病，前頭側頭型認知症，家族性Parkinson病，脊髄小脳変性症，筋萎縮性側索硬化症など，枚挙にいとまがない．Huntington病原因遺伝子などからCAGリピート病の概念も生まれ，さらに各種の脊髄小脳変性症原因遺伝子も同定されていった．CAGはグルタミンをコードするため，翻訳領域内にみられるものはポリグルタミン病とも総称される．われわれも本邦に特異的に多い福山型筋ジストロフィーの原因遺伝子フクチンを同定し，本症が約100世代前の1人の祖先に起きたレトロトランスポゾン変異が広がった初めての疾患であることを見いだした．

　以下，代表的な単一遺伝性神経疾患における遺伝子検査のポイントについて述べる[1,2]．

ⓐ Duchenne型筋ジストロフィー・Becker型筋ジストロフィー

　原因遺伝子は*DMD*遺伝子であり，X染色体に存在し，本症はX染色体劣性遺伝である．約2,300 kb，79個のエクソンからなる，ヒトの遺伝子の中でもっとも大きい遺伝子である．*DMD*遺伝子変異は，欠失が約65～85%，重複が6～10%，残りがスプライス異常や点変異などの微小変異であり，それにより，ジストロフィンが合成されない場合はDuchenne型，ジストロフィンの合成量減少や異常サイズの産物となる場合はBecker型となる．また約1/3に新生突然変異（de novo mutation）を認め，新生突然変異によるモザイクも存在する．欠失や重複に対してはMLPA法（multiple ligation probe amplification）やPCR法が有用である．欠失のホットスポットもエクソン42～52とエクソン3～8近傍とわかっていて，その検出は容易で，検査会社でも行っている．微小変異については塩基配列決定が必要であり時間と手間がかかる．よって侵襲の少なさから，まず血液からDNA抽出を行い，MLPA法による遺伝子検査を行って，エクソン欠失や重複を調べる．これで異常を認めない場合に，生検筋のジストロフィン染色（抗ジストロフィン抗体）を施行する流れが主流になってきている．とくにDuchenne型は小児期に遺伝子診断を受ける場合が多く，本人にその結果をいつ，だれが，どのように告げるかについて，医療者からのサポートが必要である．また変異陽性の場合，母親は約2/3の確率で保因者（約1/3は新生突然変異）であり，母親・家族への遺伝カウンセリングが求められる．女性の保因者で，筋力低下，運動時筋痛，腓腹筋仮性肥大などを示すmanifesting carrierが存在する．

ⓑ Huntington病

　HTT（huntingtin）遺伝子のエクソン1内にあるCAGリピートの異常伸長によって引き起こされる常染色体優性遺伝の疾患である．浸透率はほぼ100％であり，80歳代までにはほとんどが発症する．リピート数が多いほど発症年齢が若く，重症である傾向がある．世代を経るほどにリピート数が増加する（表現促進現象）．とくに異変アレルが父親由来の場合に顕著であり，若年発症例の約80％は父親より変異アレルを受け継いでいる．家族歴や臨床像，画像検査などから診断可能であることが多いが，遺伝子診断が確定診断に必要なこともある．検査はリピート部分のPCR法によるフラグメント解析により行われ，健常者ではおおむね26回以下であるが，患者では36回以上に伸長している．本症は根治療法がなく，精神・認知障害や，舞踏運動などの運動障害をきたす重篤な疾患である．また成人発症でもあり，患者や同胞や子どもなどの家系内未発症者の存在も推測される．診断・検査に際しては，患者・家族への遺伝学的な問題も含めた説明，配慮が重要である．血縁者の発症前診断の相談を受けた場合は，遺伝子診療部や臨床遺伝専門医へ紹介し対処することが望ましい．

ⓒ 遺伝性脊髄小脳変性症

　脊髄小脳変性症とは，小脳あるいはその連絡線維の変性により，主として運動失調症を呈する疾患の総称である．患者の約2/3が孤発性，約1/3が遺伝性で，遺伝性のうち約9割は優性遺伝である．原因遺伝子は多数発見され，OMIMには現在SCA1〜46まで登録されている（一部欠番あり）．またDRPLA（歯状核赤核淡蒼球Luys体萎縮症）は，SCA番号としての登録はない．本邦ではMJD（Machado-Joseph病，SCA3），SCA6，DRPLA，SCA31の頻度が高く，以下はこれを中心に述べる．東日本ではMJD，西日本ではSCA6が多く，SCA31は長野や静岡で多いなどの地域差がある．SCA6や31は純粋小脳型とされ，小脳症状が中心である．SCA6はめまい発作を伴うことがある．SCA31は高齢発症である．MJDは非純粋小脳型で，錐体路，錐体外路症状や，末梢神経障害，びっくり眼などがみられる．DRPLAは，若年発症では進行性ミオクローヌスてんかん，成人発症では認知機能障害や舞踏様アテトーゼを呈するほか，大脳全体が小づくりで大脳白質には広範な変性像が認められる．MJDは*ATXN3*遺伝子，SCA6は*CACNA1A*遺伝子，DRPLAは*atropin1*遺伝子のエクソン内に存在するCAGリピートの異常伸長が原因であり，患者ではそれぞれ，53，20，48リピート以上となる．DRPLAなど多くのSCAでは表現促進現象（とくに父親から受け継いだ場合）がみられるが，SCA6のリピートは比較的安定しており，表現促進現象はみられない．またSCA31では，*BEAN/TK2*遺伝子のイントロンに，1kb以上に及ぶTGGAAなどの5塩基リピートが異常伸長している．検査は，CAGリピート（MJD，SCA6，DRPLAなど）に対してはPCR法によるフラグメント解析を行う．SCA31の5塩基リピートは繰り返し数が多く，直接のPCR増幅が困難であり，リピートの連鎖不平衡マーカーである一塩基置換をRFLP（制限酵素断片長型）法や塩基配列決定法で検出することが多い．

ⓓ 筋強直性ジストロフィー1型

　DMPK（myotonin protein kinase）遺伝子の3' 非翻訳領域のCTGリピートの異常伸長が原因であり，健常者では37回以下であるが，患者では50〜3,000回に達する[2]．常染色体優性遺伝

性で，浸透率はほぼ100％である．典型例では臨床診断のみで十分診断可能であるが，確定診断のため遺伝子検査が必要な場合もある．検査は通常のサザンブロット法や，リピート部分を long PCR してからサザンブロット検出する方法で行われる．通常の PCR で増幅できるのは80回くらいまでであるので，患者の多くは正常アレルのみが増幅されて偽陰性となるが，健常者の多くは正常ヘテロ接合として判定できる．また，PCR プライマーの片側をリピート内に設計する triplet repeat primed PCR 法も用いられる．本症では世代を経るにつれてリピート数が長くなり，早く発症・重症化する表現促進現象がみられ，親より子が先に発症することがある．とくに母親からの遺伝の場合，リピート数が極端に伸長し，重篤な先天性筋強直性ジストロフィーの児が生まれることがある．一見，健康である母親に軽症の症状が見過ごされていて，先天性の児の診断で初めて母親の診断へつながることもあり，母親や家族の心理的ケアが必要である．

ⓔ 家族性 Parkinson 病

Parkinson 病は大多数が孤発性に発症するが，5〜10％に家族歴を有する患者が存在する．単一遺伝子の変異で Parkinson 病を引き起こすような家族性 Parkinson 病遺伝子は *PARK23* まで複数同定されている．それぞれの遺伝形式，Lewy 小体の有無，臨床像の特徴がある．このうち比較的頻度が高いのは，常染色体優性遺伝性では，*LRRK2* 遺伝子の点変異（G2019S, I2020T），*α-synuclein* 遺伝子の二重重複，常染色体劣性遺伝性では，*parkin* 遺伝子（エクソン 3〜5の欠失），*PINK1* 遺伝子の点変異である．また，脊髄小脳変性症遺伝子 *ATXN2*（SCA2）の CAG リピート伸長や Gaucher 病遺伝子 *GBA* のヘテロ変異も家族性 Parkinson 病の原因となりうる．二重重複や欠失は real time RT PCR，点変異は塩基配列決定，CAG リピート伸長は PCR 法・フラグメント解析で検出する．α-synuclein 蛋白は，Parkinson 病の病理的な特徴である Lewy 小体の主要構成成分である．また *parkin* や *PINK1* は，Parkinson 病病態で重要なマイトファジー（ミトコンドリアの分解・除去）に関与する．遺伝子検査による確定診断により，遺伝子変異と臨床的特徴の関連が確立しているものについては，症状や病態の理解，予後などの情報が提供できる．家族歴のある Parkinson 病患者の半数以上で原因遺伝子は未同定であり，新規遺伝子の存在が推測される．筆者らは孤発例の次世代シークエンサーを用いた全エクソン配列（エクソーム）解読も行っている．

単一遺伝性疾患については，数多くの病因遺伝子が同定されたことを受けて，研究の焦点がその病態機序を解明することに移ってきており，原因療法の開発が射程距離に入ったものも多い．ポリグルタミン病では異常伸長ポリグルタミン鎖はコンフォメーション変化を生じた結果，異常伸長鎖特異的な蛋白質間相互作用を獲得したり，あるいは難容性のポリグルタミン蛋白質凝集体からなる細胞内封入体を形成したりすることが明らかにされている．つまり，異常伸長ポリグルタミン鎖の凝集体を形成しやすい性質と細胞毒性とは密接に関連していると考えられている．この現象は，凝集体の構成成分は異なるものの，Alzheimer 病，Parkinson 病，筋萎縮性側索硬化症，プリオン病などで共通しており，異常蛋白質の凝集・蓄積が神経変性を引き起こすという共通の分子機構が考えられている．Alzheimer 病では Aβ 凝集阻害を目指した抗体療法[3]，筋ジストロフィーや脊髄性筋萎縮症ではスプライスを変更させて正常化するアンチセンス療法[4~6] などがトライされており，一部は市販になっているものもある．

2 多因子疾患とcommon disease-common variants仮説

—— キーポイント ——

- 単一遺伝子疾患だけでなく，近年は遺伝性が明確でない孤発性の疾患に対しても，分子遺伝学的研究が進んでいる．
- 誰もが持っているような多型性が，疾患の発症に関与するという考え方は，common disease-common variants仮説と呼ばれる．

　このような分子遺伝学的研究の成果は，これまでは主として単一遺伝子疾患に対して得られてきていたが，近年は遺伝性が明確でない孤発性の疾患に対しても研究が進んでいる．その背景には，ヒトゲノムの多様性がさまざまな疾患の発症や薬効，薬剤副作用に関する個人差にかかわっているとの考えがある．生活習慣病で代表されるような多因子疾患については，common disease-common variants仮説に基づいた関連解析（genome-wide association study：GWAS）により，疾患感受性遺伝子の同定を目指した研究が盛んになってきている．図1にゲノム配列の多様性からみた疾患の発症機構を示す[7]．単一遺伝子疾患では，特定の遺伝子に病因となる変異が生じることで発症する．このような疾患では，遺伝子変異によるオッズ比は非常に高いことになる．一方，高血圧，糖尿病などの生活習慣病と呼ばれる疾患は，複

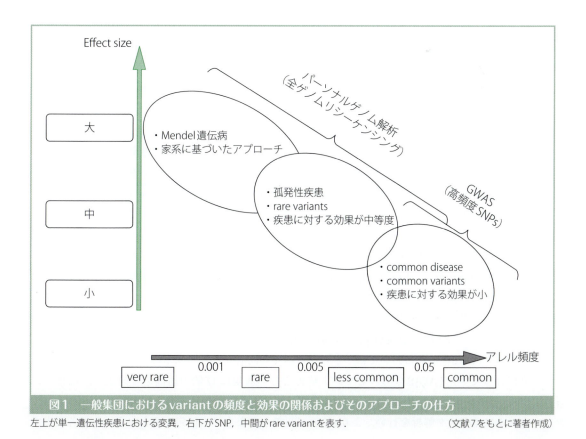

図1　一般集団におけるvariantの頻度と効果の関係およびそのアプローチの仕方
左上が単一遺伝性疾患における変異，右下がSNP，中間がrare variantを表す． （文献7をもとに著者作成）

数の遺伝的な要因（疾患感受性遺伝子）と生活習慣などの環境要因が複合的に作用して発症すると考えられている．このような頻度の高い疾患では，誰もがこのような疾患感受性遺伝子の多型をある程度は有している可能性が高いと考えられ，疾患感受性遺伝子に関連する多型による疾患発症のオッズ比は低いものとなる．このように，誰もが持っているような多型性が疾患の発症に関与するという考え方は，common disease-common variants 仮説と呼ばれる（図1）.

3 GWAS（genome-wide association study）

— キーポイント —

- common diseaseの感受性遺伝子の探索研究ではゲノムワイド関連解析（GWAS）が実用的な戦略となり，すでに1,000以上の疾患・形質についてGWASが発表されている.
- 圧倒的な数の試料を各地から集めてゲノムワイドメタ解析を行い，よりeffect sizeの小さなものも同定するという試みが各疾患で行われてきており，「第2世代のGWAS」ともいわれている. 頻度の高いcommon SNPsを用いて見いだされる疾患感受性遺伝子のオッズ比は多くの場合で1.5以下と，あまり大きくない.

2006年以降，common diseaseの感受性遺伝子の探索研究は新しい段階を迎えた. これをもたらした主な要因は2つの基盤整備である. まず情報基盤として，dbSNPやHapMap計画で代表されるように，ヒトゲノム全域にわたる膨大な多様性情報が集積されてきた. 次に技術基盤として，数十万種のSNP（single nucleotide polymorphism）を数千もの個体について並列解析できるプラットフォームが市販化された. HapMap計画によると，日本人と白人は約25万～30万個のタグSNP（これを調べれば連鎖不平衡で結ばれた近傍の多くのSNPの代表になる）で，ほぼ全ゲノムの遺伝子がカバーされる. つまり約30万個のタグSNPを患者と対照で調べれば，ほぼ全ゲノムの遺伝子を調べたことになる. そこで具体的には，たとえば患者1,000人，対照1,000人，計2,000人について各人の50万個のSNPの遺伝子型を決定する. すなわち，SNPチップとして2,000枚の実験を行う. それぞれSNP-1…SNP-500000ずつ，患者，対照におけるそれぞれのアレルの出現頻度を合計し，偏りがないかどうかの検定を行うのである.

これらを活用することによって，ゲノムワイド関連解析（genome-wide association study：GWAS）が実用的な戦略となり，2007年にはNature，Science誌などに立て続けに成果が発表されることとなった. その後のGWASによる疾患感受性遺伝子の発見ラッシュには目を見張るものがあり，すでに1,000以上の疾患・形質について，2,500以上のGWASが発表されている.

筆者らが取り組んでいるParkinson病（PD）を例にとると，われわれのグループは患者の95％を占める孤発性PDのリスク遺伝子を同定するためGWASを行い，PD発症にかかわる2つの新しい遺伝子座 PARK16，BST1 を同定した. また，常染色体優性遺伝性PDの原因遺伝子 α-synuclein，LRRK2 の孤発性PDへの関与を証明した[8].

さらにParkinson病においては，さらなる国際共同研究として欧米のグループがそれぞれ独立に行っていたGWASをあわせてメタ解析を行い新規に17個の遺伝子を同定し，現在ではParkinson病遺伝子は35個になっている[9,10]. このような圧倒的な数の試料を各地から集めてゲノムワイドメタ解析を行い，よりeffect sizeの小さなものも同定するという試みが各疾患で

行われてきており，「第2世代のGWAS」ともいわれている．

しかしながら，このように頻度の高いcommon SNPsを用いて見いだされる疾患感受性遺伝子のオッズ比は，多くの場合1.5以下とあまり大きくなく，疾患の病態機序の全貌を明らかにするには至っていない（missing heritability）[7, 11]．

4 失われた遺伝性とcommon disease-multiple rare variants 仮説

── キーポイント ──

- GWASによって多数の疾患感受性遺伝子が同定されたものの，それらは遺伝要因全体の一部しか説明できない．
- 単一遺伝子疾患と多因子疾患の間にはオッズ比の高い変異が関与する疾患が考えられ，common disease-multiple rare variants 仮説と呼ばれる．
- rare variant として Parkinson 病では Gaucher 病変異，多系統萎縮症では CoQ2 が明らかにされている．

GWASによって多数の疾患感受性遺伝子が同定されたものの，それらは遺伝要因全体の一部しか説明できない．一方，単一遺伝子疾患と多因子疾患の間には，単一遺伝子疾患における病因変異ほどではないものの，オッズ比の高い変異が関与する疾患が存在する可能性が考えられる．このような考え方は common disease-multiple rare variants 仮説と呼ばれる．

Gaucher病は常染色体劣性遺伝性疾患で，リソソーム内酵素 *GBA*（グルコセレブロシダーゼ）の変異による酵素活性低下によりグルコシルセラミドをセラミドに分解できず，グルコシルセラミドが体内に蓄積し，肝脾腫，貧血，出血傾向，骨疾患などを引き起こす脂質代謝異常症である．一見，PDとは何の関係もない疾患ではあるが，1990年代後半からPD症状を合併するGaucher病患者の存在や，Gaucher病家系内にPD患者が多発するとの報告が散見されていた．そこでAharon-Peretzらは，ユダヤ人のPD患者について *GBA* 変異の頻度を調べ，孤発性PD群では *GBA* 変異のヘテロ保因者が対照群に比べ有意に多く，*GBA* が孤発性PDのリスク遺伝子であることを報告した．その後，この研究の再現研究が世界中で行われ，東京大学と筆者らの共同研究グループも，*GBA* 変異が日本人でもPD感受性を持つことを示す[12]と同時に，世界多施設共同研究に参画し，アメリカ人，フランス人，ポルトガル人，台湾人などを含む，計約1万人の患者対照集団とのメタ解析により，ユダヤ人に限らず，どの人種でも *GBA* 遺伝子はリスクとなり，平均オッズ比は5であり，確実なPDリスク遺伝子であることを示した[13]．GBAの基質であるグルコシルセラミドの蓄積により，神経毒性をもつとされる可溶性 α-synuclein オリゴマーが増加すること，可溶性 α-synuclein オリゴマーの増加によりGBAの小胞体—Golgi輸送が阻害されることによりさらにGBA活性が低下し，可溶性 α-synuclein オリゴマーのさらなる増加につながる，といったポジティブフィードバックの経路が最近になって報告され，興味深い[14]．

Parkinson病症例では，多様なGBAのヘテロ接合性変異が見いだされており，このような変異はcommon SNPsを用いたGWASでは見いだしえないもので，リシークエンシングを行ってはじめて見いだされたという点に注目したい．Parkinson病ではその他にrare variantとして瀬

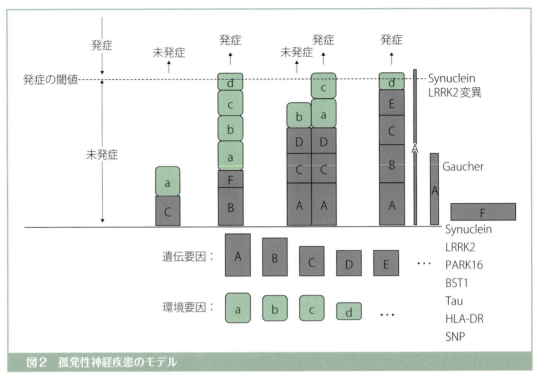

図2　孤発性神経疾患のモデル

Parkinson病，Alzheimer病，または生活習慣病を含むほとんどの疾患は，複数の遺伝因子と複数の環境因子の積み木の総和が，ある閾値を超えたとき発症すると考えられている．Mendel遺伝性変異以外に，common variantとしてα-シヌクレイン，PARK16，BST1，LRRK2，Tau，HLA-DRのSNPが，またrare variantとしてGaucher遺伝子が重要．

川病原因遺伝子GTP cyclohydrolase 1（*GCH1*）が同定され[15]，多系統萎縮症（MSA）では*CoQ2*が明らかにされている[16]．

　Parkinson病，Alzheimer病，または生活習慣病を含むほとんどの疾患は，複数の遺伝因子と複数の環境因子の積み木の総和がある閾値を超えたときに発症すると考えられている．そのモデルについてParkinson病を例にとり図2に示す．Mendel遺伝性PDを引き起こすα-*synuclein*や*LRRK2*の変異はそれ1つだけで閾値に到達し発症するが，対象患者はほとんど存在しないので，積み木の幅はとても狭い（とてもまれ）．Gaucher病遺伝子*GBA*などのrare variantリスクは中等度の高さを持つが10％以下の患者にしか当てはまらないため，その幅は狭い．一方，SNPはそれ自体のオッズ比は低いがほとんどの患者に当てはまるため，積み木の幅は広い．このうち神経疾患ではrare variantが重要という考えもある．

B 神経変性疾患の分子遺伝学 **23**

5 次世代シークエンサーの実用化と神経疾患研究への応用

── キーポイント ──

- 次世代シークエンサーと呼ばれる高速シークエンサーが登場し，現在はエクソーム解析が主流だが，将来は全ゲノム解析が中心になる．
- 家族例の小家系または弧発例だけでも，次世代シークエンサーを駆使した網羅的なゲノム配列解析により，種々の神経疾患の病因遺伝子の同定がなされた．
- 孤発性多因子疾患についても，次世代シークエンサーによりrare variantsの検出が可能になる．

　次世代シークエンサーと呼ばれる高速シークエンサーが登場してから10年が経つ．次世代シークエンサーには主としてイルミナ，ロシュ，ライフテクノロジーズなどのショートリードのものがあり，それぞれ異なる原理での解析を行っている．またパシフィックバイオサイエンス，ナノポアなど，1分子シークエンスとロングリードを特徴とするものは次々世代シークエンサーである．2003年には1人のゲノムを読むのに，30億米ドルの費用と13年の年月がかかったが，今や1回のRunでヒトゲノム3Gbの数百倍に相当するような量が読めるのである．

　さらに，全エクソンをビーズで濃縮してエクソンとその周辺を読むエクソーム解析と，全ゲノム配列を読む全ゲノム解析がある．ヒトの全ゲノムのリシークエンシングはコスト的にはまだまだ高額で，現在はエクソーム解析が主流だが，濃縮できない配列もあり，ゲノム解析の技術の進歩には目を見張るものがあり，将来は全ゲノム解析が中心になると思われる．いわゆる「1,000ドルゲノム」の時代の到来も近い．隆盛の次世代シークエンサーをどのように疾患解析に応用するか？

a 単一遺伝子疾患

　単一遺伝子疾患の病因遺伝子の探索については，困難な課題に直面するようになってきていた．1990年代の代表的な疾患ポジショナルクローニングと異なり，疾患遺伝子座を絞り込むのに適した大家系は多くなく，したがって候補領域の絞り込みが十分できないために，これまでのゲノム解析技術では病因遺伝子の同定が著しく困難な疾患が数多く残されている（たとえば遺伝性のALSやPDでは50～75%以上が未解明である）．この問題を克服するためには，候補領域の絞り込みが十分でなくても，いいかえれば家族例の小家系または孤発例だけでも，次世代シーケンサーを駆使した網羅的なゲノム配列解析により，病因遺伝子の同定が可能であると思われる．このようなエクソーム解析により，2010年には希少なMendel遺伝病であるミラー症候群[17]や歌舞伎症候群[18]を皮切りに，単一遺伝性疾患の遺伝子同定が相次いでいる．

　神経疾患では，家族性Parkinson病の*VPS35*遺伝子[19]，*CHCHD2*遺伝子[20]，家族性ALSの新規遺伝子*profilin 1*[21]，*ERBB4*[22]，近位筋優位の遺伝性運動感覚ニューロパチーHMSN-Pの疾患遺伝子TRK-fused gene（*TFG*）[23]などがエクソーム解析によって新規に同定された．しかしながら，たとえば1家系の兄弟例についてエクソーム解析をしても，共通する一塩基変化（SNV）は数百個ほどあるので，連鎖解析などの位置情報，または症状の似た，ある程度の数の症例を集めて解析していく．

24　第Ⅰ章　総　論

ⓑ 孤発性多因子疾患

　先に述べたように，孤発性疾患についてはSNPsを用いたゲノムワイド関連解析（GWAS）による研究が進められている．GWASは成果を挙げているものの，見いだされる疾患感受性遺伝子のオッズ比は1.1〜2.0程度と小さく，それらは遺伝要因全体の一部しか説明できず，疾患の病態機序全体の理解が進んでいない．Parkinson病におけるGaucher病遺伝子のようにmultiple rare variants が疾患発症に関与する場合，このような rare variants の検出は，GWASでは理論上，限界があり（頻度の高いSNPsしか用いていないため），リシークエンシングが必要となる．対象とすべき候補遺伝子が明らかな場合は従来型のサンガーシークエンシングで対応できるが，候補遺伝子が明らかでない場合，全ゲノム，全エクソームを対象としたリシークエンシングが必要となる．

　次世代シークエンサーが実用化されたことから，このような rare variants の検出が十分可能になるものと期待されており，今後は，多数例の患者，対照の全ゲノム，全エクソームシークエンスが行われ，rare variant に対してもゲノムワイドに症例対照関連解析を行い同定するということが行われるだろう（low frequency variant genomewide association）．また近年ではrare variant も搭載したエクソームチップが販売されている．Alzheimer病患者261人，対照504人のエクソーム，全ゲノムシークエンスから，TREM2 rare variants のヘテロ接合体がAlzheimer病のリスクになることが報告された[24]．

6　近年の動向と今後の課題

― キーポイント ―

- 未診断疾患イニシアチブ（IRUD）が進められている．
- 単一遺伝子神経疾患においては，非翻訳領域の繰り返し配列の異常伸長や，構造変異が発症原因となっている疾患が見いだされてきており，1分子シークエンシングの新しい技術が必要である．
- 遺伝子環境連関の観点からはいまだ明らかにならず，横断的コホート研究で得られた環境要因について高精度ゲノム配列情報との関連で明らかにする．
- 診断のためのクリニカルシークエンス，新規の感受性遺伝子により新しい機序・創薬の手がかりが見つかる可能性，薬剤効果に関与する多型を搭載したカスタムの薬剤効果判定チップの臨床応用が期待される．
- 患者一人一人のパーソナルゲノムの解析に基づき，最適な診断と治療，予防を実現するという，パーソナルゲノム医療という新しい分野が期待される．

　近年の動向としては，未診断疾患イニシアチブ（initiative on rare and undiagnosed diseases：IRUD）が挙げられる．日本全国の診断がつかずに悩んでいる患者（未診断疾患患者）に対して，遺伝学的解析結果などを含めた総合的診断，および国際連携可能なデータベース構築などによる積極的なデータシェアリングを行う体制を構築し，希少・未診断疾患の研究を推進するプログラムであり，未診断の患者の診断がつき新しい疾患が報告された例もある．

　また単一遺伝子神経疾患においては，非翻訳領域の繰り返し配列の異常伸長や，構造変異が発症原因となっている疾患が見いだされてきている．たとえば2011年に同定されたALSの病

因遺伝子C9orf72では,非翻訳領域の繰り返し配列が異常伸長し,この異常伸長配列を含むRNAが核内にRNA fociを形成する疾患であるが[25],米国では家族性ALSの36.2%,孤発性ALSの5.5%がこのリピート配列の異常伸長によるもので,フィンランドでは家族性ALSの46.4%,孤発性ALSの21.1%と,欧米では家族性ALSのみならず,孤発性ALSを含めて,頻度の点からも非常に重要な発症機構として注目されている.またrepeat-associated non-ATG（RAN）translationといって,リピートのどこからでもグリシン-アラニンの翻訳が起きる.紀伊ALS/Parkinson dementia complex（PDC）も一部C9orf72のリピート伸長であることが報告された[26].

このように,現在病因遺伝子未解明の単一遺伝子神経疾患の中には,非翻訳領域の繰り返し配列の異常伸長や構造変異による疾患が数多く存在するものと考えられている.また統合失調症や自閉症などの精神疾患,または認知機能では特定の領域の*de novo*欠失やCNV（copy number variation）などの構造変異と関連づけられている[27].現在汎用されている次世代シークエンサーは100塩基前後のショートリードを膨大な数取得するものであるが,神経疾患に多くみられるリピート配列の伸長を検出することが困難である.1分子シークエンシングの新しいテクノロジーに基づくシークエンサーを用いて10 kbを超えるようなロングリードを取得することにより,リピート配列の伸長を検出する技術の開発などが必要である.

また,L1リピートが精神神経疾患罹患者の神経細胞に部位特異的に挿入されることが近年報告されているが[28],神経細胞由来の少量のDNAから構造変異の検出のように,最近注目されはじめている脳疾患の発症に関連した体細胞性の変異を検出するのに1分子シークエンサーは有効である.

さらに環境因子について,脳疾患ではその集積がより不十分である.また遺伝子環境連関（たとえば,このvariantのときにはこの環境要因が効くなど）の報告もなく,今後はシークエンス情報と電子カルテ情報などを統合したビッグデータ解析が必須となる.遺伝子環境連関の観点からは,Alzheimer病やParkinson病,ALSのコホート研究で集積された環境因子と高精度のゲノム配列の関連についての解析が進められている.発症前のライフスタイルや生活習慣病がAlzheimer病の発症に関与していることが疫学的に明らかにされており,これらの横断的コホート研究で得られた環境要因について全ゲノムを対象とした高精度ゲノム配列情報との関連で明らかにすることができる.縦断的な疾患コホート研究では,疾患の発症予測につなげるアルゴリズムを構築することにより,疾患予防と先制医療につながるゲノム情報を集積することが必要である.

孤発性の神経疾患のメカニズムの解明にあたっては,その疾患のMendel遺伝型の原因遺伝子の研究成果が大きく貢献してきた.今後は次世代シークエンサーによる未知のMendel遺伝型遺伝子の同定のみならず,孤発性神経疾患そのものにおいて,第2世代の大規模なゲノムワイド関連解析や,次世代シークエンサーを用いた疾患の発症に与えるeffect sizeの大きいrare variant解析から,新規の感受性遺伝子が同定され,新しい機序,創薬の手がかりが見つかる可能性がある.さらに,SNPチップやリシークエンスにより全ゲノム的に薬剤効果に関与する多型が数多く同定され,それらをミックスで搭載したカスタムの薬剤効果判定チップの臨床応用が期待される.

クリニカルシークエンスも行われ,今後は髪の毛1本から全塩基配列が携帯のシークエン

サーで決定できるという時代になるであろう．その場合には倫理的課題がよりクローズアップされてくる．さらにその先にはパーソナルゲノム医療という新しい分野，すなわち患者一人一人のパーソナルゲノムの解析に基づき，最適な診断と治療，予防を実現するという，近未来の医療パラダイムの実現が期待されよう．

■文 献

1) 日本神経学会（監）: 神経疾患の遺伝子診断ガイドライン，神経疾患の遺伝子診断ガイドライン作成委員会（編），医学書院，東京，2009

2) 新川詔夫（監）: 遺伝カウンセリングマニュアル，改訂第2版，福嶋義光（編），南江堂，東京，2003

3) Sevigny J, et al : The antibody aducanumab reduces Aβ plaques in Alzheimer's disease. Nature **537** : 50-56, 2016

4) Mendell JR, et al : Eteplirsen for the treatment of Duchenne muscular dystrophy. Ann Neurol **74** : 637-647, 2013

5) Finkel RS, et al : Nusinersen versus Sham Control in Infantile-Onset Spinal Muscular Atrophy. N Engl J Med **377** : 1723-1732, 2017

6) Taniguchi-Ikeda M, et al : Pathogenic exon-trapping by SVA retrotransposon and rescue in Fukuyama muscular dystrophy. Nature **478** : 127-131, 2011

7) Tsuji S : Genetics of neurodegenerative diseases : insights from high-throughput resequencing. Hum Mol Genet **19 (R1)** : R65-70, 2010

8) Satake W, et al : Genome-wide association study identifies common variants at four loci as genetic risk factors for Parkinson's disease. Nat Genet **41** : 1303-1307, 2009

9) Nalls MA, et al : Large-scale meta-analysis of genome-wide association data identifies six new risk loci for Parkinson's disease. Nat Genet **46** : 989-993, 2014

10) Chang D, et al : A meta-analysis of genome-wide association studies identifies 17 new Parkinson's disease risk loci. Nat Genet **49** : 1511-1516, 2017

11) Manolio TA, et al : Finding the missing heritability of complex diseases. Nature **461** : 747-753, 2009

12) Mitsui J, et al : Mutations for Gaucher disease confer high susceptibility to Parkinson disease. Arch Neurol **66** : 571-576, 2009

13) Sidransky E, et al : Multicenter analysis of glucocerebrosidase mutations in Parkinson's disease. N Engl J Med **361** : 1651-1661, 2009

14) Mazzulli JR, et al : Gaucher disease glucocerebrosidase and α-synuclein form a bidirectional pathogenic loop in synucleinopathies. Cell **146** : 37-52, 2011

15) Mencacci NE, et al : Parkinson's disease in GTP cyclohydrolase 1 mutation carriers. Brain **137** : 2480-2492, 2014

16) Multiple-System Atrophy Research Collaboration : Mutations in COQ2 in familial and sporadic multiple-system atrophy. N Engl J Med **369** : 233-244, 2013

17) Ng SB, et al : Exome sequencing identifies the cause of a mendelian disorder. Nat Genet **42** : 30-35, 2010

18) Ng SB, et al : Exome sequencing identifies MLL2 mutations as a cause of Kabuki syndrome. Nat Genet **42** : 790-793, 2010

19) Vilariño-Güell C, et al : VPS35 mutations in Parkinson disease. Am J Hum Genet **89** : 162-167, 2011

20) Funayama M, et al : CHCHD2 mutations in autosomal dominant late-onset Parkinson's disease : a genome-wide linkage and sequencing study. Lancet Neurol **14** : 274-282, 2015

21）Wu CH, et al : Mutations in the profilin 1 gene cause familial amyotrophic lateral sclerosis. Nature **488** : 499-503, 2012

22）Takahashi Y, et al : ERBB4 mutations that disrupt the neuregulin-ErbB4 pathway cause amyotrophic lateral sclerosis type 19. Am J Hum Genet **93** : 900-905, 2013

23）Ishiura H, et al : The TRK-fused gene is mutated in hereditary motor and sensory neuropathy with proximal dominant involvement. Am J Hum Genet **91** : 320-329, 2012

24）Guerreiro R, et al : TREM2 variants in Alzheimer's disease. N Engl J Med **368** : 117-127, 2013

25）DeJesus-Hernandez M, et al : Expanded GGGGCC hexanucleotide repeat in noncoding region of C9ORF72 causes chromosome 9p-linked FTD and ALS. Neuron **72** : 245-256, 2011

26）Ishiura H, et al : C9ORF72 repeat expansion in amyotrophic lateral sclerosis in the Kii peninsula of Japan. Arch Neurol **69** : 1154-1158, 2012

27）Stefansson H, et al : CNVs conferring risk of autism or schizophrenia affect cognition in controls. Nature **505** : 361-366, 2014

28）Bundo M, et al : Increased l1 retrotransposition in the neuronal genome in schizophrenia. Neuron **81** : 306-313, 2014

（戸田　達史）

第1章 総論

神経変性疾患の動物モデル

> **理解のためのエッセンス**
> - 動物モデルは病態の解明や，バイオマーカーの開発，治療法の開発に必要不可欠である．
> - 動物モデルの種類にはショウジョウバエや線虫といった無脊椎動物から，脊椎動物では小型魚類（ゼブラフィッシュ，メダカ），げっ歯類（マウス・ラット）や霊長類（アカゲザル，コモンマーモセット）など，さまざまな動物種がある．
> - 動物モデルは遺伝子改変モデルのほか，目的に応じて薬剤投与モデルや病因蛋白接種モデルなどがある．
> - 動物モデルで有効性が示されても，臨床試験では有効性を示すことができないことも多く，トランスレーショナルリサーチに課題がある．

　神経変性疾患の研究に動物モデルがこれまでに果たしてきた役割は言うまでもなく，動物モデルが神経変性疾患の病態の解明，治療法の開発，診断バイオマーカーの開発に必要不可欠であることに議論の余地はないだろう．高齢化社会を迎え，神経変性疾患が大きな社会的インパクトを持った疾患として認知されるようになってきている．近年の次世代シークエンサーの実用化やゲノム編集技術の出現により，神経変性疾患の研究は飛躍的に進んでおり，神経変性疾患の発症前・早期診断のためのバイオマーカーの開発，疾患を修飾できる治療（disease modifying therapy：DMT）の開発が切望されている．このため，動物モデルの重要性はますます高まってきている．本節では総論として，神経変性疾患研究における動物モデルについて，その重要性と意義，作成法，そして動物モデルの研究から臨床へのトランスレーショナルリサーチにおける今後の展望について概説する．

1 動物モデルはなぜ重要か

> **─ キーポイント ─**
> - 動物モデルではヒトの中で現在進行形で起きている生命現象をつぶさに観察できるため，病態の解明，バイオマーカーの開発に必要である．
> - 新規治療法の開発の有効性，安全性の確認に必要である．

　ヒトと動物は種こそ違え，基本的な生命現象は共通である．すなわち，動物で観察される生命現象はヒトでも大枠で当てはまる．神経変性疾患は，さまざまな原因により神経細胞が変性・脱落する疾患であり，日常診療でわれわれが経験する症例は神経細胞が変性・脱落した結果をみているということになる．このことは，悪性新生物のような増殖性の疾患とは異なり，現在進行形で起きている生命現象をヒトで確認することは困難であることを意味している．しかしながら，神経変性疾患の病態の解明は現在進行形で起きているこの変性・神経細胞死とい

C　神経変性疾患の動物モデル **29**

う生命現象を解明することにほかならず，ヒトにかわり，現在進行形で起きている生命現象を捉えるために，その生命現象をつぶさに観察できる動物モデルは必須のものである．また，神経変性疾患の診断は，今のところ臨床症状や神経生理学的検査によるところが大きく，客観的バイオマーカーはほとんど存在していない．これらの探索を目的にした大規模な臨床研究も行われているが，人的，時間的，金銭的コストが莫大で容易ではなく，動物モデルはどのように問題点を絞って臨床研究を行うべきか，そのヒントをわれわれに与えてくれる．また，動物モデルで確認できる変化は病態の解明につながるだけでなく，ヒトと共通するバイオマーカーとして応用できる可能性を含んでいる．さらに，これまでの研究から，たとえばAlzheimer病ではタウやアミロイドβ，Parkinson病や多系統萎縮症ではα-シヌクレイン，筋萎縮性側索硬化症ではTDP-43などの凝集体がみられ，疾患に重要な役割を果たしていることが明らかとなっており，これらを治療ターゲットとした治療法の開発も試みられている[1~8]．しかしながら，有効性や安全性が未知の薬剤をいきなりヒトに投与することは困難であり，その確認のための前臨床試験に動物モデルが必要とされる．たとえば筋萎縮性側索硬化症の治療薬として臨床で広く使用されているriluzoleは，1990年代に*SOD1*の変異が筋萎縮性側索硬化症の原因の1つとして明らかとなり，*SOD1*変異を持った動物モデルで有効性が示されたことから，臨床応用へつながった[9,10]．*SOD1*変異動物モデルの限界も指摘されているが，riluzoleの開発に動物モデルが重要な役割を果たしたことも事実である．現状，早期診断，発症前診断が可能なバイオマーカーや神経変性疾患を修飾できる治療法は少なく，診断のためのバイオマーカーや新規治療薬の開発が切望されており，今後も動物モデルの重要性は変わらないものと思われる．

2　神経変性疾患に用いられるモデル動物

― キーポイント ―

- モデル動物は大きく，無脊椎動物と脊椎動物の2つに分けられる．
- 無脊椎動物の代表例は線虫，ショウジョウバエであり，脊椎動物としては，小型魚類やげっ歯類，もっともヒトに近い霊長類までさまざまな動物種が用いられる．
- それぞれに短所・長所があり実験の目的に応じて選択されるべきである．

　動物モデルしては，さまざまな生物種が使用されており，大きく脊椎動物と無脊椎動物の2つに分けることができる．どの動物をモデルとして使うかは，その実験目的に応じて選択されている．たとえばParkinson病の研究を例にとると，ショウジョウバエや線虫，ゼブラフィッシュには内因性のα-シヌクレインは存在しないが，一方でメダカやそれ以上の高等生物ではヒトと同様に内因性のα-シヌクレインが存在する．また，一般にヒトに近い動物種ほど，観察された病態はより厳密にヒトの病態を再現していると考えられる．しかしながら，高等生物ほど，管理コストや世代交代の期間の長さ，遺伝子操作の困難さ，倫理的側面が大きな問題となる一方で，無脊椎動物や小型魚類は遺伝子操作が容易で，低コストで多数例を管理することができるなどの利点がある．これらの長所，短所を鑑みて，実験目的に応じた動物モデルが選択される．以下に神経変性疾患に用いられる主なモデル動物の特徴について述べる（**表1**）．

表1　動物モデルの種類と特徴

		動物種	寿命	可能な遺伝学的アプローチ	純系の有無	薬剤投与	特徴
無脊椎動物	線形動物	線虫	20日	順・逆遺伝学※	無	不可	遺伝子操作が容易で低コストで多数の飼育が可能. 一方でヒトとの類似性は低い.
	昆虫	ショウジョウバエ	2ヵ月	順・逆遺伝学	無	可能	
脊椎動物	魚類	メダカ	2年	順・逆遺伝学	有	可能	遺伝子操作が比較的容易で, 低コストで多数例の飼育が可能. 神経系も比較的ヒトに類似性が高い.
		ゼブラフィッシュ	5年	順・逆遺伝学	無	可能	
	げっ歯類	マウス	2年	順・逆遺伝学	有	可能	もっとも一般的で, 研究マテリアルが豊富.
		ラット	3年	順・逆遺伝学	有	可能	遺伝子操作がやや困難で, 飼育コストもやや高価であるが, 体が大きいため操作しやすい.
	霊長類	コモンマーモセット	10年	逆遺伝学	無	可能	比較的多産でヒトに近い研究が可能. 飼育は霊長類の中では比較的容易. 高コスト.
		マカクザル	30年	逆遺伝学	無	可能	ヒトに近い研究が可能だが, 仔が少なく, 多数例の解析は困難. 飼育がやや困難で高コスト.

※順遺伝学：表現型からどの遺伝子に異常があるかを調べる手法.
※逆遺伝学：ある遺伝子に操作を加えることによって，その表現型から遺伝子の機能を調べる手法.

a 線 虫

　線形動物門に属し，多細胞生物で初めて全ゲノムが解読された生物である．体細胞数は約1,000個で，そのうち神経細胞は302個ですべての神経接続が明らかにされている．寿命は約20日，世代交代は約4日で，300個程度の卵を産む．遺伝子操作も容易で，RNAiによるノックダウンも可能である．また体が透明のため*in vivo*イメージングも可能であるなどの特徴を有する．

ⓑ ショウジョウバエ

　線形動物門ハエ目ショウジョウバエ科に属し，体長は約2〜3mmで，多細胞生物としては，線虫に次いで2番目に全ゲノムが解読された．寿命は約60日，世代交代は約10日で，1日の産卵数は約50個である．遺伝子操作は容易で，遺伝子変異体ライブラリーも構築されている．薬剤スクリーニングも可能である．

ⓒ 小型魚類

　世界的にはゼブラフィッシュが一般的に用いられており，体長は5cm，世代交代は約3ヵ月で，寿命は約5年である．全ゲノムが解読されており，脊椎動物でありながら，遺伝子操作も比較的容易である．省スペース，省コストで飼育できるため，多数個体の飼育が可能で薬剤スクリーニングも可能である．解剖学的には大脳皮質を持たないなど，中枢神経の構造に哺乳類と若干の違いはあるが，無脊椎動物と比べると，小脳や基底核など哺乳類との構造的な類似点も多い．われわれの研究室では同じ小型魚類のメダカを用いており，ゼブラフィッシュと基本的と共通の特徴を有するが，ゼブラフィッシュにはない特徴として，内因性のα-シヌクレインを持ち，純系が利用可能などの利点がある．

ⓓ げっ歯類（マウス，ラット）

　モデル動物としてもっとも一般的で，ヒトと同じ哺乳類であり，遺伝子もヒトとほとんど同じである．寿命は2〜3年，性成熟期間は約8週かつ多産で，多数例の飼育も可能である．また，ラットではES細胞が樹立できないために遺伝子のノックアウトが困難であったが，近年のゲノム編集技術の出現により可能となった．

ⓔ 霊長類（マカクザル，マーモセット）

　もっともヒトに近い動物であるが，カニクイザルは性成熟が約4年，妊娠期間は約半年で，寿命は約20〜30年，基本的には1度の出産で一子のため，繁殖が困難である．また，個体差も大きいため，多数例の解析は実質不可能である．一方でヒトに近いため，ヒトときわめて類似性の高い症状を再現することが可能で，神経科学的な解析にも非常に有用である．また，ウイルスベクターやゲノム編集による遺伝子改変も可能である．コモンマーモセットは近年モデル動物として注目されている霊長類である．マカクザルと比較すると，数百gと小型で，性成熟までの期間が約1.5年と短く，多産で年2回出産するため，霊長類でありながら，複数例の比較や解析が可能である．また遺伝子改変が可能で，世界で初めての報告は本邦からなされた[10]．

ⓕ その他（イヌ，ブタ）

　神経変性疾患の動物モデルとして，イヌ，ミニブタなども用いられている．ともに遺伝子改変が可能で，ブタは霊長類ではないが組織学・生理学的にヒトと近く，イヌでは筋ジストロフィーや変性性脊髄症など，ヒトと同様の疾患の自然発症も報告されている[11,12]．たとえばこの筋ジストロフィーのイヌに対するモルフォリノオリゴを用いたエキソン・スキップは有効性が示され，今後の臨床応用が期待されている[13]．

32 第Ⅰ章 総論

3 神経変性疾患の動物モデルの作成方法

― キーポイント ―

- 動物にヒトの疾患原因遺伝子と同じ変異を加えた遺伝子改変モデルがもっとも一般的である.
- 従来の遺伝子改変モデルの作出方法は外来遺伝子を人為的に導入するトランスジェニックと内在遺伝子の機能を破壊するノックアウトに大別されてきたが，近年ではゲノム編集技術という新たな技術が出てきた.
- その他の方法として，神経毒性のある薬剤を用いた薬剤投与モデルや，近年の変性疾患病因蛋白質のプリオン仮説に基づいた病因蛋白接種モデルも注目されている.

　神経変性疾患のモデル動物の作成方法として，遺伝子改変，薬剤投与，病因蛋白の注入などが挙げられる．その中でもっとも一般的な方法は，ヒトの疾患原因遺伝と同じ変異を実験動物にも加えることによって病態を再現しようとする，遺伝子改変によるモデル作成である．遺伝子改変モデルは大きく2つの方法に分けられる．1つは外来遺伝子を人為的に導入するトランスジェニック，もう一方は内在遺伝子の機能を破壊するノックアウトである．薬剤投与モデルは特定の神経細胞に毒性のある物質を投与することで病態を再現しようとするモデルで，主にParkinson病モデルの作成に使用される．近年は神経変性疾患の病因蛋白として重要とされるα-シヌクレイン，タウ，TDP-43などが神経回路に沿って伝播し，細胞非自律的に病態が広がっていくというプリオン仮説に基づいた病因蛋白の摂取によるモデルの作成なども試みられている[6]．どの方法でモデルを作成するかは，その実験の目的によって選択される．これらの動物モデルの作成方法について紹介する.

a 遺伝子改変モデル

　一般的に多くの神経変性疾患は孤発性であるが，一部は遺伝子の異常（欠失，重複）で起こることが知られており，近年では次世代シークエンサーの出現により，今まで以上のペースで多くの遺伝子が疾患原因遺伝子として報告されるようになっている．仮に動物で，これらのヒトの疾患原因遺伝子と同じ異常を加えることで疾患を再現できれば，それはヒトの疾患の少なくとも一部は再現したということができ，ヒトの疾患原因遺伝子と同じ遺伝子の異常を持った動物モデルの作成が試みられている．遺伝子改変モデルは，外来遺伝子を人為的に導入したトランスジェニックモデルと内在性の遺伝子を無効化したノックアウトモデルに分けられる．また，iRNA，shRNAや小型魚類ではモルフォリノオリゴを用いて内在性遺伝子の働きを低下させたノックダウンモデルもある．近年ではゲノム編集技術の出現により，遺伝子改変モデルの作成法も大きく変化している．ここではトランスジェニックモデルとノックアウトモデル，ゲノム編集について概説する.

1）遺伝子導入（トランスジェニック）モデル

　外来遺伝子を人為的に挿入して作成されるのがトランスジェニックモデルである．トランスジェニック動物の作成の報告は，1970年代にレトロウイルスを用いたトランスジェニック動物の作成に関するものが最初の報告で，現在もっとも一般的なマイクロインジェクションによって前核期受精卵に外来遺伝子を注入して作成する方法は1980年に報告された[14,15]．他のウ

イルスベクターを用いる方法としてはレンチウイルスを用いる方法もある．神経変性疾患では，たとえばHuntington病，遺伝性脊髄小脳変性症，球脊髄性筋萎縮症といったポリグルタミン病では異常伸張したポリグルタミン，Parkinson病ではα-シヌクレインや筋萎縮性側索硬化症では変異SOD1といった，異常・過剰蛋白の蓄積や毒性がその病態に重要な役割を果たしていることが明らかとなっており，これらの異常・過剰蛋白質を人為的に発現させることで，病態の再現を図ろうとするモデルである．

2）遺伝子ノックアウトモデル

神経変性疾患では，たとえばParkinson病の*Parkin*，*PINK1*，Duchenne筋ジストロフィーのジストロフィンのように，ある遺伝子の変異により，その遺伝子がコードしていた遺伝子産物の働きが失われることで発症するものがある．これらヒトの疾患感受性遺伝子と同じ遺伝子の機能を破壊することで，疾患の再現を図った動物モデルがノックアウトモデルである．1980年代末に技術は確立されていたが，ES細胞から相同組み換えを利用して作成されることから，マウスなどの限られた動物種でしか作成ができず，大きな時間とコストが必要である点が欠点である[16]．

3）ゲノム編集

ゲノム編集はDNAの二本鎖切断の修復機構を利用して，部位特異的ヌクレアーゼ用いて，任意の遺伝子をノックアウトしたり，ノックインしたりする技術である[17]．1996年にzinc-finger nucleases（ZNFs）を用いた方法が報告され，2010年に報告されたtranscription activator-like effector nucleases（TALENs）がブレークスルーとなり，ゲノム編集が広がりをみせた[17]．さらに，TALENsからわずか3年後の2013年にclustered regularly interspaced short palindromic repeats/ CRISPR Associated Protein 9（CRISPR/Cas9）が出現したことによって，爆発的に普及することとなった[17]．この技術により，従来のES細胞を必要とするノックアウト技術に比べて，低コストで短時間の内に遺伝子のノックアウトあるいはノックイン動物モデルを作成することが可能となり，さらにはES細胞を経る必要がないため，ほとんどの動物種に用いることが可能である．

ⓑ 薬剤投与モデル

主にParkinson病のモデル作成に用いられる．Parkinson病は中脳黒質緻密部におけるドパミン産生細胞が脱落することで特徴的な症状を呈する神経変性疾患である．MPTPやロテノン，6-OHDAはドパミン産生細胞特異的に神経毒性を発揮することが知られており，この性質を利用して，Parkinson病のモデル動物の作成に用いられる．この方法によって作成されたモデルはParkinson病の臨床症状をよく再現したモデルであり，症状改善の新規治療法の開発に効果を発揮する．ただし，薬剤投与による変性メカニズムと疾患の病態が必ずしも同じとは限らず，結果の解釈には注意が必要である．

ⓒ 病因蛋白接種モデル

Braakらによる連続剖検脳の検討から，Alzheimer病やParkinson病の広がり方が神経回路に沿って法則性があること，Parkinson病患者に治療のために移植された黒質組織にLewy小体が認められたことから，α-シヌクレインがプリオン蛋白のように神経回路を伝播すること

で疾患が進展するというモデルが提唱された[18〜20]．Alzheimer病のタウ，アミロイドβ，筋萎縮性側索硬化症のTDP-43といった病態に重要な働きをすると考えられている蛋白も同様に伝播する可能性が示され，これらの蛋白を動物に注入することで，疾患を再現した動物モデルの作成が試みられている[6]．

4 動物モデルのトランスレーショナルリサーチにおける課題と今後

― キーポイント ―

- 疾患を完全に再現した動物モデルの作成はきわめて困難である．
- それを理解したうえで，トランスレーショナルリサーチにおける「死の谷」の克服が今後の課題である．

これまで述べてきたように，神経変性疾患の動物モデルは種々の方法で，種々の生物種を用いて，その目的に応じて，その作成が試みられてきた．そして，動物モデルを通した成果から，神経変性疾患の理解が進み，治療法の開発にも重要な役割を果たしてきたことは自明のことである．しかしながら，動物モデルで有効性が示されたとしても，ヒトでは有効性が示されないことが多く（いわゆる「死の谷」），トランスレーショナルリサーチに大きな課題があるのは事実である[21]（図1）．この問題の背景にある要因として，臨床試験側の問題として，発症前診断が困難で，薬効の評価指標が定まっておらず，症例数も少なく，データのばらつきが大き

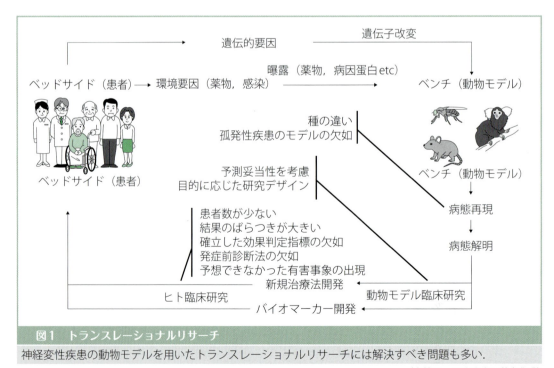

図1　トランスレーショナルリサーチ
神経変性疾患の動物モデルを用いたトランスレーショナルリサーチには解決すべき問題も多い．

（文献21，22をもとに著者作成）

表2　動物モデルを用いた臨床研究の予測的妥当性（Predictive validity）で考慮すべきこと

内的妥当性（Internal validity）	外的妥当性（External validity）
ランダム化	モデル動物がどの病態をモデルしているか
盲検評価	複数種類の動物モデルの使用
性別と遺伝的背景	臨床に関連した評価尺度
サンプルサイズと統計解析	仮説駆動型の研究計画と統計解析
動物モデルの健康状態	原理証明試験か前臨床試験か

予測的妥当性：研究の結果がどの程度将来の事象（変化）を予測できているかを表す概念.
内的妥当性：比較研究において，観察された事象に因果関係があるかどうか，比較の質を表す概念.
外的妥当性：研究結果が他の標的集団にどの程度適応できるかを表す概念.

（文献21をもとに著者作成）

いことなどが挙げられる[22].動物モデル側の問題としては，動物モデルの限界に言及されることも多く，「理想の動物モデルとは」，という根本的な問題が挙げられる.理想の動物モデルとは，ヒトと「同じ分子・細胞学的メカニズム」を介して，「同じ細胞群」で「同じような速さ」で神経変性を呈し，その結果，用いた動物にも依存するが，「ヒトの症状に準じたさまざまな症状」を呈する，動物モデルといえる[23].しかしながら，組織学的，分子・代謝経路など種の違いに起因した生物学的な違い，環境要因の違い，またヒトではポリグルタミン病など一部の疾患を除いて多くの神経変性疾患が孤発性であるが，孤発性の動物モデルがない，など，完全にヒトと同じ病態を動物モデルで再現することは困難であるといえる.解決策の1つとして，ヒトに近い霊長類を用いるという考え方がある[23].これまで霊長類の遺伝子改変モデルの作成は困難であったが，コモンマーモセットの遺伝子改変が本邦より報告され，霊長類の遺伝子改変モデルの作製への道が開けた.一方で，これまでの動物モデルを用いた研究では研究デザインそのものの不備も多く指摘されている[10].これらの問題を克服する方法として，動物モデルを用いた臨床研究において，たとえば，結果の一般化を担保するための外的妥当性として，動物モデルがどの病態を再現しているか，複数種類の動物モデルで同様の結果が確認できるか，研究結果の質を保証する内的妥当性として，性別や遺伝的背景などのバックグラウンドの適正化，ランダム化や統計処理の適正化といった，いわゆる予測妥当性（predictive validity）を考慮する重要性が指摘されており，何を目的とするか，その目的に応じて考慮すべき研究デザインのガイドラインも提唱されている[22, 24, 25]（表2）.次世代シークエンサーの実用化やゲノム編集技術の出現による遺伝子改変技術のパラダイムシフトなど，疾患研究を取り巻く技術革新により，動物モデルを用いた神経変性疾患の研究は加速度的に進むと考えられ，治療可能な神経変性疾患の実現に向けて，冒頭にも述べたように，今後，動物モデルはますます重要となってくると思われる.

■文　献

1) Scheltens P, et al : Alzheimer's disease. Lancet **388** : 505-517, 2016
2) Sevigny J, et al : The antibody aducanumab reduces Aβ plaques in Alzheimer's disease. Nature **537** : 50-56, 2016

3) Kalia LV, et al : Parkinson's disease. Lancet **386** : 896-912, 2015

4) Oertel W, et al : Current and experimental treatments of Parkinson disease : A guide for neuroscientists. J Neurochem **139** : 325-337, 2016

5) Mao X, et al : Pathological α-synuclein transmission initiated by binding lymphocyte-activation gene 3. Science **353** : 1513-1525, 2016

6) Hasegawa M, et al : Prion-like mechanisms and potential therapeutic targets in neurodegenerative disorders. Parmacol Ther **172** : 22-33, 2017

7) Al-Chalabi A, et al : Gene discovery in amyotrophic lateral sclerosis : implications for clinical management. Nat Rev Neurol **13** : 96-104, 2017

8) Rosen DR, et al : Mutations in Cu/Zn superoxide dismutase gene are associated with familial amyotrophic lateral sclerosis. Nature **363** : 59-62, 1993

9) Gurney ME, et al : Riluzole preserves motor function in a transgenic model of familial amyotrophic lateral sclerosis. Neurology **50** : 62-66, 1998

10) Sasaki E, et al : Generation of transgenic non-human primates with germline transmission. Nature **459** : 523-527, 2009

11) Cooper BJ : Animal models of Duchenne and Becker muscular dystrophy. Br Med Bull **45** : 703-718, 1989

12) Averill DR Jr : Degenerative myelopathy in the aging German Shepherd dog : clinical and pathologic findings. J Am Vet Med Assoc **162** : 1045-1051, 1973

13) Yokota T, et al : Efficacy of systemic morpholino exon-skipping in Duchenne dystrophy dogs. Ann Neurol **65** : 667-676, 2009

14) Jaenisch R : Germ line integration and Mendelian transmission of the exogenous Moloney leukemia virus. Proc Natl Acad Sci U S A **73** : 1260-1264, 1976

15) Gordon JW : Genetic transformation of mouse embryos by microinjection of purified DNA. Proc Natl Acad Sci U S A **77** : 7380-7384, 1980

16) Capecchi MR : Altering the genome by homologous recombination. Science **244** : 1288-1292, 1989

17) Sakuma T, et al : Nuclease-mediated genome editing : At the front-line of functional genomics technology. Dev Growth Differ **56** : 2-13, 2014

18) Braak H, et al : Staging of brain pathology related to sporadic Parkinson's disease. Neurobiol Aging **24** : 197-211, 2003

19) Kordower JH, et al : Lewy body-like pathology in long-term embryonic nigral transplants in Parkinson's disease. Nat Med **14** : 504-506, 2008

20) Li JY, et al : Lewy bodies in grafted neurons in subjects with Parkinson's disease suggest host-to-graft disease propagation. Nat Med **14** : 501-503, 2008

21) Jucker M : The benefits and limitations of animal models for translational research in neurodegenerative diseases. Nature **16** : 1210-1214, 2010

22) Katsuno M, et al : Translational research on disease-modifying therapies for neurodegenerative diseases. Neurol Clin Neurosci **1** : 3-10, 2013

23) Aron Badin R, et al : Translational research for Parkinson's disease : The value of pre-clinical primate models. Eur J Pharmacol **759** : 118-126, 2015

24) Ludolph AC, et al : Guidelines for preclinical animal research in ALS/MND : A consensus meeting. Amyotroph Lateral Scler **11** : 38-45, 2010

25) Snyder HM, et al : Guidelines to improve animal study design and reproducibility for Alzheimer's disease and related dementias : For funders and researchers. Alzheimers Dement **12** : 1177-1185, 2016

(中西　悦郎, 高橋　良輔)

第I章 総論

D 神経変性疾患の治療の考え方（治療総論）

理解のためのエッセンス

- 神経変性疾患では，神経変性の病態を変化させるような根本治療法（disease-modifying therapy：DMT）の開発にはまだ至っていない．しかし，病態にかかわる神経伝達物質の補充など，さまざまな機序に働く薬剤が開発され，活用されている．
- 神経変性疾患の病態に関連する遺伝子や分子が数多く同定されてきており，治療的技術開発にも目覚ましい進展がある．神経変性疾患領域は創薬の活発な領域になりつつある．
- 神経変性疾患の診療とケアにおいては，それぞれの疾患の中心的症状が進行していくことへの対処に加え，高次脳機能障害，自律神経機能障害，睡眠障害など，多彩な症状への対応が必要である．
- さまざまな症状やそれに伴う日常生活の障害を踏まえて生活を構築していく必要があり，多職種での支援体制構築を行う．
- リハビリテーションは神経変性疾患患者への治療，療養支援においても重要であることが定着しつつある．

人口の高齢化に伴い，本邦の神経変性疾患患者数は確実に増加し続けている．病像の変化や予後の変化も踏まえ，診療面でどのように対処していくのかは大きな課題である．本節では，神経変性疾患の診療にあたっての基本的な考え方を概説する．

1 神経変性疾患の治療薬，治療機器

─ キーポイント ─

- Parkinson病などでは症状を改善させる薬剤，機器が開発され非常に有用である．ただし，改善された症状は時間経過による神経変性の進行により徐々に再悪化するため，治療の再調整や追加をしていく必要がある．
- 進行抑制を目的とした薬剤が徐々に増えてきている．患者自身が効果を実感することは難しいことを踏まえて，意義やリスクを十分に伝えて相談する必要がある．
- 多剤併用投与になりやすく，薬物相互作用への注意が必要である．
- 患者への適切な情報提供により，治療に対する意思決定を支援することが重要である．
- 医療費は時に高額になりうるため，配慮が必要である．

a 症状を改善させる治療

　Parkinson病やAlzheimer病においては，病態にかかわる神経伝達物質の働きを強めるなど，さまざまな機序による治療薬が開発され，用いられている．Parkinson病においては定位脳手

術による脳深部刺激療法（DBS）やlevodopa・carbidopa配合経腸用液（LCIG）など，外科的処置や機器を組み合わせた治療法が開発され，重要な選択肢の1つとなっている．

これらの治療は患者の症状を改善させ，日常生活活動度を向上させる可能性がある．しかし，症状の元となっている神経細胞の変性を回復させたり，進行を完全に止めたりすることはできないと考えられており，いったん改善した症状は，時間の経過とともに少しずつ悪化していく．たとえばParkinson病の場合，L-dopaやドパミンアゴニストを用いた内服治療でいったん日常生活にまったく困らないレベルまで運動症状が改善しても，しばらく後に薬剤の増量や追加を要したり，wearing off現象や不随意運動に悩まされたりすることはまれではない．ただし，後の症状悪化が生じるとしても，薬剤を用いて日常生活活動度を向上させ，これまでの社会生活を少しでも長く保つことの意義は大きい．また，新規に開発されてきている薬剤やDBS，LCIGなどにより，長期にわたり症状をコントロールできることも多い．患者には，この時間経過による神経変性の進行という要素がどうしても存在することをご理解いただき，粘り強く疾患の存在を踏まえて生活を構築していけるように支援していくことが重要である．

ⓑ 進行抑制を目的とした薬剤

神経変性自体の進行抑制を目的とした薬剤の開発は容易ではないが，治験により進行抑制効果が示され，承認に至った薬剤が少しずつ増えてきている．筋萎縮性側索硬化症に対しては，1999年のriluzoleに続いて，2015年にedaravoneが進行抑制薬として承認された．Riluzoleは約3ヵ月の生存期間延長，edaravoneは6ヵ月の検証期間中に重症度スケールの低下を2ヵ月程度遅らせた効果が示され，承認に至った．いずれも呼吸機能低下例など進行例での有効性は確認されていない．また，2017年には球脊髄性筋萎縮症の進行抑制にleuprorelinが承認された．

これらの進行抑制薬は，Parkinson病に対するL-dopaなどとは異なり，症状の改善を自覚することは難しく，使用していても少しずつ症状は進行していく．しかし，少しでも長く日常生活を保つという意義がありうる．患者には，あらかじめその点を十分にご理解いただき，副作用のリスクや投薬に伴う負担を含めて総合的によく相談をして用いていく必要がある．

ⓒ 多剤併用と薬物相互作用への注意

神経変性疾患患者においては，とくにParkinson病患者で多剤併用投与になりやすい．これは原疾患に対する投薬に加えて，不眠，うつ，便秘，疼痛，排尿障害など，多彩な併存症状を伴うことが多く，それらに対する投薬が積み重なりがちであることが影響する．投薬する意義が薄れているにもかかわらず漫然と使用している薬剤がないか常に注意を払い，薬の種類が多くなりすぎないような配慮が必要である．見逃せないのが，他科や他院から投与される薬剤に関連する副作用や薬物相互作用の問題である．たとえば抗Parkinson病薬として用いられるMAO-B阻害薬は，三環系抗うつ薬や選択的セロトニン再取込み阻害薬など多くの抗うつ薬との併用が禁忌である．Parkinson病患者がうつを合併することはまれではなく，そのために他科，他院を受診する際にリスクが生じえる．お薬手帳を携行し，受診の際には常に提示するように患者に指導する，かかりつけ薬局を固定し，使用薬剤全体の確認をしてもらうなどの対策が必要である．

d インフォームドコンセントの重要性

　神経変性疾患の診療において用いられる薬剤にはさまざまな副作用が想定されるものも多い．たとえば抗Parkinson病薬は症状に対して非常に有効であることが多いが，幻覚の誘発，眠気，嘔気など，さまざまな副作用の可能性がある．また，自動車運転について是非の検討が必要となることが多い．適宜，必要性とリスクについて説明し，納得を得ながら診療を進めていく必要がある．患者，家族はインターネットなどを介して自らも情報を収集していることが多くなってきているが，時に偏った認識に陥り，突然内服薬を全部中止するなど極端な行動に出て調子を崩してしまう事例がある．バランスのとれた情報提供を行い，偏った情報から患者を守るという配慮は必要である．

　嚥下障害が進行してきた場合の胃瘻造設や，wearing off現象のコントロールが難しいParkinson病患者に対するDBSなどの侵襲的処置は，患者が是非を判断するのに時間を要することがまれではない．早めの段階から利点，適応，リスクなどの情報提供を始めていくことが望ましい．時間をかけたインフォームドコンセントの積み重ねが重要な例の代表は，筋萎縮性側索硬化症患者における気管切開を伴う人工呼吸器装着である．この処置により，患者は大幅な生存期間延長ができる可能性がある．しかしながら人工呼吸器装着を行った後も症状は進行するため，徐々に身体のどこも動かず，かろうじて顔面のわずかな動きや，眼球運動で意思疎通を行うのみの状態となりうる．完全な閉じ込め症候群となる場合もある．積極的に人工呼吸器を装着して生きる選択をする患者もいれば，そのような形で生きることを良しとしない意思を持つ患者もいる．十分なコミュニケーションと情報提供により意思決定の支援を行い，インフォームドコンセントを得ていく必要がある．

e 医療費への配慮

　神経変性疾患に対する医療費は高額になる場合があり，かつ長期にわたることが多いため，配慮を要する．ドパミンアゴニストなどを含む抗Parkinson病薬を内服している外来患者では，月数万円の自己負担となっていることはまれではない．また，筋萎縮性側索硬化症に対するriluzoleやedaravone，脊髄小脳変性症に対するtaltirelinなどは薬価の高い薬剤である．一方で神経変性疾患の患者は退職をしているなど，経済的な余裕が少なくなっていることが多い．指定難病の申請や身体障害の申請により，医療費の自己負担が軽減される場合があり，申請が可能であるならば遅滞なく行うように案内することは重要である．また，ジェネリック薬の使用など，適宜配慮を行う．

2 神経変性疾患に対する治療薬開発状況

─ キーポイント ─

• 神経変性疾患の患者，家族は治療開発について関心が高いことが多い．適宜，治験に関する情報提供などの配慮を行う．

神経変性疾患に対する治療薬開発はがんの領域に比して20〜30年遅れているともいわれているが，近年の病態解明研究の進展などに伴い，創薬が活発に行われるようになってきている．以前よりParkinson病およびAlzheimer病に対する治験は活発に行われてきたが，治療薬開発がこれまでほとんど行われてこなかった多系統萎縮症に対して医師主導治験が開始されるなど，幅広い神経変性疾患が創薬のターゲットになりつつある．筋萎縮性側索硬化症は神経難病の代表として取り上げられることが多い疾患であるが，世界的にも，本邦においても複数の治験が進行中である．

神経変性疾患の患者，家族は治療開発状況についての情報や知識を求めていることがしばしばあり，治験参加への意欲を持っておられる方も多い．本邦における治験を含む臨床試験の情報は，国立保健医療科学院が管理する臨床研究（試験）情報検索サイト（https://rctportal.niph.go.jp）において，一括して検索することができる．国際的にどのような臨床試験が行われているか知りたい場合には，米国のThe U.S. National Institutes of healthが提供するサイトであるClinical Trials.gov（https://clinicaltrials.gov）が有用である．

3 中心的症状以外への対応

― キーポイント ―

- 神経変性疾患それぞれの中心的症状以外にも，睡眠障害，うつ，高次脳機能障害，便秘，排尿障害，慢性疼痛など，多彩な症状を伴っていることが多く，それらは適切な治療により改善可能なことが多い．しかし，留意して聞き出さないと把握が遅れ，後で大きな問題となることがあり，注意が必要である．

神経変性疾患にはそれぞれの疾患を特徴づけるような中心的な症状がある．Alzheimer病では記憶障害，実行機能障害や失行などの高次脳機能障害，Parkinson病では運動緩慢や振戦などによる運動機能障害，筋萎縮性側索硬化症では全身の筋萎縮や筋力低下，脊髄小脳変性症では小脳失調などである．診療とケアにおいて，これらの中心となる症状に向き合うことは当然であるが，それ以外に疾患に関連して多彩な症状や問題を抱えていることが多く，それらを十分に把握し，対応していくことが重要である．

以前は知的障害を伴わないと認識されていたParkinson病や筋萎縮性側索硬化症においても，高次脳機能障害が伴いうることが分かってきており，それらはAlzheimer病のように近時記憶障害から始まるタイプとは異なる形で顕在化することがある．長期経過，高齢のParkinson病患者では幻視を中心とした幻覚や妄想が出現することがある．また，病的賭博，不適切な性的行動や買いあさりなど行動障害が生じることがある．これらは抗Parkinson病薬の影響も少なからずあると考えられており，投薬の調整により一定の改善が得られることがある．筋萎縮性側索硬化症においては，前頭側頭葉機能障害を合併することがまれではないことが分かってきた．その結果，人の感情や精神状態を読み取る情動認知機能の低下や，行動変化として自己中心的なふるまい，脱抑制，怒りっぽさ，無気力や興味の喪失などを生じることがある．一方で近時記憶障害は目立ちにくい．これらの認知や行動の問題は，気を付けて情報収集を行わないと，気が付いたときには大きな問題になっていることがある．

D　神経変性疾患の治療の考え方（治療総論）　*41*

　睡眠障害やうつは，多くの神経変性疾患患者において高頻度に合併する．治療介入が可能で有用な場合が多く，留意して症状を聞き出す必要がある．Parkinson病やその他のParkinson症候群を呈する神経変性疾患に関連して，レム睡眠行動異常症が存在する場合がある．これはレム睡眠中の筋活動が十分に抑制されないことにより，夢の内容に一致した行動が出現してしまうもので，睡眠中に叫ぶ，暴れるという形で同居の家族に認識される．また，下肢静止不能症候群（restless legs syndrome）により，夜間に下肢の不快な異常感覚が生じ，脚を動かしたいという強い衝動にかられ，実際に動かすと不快感が軽減する症状を伴い，強い不眠の原因になっていることがある．いずれも対症療法が有効であることが多いが，気を付けて聞き出さないと適切な治療が存在する症状とは思わず，本人，家族が抱え込んでいる場合がある．

　多系統萎縮症では自律神経機能障害が中核的な症状の1つであるが，その他の神経変性疾患においても自律神経機能の問題が症状として現れることはまれではない．便秘はParkinson病において非常に高頻度であり，しばしば運動症状に先行して存在することが知られている．運動ニューロン疾患においても，あまり動かない生活に伴い，便秘に悩まされる患者は多い．Parkinson病患者に過活動膀胱の頻度が高いことは留意する必要があり，治療により改善が得られることが多い．Lewy小体型認知症やParkinson病患者で起立性低血圧を生じている場合があり，問診で疑ったら臥位と立位で血圧測定をするなど，気を付けて把握する必要がある．

　神経変性疾患患者は慢性的な疼痛に悩まされている場合が多いことに注意を払う必要がある．Parkinson病においては抗Parkinson病薬の効果が切れたオフの症状として，痛みが生じることがある．また，Parkinson病を含むParkinson症候群では，身体の一部に不随意で持続的な筋収縮が生じて姿勢，肢位の異常をきたすジストニアに疼痛を伴うことがある．神経変性疾患に伴う姿勢異常や筋力低下は，頸椎や腰椎の変性，変形性関節症および関節拘縮に伴う疼痛も生じやすくする．このように疼痛の原因はさまざまであるが，結果として多種多量の鎮痛薬を定期内服していたり，多量の湿布薬を全身に貼る状況になっていたりすることも多い．関節拘縮に伴う痛みには，リハビリ介入によるストレッチ，関節可動域訓練が有効であり，Parkinson病のオフに伴う痛みには抗Parkinson病薬の調整やDBSが有効な場合があり，ジストニアに伴う痛みにはボツリヌストキシンの筋注が有効なことがある．慢性疼痛の状態，原因を把握し，適切な治療を行うことが重要である．

4　医療連携，多職種による支援体制構築

── キーポイント ──
- 神経変性疾患の診療においては地域ベースの医療連携，多職種による療養支援体制の構築が必要である．

　神経変性疾患患者は症状の進行に伴い，運動機能の低下や認知機能障害を生じ，移動が難しくなったり，自身で遠方に通院することが困難となったりすることが多い．また，医学的な問題だけではなく，生活機能障害，経済的，社会的問題など，さまざまな課題が生じる．神経変性疾患の診療は神経内科医のみで完結するものではなく，地域をベースにした連携および多職

種による支援体制構築を行っていくことが重要である.

地域ベースの医療連携は診断の段階から重要である. Parkinson病や筋萎縮性側索硬化症では，患者が症状を自覚してから最初に受診する際に，内科系診療所や整形外科にかかることは多い. その際，手の動きにくさが「しびれ」と表現されて，頸椎のX線や頭部MRI検査などが実施され，問題ないとされてしばらく経過観察ということがある. 結果として発症後1年以上にわたり，未診断のまま経過することはまれではない. 今後，disease-modifying therapyが多く出てきた場合に，診断の遅れはより大きな問題となりうる. 地域に神経内科の医療基盤を整え，必要なときに速やかに紹介を受けられるような体制整備，維持が重要である.

神経変性疾患の診断後，前述のように経過に伴って多彩な医学的プロブレムが出現しうる. うつや認知機能障害に伴う行動障害への対応には精神科，排尿障害の対策には泌尿器科，各種処置にあたっては耳鼻咽喉科，脳外科，消化器内科など，各科との連携により総合的な医療を提供していく必要がある. また，症状の進行により移動が容易ではなくなってきた場合には，自宅や施設から近いクリニックが診療の主体となり，必要時に入院対応が可能な総合病院の専門医と連携する体制を構築できることが望ましい.

以前には，リハビリは骨折などの整形外科疾患や手術後の回復，脳血管障害による麻痺の回復のために行うものという認識が主で，神経変性疾患に対してリハビリを手配する必要性があまり認識されていなかった. しかし現在では，神経変性疾患患者に対して，日常生活動作維持訓練，歩行訓練，転倒予防，関節可動域維持とストレッチ，嚥下障害や構音障害への対応などのためにリハビリテーション科が介入することの重要性が浸透してきている.

患者が医療資源，社会資源を有効に活用していくためには各種申請が遅滞なく行われることは重要である. 指定難病，介護保険，身体障害が代表的である. これらの申請は患者を地域の行政や社会資源とつなぐ役割があり，生活機能障害，経済的，社会的問題などを地域で相談する窓口をつくることになる. 診断が遅れたり，診断が長く保留にされたりすると，これらの申請を行うことができず，患者が地域からの支援を得られないまま不安定な状況に置き去りにされるということが生じやすくなる. 生活機能障害が進んだ際には，訪問看護やケアマネージャーとの連携は，自宅での状態把握，日常生活の安全な維持，栄養管理，転倒予防など，さまざまな点において重要である.

（熱田　直樹，祖父江　元）

第1章　総　論

E 難病の社会支援

理解のためのエッセンス

- 神経内科医は，難病に対するさまざまな社会支援制度に精通している必要がある.
- 現行の社会支援制度の中では，介護保険法による支援が優先される.
- 難病による障害も「その他の障害」に該当し，障害者総合支援法の対象となる.
- 障害者手帳の申請に際して，神経内科医は肢体不自由，構音・嚥下障害，認知機能障害に関する診断書を記載できる.
- 難病対策制度は2015年1月より，「難病の患者に対する医療等に関する法律」（難病法）に基づく法定制度に改められ，具体的施策は難病法の基本方針により定められる.
- 高額療養費の還付制度などの医療費助成制度についても，理解しておく必要がある.

　認知症と難病に対しては，いずれも当事者を地域で包括的・総合的に支援していく地域包括ケアシステムの構築が進められている. これらの疾患に向き合い，地域における支援チームの中で中心的な役割を求められる神経内科医は，社会支援制度についても十分な知識を持っている必要がある.

　わが国の難病対策制度は2015年1月1日より「難病の患者に対する医療等に関する法律」（以下，難病法）が施行され，厚生労働省令による制度から法律に基づく制度に改められ，新たな段階に入っている[1].

1 介護保険法

── キーポイント ──

- 65歳以上の第1号被保険者は要介護認定を受ければ，介護保険サービスを利用できる
- 一部の自己負担割合は1割から2割に引き上げられている.
- 40歳以上65歳未満の第2号被保険者は「特定疾病」に該当すれば，1割の自己負担で介護保険サービスを利用できる.
- 介護支援専門員（ケアマネージャー）が神経難病に適切に対応できるように，神経内科医のサポートが望まれる.

　現行の社会支援制度の中では，介護保険法による支援が優先される. 65歳以上の第1号被保険者は要介護認定を受ければ，その等級により定められた給付限度内で，原則1割の自己負担の下に，介護保険サービスを利用することができ，要支援者には予防給付，要介護者には介護給付が提供される[2]. ただし，2015年8月より65歳以上の第1号被保険者で，一定以上の所得がある場合は，自己負担割合が2割に引き上げられている. 具体的には，（1）本人の年間合計所得金額が160万円以上，（2）本人の年金収入＋その他の合計所得金額が280万円以上，（3）

本人の世帯内に他に第1号被保険者がいる場合，その人の年金収入＋その他の合計所得金額を合わせた総額が346万円以上，の人が該当する．

40歳以上65歳未満の第2号被保険者に対しては，「特定疾病」制度が設けられており，65歳に達していない場合でも，16の特定疾病に罹患して介護が必要になった場合には，介護保険サービスを利用することができる（表1）．このため，どの神経変性疾患が特定疾病に該当するかを理解しておく必要がある．第2号被保険者の自己負担割合は1割である．神経難病の中でも，Huntington病や多発性硬化症（一次進行型や視神経脊髄炎の重症例など）などは，当事者が40歳以上でも特定疾病の対象にならないため，以下の他制度を利用することになる．

利用できるサービスには，在宅サービスとして，訪問介護，訪問看護，訪問入浴介護，訪問リハビリなどの訪問サービス，通所介護，通所リハビリ，短期入所療養介護などの通所サービス，福祉用具の貸与，福祉用具購入費用，住宅改修費用の補助などがある．また地域密着型サービスとして，小規模多機能型居宅介護，夜間対応型訪問介護など，さらに施設サービスとして，介護福祉施設サービス，介護療養施設サービスなどが用意されている．高額の介護サービス費に対する自己負担には，市町村民税の非課税や合計所得金額により，上限額が細かく定められている．

介護保険法の施行後，地域において神経難病の当事者を支援するチームの調整役は，介護支援専門員（ケアマネージャー）が担う場面が多くなった．地域で神経難病に対する包括的な支援体制が構築できるかは，有能な介護支援専門員を得られるかにかかっていると言っても過言ではない．しかし，介護支援専門員の神経難病への理解が十分とは言いがたい場合があるため，適切なケアプランの作成や地域における支援ネットワークの連絡調整には，医療を担当している神経内科医の果たすべき役割が大きい．

表1　政令（介護保険施行令）で指定されている特定疾病

1) がん（医師が一般に認められている医学的知見に基づき回復の見込みがない状態に至ったと判断したものに限る）
2) 関節リウマチ
3) 筋萎縮性側索硬化症
4) 後縦靱帯骨化症
5) 骨折を伴う骨粗鬆症
6) 初老期における認知症
7) 進行性核上性麻痺，大脳皮質基底核変性症およびParkinson病
8) 脊髄小脳変性症
9) 脊柱管狭窄症
10) 早老症
11) 多系統萎縮症
12) 糖尿病性神経障害，糖尿病性腎症および糖尿病性網膜症
13) 脳血管疾患
14) 閉塞性動脈硬化症
15) 慢性閉塞性肺疾患
16) 両側の膝関節または股関節に著しい変形を伴う変形性関節症

2 障害者総合支援法

— キーポイント —

- 神経難病で介護保険の給付限度を超える場合には，障害者総合支援法によるサービスを利用できる.
- 自己負担割合は原則1割であり，条件により負担限度額が定められている.
- 自立支援給付と地域生活支援事業が用意されている.

　2012年8月の障害者基本法の改正により，障害の定義に新たに，身体，知的，精神以外の障害として，「その他の障害」が加えられた. 難病はこれに該当することを受けて，2013年4月から施行された「障害者の日常生活及び社会生活を総合的に支援するための法律」（通称，障害者総合支援法）において，神経難病の患者もこの支援を受けることができるようになった[3].

　介護保険が優先するので，介護保険の給付範囲を超えた場合に，総合支援法によるサービスが支給され，経費は原則1割負担（1割の定率負担が過大とならないように，所得に応じた1月当たりの負担限度額が定められている）となっている. 市町村から支給の決定を受けて，利用者はサービス事業所を選択し，利用に関する契約を事業所と結ぶことになる.

　利用できるサービスは，自立支援給付と地域生活支援事業に大別される. 前者は個別に支給決定が行われる全国一律のサービスであり，後者は各地域の実情に応じて実施される事業である（表2）.

3 障害者手帳

— キーポイント —

- 神経内科医は肢体不自由だけでなく，精神障害の中の認知機能障害について，障害者手帳申請のための診断書を作成できる.
- 特定疾病に該当しない介護保険第2号被保険者には，障害者手帳を取得して障害者総合支援法によるサービス給付が受けられるよう配慮する.

　神経難病の患者は必要に応じて，障害者手帳を取得することができる[4]. 神経内科医は，身体障害の中の肢体不自由（上肢，下肢，体幹機能障害），構音・嚥下障害，および精神障害の中の認知機能障害に対して，診断書を用意することができる. 介護保険の第2号被保険者に該当しない場合は，身体障害者手帳を取得して，障害者総合支援法下でのサービス給付を受けることになる.

46 第Ⅰ章 総 論

表2　障害者総合支援法による自立支援給付と地域生活支援事業

1）自立支援給付の種類

（1）介護給付
- 居宅介護（ホームヘルプ）
- 重度訪問介護
- 同行援護
- 行動援護
- 重度障害者等包括支援
- 短期入所（ショートステイ）
- 療養介護
- 生活介護
- 障害者支援施設での夜間ケア等（施設入所支援）
- 共同生活介護（ケアホーム）
- 地域相談支援（地域移行支援，地域定着支援）

（2）訓練等給付
- 自立訓練（機能訓練，生活訓練）
- 就労移行支援
- 就労継続支援（A型＝雇用型，B型＝非雇用型）
- 共同生活援助（グループホーム）

2）地域生活支援事業の種類
- 障害者相談支援事業
- 成年後見制度利用支援事業
- コミュニケーション支援事業（手話通訳者の派遣）
- 日常生活用具給付等事業
- 移動支援事業
- 地域活動支援センターⅠ型事業
- 訪問入浴サービス事業
- 日中一時支援事業
- 自動車運転免許取得・改造助成事業など

---

❹ 難治性疾患克服研究事業

― キーポイント ―

- 難病法による具体的施策は「基本方針」により定められる.
- 医療支援ネットワークは，各県が難病に関する相談窓口を拠点となる医療機関に用意することになるが，難病医療コーディネーターの位置づけは未確定である.
- 福祉・就労支援ネットワークは難病相談支援センターの相談支援員とピアカウンセラーが担う.
- 地域支援ネットワークは地域保健所保健師と難病対策地域協議会が担う.
- 指定難病の新規の臨床調査個人票は，「難病指定医」のみが記載できる.
- 指定難病の認定を受けるには一定の重症度を満たす必要があるが，高額の治療により軽症を維持している当事者のために，軽症特例制度が用意された.

わが国の難病対策制度は1972年に定められた「難病対策要綱」に始まり，調査研究の推進，医療施設などの整備，医療費自己負担の軽減，地域における保健医療福祉の充実・連携，QOLの向上を目指した福祉施策の推進を5本の柱とする難治性疾患克服研究事業が継続されてきた．調査研究の対象は130疾患まで増加し，このうち56疾患は医療費の自己負担が軽減される難治性疾患治療研究事業の対象に指定されていた．

欧米では「難治性疾患（難病）」という概念はなく，希少性疾患を対象としているのに対して，わが国の制度は当事者に対する経済的支援という福祉の側面を併せ持っている点に特色がある．しかし，なぜこの56疾患が指定されているかは合理的な説明が困難であった．また，増加し続ける費用負担を，本来は国と地方自治体が折半するはずであったが，実際には地方の大幅な負担超過となり，制度自体の存続が困難な状況に陥っていた．そこで，2011年秋から抜本的な見直しが始まり，2014年5月に新たな「難病法」が成立し，2015年1月に施行されたわけである．「難病法」では，効果的な治療方法の開発と医療の質の向上，公平・安定的な医療費助成の仕組みの構築，国民の理解の促進と社会参加のための施策の充実を新たな3本柱とし，具体的な施策は今後，厚生労働大臣が「基本方針」によって定めることになった[1]．

「難病法」のもととなった厚労省難病対策委員会（金澤一郎委員長）による提言（2014年1月）では，難病支援には次の3つのネットワークを構築して対応するとされた．まず，医療のネットワークは，全県1区の新たな難病医療拠点病院とそこに配置される難病医療コーディネーターが統括し，各医療圏に設けられる難病医療地域基幹病院を中心とする医療ネットワークとの連絡調整を担当する．福祉や就労支援のネットワークは各都道府県に設置された難病相談支援センターの相談支援員が中心となって構築される．さらに地域における支援ネットワークは地域保健所の保健師と難病対策地域協議会が中心となって構築される．これら3つのネットワークによって，地域における包括的な支援体制が重層的に整備されることになっていた．

しかし，「難病法」成立後の具体的な「基本方針」では，医療ネットワークのあり方は，各都道府県に対して難病医療を担当する窓口を設置するよう，いくつかのモデルが示されたのみで，国の役割は見えず，難病医療コーディネーターの位置づけは不明確なままである．難病相談支援センターの役割では，ピアカウンセリングの充実などが基本方針に書き込まれているが，同センターは各県における取り組みの歴史的経緯を反映して，さまざまな運営形態がとられており，その対応には地域格差がある．地域支援ネットワークの構築もこれから整備されるもので，どのような形で実現されるかは未知数である．現状は，基本方針がどのように定められるか，それを受けて各都道府県と政令市が今後どのように難病対策制度の設計に取り組むかが問われていることになる．政令市には，2018年度から国の業務が移管される．また2017年末で旧制度からの3年間の移行措置が終了し，新制度に一本化されるため，該当者の自己負担額は増加する．

新制度下では，指定難病の臨床調査個人票は「難病指定医」のみが記載できる．難病診療に5年以上従事した神経内科専門医でない場合は，一定の研修を修了しなければ，新規の診断書は作成できない．対象となる指定難病は2017年度から330疾患となり，今後も希少性疾患の増加が予想される．対応する指定医は，正確な診断と適切な支援を行う必要があるため，診断を支援する全国ネットワークが創設される予定である．

対象者の認定基準は「症状の程度が重症度分類等で一定以上等であり，日常生活又は社会生

活に支障がある者」とされている．しかし，分子標的薬などの高額な医療の継続によって，軽症を維持している65歳未満の難病者に対する支援も必要である．このため，指定難病による医療費総額が33,330円を超える月が年間3回以上ある場合（医療保険の3割負担では，自己負担額が1万円以上の月が年間3回以上）は，医療費助成の対象となる「軽症特例制度」が設けられた．

5 医療費等の助成制度

― キーポイント ―

• 高額医療費の助成，傷病手当金，障害年金などの医療費助成制度[5]についても，神経内科医は理解しておく必要がある．

ⓐ 高額医療費の助成

高額の難病医療が長期的に継続している場合は，自立支援医療の「重度かつ継続」と同水準の負担上限額が設定されている．医療費総額が5万円を超える月が年間6回以上（医療保険の2割負担では，自己負担額が1万円を超える月が年間6回以上）ある場合に該当する．また，前年度の所得税に応じた自己負担が求められるが，人工呼吸器装着者の負担上限額は，所得区分にかかわらず月額1,000円とされた．

ⓑ 傷病手当金

神経難病のために療養が必要になり，従事していた仕事に就くことができず，給料ももらえない状況に至った場合には，生活支援のために手当金が支給される．休業1日当たり標準報酬日額の2/3相当の金額が，休業の4日目から18ヵ月までの範囲で支給される．担当医は毎月，証明書を用意する必要がある．

ⓒ 障害年金

障害基礎年金は，20歳前または国民年金の被保険者期間中，または被保険者でなくなった後でも60歳以上65歳未満で日本国内に住んでいる間に，障害の原因となった神経疾患や外傷の初診日がある場合に対象になる．初診から1年6ヵ月を経過した時点に，障害の状態にあると認定された場合に支給される．申請は住所地の市区町村役場の窓口に行う．担当医は，障害認定日より3ヵ月以内の現症を記載した所定の診断書（障害認定日と年金請求日が1年以上離れている場合は，年金請求日前3ヵ月以内の現症を記載した直近の診断書もあわせて必要になる）を用意する必要がある．

■文　献

1）厚生労働省ホームページ：難病の患者に対する医療等に関する法律の概要. http://www.mhlw.go.jp/file/06-Seisakujouhou-10900000-Kenkoukyoku/0000128881.pdf（2017年12月アクセス）
2）厚生労働省ホームページ：介護保険制度の概要. http://www.mhlw.go.jp/stf/seisakunitsuite/bunya/hukushi_kaigo/kaigo_koureisha/gaiyo/index.html（2017年12月アクセス）
3）厚生労働省ホームページ：障害者総合支援法が施行されました. http://www.mhlw.go.jp/stf/seisakunitsuite/bunya/hukushi_kaigo/shougaishahukushi/sougoushien/（2017年12月アクセス）
4）厚生労働省ホームページ：身体障害者手帳. http://www.mhlw.go.jp/stf/seisakunitsuite/bunya/hukushi_kaigo/shougaishahukushi/shougaishatechou/（2017年12月アクセス）
5）厚生労働省ホームページ：難病対策：難病の方に向けた医療費助成制度について. http://www.mhlw.go.jp/stf/seisakunitsuite/bunya/kenkou_iryou/kenkou_nanbyou/（2017年12月アクセス）

〔西澤　正豊〕

第Ⅱ章

疾患各論

第Ⅱ章 疾患各論

大脳・基底核

1. Parkinson病

すぐに役立つ 診療のエッセンス

- Parkinson病は主に高齢者で発症し，中脳黒質のドパミン神経細胞を中心に中枢・末梢神経系の広範囲の神経細胞でLewy小体と呼ばれるα-シヌクレインの異常沈着が起こり神経脱落を生じる疾患である．
- 動作緩慢，筋強剛，振戦などの運動症状に加え，自律神経障害，精神症状，認知機能障害，嗅覚障害，睡眠障害などの種々の非運動症状を伴う．
- Parkinson病の診断および他のParkinson病類似の疾患（パーキンソニズム）の鑑別には各疾患に特徴的な神経所見に加え，頭部CT・MRI，MIBG心筋シンチグラフィー，ドパミントランスポータSPECTなどの画像所見が有用である．
- 異なる作用機序に基づく複数の抗Parkinson病薬が治療に用いられるが，その副作用による幻覚，妄想など非運動症状の増悪やL-dopaの長期投与による運動合併症の出現に注意が必要である．
- 薬剤によるコントロールが困難な例では外科的治療も考慮される．

1 臨床疫学

キーポイント

- 高齢者で発症しやすい．
- 有病率の明らかな男女差はない．

　Parkinson病は50歳代以降，高齢になるに従って発症率が増加し，その患者数は人口の高齢化，診断・治療技術の向上などに伴い年々増加している．40歳以下での発症例は若年性Parkinson病と呼ばれ，家族性発症で原因遺伝子変異がみられる例が多い（表1）．有病率はアジアと欧米では大差はなく，人口10万人当たり100〜150人程度と推定されている．
　男女での有病率についてはほぼ同様とされており，明らかな男女差はみられていない．

2 症候と神経学的所見

キーポイント

- 運動症状としては動作緩慢，筋強剛，振戦などが知られている．
- 非運動症状としては自律神経障害，精神症状，認知機能障害，嗅覚障害，睡眠障害などがみられる．
- 運動症状の中で，歯車様の筋強剛，静止時振戦はParkinson病に特徴的で症状には左右差がある．

A 大脳・基底核 1. Parkinson病 **53**

> • 非運動症状の中で嗅覚障害，レム睡眠行動異常は運動症状の発症前に出現することがあり，prodromal signとして重要である．

Parkinson病の運動症状としては動作緩慢，筋強剛，振戦，姿勢反射障害の4大症状が知られている．これらの運動症状に加え，非運動症状として自律神経障害，精神症状，認知機能障害が出現する．また最近，運動症状出現前あるいは出現初期より現れる症状として嗅覚障害，睡眠障害が注目されている．

ⓐ 動作緩慢

動作緩慢とは運動麻痺がないにもかかわらず，自発運動時の動作がゆっくりとなり巧緻運動が困難になる状態をいう．四肢の動作のほか，瞬目，発語，嚥下，起立・歩行など，すべての動作が緩慢になり，顔面の表情が乏しくなる（仮面様顔貌），小声になる，書字が小さくなる（小字症）といった症状が出る．診察法としては手の第1指と第2指あるいは足のつま先のタップ運動，手掌と手背での交互膝たたき運動などにより，そのリズムと速さの異常の有無をみる．

表1　遺伝性Parkinson病の主な原因遺伝子

遺伝子座名	遺伝形式	遺伝子座	遺伝子名	臨床的特徴	LB
PARK1	AD	4q22.1	*α-synuclein*	若年発症，認知症，速い進行	+
PARK2	AR	6q26	*parkin*	若年発症，ジストニア，睡眠効果	-/+
PARK4	AD	4q22.1	*α-synuclein*	若年発症，認知症，速い進行	+
PARK5	AD	4p13	*UCH-L1*	典型的PD	?
PARK6	AR	1p36.12	*PINK1*	典型的PDあるいはPARK2に類似	+
PARK7	AR	1p36.23	*DJ-1*	若年発症，精神症状，緩徐に進行	+
PARK8	AD	12q12	*LRRK2*	典型的PDが多い	+/-
PARK9	AR	1p36.13	*ATP13A2*	若年発症，認知症，眼球運動障害	?
PARK13	AD	2p13.1	*HTRA2*	典型的PD	?
PARK14	AR	22q13.1	*PLA2G6*	若年発症，認知症，ジストニア	+
PARK15	AR	22q12.3	*FBXO7*	若年発症，錐体路徴候	?
PARK17	AD	16q11.2	*VPS35*	典型的PD	-
PARK18	AD	3q27.1	*EIF4G1*	典型的PD，緩徐に進行	+
PARK19	AR	1p31.3	*DNAJC6*	若年発症，てんかん発作，速い進行	?
PARK20	AR	21q22.11	*SYNJ1*	若年発症，てんかん発作	?
PARK21	AD	3q22	*DNAJC13*	典型的PD	+
PARK22	AD	7p11.2	*CHCHD2*	典型的PD	?
PARK23	AR	15q22.2	*VPS13C*	若年発症，速い進行	+

遺伝子座の部位はNational Center for Biotechnology InformationのOMIMに基づく．
AD：常染色体優性遺伝，AR：常染色体劣性遺伝，LB：Lewy小体

ⓑ 筋強剛

筋強剛は患者が関節を他動的に動かした際に，その速さや屈伸の方向にかかわらず一定の抵抗感が感じられる筋トーヌスの亢進状態である．四肢や頸部・体幹でみられる．とくに上肢でガクガクとした歯車を回すときのような規則的な抵抗感が感じられる場合は歯車現象（cogwheel phenomenon）と呼ばれ，Parkinson病に特徴的である．Parkinson病では筋強剛の程度に左右差がみられる．筋強剛が軽微な場合には対側の手でタッピングをしてもらう，指折りして数えてもらう，などの誘発法を行い確認する．

ⓒ 振　戦

振戦は律動的な不随意運動の1つであり，Parkinson病では静止時，姿勢時，運動時いずれにも出現しうる．Parkinson病にもっとも特徴的な振戦は静止時振戦である．上肢遠位部にみられることが多く，その場合4～6 Hzの薬を丸めるような（pill-rolling）振戦と表現される．この振戦は通常運動時に消失する．上肢のほか，下肢や頭部，口唇，下顎にも出ることがある．頭部に出現した場合は縦に振る型が多い点が本態性振戦と異なる．Parkinson病の振戦は計算などを行った際の精神的緊張や他の動作（対側の手の動きや歩行など）により増悪することが多い．片側性，両側性どちらの場合もあるが，通常両側性でも左右差がみられる．姿勢時振戦としては本態性振戦同様の速い周波数の振戦がみられることもあるが，手掌を下にして上肢をまっすぐ前に挙上した際にいったん消失した静止時振戦が数秒～数十秒遅れて再出現することがあり，これはre-emergent tremorと呼ばれParkinson病に特徴的である．

ⓓ 歩行障害・姿勢反射障害

Parkinson病患者は上半身を前傾した姿勢で小さい歩幅で足を擦るように歩行し，その際の上肢は肘関節をやや屈曲させた状態で，腕振りは少ない．通常，腕振りの減少は筋強剛や動作緩慢の左右差のある症状の強い側に強く現れる．

すくみ足や姿勢反射障害は進行期にみられる症状である．すくみ足は歩行開始時や方向転換時に下肢が前に出なくなる現象で，精神的緊張や狭いところを歩く際に増悪し，階段やタイルの上など，等間隔の指標があるところの歩行では軽快する．

姿勢反射障害とは起立・歩行の際の姿勢の安定性が低下した状態である．診察の際には患者に閉脚起立してもらい，一方の方向に力を加えた際に患者が数歩以上踏み出してしまう，あるいは転倒しそうになるかどうかで判定する．Parkinson病では後方への姿勢反射障害が目立つ．

ⓔ 自律神経症状

Parkinson病における自律神経症状としては起立性低血圧，排便・排尿障害，性機能障害，発汗障害などがある．

起立性低血圧は一般に臥位から立位に変換した際に3分以内に収縮期血圧20 mmHg以上あるいは拡張期血圧10 mmHg以上低下する状態である．発症初期には目立たず，進行とともに顕在化する．血圧低下が軽度であれば無症状であるが，高度になると起立時の眼前暗黒感，あるいは失神を生じる．また同様の血管支配交感神経の障害により，食事後に腸管への血液灌流増加が起こって低血圧を生じる食後低血圧も出現しやすくなる．

排便障害としては便秘が出現しやすい．運動症状の発症前からすでに出現していることが多く，高度になると胃腸排出障害による逆流性食道炎や麻痺性イレウスの原因となる．また抗Parkinson病薬の吸収障害による薬効の低下がみられやすくなる．

排尿障害は尿意切迫，頻尿などの過活動膀胱の形を取ることが多い．運動症状に遅れて出現することが多い．残尿は少ない．

性機能障害としては性欲の低下や男性の陰萎がみられる．

発汗障害は発汗低下，発汗上昇，どちらもみられることがある．

f 精神症状

Parkinson病ではうつ，アパシー，アンヘドニア，衝動制御障害などの精神症状がみられる．

うつ症状としては米国精神医学会DSM-5の診断基準に合致する典型的なうつ病からより軽度の気分変調症，小うつ病までいずれの状態も起こりうる．うつにより意欲や自発性の低下が起こるのみでなく，易疲労感，頭痛，不眠，食欲不振などの身体症状を合併する．希死念慮は比較的少ない．

アパシーは無気力，無関心の状態が続くことをいう．単独でもうつやアンヘドニアに合併した形でも生じる．

アンヘドニアは通常，快楽を感じる趣味などの行為に対しても喜びを感じられない状態をいう．アパシーと同様，単独であるいはうつやアパシーに合併して出現する．

衝動制御障害（impulse control disorder：ICD）は病的賭博や性欲亢進，暴飲暴食など，欲求を抑えきれない状態である．少しでも症状を和らげるために過剰量の抗Parkinson病薬を内服してしまうドパミン調節異常症候群（dopamine dysregulation syndrome：DDS）も同様の機序によると考えられている．社会的に大きな問題となることがあるため，とくに注意が必要である．ICDは抗Parkinson病薬，とくにドパミンアゴニストの投与により生じる医原性の要素が大きいと考えられている．

g 認知機能障害

Parkinson病では中脳黒質でみられるLewy小体が大脳辺縁系や大脳皮質にも出現し，それにより認知機能障害がみられる．運動症状の出現前後どちらの時期にも発症することがあり，運動症状出現後1年以内に認知症症状が出現する場合をびまん性Lewy小体病（diffuse Lewy body disease：DLBD），1年以上経過してから認知症症状が出現する場合を認知症を伴うParkinson病（Parkinson's disease with dementia：PDD）と呼び，区別されている．これら両者の病態には本質的な違いはないと考えられており，両者をまとめてLewy小体病（Lewy body disease：LBD）と呼ぶことが提唱されている[1]．

Parkinson病に伴う認知機能障害としては，初期にはAlzheimer病でみられる記銘力障害や見当識障害は目立たず，注意力障害，遂行機能障害，視空間認知障害が現れやすい．また，幻視を中心とする幻覚が生じやすい．幻視は人や小動物があたかもそこにいるかのように現れることが多い．この幻視と関連して被害妄想や嫉妬妄想を訴えることもある．絵や壁の模様が人や動物にみえるパレイドリアは幻視の出現しやすさを示す指標と考えられている[2]．幻覚，妄想は疾患そのものの症状として現れるとともに，ドパミンアゴニストなど抗Parkinson病薬の

副作用としても出現する．進行期になるに従って出現頻度が増加しやすい．多系統萎縮症や進行性核上性麻痺など他のパーキンソニズムでは出現頻度が少なく，鑑別診断上重要な徴候である．

これらの認知機能障害は時間により程度が変動しやすく，また抗精神病薬に対し過敏性を示して増悪することが特徴である．

h 嗅覚障害

Parkinson病における嗅覚障害は自覚的には認識されていないことが多いが，嗅覚検査を行うと80～90％の患者で異常が検出されると報告されている[3, 4]．Alzheimer病など他の神経疾患でもみられることがあるため疾患特異性は高くないが，Parkinson病の運動症状発症時にはすでに出現していることが多いため，いわゆるprodromal signとして発症前・早期の診断的マーカーとしての価値が高い．検査法としては本邦で開発されたOSIT-J（odor stick identification test for the japanese）がよく用いられる．

i 睡眠障害

Parkinson病でみられる睡眠障害は入眠障害，中途覚醒，早期覚醒があるが，とくに中途覚醒が出現しやすい．これには夜間の頻尿や動作緩慢，ジストニア，振戦，下肢の違和感を伴うrestless legs syndrome（RLS），後述するレム睡眠行動障害の影響により睡眠が中断することも関連していると考えられる．これら夜間の睡眠困難あるいはドパミン作動薬による眠気の影響で日中過眠が出現することがある．

また，特徴的な睡眠障害としてレム睡眠行動障害（REM sleep behavior disorder：RBD）が知られている．これは本来レム睡眠時にみられる骨格筋の緊張低下が起こらず，夢を見ている際にそれに反応する体動や寝言が生じる状態である（夢の行動化）．顕著な場合には同室者に危害を与えたり大声で叫んだりするため，生活上問題となる．RBDは病理学的に脳幹でのLewy小体の出現との関連が高く，またParkinson病の運動症状に数年以上先行して出現することがあり，RBD症状のみの多くの例ですでに後述するMIBG心筋シンチグラフィーでの取り込み低下がみられる．これらより嗅覚障害同様，Parkinson病のprodromal signとして注目されている．

3 病理と発症機序

― キーポイント ―

- 中脳黒質のドパミン神経細胞を主として中枢・末梢神経系の広い範囲で病変がみられる．
- 病変部位の神経細胞ではLewy小体が認められる．
- Lewy小体の主成分はα-シヌクレインであり，α-シヌクレインの異常構造物が神経毒性に関与すると考えられている．

Parkinson病では病理学的に，中脳黒質緻密部のドパミン神経細胞をはじめ中枢・末梢神経系の広い範囲でLewy小体あるいはLewy突起（neurite）と呼ばれるα-シヌクレインを主成分とする蛋白質封入体がそれぞれ細胞質内，神経突起内にみられるとともに，同部位での神経

細胞脱落が認められる。α-シヌクレインの生理的機能は不明の点が多いが，シナプス小胞に多く局在することより，神経突起末端でのシナプス小胞の放出の制御にかかわっていると推測されている。Lewy小体はα-シヌクレインが構造変化を起こして異常に凝集し沈着したものであり，α-シヌクレインの初期凝集物であるプロトフィブリルあるいはオリゴマーと呼ばれる構造体がとくに細胞毒性を持つと考えられている。Lewy小体はヘマトキシリン・エオジン染色では周辺が強い染色性を持つエオジン好性封入体であるが，この中に含まれるα-シヌクレインは異常にリン酸化されており，リン酸化α-シヌクレイン免疫染色により比較的容易に検出される。

　Lewy小体は中脳黒質以外に青斑核や縫線核，延髄迷走神経背側核，嗅球や大脳辺縁系の扁桃体，末梢の自律神経である心臓交感神経節後線維，腸管神経叢にも出現し，自律神経障害や嗅覚障害，精神症状，睡眠障害の責任病巣となっている。さらにPDDやDLBDでは大脳皮質にも広くLewy小体が分布し，これが認知機能障害に関連している。

　近年，Braakらにより Lewy小体の分布の経時的な広がり方として延髄迷走神経背側核から出現し脳幹，大脳へと上行するパターンと，嗅球から出現し大脳辺縁系，大脳皮質へと広がるパターンが指摘されており[5]，構造の変化した，あるいは異常凝集したα-シヌクレインが神経ネットワークを介して神経細胞間を伝播する可能性が注目されている。

4 画像所見

― キーポイント ―

• 他のパーキンソニズムの鑑別診断上頭部CT，MRIは重要である。
• MIBG心筋シンチグラフィーでは心臓交感神経の機能低下を反映して取り込み低下がみられる。
• ドパミントランスポータSPECTでは黒質線条体ドパミン神経細胞の機能低下を反映して取り込み低下がみられる。

　Parkinson病の画像所見としては，頭部CTやMRIでは通常異常を認めないが，他のパーキンソニズムである進行性核上性麻痺，大脳皮質基底核変性症，多系統萎縮症，正常圧水頭症，血管性パーキンソニズムでは異常がみられることが多いため，鑑別診断上重要である。PDDあるいはDLBDを合併すると後頭葉を中心とする大脳皮質の萎縮が認められるようになる。

　脳血流SPECT，脳代謝PETでは広い範囲にわたって軽度の低下がみられると報告されているが，特異的な所見に乏しく，診断的意義は高くない。一方，PDD，DLBDの合併例では脳血流SPECT，脳代謝PETとも後頭葉を中心とする大脳での低下がみられる。

　MIBG心筋シンチグラフィーはノルアドレナリンアナログである^{123}I-MIBGの取り込みにより心臓交感神経節後線維の機能と分布を評価する検査であるが，Parkinson病でみられる自律神経障害により発症早期より異常がみられることが報告され[6]，診断上有用な検査法として用いられるようになっている。^{123}I-MIBGを投与して約30分後，3時間後にそれぞれ早期像，後期像を撮像し，縦隔に対する心筋での取り込み量の比（H/M比）をとる。それぞれ交感神経の分布と密度，交感神経の機能を反映する像が得られる。H/M比の値は撮像機器により若干の差異を生じるが，現在各施設間での標準化が行われており，補正後のH/M比の正常値は2.2

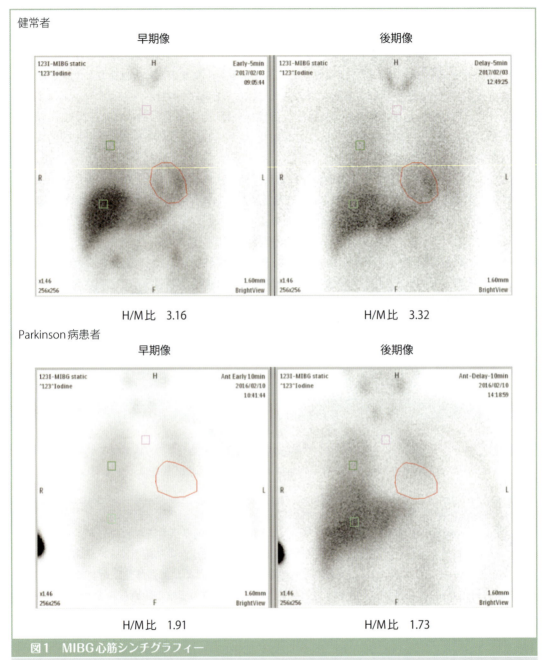

図1 MIBG心筋シンチグラフィー
Parkinson病患者では早期像, 後期像とも心筋 (赤丸内) での取り込み低下がみられる.

以上である. Parkinson病では早期像, 後期像ともにH/M比の低下がみられる (図1).
Parkinson病のほか, PDD, DLBD, 純粋自律神経不全症など, 末梢自律神経でのLewy小体病理を示す疾患で取り込み低下がみられるが, 進行性核上性麻痺, 大脳皮質基底核変性症, 多系統萎縮症など, 他のパーキンソニズムや本態性振戦, Alzheimer病では通常, 異常を認めない. しかしながら, Parkinson病においても一部の早期例やLewy小体を認めない家族性発症

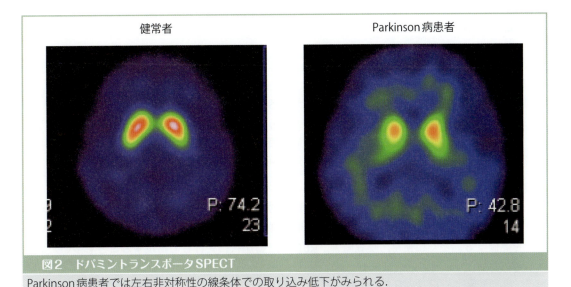

図2 ドパミントランスポータSPECT
Parkinson病患者では左右非対称性の線条体での取り込み低下がみられる．

例（PARK2やPARK8の一部）では異常がみられないため，注意が必要である．

ドパミントランスポータSPECTは黒質線条体ドパミン神経細胞の神経終末に存在するドパミントランスポータの分布，機能を同トランスポータに対し親和性を持つ[123]I-FPCITの取り込みにより評価する検査法である．[123]I-FPCITの投与3～6時間後に撮像する．ドパミン神経細胞のシナプス前障害が生じるParkinson病やPDD，DLBD，進行性核上性麻痺，大脳皮質基底核変性症，多系統萎縮症では線条体への集積低下がみられるが，シナプス前障害が生じない正常圧水頭症，本態性振戦，薬剤性・血管性パーキンソニズムでは異常はみられない．集積低下がみられる際にはその部位や左右差が重要である．Parkinson病では症状の左右差に対応して非対称性の集積低下が，とくに線条体の後方でみられやすい（図2）．

日常的検査ではないが経頭蓋黒質超音波検査によりParkinson病では黒質の高輝度変化が認められ，他のパーキンソニズムや本態性振戦との鑑別に有用であることが報告されている[7]．

5 検査所見

― キーポイント ―

- 画像検査以外には主に非運動症状に対する検査が行われる．

画像所見以外の検査所見でParkinson病に特異的な所見は少ない．自律神経障害の評価として起立性低血圧，排尿障害の診断にはそれぞれSchellong試験，ウロダイナミクスが行われる．嗅覚障害の診断にはOSIT-Jが，RBDを含む睡眠障害の診断にはポリソムノグラフィーが用いられる．

60 第Ⅱ章 疾患各論

6 診 断

── キーポイント ──

- 最近，新たなParkinson病の診断基準が策定された．
- 重症度の評価法としてHoehn & Yahrの分類やMDS-UPDRSがよく用いられる．
- 運動症状と非運動症状の評価および頭部CT・MRI，MIBG心筋シンチグラフィー，ドパミントランスポータSPECTの所見により総合的に鑑別診断を行う．
- 薬剤性パーキンソニズムの鑑別には原因薬剤の服用歴の問診が重要である．

　運動症状として動作緩慢，筋強剛，振戦，姿勢反射障害の有無を確認するとともに，非運動症状である自律神経障害，精神症状，認知機能障害，嗅覚障害，睡眠障害が出現していないかを評価する．とくに便秘，嗅覚障害，RBDは運動症状に先行して出現することも多いため，その有無についての聴取は重要である．

　診断基準としては従来，英国Parkinson病協会ブレインバンク臨床診断クライテリアや旧厚生省特定疾患・神経変性疾患調査研究班による診断基準が用いられてきたが，2015年にMovement Disorder Society（MDS）により新たな臨床診断基準が策定された（表2）[8,9]．

　臨床重症度の評価としてはHoehn & Yahrの重症度分類が知られている（表3）．また，より詳細な重症度の定量的評価法としてMDS-unified Parkinson's disease rating scale（UPDRS）が考案されている．本邦ではこの日本語版が作成され，英語版同様，評価法としての妥当性が検証され，臨床試験，薬剤効果判定などを含め広く利用されている[10]．パートⅠが非運動症状，パートⅡが日常生活動作，パートⅢが運動症状，パートⅣが運動合併症を評価する項目となっており，いずれの項目もなしが0点で症状がもっとも強い場合が4点となっている．

　Parkinson病と類似した症候を示す疾患の鑑別診断を以下に挙げる．これらのパーキンソニズムでは多くの場合L-dopa製剤に対する反応性がParkinson病に比べ乏しいが，初期には効果を示すこともあるので注意が必要である．

　多系統萎縮症（MSA）にはParkinson症状が主体であるMSA-Pと小脳失調が主体であるMSA-Cがあるが，とくにMSA-PでParkinson病との鑑別が困難な場合がある．一般にMSAはParkinson病よりも進行が早く，症状の左右差や振戦は目立たない．早期から排尿障害，起立性低血圧を含む自律神経障害がみられやすい．また小脳症状を伴って注視方向性眼振や構音障害がみられ，早期から姿勢保持障害が起こりやすい．頭部MRIでは脳幹・小脳の萎縮，第4脳室の拡大に加え，被殻の萎縮による背外部の線状のT2高信号，橋でみられる十字形のT2高信号はMSAを示唆する．MIBG心筋シンチグラフィーでは通常集積低下はみられないが，ドパミントランスポータSPECTでは低下がみられる．

　進行性核上性麻痺（PSP）では核上性の垂直性眼球運動障害，体幹優位の筋強剛，初期から目立つすくみ足と後方優位の姿勢反射障害，仮性球麻痺を示す点がParkinson病との相違点であるが，このような古典的な症候をきたすタイプ（Richardson症候群）以外にもParkinson症状が前景に立つタイプ（PSP-P），すくみ足が主症状のタイプ，後述の大脳皮質基底核変性症，前頭側頭型認知症，進行性非流暢性失語症の臨床型をとるタイプも知られており，とくにPSP-Pでは鑑別が困難な場合がある．PSPでは一般に頭部MRI上中脳被蓋部の萎縮（ハミング

表2 MDS Parkinson病臨床診断基準

動作緩慢に加え静止時振戦か筋強剛の少なくとも1つがみられればパーキンソニズムと診断する．その中で

Clinically Established PD
1. absolute exclusion criteriaに該当せず
2. 少なくとも2つのsupportive criteriaに該当
3. red flagsに該当せず

Clinically probable PD
1. absolute exclusion criteriaに該当せず
2. red flagsに該当項目がある場合
   1つのred flagがある場合少なくとも1つのsupportive criterionに該当
   2つのred flagsがある場合少なくとも2つのsupportive criteriaに該当
   3つ以上のred flagsがあればこのカテゴリーには含まれない

Supportive criteria
1. ドパミン治療による明瞭かつ劇的な症状の改善
2. L-dopa誘発性ジスキネジアの存在
3. 四肢の静止時振戦
4. 嗅覚脱失かMIBGシンチグラフィーによる心臓交感神経脱落かどちらかの存在

Absolute exclusion criteria
1. 明らかな小脳症状
2. 垂直性核上性眼球運動障害による下方注視麻痺かあるいは下方への眼球運動の選択的緩慢化
3. 発症後5年以内にprobable behavioral variant frontotemporal dementiaあるいはprimary progressive aphasiaと診断
4. 3年を超えて下肢に限局するParkinson症状
5. 量的，時間的に薬剤性パーキンソニズムを示唆するドパミン受容体阻害薬やドパミン枯渇薬での治療
6. 中等度以上の症状に対する高用量L-dopaの反応性の欠如
7. 皮質性感覚障害，四肢の観念運動失行あるいは進行性失語の存在
8. 機能的神経画像によりシナプス前ドパミン系機能は正常
9. パーキンソニズムを起こしうる他の状況の記載もしくは専門医によりParkinson病以外の疾患が考えられる場合

Red flags
1. 発症後5年以内で車椅子の常時使用が必要になる急速進行性の歩行障害
2. 治療とは関係しない5年を超えた運動症状の進行停止
3. 発症後5年以内での早期の球症状（発声障害，構音障害あるいは嚥下障害）
4. 日中あるいは夜間の吸気性呼吸障害
5. 発症後5年以内での強い自律神経障害（起立性低血圧，尿閉・尿失禁を含む）
6. 発症後3年以内での平衡機能障害による年1回より多い転倒
7. 発症後10年以内でのジストニア性の不自然な首下がりもしくは手や足の拘縮
8. 発症後5年経過しても睡眠障害，自律神経障害，嗅覚低下あるいは精神症状を含む非運動症状が未出現
9. 原因の明らかでない錐体路徴候（中枢性筋力低下あるいは病的反射亢進）の存在
10. 左右対称性のパーキンソニズム

（文献8をもとに著者作成）

表3 Hoehn & Yahr 重症度分類
Stage 0 　症状なし
Stage 1 　一側性の症状のみ
Stage 2 　両側性の症状があるが，姿勢反射障害を認めない
Stage 3 　姿勢反射障害があるが軽度〜中等度の症状で日常生活は自立している
Stage 4 　重度の症状で日常生活は制限されるが起立歩行は介助なしに何とか可能
Stage 5 　介助なしでは車椅子あるいは寝たきりの生活

(Hoehn MM, et al：Neurology **17**：427-422, 1967をもとに著者作成)

バードサイン，ペンギンシルエットサイン）や第3脳室の拡大がみられ，鑑別上参考となる．MIBG心筋シンチグラフィーでは集積低下はみられず，ドパミントランスポータSPECTでは低下がみられる．

大脳皮質基底核変性症では左右差の強い筋強剛，動作緩慢やジストニアなどの大脳基底核症状に加え，肢節運動失行などの失行や他人の手徴候，皮質性感覚症状，認知症など大脳皮質症状を認めることが特徴である．舞踏運動や振戦，ミオクローヌスなどの不随意運動も伴う．PSP同様これら古典的症候をとるタイプ（corticobasal syndrome：CBS）以外に前頭側頭型認知症，PSP，進行性非流暢性失語症の症候を示すタイプも知られている．頭部MRIでは症状の左右差に合致して左右差の強い大脳皮質の萎縮が前頭頭頂葉を中心にみられる．脳血流SPECTでは萎縮の強い側の大脳で血流低下がみられる．MIBG心筋シンチグラフィーでは集積低下はみられず，ドパミントランスポータSPECTでは低下がみられる．

正常圧水頭症は脳脊髄液がその吸収障害により脳室内に貯留し，脳が圧迫される疾患である．典型的には歩行障害，認知機能障害，尿失禁の3徴候をきたすが，3徴候すべてが出現する症例は半数程度とされている．歩行障害はやや開脚で足の挙上が少なく歩幅の狭い歩行ですくみ足がみられることもあるが，前傾姿勢や腕振りの減少は目立たない．認知機能障害は記銘力障害や見当識障害よりも注意力低下や遂行機能障害が目立つ．頭部CT，MRI上側脳室，第3脳室の拡大がみられるにもかかわらず，高位円蓋部や大脳縦裂のくも膜下腔の狭小化を認めることが特徴である．脳脊髄液排除試験により脳脊髄液を30〜50 mL排除することで症状の改善がみられればこの疾患である可能性が高い．脳脊髄液シャント術により治療可能な疾患であり，診断上常に念頭に置く必要がある．

血管性パーキンソニズムは大脳基底核を中心にラクナ梗塞，その他の虚血性・出血性病変が多発性，びまん性に生じることにより発症する．歩行障害を主とする下肢優位のParkinson症状が目立ち，開脚・小刻み歩行ですくみ足が出やすいが前傾姿勢はみられない．振戦はまれである．症状は階段状に増悪することが多く，深部腱反射の亢進や病的反射の出現，仮性球麻痺，排尿排便障害，認知機能障害など，他の中枢神経症状を合併することも多い．頭部CT，MRI上側脳室周囲白質や大脳基底核に多発性ラクナ梗塞などの血管病変を認めるが，他のパーキンソニズム患者においてもとくに高齢者では同様の所見を合併することがあるため，原因の特定には慎重を要する．MIBG心筋シンチグラフィー，ドパミントランスポータSPECTは一般にどちらも正常所見である．

薬剤性パーキンソニズムは抗精神病薬，抗うつ薬，制吐薬など，数多くの薬剤で副作用とし

て出現しうる．線条体ドパミン受容体の阻害により生じ，パーキンソニズムの中では
Parkinson病に次いで多い．原因薬剤投与後数週以内に急性〜亜急性にParkinson症状を発症
することが多く，通常両側性で振戦を伴うこともある．早期に投薬を中止すれば症状は消失す
るが，長期に継続していた場合には症状が残存することもある．頭部CTやMRIでは異常を認
めず，MIBG心筋シンチグラフィー，ドパミントランスポータSPECTも正常所見である．診
断には原因薬剤の服用歴の有無の確認がもっとも重要である．

7 治　療

── キーポイント ──

- 高齢者では力価の高いL-dopaから開始する．
- 若年者ではL-dopaの長期服用によるwearing offなどの運動合併症の出現が懸念されるためドパ
ミンアゴニストから開始する．
- 運動合併症出現例ではドパミンアゴニストやL-dopa・ドパミン分解抑制薬併用によるL-dopa投
与量調整，L-dopa持続腸管内注入薬の使用，外科的治療などが行われる．
- 抗Parkinson病薬の効果は主にドパミン作用不全による運動症状に対するものであり，とくに非
運動症状に対しては他の薬剤が必要となる場合が多い．非運動症状は抗Parkinson病薬の副作用
により生じる場合もあるので注意が必要である．

　抗Parkinson病薬による治療はドパミン神経細胞の減少によるドパミンの機能不全を補完・
代替することが目的であり，ドパミン神経細胞の変性脱落を直接抑制する効果は証明されてお
らず，あくまで対症療法となる．また抗Parkinson病薬によりドパミン作用に関連した症状は
改善されるが，それ以外の症状には効果がなく，他の治療薬の併用が必要となる．さらに薬剤
でのコントロール不良例では外科的治療も考慮される．Parkinson病の治療に関しては日本神
経学会よりガイドラインが公開されている[11]．その中にある初期治療のアルゴリズムを示す
（図3）．

a L-dopa

　ドパミン補充療法の中心的薬剤である．ドパミンの前駆物質であり，血中から脳血液関門を
通過してドパミン神経細胞でドパミンに変換され神経終末で作用する．L-dopaは末梢組織で
ドパ脱炭酸酵素により分解されやすいため，通常ドパ脱炭酸酵素阻害薬であるcarbidopaある
いはbenserazideとの合剤により中枢神経への移行性を高めたものが用いられる．

　抗Parkinson病薬の中でもっとも力価が高く，嘔気などのほかに副作用が比較的少ないため，
運動症状のコントロールに使用しやすい薬剤である．しかしながら，L-dopaを長期服用して
いる進行例ではドパミン神経細胞の減少により神経終末でのドパミン保持能が低下し，服薬直
後のドパミン過剰作用による不随意運動であるジスキネジアとその後短時間でのドパミン枯渇
による症状悪化（wearing off）が起こりやすくなる．またスイッチを入れたり切ったりした
ように，急に症状の改善増悪を起こすon-off，L-dopaを内服しても効果がみられないno on，
L-dopaを内服してから効果発現に時間がかかるdelayed onもみられやすくなる．このような

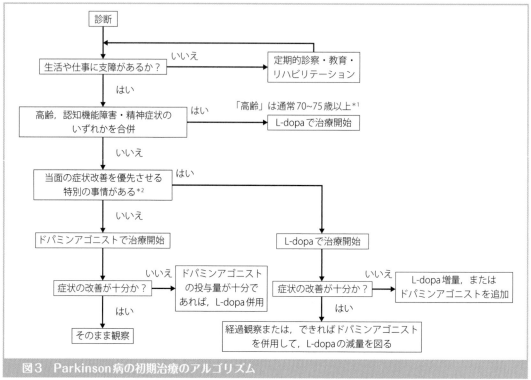

図3 Parkinson病の初期治療のアルゴリズム

＊1：年齢については，エビデンスはないものの，通常，70〜75歳以上を高齢者と考えることが多い．
＊2：たとえば，症状が重い，転倒のリスクが高い，あるいは患者にとって症状改善の必要度が高い場合などが相当する．
（「パーキンソン病治療ガイドライン」作成委員会（編）：パーキンソン病治療ガイドライン2011，日本神経学会（監），医学書院，東京，p77，2011より許諾を得て転載）

運動合併症発現を予防するため，若年発症例あるいはL-dopa内服量の増加例では後述するドパミンアゴニストの使用が推奨されている．また，wearing off出現例ではL-dopaの持続腸管内注入薬が最近保険適用となっている．

b ドパミンアゴニスト

　ドパミン受容体に結合してドパミン様の作用をする薬剤である．大きく分けて麦角系と非麦角系に分類される．L-dopaと比較すると力価は低いがwearing offを生じにくいため，とくに若年発症者で初期開始薬として用いられる．徐放剤や貼付剤があり，これらは1日1回投与で血中濃度が維持されるため持続した効果を発現する．また短時間であるが速やかに効果を発現する皮下注射薬（apomorphine）があり，wearing offによる症状増悪の回避薬として用いられる．

　副作用として幻覚や妄想，ジスキネジアなどがみられるため，高齢者や認知症合併例では投与に慎重を要する．Parkinson病患者の薬物治療中に幻覚，妄想が生じた場合にはドパミンアゴニストの作用亢進によることが多く，まずその減量・中止を考慮する．また投与量の増加により衝動制御障害（ICD）を生じる場合もあるので，注意が必要である．

　麦角系ドパミンアゴニストは心臓弁膜症や胸膜線維症を起こす場合があるので，とくに禁忌でなければ非麦角系ドパミンアゴニストを第一選択として用いる．非麦角系ドパミンアゴニス

A　大脳・基底核　1. Parkinson病

表4　ドパミンアゴニストの1日用量の目安と臨床試験成績における1日平均用量

薬剤名	添付文書にある 1日標準維持量 （併用，非併用の記載なし）	わが国の第3相臨床試験成績における1日平均用量 （カッコ内は後期第2相試験）	
		単独療法	L-dopa併用療法
bromocriptine	15〜22.5 mg	14〜16 mg	12〜17 mg
pergolide	750〜1,250 μg	1,506.3 μg（984.9 μg）	1,270.5 μg（944.4 μg）
cabergoline	≦3 mg	2.8 mg	2.9 mg
talipexole	1.2〜3.6 mg	1.87 mg	1.78 mg
pramipexole	1.5〜4.5 mg	-	3.24 mg
ropinirole	3〜9 mg（最大15 mg）	7.25 mg	7.12 mg

（「パーキンソン病治療ガイドライン」作成委員会（編）：パーキンソン病治療ガイドライン2011，日本神経学会（監），医学書院，東京，p84，2011より許諾を得て転載）

ト特有の副作用としては眠気があり，さらに突発的に睡眠に陥る例が報告されているため，内服中は自動車の運転などは控える必要がある．初期にドパミンアゴニスト単剤で治療を開始しても進行に伴いそれのみでは効果が不十分となるため，L-dopaの併用が必要となる．**表4**に各ドパミンアゴニストの1日用量の目安を示す[11]．

c Entacapone

末梢組織でL-dopaを分解するカテコール-o-メチルトランスフェラーゼの阻害薬である．L-dopaと併用することによりその中枢神経への移行性が向上し，wearing offのoff時間の短縮が期待できる．副作用としてピーク時のL-dopa濃度の上昇によるジスキネジアがあるため，ジスキネジアが出現している症例では用いない．L-dopa，carbidopa，entacaponeの3剤の合剤も発売されている．

d Selegiline

中枢神経でドパミンを分解するモノアミン酸化酵素（MAO）-Bの阻害薬である．Selegiline単独で，あるいはL-dopaとの併用によりドパミン神経細胞でのドパミン濃度を上昇させ作用を増強する．Entacaponeと同様にwearing offのoff時間の短縮効果があるが，ジスキネジアが出現しやすくなるため，懸念される症例では使用を避ける．三環系抗うつ薬，SSRI，SNRIなど併用禁忌薬剤が多いため，投与開始時には確認が重要である．

e Zonisamide

元々は抗てんかん薬として開発された薬剤であるが，少量で抗Parkinson作用を持つことが示されParkinson病治療薬として認可された．MAO-B阻害作用などが指摘されているが詳細な薬理作用は不明の点が多い．L-dopaとの併用により用いる．Wearing offのある患者でoff時の症状改善がみられる．振戦に対する効果も報告されている．

f Istradefylline

アデノシンA2A受容体阻害薬である．ドパミン作用不全により相対的に機能亢進状態となったGABA神経細胞の機能を抑制する．L-dopaとの併用によりwearing offのoff時の症状改善効果がある．副作用として不眠が報告されているが，重篤なものではない．

g Amantadine

ドパミン神経細胞からのドパミン放出を促す作用を持つ．単独でのParkinson症状改善作用は弱く，L-dopaなどとの併用で用いられることが多い．ジスキネジアの抑制作用がみられるが，幻覚，妄想を生じる場合があるため注意を要する．

h 抗コリン薬

Parkinson病ではドパミン神経細胞の脱落によりアセチルコリン系の神経細胞機能が相対的に優位になるとの考えから，それを阻害する目的で用いられてきた．振戦に対する効果などがみられることにより頻繁に用いられてきたが，精神症状や認知機能障害を惹起する可能性が指摘され，高齢者や認知症合併例では原則として用いない．副作用として口渇や羞明，排尿困難がみられる．

i Droxidopa

ノルアドレナリンの前駆物質である．ノルアドレナリンの機能不全により生じると考えられるすくみ足に対する効果がみられる．副作用として血圧上昇がある．

j 外科的治療

外科的治療としては脳深部刺激療法（deep brain stimulation：DBS）が行われる．これは定位脳手術により脳のターゲット部位に電極を挿入し，これを前胸部に埋め込んだ刺激装置により電気的に刺激して治療を行うものである．もっともよい適応となるのはL-dopaの効果はみられるが薬剤調整によってもwearing offやジスキネジアなどの運動合併症のコントロールが困難な症例である．副作用などにより薬物治療が十分に行えない症例も適応と考えられる．認知症合併例や非薬剤性の精神症状がみられる例は適応とならない．

刺激ターゲット部位としては視床下核（subthalamic nucleus：STN）と淡蒼球内節（internal segment of globus pallidus：GPi）が代表的である．どちらもoff時の運動症状やジスキネジアを含めParkinson病の運動症状に広く改善効果があるが，視床下核のほうがやや効果が得られやすく，薬剤減量が期待しやすい．しかしながら，淡蒼球内節のほうが精神症状や認知機能障害は出にくい．振戦が強い例では視床腹中間核（nucleus ventralis intermedius：Vim）で行われることもある．

術後電極挿入による破壊効果の影響が安定するのを待って刺激を開始し，刺激条件および薬剤の調整を行っていく．

また最近，MRIガイド下に頭蓋外より超音波を視床に照射し破壊する集束超音波療法が薬剤抵抗性のParkinson病の振戦に有効であることが示されており，今後の応用が期待される．

A　大脳・基底核　1. Parkinson病　**67**

ⓚ 非運動症状に対する治療

1）幻覚，妄想

　症状が軽度の場合，生活に支障がなければ経過をみる場合がある．薬剤誘導性に生じた場合には原因と考えられる薬剤を減量・中止する．改善がみられない場合，あるいは薬剤非関連性の場合には抗精神病薬の投与を行う．Parkinson病症状の悪化を起こしにくいclozapine，quetiapineが用いられるが，それぞれ無顆粒球症，血糖値上昇を生じることがある．他にはrisperidone，olanzapine，aripiprazoleが使用される．抑肝散は副作用が少なく使用しやすいが，効果発現に数ヵ月を要することがあるため，一定期間継続投与が必要である．Donepezilなどの抗認知症薬も効果がみられる．

2）衝動制御障害

　衝動制御障害はドパミンアゴニストの副作用による場合が多いため，その減量・中止，他の薬剤への変更が考慮される．

3）うつ

　Parkinson病におけるうつ症状は疾患や運動症状に対する不安から生じることも多いため，まず運動症状に対する十分な非薬物，薬物治療を行う．ドパミンアゴニストであるpramipexoleは大脳辺縁系に多く存在するドパミンD3受容体に対する親和性が高く，Parkinson病のうつ症状に対する効果が報告されている．逆に新たな薬剤の開始により生じた場合には原因薬剤の減量・中止を行う．

　それで改善がみられない場合，うつ症状そのものに対する薬物治療として三環系抗うつ薬やSSRIが用いられる．いずれの効果も報告されているが，三環系抗うつ薬は抗コリン作用などの副作用を生じるため，軽いうつ症状や認知機能障害例ではSSRIが好まれる．Donepezilなど，コリンエステラーゼ阻害薬で効果がみられる場合もある．

4）睡眠障害

　不眠に対しては原因が夜間の運動症状の増悪，頻尿，疼痛，うつなどによる場合にはまずこれらの症状の治療を行う．それで改善がみられない場合には睡眠導入薬などの睡眠薬が使用される．RBDにはclonazepamの有効性が示されている．非麦角系ドパミンアゴニスト投与中は日中過眠や突発性睡眠に注意し，出現した場合には減量・中止する．

5）認知機能障害

　PDD，DLBDでみられる認知機能障害に対してはdonepezilなど，コリンエステラーゼ阻害薬の有効性が報告されている．

6）自律神経障害

　Parkinson病における自律神経障害は幻覚，妄想と同様，Parkinson病自体の症状として出現する以外に抗Parkinson病薬などの使用薬剤や合併症による影響でも出現しうる．薬物治療を考慮する前にこれら増悪因子の関与を除外しておくことが重要である．

　便秘に対しては運動や水分摂取を促すとともに，magnesium oxide，senna，mosapride，漢方薬の大建中湯などを用いる．

　排尿障害については尿路感染症や前立腺肥大の可能性を否定したうえで過活動膀胱に対し，膀胱収縮抑制の目的で抗コリン薬であるimidafenacin，tolterodine，solifenacinやβ3作動薬であるmirabegronが用いられる．

7）起立性低血圧

　ドパミンアゴニストなどの抗Parkinson病薬により起立性低血圧を生じることがあり，まずその可能性を除外する．十分な水分・塩分摂取，頭部をやや挙上しての就寝，急激な起立や高温での入浴の防止などを指導するとともに，可能であれば弾性ストッキングの着用を勧める．薬物治療としてはmidodrine，droxidopa，fludrocortisoneなどが用いられる．midodrineは半減期が短く，食後高血圧の治療など短時間の昇圧に用いやすい．

コラム

Parkinson病は感染する？

　前述のようにParkinson病においてLewy小体病理は連続的，一定方向に広がることが示されており，主成分である異常構造α-シヌクレインが神経細胞間を伝搬していることが推測される．患者脳内の，あるいは試験管内で作成された異常構造α-シヌクレインを野生型マウスの脳に接種するとLewy小体に似たα-シヌクレインの沈着が神経ネットワークに沿ってみられ[12,13]，この結果は上記仮説を支持している．プリオン病でみられる異常プリオンでも同様の実験結果が得られている．ではParkinson病はプリオン病同様，ヒトの個体間で感染するのか？　現在までにそのような症例報告はなく，α-シヌクレインの個体間での感染力はプリオンとはかなり異なるものと推測されるが，詳細については今後の研究の進展が待たれるところである．

■文　献

1）小阪憲司ほか：レビー小体病の臨床病理学的研究．精神神経誌 **82**：292-311，1980

2）Uchiyama M, et al：Pareidolias：complex visual illusions in dementia with Lewy bodies. Brain **135**：2458-2469, 2012

3）Chaudhuri KR, et al：Non-motor symptoms of Parkinson's disease：diagnosis and management. Lancet Neurol **5**：235-245, 2006

4）谷口さやかほか：嗅覚障害．Clin Neurosci **33**：1024-1025，2015

5）Braak H, et al：Staging of brain pathology related to sporadic Parkinson's disease. Neurobiol Aging **24**：197-211, 2003

6）Orimo S, et al：(123) I-metaiodobenzylguanidine myocardial scintigraphy in Parkinson's disease. J Neurol Neurosurg Psychiatry **67**：189-194, 1999

7）Berg D, et al：Echogenicity of the substantia nigra in Parkinson's disease and its relation to clinical findings. J Neurol **248**：684-689, 2001

8）Postuma RB, et al：MDS clinical diagnostic criteria for Parkinson's disease. Mov Disord **30**：1591-1599, 2015

9）長野清一ほか：パーキンソン病の診断基準（MDS, 2015）．Annu Rev 神経 **2018**：210-215, 2018

10）Kashihara K, et al：MDS-UPDRS Japanese Validation Study Group. Official Japanese Version of the Movement Disorder Society-Unified Parkinson's Disease Rating Scale：validation against the original English version. Mov Disord Clin Pract **1**：200-212, 2014

11）「パーキンソン病治療ガイドライン」作成委員会（編）：パーキンソン病治療ガイドライン 2011，日本神経学会（監），医学書院，東京，2011

12) Luk KC, et al : Pathological α-synuclein transmission initiates Parkinson-like neurodegeneration in non-transgenic mice. Science **338** : 949-953, 2012
13) Masuda-Suzukake M, et al : Prion-like spreading of pathological α-synuclein in brain. Brain **136** : 1128-1138, 2013

（長野　清一，望月　秀樹）

第II章 疾患各論

大脳・基底核

2. 前頭側頭葉変性症

すぐに役立つ 診療のエッセンス

- 前頭側頭葉変性症（FTLD）［前頭側頭型認知症（FTD）］は，前頭葉と側頭葉を中心とした進行性非可逆性の神経変性により，行動障害や言語障害を呈する神経変性疾患である．
- 臨床症候群としての前頭側頭型認知症FTDは行動異常型前頭側頭型認知症（bvFTD），意味性認知症（SD），進行性非流暢性失語（PNFA）の3つの臨床類型に区別される．
- Alzheimer病（AD）と異なり，病初期に記憶障害は目立たない．
- 前頭葉障害を呈する大脳皮質基底核症候群（CBS），進行性核上性麻痺（PSP）などとの鑑別を要する．
- 神経病理学的にはタウ，TDP-43，FUS蛋白が脳内に蓄積し，それぞれFTLD-tau, FTLD-TDP, FTLD-FET（FUS）と分類される．
- 確立された病態修飾薬は存在せず，患者や家族に対するケアが介入の中心となる．
- 2015年，前頭側頭葉変性症のうち，65歳以下で発症した（行動異常型）前頭側頭型認知症と意味性認知症は厚生労働省から特定疾患（指定難病）に指定された．

　本項で対象とする前頭葉および側頭葉の緩徐進行性の萎縮を呈する臨床症候群は，その疾患概念の形成過程において歴史的にさまざまな名称で呼称されてきた．現在，これらの症候群の総称として，「前頭側頭型認知症（frontotemporal dementia：FTD）」を用いる立場と「前頭側頭葉変性症（frontotemporal lobar degeneration：FTLD）」を用いる立場とがある．本邦ではNearyらの提唱した診断基準[1]に忠実に，臨床的包括概念としてFTLDを用いる考えが主流であった．厚生労働省による難病指定の際にも前頭側頭葉変性症という名称が用いられている．一方，欧米では臨床症候群を包括する語としてFTDを用い，FTLDという用語は神経病理学的所見を記載する際に使用される傾向が近年強まっている．以下，本項では最近の国際的な慣習に倣い，臨床的症候群の総称としてFTDを，神経病理学的所見の記載に関してはFTLDを用いることとする[2]．

　FTDは，大きく3つの臨床類型に分類される[1,3]．1つ目は行動異常型前頭側頭型認知症（behavioral variant frontotemporal dementia：bvFTD）[4]であり，全体のおよそ半数を占める．それから失語を主徴とする2つの臨床類型，すなわち意味性認知症（semantic dementia：SD）[1]［最新版の国際診断基準[5]ではおおむねsemantic variant primary progressive aphasia（svPPA）に相当する］，および進行性非流暢性失語（progressive non-fluent aphasia：PNFA）[1]［同じく最新版の国際診断基準[5]ではnon-fluent variant primary progressive aphasia（nfvPPA）に相当する］に分類される．神経病理学的には包括的な用語としてFTLDを用い，主要な蓄積蛋白ごとにFTLD-tau，FTLD-TDP，FTLD-FUSなどと分類することが推奨されている[6,7]．

　なお，厚生労働省による指定難病としての前頭側頭葉変性症には（行動異常型）前頭側頭型認知症と意味性認知症のみが指定されており，2017年11月時点ではPNFAは本邦の指定難病に含まれていない．

1 臨床疫学

― キーポイント ―

- 本邦では孤発例がほとんどであり，患者数は約1万2,000人と推計されている．
- 45〜64歳の間に発症する例が多い．
- 非遺伝性のリスク因子は明らかでない．

FTDの有病率については，研究報告ごとに大きなばらつきがある．地域ごとの有病率の差を反映しているのかもしれないが，それ以上に，疾患概念および診断基準の変遷やその解釈の違い，症例数や調査対象年齢などの研究手法の違い[8]による部分が大きいと考えられる．英国のケンブリッジでの調査によれば，45歳から64歳のうち10万人当たり15人がFTDを有するとされる[9]．米国からは45〜64歳の人口10万人当たり年間15〜22の有病率が報告されており[10]，ケンブリッジでの報告ときわめて近い値を示している．これらの数値から，米国では2万〜3万人のFTD患者がいると推定されている．ヨーロッパや米国からの報告では3〜5割のFTD患者に家族歴があると報告されているが，インド，インドネシア，日本，フィリピン，台湾の共同研究によるアジアのFTD患者91例の検討では家族歴を有したのは1割未満と大きな差がみられた[11]．日本での患者数は約1万2,000人と推計されているが，より詳細な疫学調査が待たれる．典型的なFTDは45〜64歳の間に発症するとされるが，広い年齢層での発症がみられる．英国における病理シリーズからの検討では，21〜86歳の間に発症したFTDが報告されている．若年例は精神疾患様の症状が前景に立ち，そして高齢発症例では認知機能低下を主として呈するとされる[12]．本邦における検討では，FTDのうちbvFTDが5割超，SDが3割超，PNFAが約1割であった[13]．非遺伝性の疾患リスク因子はこれまでのところ同定されていない．

2 症状と神経学的所見

― キーポイント ―

- ある程度進行するまでエピソード記憶の障害は目立たず，基本的なADLの障害も目立たない．
- bvFTDでは病識が欠如し，脱抑制，常同行動，食行動異常，共感性の欠如などを認める
- SDでは意味記憶の障害が，PNFAでは非流暢性の発話が特徴的である．

FTDではADと異なり，脳の後方部の機能は保たれるため，ある程度進行するまでは，基本的なADLの障害はみられない．記憶や見当識，視覚認知が比較的保たれることがADやLewy小体型認知症と鑑別するうえで重要な臨床所見である．

bvFTDでは，病初期から病識が欠如し，病感すらまったく失われていることが多い．そのため自ら進んで医療機関を受診することはない．進行すると自発性の低下が目立つようになるが，この時期も脱抑制や常同行動などは続くため，全般的に意欲が低下するうつ病との鑑別点となる．毎日同じものを食べ続ける常同的食行動や同じコースの散歩を毎日繰り返す周遊と呼ばれる行動パターンが目立つ．毎日決まった時刻に食事をし，決まった時間に散歩に出かける

など，1日の行動が時刻表のように規定される場合もある．食事は甘いものを好むようになり，食欲が増進し，こだわりが増す．進行すれば食べ物でないものまで口にすることもある．他人への共感性が失われ，主たる介護者となる家人との感情交流も乏しくなることから，介護負担は大きい．SDでは言語障害に対してある程度病識は保たれているが，深刻さに乏しいことが多い．SDやPNFAでは，行動の障害は病初期には目立たないとされているが，とくにSDでは注意深く観察すると行動障害が初期から現れる場合も多い．SDやPNFAでは初期から失語症状が主症状となる．SDでは語義失語を中心とした意味記憶の障害が，PNFAでは非流暢な発話が特徴的である．

3 病理と発症機序

― キーポイント ―

- FTLDは神経病理学的にタウ，TDP-43，FUSなど，蓄積蛋白の種類により分類され，さらにその蓄積の様式により細分類される．
- 家族性のFTLD原因遺伝子変異例では特定の病理像を呈する例が多い．
- 蓄積蛋白の種類と臨床表現型との間には明らかな1対1対応はみられない．
- 発症機序は不明である．

FTLDという用語は，そもそも臨床類型としてまとめられ，提唱されたものであるが，疾患概念の有用性から神経病理学者らの間でも広く用いられるようになった．FTLDは神経病理学的には蓄積蛋白の種類ごとに分類されている（**表1**）．FTLDの発症機序は不明であるが，近年，病態分子メカニズムが探求されている．

FTLDのうち，タウが蓄積するものをFTLD-tauと呼ぶ．FTLD-tauはFTLDのうちの約3〜4割を占める．Pick小体（3リピートタウ）を認める古典的なPick病はFTLD-tauの約3割を占める．前頭葉，側頭葉，帯状回のいわゆるknife-edge atrophyにより特徴づけられる一方で，頭頂葉はよく保たれる．大脳皮質基底核変性症（corticobasal degeneration：CBD），進行性核上性麻痺（progressive supranuclear pulsy：PSP）は，4リピートタウの蓄積するタウオパチーである．これらは臨床的には別の疾患として扱われるが，神経病理学的にはともにFTLD-tauという大分類の中に分類されている．

FTLDのうちタウの抗体で陰性かつユビキチンに対する抗体で染まる封入体を持つ一群は，かつてFTLD-Uと呼ばれたが，その蓄積蛋白の本態は不明であった．近年，この未知のユビキチン陽性の封入体の構成蛋白の大部分はTDP-43[14, 15]，FUS，DPR蛋白であることが明らかとなり，病理診断基準も整理されてきた（**表1**）．FTLD-TDPはすべてのFTLDの5〜6割を占める．

TDP-43封入体病理の神経病理学的分類には，当初2つの分類案が並立したが，2011年統一基準が提唱されて整理された[16]．TDP-43病理はTDP-43免疫染色の神経細胞内封入体（NCI）とdystrophic neuritesの分布パターンおよび病変の分布する大脳皮質層により4種類のサブタイプ（Type A，B，C，D）に分類される（**表1**）．またFTLD-tauでは通常錐体路変性は伴わないが，FTLD-TDPでは臨床的に運動ニューロン変性症状がないものでも，高頻度に下位運動

A 大脳・基底核 2. 前頭側頭葉変性症

表1

タイプ	神経病理	病理の特徴	関連遺伝子	臨床表現型
FTLD-tau	Pick病	Pick小体（3R tau）		bvFTD, PNFA,（SD）
	皮質基底核変性症（CBD）	astrocytic plaque（4R tau）		CBS, bvFTD, PNFA, Pk
	進行性核上性麻痺（PSP）	Tufted astrocytes（4R tau）		CBS, bvFTD, PNFA, Pk
	GGT	Globular glial inclusions（4R tau）		bvFTD, Pk
	嗜銀顆粒性認知症（AGD）	嗜銀性顆粒（4R-tau）		（bvFTD）
			MAPT	bvFTD, Pk
FTLD-TDP	Type A	＋＋＋ Compact NCI（II層） ＋＋＋ Short DN（II層） ＋ NII	*GRN*	bvFTD, PNFA, Pk, CBS
	Type B	＋＋ Compact, granular NCI（全層） ＋ DN	*C9orf72*（DPR封入体）	bvFTD, PNFA, Pk, ALS
	Type C	＋ NCI ＋＋＋ Long DN		bvFTD, SD
	Type D	＋＋＋ NII	*VCP*	bvFTD, ALS
FTLD-FET（FTLD-FUS）	aFTLD-U	Filamentous NII		bvFTD
	NIFID	神経中間径フィラメント陽性封入体		bvFTD, Pk
	BIBD	好塩基性封入体		bvFTD, Pk, ALS
FTLD-UPS	FTD-3	Ubiquitin, p62陽性かつtau, TDP-43, FUS陰性の封入体	*CHMP2B*	bvFTD
FTLD-ni				bvFTD

aFTLD-U：Atypical frontotemporal lobar degeneration with ubiquitinated inclusions, AGD：argyrophilic grain disease, ALS：amyotrophic lateral sclerosis, BIBD：basophilic inclusion body disease, bvFTD：behavioral variant frontotemporal dementia, CBD：corticobasal degeneration, CBS：corticobasal syndrome, CHMP2B：charged multivesicular body protein 2B, DPR：dipeptide repeat proteins, DN：dystrophic neurites, FET：fused in sarcoma, ewing's sarcoma, TATA-binding protein-associated factor 15（FUS/EWS/TAF15）protein family, FTD-3：FTD linked to chromosome 3, FTLD：frontotemporal lobar degeneration, FUS：fused in sarcoma, GGT：globular glial tauopathy, GRN：progranulin, MAPT：microtubule-associated protein tau, NCI：neuronal cytoplasmic inclusion, ni：no inclusions, NIFID：neuronal intermediated filament inclusion disease, NII：neuronal intranuclear inclusion, Pk：parkinsonism, PNFA：progressive non-fluent aphasia, PSP：progressive supranuclear palsy, SD：semantic dementia, TDP：transactive response DNA-binding protein 43 kDa, UPS：ubiquitin proteasome system, VCP：valosin-containing protein

（文献6, 7, 16, 20, 21をもとに著者作成）

ニューロンにTDP-43の病変を合併するとされる[17].

　FTLD-TDPの原因遺伝子変異としてはProgranulin（*GRN*），Chromosome 9 open reading frame 72（*C9orf72*），*VCP*，*CHMP2B*，*SQSTM1*，*UBQLN2*などの変異が知られている．*GRN* の変異はプログラニュリンのハプロ不全を生じる．*C9orf72* の変異は非翻訳領域に存在する6塩基（GGGGCC）リピートの異常延長変異であり，リピート病の一種である．リピートは転写を受け，開始コドン非存在下に翻訳され，ジペプチドリピート蛋白（DPR）として脳に蓄

積しており，*C9orf72*変異の神経病理上の特異所見となっている[18, 19]．

2009年家族性ALSの原因遺伝子変異が*FUS*（fused in sarcoma）/ *TLS*（translated in liposarcoma）遺伝子上に見いだされ，続いてFTLDのうちTauやTDP-43の蓄積がみられない例においてFUS蛋白の蓄積が見いだされた．FUSはFETファミリーと呼ばれる蛋白のうちの1つであるが，FTLD-FUSにおける沈着蛋白はFUSに限らず，他のFET蛋白であるEWS，TAF15の沈着も認められることから，FTLD-FUSはFTLD-FETと呼ばれるようになった．

大部分のFTLD症例はTau，TDP-43，FUSの蓄積により分類可能である．しかし，ごく一部のFTLD症例は，ユビキチン関連蛋白に対する抗体により染め出される封入体を呈するが，Tau，TDP-43，FUS，DPRの沈着をみないものがある．こうした症例はユビキチンプロテオソームシステムの頭文字をとってFTLD-UPSと表記される．

臨床病型と神経病理所見とは必ずしも1対1対応を示さないため，臨床病型からその背景病理を推定するのは困難であるが，現在までの検討で明らかとなってきた所見をまとめる．SDは通常，孤発性でFTLD-TDP type C病理と関連しており，Pick小体を有する古典的Pick病のケースでは少ない．孤発性のPNFAはFTLD-TDP病理よりもFTLD-tau病理を呈する例がやや多い．一方でbvFTDはどのFTLD病理でも起こりうる．若年発症のbvFTDで精神症状が強く，運動ニューロン症状や失語の目立たないものはFTLD-FET（FUS）のサブタイプの1つであるaFTLD-Uに特徴的であるとされる．FTDが運動ニューロン病（MND）とともに出現した場合は，病理学的には通常FTLD-TDPである．一方，FTDにパーキンソニズムを伴う場合，PSPやCBDを含むFTLD-tau例が多い．常染色体優性遺伝形式の家族性のbvFTDやPNFA例に運動ニューロン症状を伴わない場合は，*GRN*，*MAPT*，*C9orf72*の遺伝子変異を疑う．パーキンソニズムや原発性側索硬化症を伴う場合には*MAPT*の変異の可能性が高く，一方で古典的なALSを家族歴に持つ場合には*C9orf72*リピート変異の存在が示唆される．病初期に精神病症状を呈する例では*C9orf72*リピート変異の可能性を考慮する．

4 画像所見（形態画像診断）

― キーポイント ―

- 頭部CT，MRIにおいて，前頭葉，側頭葉に強い萎縮を呈する．
- 難病の申請に際してはMRIやCTもしくはSPECTやFDG-PETが必須となる．

頭部CT，MRIにおいて，前頭葉，側頭葉に強い萎縮を呈する．海馬や扁桃体の萎縮は初期には目立たないことが多い．MRIのプロトン強調画像においてグリオーシスを反映していると考えられている皮髄境界の不明瞭化を呈する．指定難病の申請に際してはMRIやCTもしくはFDG-PETやSPECTの検査が必須となる．bvFTDは前頭前野，前部帯状回，島皮質，腹側線条体の萎縮と関連する（図1）．SDでは側頭葉の前部，扁桃体，島皮質，前頭皮質，前部帯状回の萎縮を呈する．右優位の萎縮を呈する例では行動障害を呈する例が多い．PNFAは右利きの場合，左のperisylvian cortexの萎縮と関連する．

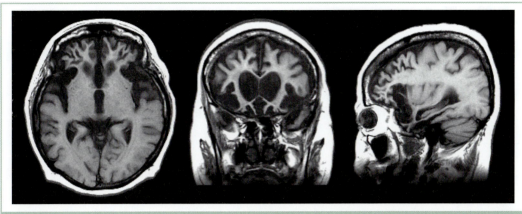

図1　bvFTD典型例の頭部MRI（T1強調像）

5 検査所見

――― キーポイント ―――

- ADとの鑑別には髄液マーカーや脳波検査を行う．
- MMSEでは正常範囲にとどまる例が多い．

　家族性の場合には疾患原因遺伝子の検索を行う場合がある．ADの一部でも前頭葉の軽度の萎縮と前頭葉症状を呈する場合や，失語症状が前景に立つ場合があり，鑑別診断のため，髄液中のアミロイドベータ蛋白やリン酸化タウ蛋白の測定を行う場合がある．補助診断として，ADとの鑑別には脳波が有用である．ADでは徐々に徐波化が目立ってくるのに対して，FTDはかなり進行するまで徐波化が目立たないことが多い．簡易的に認知機能を評価する試験としてmini-mental state examination（MMSE）が広く行われているが，bvFTDを診断するには感度，特異度ともに不足している．bvFTDの患者は他の認知機能障害や行動障害を呈していても，MMSEでは正常か，わずかに低い程度の得点を取る場合が多い．一方，検査に対してやる気がなければ，初期から低得点を取る場合もある．Addenbrooke's cognitive examination（ACE）は，MMSEにいくつかの項目を加えて認知症の初期段階での認知機能低下の検出感度，特異度を向上させたものである．2006年に改良版であるACE-Rが発表され，本邦では現在ACE-Rが用いられている．日本語版ACE-Rには岡山大学版と東北大学版の2種類が存在する．ACEの最新版はACE-Ⅲである．しかしながら，進行例ではこうした認知機能の評価が困難な場合が多い．

76　第Ⅱ章　疾患各論

6　診　断

― キーポイント ―

- （行動異常型）前頭側頭型認知症および意味性認知症については指定難病の診断基準のもとになっているbvFTDの国際コンセンサス基準[4]，NearyらのSD基準[1]を参照し，診断する．
- PNFAはNearyらによるPNFAの診断基準[1]もしくはGorno-TempiniらによるnfvPPAの診断基準[5]に基づいて診断する．

　いくつかの診断基準が存在するが，現在も使用されている診断基準としてはNearyらによるFTLD（（bv）FTD，SD，PNFA）の診断基準[1]，bvFTDの国際コンセンサス基準[4]，Gorno-Tempiniらによる原発性進行性失語［PPA（svPPA，nfvPPA，lpPPA）］の新基準[5]が挙げられる．2015年には前頭側頭葉変性症のうち，行動異常型前頭側頭型認知症と意味性認知症が難病に指定されたので，これら本邦における指定難病における診断基準を以下に記載する．PNFAについては最新のPPA国際コンセンサス基準のうちnfvPPAの診断基準を記す．PPAの新基準については言語障害に焦点を絞るあまりに行動障害や言語以外の認知機能障害を排除しすぎているとの批判もある[22]．行動異常型前頭側頭型認知症様の行動障害は他の疾患でも生じる場合がある．頭部形態画像にて明らかな脳萎縮を認めないか，進行性でない場合には，統合失調症，うつ病，強迫性障害や発達障害の可能性を考慮する必要がある．FTLDの確定診断には病理検索が必要であり，生前に臨床表現型のみから背景病理を断定的に判別するのは困難である．

　表2に指定難病において用いている診断基準を示す．

表2

（行動異常型）前頭側頭型認知症および意味性認知症と臨床診断された例を対象とする．
1．（行動異常型）前頭側頭型認知症
（1）必須項目：進行性の異常行動や認知機能障害を認め，それらにより日常生活が阻害されている．
（2）次のA〜Fの症状のうちの3項目以上を満たす．これらの症状は発症初期からみられることが多い．
　A．脱抑制行動[a]：以下の3つの症状のうちのいずれか1つ以上を満たす．
　　1）社会的に不適切な行動
　　2）礼儀やマナーの欠如
　　3）衝動的で無分別や無頓着な行動
　B．無関心または無気力[b]
　C．共感や感情移入の欠如[c]：以下の2つの症状のうちのいずれか1つ以上を満たす．
　　1）他者の要求や感情に対する反応欠如
　　2）社会的な興味や他者との交流，または人間的な温かさの低下や喪失
　D．固執・常同性[d]：以下の3つの症状のうちのいずれか1つ以上を満たす．
　　1）単純動作の反復
　　2）強迫的または儀式的な行動
　　3）常同言語
　E．口唇傾向と食習慣の変化[e]：以下の3つの症状のうちのいずれか1つ以上を満たす．
　　1）食事嗜好の変化
　　2）過食，飲酒，喫煙行動の増加
　　3）口唇的探求または異食症

次頁につづく．

（難病情報センター：http://www.nanbyou.or.jp/entry/4841（2017年10月アクセス）より引用）

表2（つづき）

　F．神経心理学的検査において，記憶や視空間認知能力は比較的保持されているにもかかわらず，遂行
　　機能障害がみられる.
(3) 高齢で発症する例も存在するが，70歳以上で発症する例はまれである[注1].
(4) 画像検査所見:
　　前頭葉や側頭葉前部にMRI/CTでの萎縮かPET/SPECTでの代謝や血流の低下がみられる[注2].
(5) 除外診断：以下の疾患をすべて鑑別できる.
　　1) Alzheimer病
　　2) Lewy小体型認知症
　　3) 血管性認知症
　　4) 進行性核上性麻痺
　　5) 大脳皮質基底核変性症
　　6) 統合失調症，うつ病などの精神疾患
　　7) 発達障害
(6) 臨床診断：(1)(2)(3)(4)(5)のすべてを満たすもの.

[注1] 高齢での発症が少ないことから，指定難病に関しては発症年齢65歳以下を対象とする.
[注2] 画像読影レポートまたはそれと同内容の文書の写し（判読医の氏名の記載されたもの）を添付するこ
　　と．なお，画像検査所見および除外診断については，別表を参考に鑑別を行う.

＜参考＞
[注3] 行動障害は目立っても，幻覚や妄想を呈する例はまれであることに留意する.
[注4] 神経心理学的検査の評価に当たっては，真面目に取り組んでいるかなど受検態度も考慮する．また，
　　心理検査中に答えがわからなくても，取り繕ったり言い訳をしたりしないことにも留意する.
a)→例：万引きや交通違反を繰り返し，指摘されても悪びれることなくあっけらかんとしている．葬儀の
　　　　場で食事を先に食べ始めたり，通夜で先に寝てしまうなど，周囲への配慮がみられず，場にそぐ
　　　　わない失礼な行動がみられる．なお，Alzheimer病などでみられる易怒性を脱抑制と混同しない
　　　　ように注意する.
b)→発症初期には，A，D，Eなどの他の行動障害と併存している.
c)→例：風邪で寝込んでいる妻に対して，いつもどおりに平然と食事を要求する.
d)→例：同じコースを散歩する，同じ食事のメニューに固執する，時刻表的な生活パターンを過ごすなど.
e)→例：アイスクリームや饅頭を何個も食べる，ご飯に醤油や塩をかける，コーヒーに何杯も砂糖を入れ
　　　　るなど

2．意味性認知症
(1) 必須項目a)：次の2つの中核症状の両者を満たし，それらにより日常生活が阻害されている.
　A．物品呼称の障害
　B．単語理解の障害
(2) 以下の4つのうち少なくとも3つを認める.
　1．対象物に対する知識の障害b)（とくに低頻度/低親密性のもので顕著）
　2．表層性失読・失書c)
　3．復唱は保たれる．流暢性の発語を呈する.
　4．発話（文法や自発語）は保たれる
(3) 高齢で発症する例も存在するが，70歳以上で発症する例はまれである[注1].
(4) 画像検査：前方優位の側頭葉にMRI/CTでの萎縮がみられる[注2].

次頁につづく.

（難病情報センター：http://www.nanbyou.or.jp/entry/4841（2017年10月アクセス）より引用）

表2（つづき）

(5) 除外診断：以下の疾患を鑑別できる.
  1) Alzheimer病
  2) Lewy小体型認知症
  3) 血管性認知症
  4) 進行性核上性麻痺
  5) 大脳皮質基底核変性症
  6) うつ病などの精神疾患
(6) 臨床診断：(1)(2)(3)(4)(5)のすべてを満たすもの.

[注1] 高齢での発症が少ないことから，指定難病に関しては発症年齢65歳以下を対象とする.

[注2] 画像読影レポートまたはそれと同内容の文書の写し（判読医の氏名の記載されたもの）を添付すること. なお，画像検査所見および除外診断については，別表を参考に鑑別を行う.

＜参考＞

[注3] 特徴的な言語の障害に対して，本人や介護者はしばしば「物忘れ」として訴えることに留意する.

[注4] （行動異常型）前頭側頭型認知症と同様の行動障害がしばしばみられることに留意する.

[a] 例：これらの障害に一貫性がみられる，つまり，異なる検査場面や日常生活でも同じ物品，単語に障害を示す.

[b] 例：富士山や金閣寺の写真を見せても，山や寺ということは理解できても特定の山や寺と認識できない. 信号機を提示しても「信号機」と呼称ができず，「見たことない」，「青い電気がついとるな」などと答えたりする. 有名人や友人，たまにしか会わない親戚の顔が認識できない. それらを見ても，「何も思い出せない」，「知らない」と言ったりする.

[c] 例：団子→「だんし」，三日月→「さんかづき」

注4）にもあるが，ごく初期の症例から進行期の例まで含んだSDに関する検討でも，常同行動や食行動異常がFTDと同様にみられた[23,24]. また48例のSD例を検討したKerteszらは，初診時に行動障害がみられなかったのは6例のみであったことを報告している[25]. したがって，行動障害が目立つからという理由でSDを否定する，あるいはbvFTDと診断するのではなく，特徴的な失語や意味記憶障害の有無を確認すべきである.

（難病情報センター：http://www.nanbyou.or.jp/entry/4841（2017年10月アクセス）より引用）

a PNFAの診断基準

　FTDの3つのサブタイプ，bvFTD，SD，PNFAのうち，PNFAは2017年11月時点では本邦における指定難病に含まれていない. SDは臨床的に独立性，均一性の高い疾患概念であるのに対して，PNFAはSDよりも多様な概念を包含し，より不均一な集団であると考えられる. 1つの理由は非流暢性（non-fluency）が言語のさまざまなプロセスの障害により生じうるためである.

　最新の国際コンセンサス基準（Gorno-Tempiniら）では，PNFAに相当する疾患概念はnfvPPAと呼ばれる. このnfvPPAの診断基準を以下に示す.

　まず，表3に示すMesulamらの診断基準[26]によりPPAであることを診断する.

　失文法の神経基盤としては，中〜下前頭回近傍が想定されており，発語失行（アナルトリー）の神経基盤としては中心前回下部が示唆されている.

　患者が生きている間に病理学的な診断をすることはいまだに困難である. 近年，臨床分類が基盤にある病理を予測することができるかについての検討がなされている[27,28]. svPPAの臨床診断基準を満たした8割以上がTDP-43 type C病理を有しており，nfvPPAの臨床診断基準を満たした症例の7〜8割がタウ病理，とくに4リピートタウ病理を呈するとされた.

表3 原発性進行性失語（PPA）の診断基準

以下の1〜3の基準を満たす
1. もっとも顕著な臨床的特徴は言語の障害である.
2. これらの障害は日常生活活動を毀損する主要な原因である.
3. 失語は症状が始まった時点で，そして病気の初期の段階でもっとも顕著な欠損である.

以下の1〜4の基準を満たさない.
1. 障害のパターンは他の非変性性の神経系疾患や内科的疾患によって，よりよく説明される.
2. 認知機能障害が精神疾患の診断により，よりよく説明される.
3. 顕著な病初期からのエピソード記憶の障害，視覚記憶の障害，視知覚機能の障害が存在する.
4. 顕著な病初期からの行動障害が存在する.

次に，PPAのサブタイプとしてnfvPPAの診断をする.

I．非流暢性/失文法バリアント原発性進行性失語（nfvPPA）の臨床診断
　少なくとも以下の中核症候のうち1つが存在する
　　　1. 言語産生における失文法
　　　2. 一貫しない音の誤りと歪みを伴う努力性のたどたどしい発語（発語失行）
　少なくとも以下の3つの他の特徴のうち2つが存在する
　　　1. 構文的に複雑な文の理解障害
　　　2. 単語の理解は保たれる
　　　3. 対象物の知識は保たれる
II．画像により支持されたnfvPPAの診断
　以下の両方の基準を満たす
　　　1. nfvPPAの臨床診断（I）
　　　2. 画像診断は以下の1つ以上を示す
　　　　　a. 左後頭前頭-島皮質優位の萎縮
　　　　　b.SPECTまたはPETにおける左後頭前島皮質優位の低還流または低代謝
III．病理に裏付けされたnfvPPAの診断
　臨床診断（以下の基準1）と以下の基準2または3のいずれかが存在しなければならない
　　　1. nfvPPAの臨床診断（I）
　　　2. 特定の神経変性病理の病理組織学的な証拠（例：FTLD-tau，FTLD-TDP，AD，その他）
　　　3. 既知の病原性遺伝子変異の存在

（文献5，26をもとに著者作成）

7　治療と予後

― キーポイント ―

- 根治的な疾患修飾薬は存在しない.
- コリンエステラーゼ阻害薬は病状を増悪させる
- SSRIが有効な可能性がある.
- 非薬物療法を中心に患者や家族に寄り添うような対応が求められる.

現時点で予防法はない．また，根本的な疾患修飾薬はいまだ確立していない．FTDではコリン作動性神経は比較的保たれており，コリンエステラーゼ阻害薬はむしろ病状を増悪させることがあるため，注意を要する．いくつかのプラセボ対象試験においてmemantineの有用性は確認されなかった[29,30]．FTDではセロトニン作動性神経系が障害されているとされ[31]，選択的セロトニン再取込み阻害薬（SSRI）などの抗うつ薬が常同行動の緩和に有効であるとする報告もある[32,33]．運動ニューロン症状を合併した場合には平均予後は2年，認めなかった症例の平均予後は約7年であったという報告もあるが，初期から介入できると10年以上，在宅でケアできることもある．

FTDでは，脱抑制，常同行動や食行動異常などが病初期からみられる[10]．一方，初期には記憶障害や視空間障害は目立たない．これらの特徴はADなどの他の認知症との鑑別に重要である．さらに，保たれているエピソード記憶や手続き記憶，視空間認知機能を利用したケアはQOLの維持につながる．常同行動をうまく日常生活パターンに組み込んでいくことも重要である[34]．bvFTDやSDでは交通違反や性的逸脱，窃盗などの犯罪行為がADよりもはるかに高頻度にみられると報告されており[35]，注意が必要である．脱抑制や非社会的な行動，常同行動，食行動異常，被影響性の亢進などの精神症状や行動障害により，FTD患者に対する介護負担は非常に大きく，家族介護者に対しては，患者の状態に応じた個別の指導や支援が必要である．家族がFTDの特性を理解することにより，患者への接し方が変わり，介護者の負担が軽減されることもある．適切な情報提供，介護者のうつへの対応，社会的孤立の予防，子どもへの対応や指導なども大切である．

> コラム

RNAのゴミが毒性蛋白へと翻訳され，前頭葉側頭葉変性症を引き起こす？

DNAから転写されたメッセンジャーRNA（mRNA）の前駆体は，スプライシング反応によりイントロンと呼ばれる不要なゴミ部分を切り捨てて短縮され，成熟したmRNAとなる．mRNAには開始コドンが存在し，通常は開始コドンから蛋白への翻訳が始まる．

*C9orf72*遺伝子のGGGGCC（G：グアニン，C：シトシン）の数百回以上にも及ぶ異常延長リピートは9番染色体に関連した遺伝性FTLDとALS，両方の原因である．この異常リピートはゴミとして捨てられるはずのイントロン上に存在する．

近年，この異常リピートが開始コドンに依存しない非定型的な翻訳機構により，ジペプチドリピート蛋白（dipeptide-repeat protein：DPR）へと翻訳され，患者脳内で特徴的な神経細胞内封入体を形成することが明らかになった．さまざまな病態モデルにおいてDPRの強い毒性が示されていることから，DPRは*C9orf72*関連FTLD/ALSの分子病態におけるキープレイヤーとして注目されている．

文 献

1) Neary D, et al：Frontotemporal lobar degeneration：a consensus on clinical diagnostic criteria. Neurology **51**：1546-1554, 1998

2) McKhann GM, et al：Clinical and pathological diagnosis of frontotemporal dementia：report of the Work Group on Frontotemporal Dementia and Pick's Disease. Arch Neurol **58**：1803-1809, 2001

3) Bang J, et al：Frontotemporal dementia. Lancet **386**：1672-1682, 2015

4) Rascovsky K, et al：Sensitivity of revised diagnostic criteria for the behavioural variant of frontotemporal dementia. Brain **134**：2456-2477, 2011

5) Gorno-Tempini ML, et al：Classification of primary progressive aphasia and its variants. Neurology **76**：1006-1014, 2011

6) Mackenzie IR, et al：Nomenclature for neuropathologic subtypes of frontotemporal lobar degeneration：consensus recommendations. Acta Neuropathol **117**：15-18, 2009

7) Mackenzie IR, et al：Nomenclature and nosology for neuropathologic subtypes of frontotemporal lobar degeneration：an update. Acta Neuropathol **119**：1-4, 2010

8) Hokoishi K, et al：Frontotemporal lobar degeneration：a study in Japan. Dement Geriatr Cogn Disord **12**：393-399, 2001

9) Shinagawa S, et al：Frequency and clinical characteristics of early-onset dementia in consecutive patients in a memory clinic. Dement Geriatr Cogn Disord **24**：42-47, 2007

10) Shinagawa S, et al：Initial symptoms in frontotemporal dementia and semantic dementia compared with Alzheimer's disease. Dement Geriatr Cogn Disord **21**：74-80, 2006

11) Fukuhara R, et al：Family history of frontotemporal lobar degeneration in Asia--an international multi-center research. Int Psychogeriatr **26**：1967-1971, 2014

12) Velakoulis D, et al：Frontotemporal dementia presenting as schizophrenia-like psychosis in young people：clinicopathological series and review of cases. Br J Psychiatry **194**：298-305, 2009

13) Ikeda M, et al：Epidemiology of frontotemporal lobar degeneration. Dement Geriatr Cogn Disord **17**：265-268, 2004

14) Arai T, et al：TDP-43 is a component of ubiquitin-positive tau-negative inclusions in frontotemporal lobar degeneration and amyotrophic lateral sclerosis. Biochem Biophys Res Commun **351**：602-611, 2006

15) Neumann M, et al：Ubiquitinated TDP-43 in frontotemporal lobar degeneration and amyotrophic lateral sclerosis. Science **314**：130-133, 2006

16) Mackenzie IR, et al：A harmonized classification system for FTLD-TDP pathology. Acta Neuropathol **122**：111-113, 2011

17) Riku Y, et al：Lower motor neuron involvement in TAR DNA-binding protein of 43 kDa-related frontotemporal lobar degeneration and amyotrophic lateral sclerosis. JAMA Neurol **71**：172-179, 2014

18) Mori K, et al：The C9orf72 GGGGCC repeat is translated into aggregating dipeptide-repeat proteins in FTLD/ALS. Science **339**：1335-1338, 2013

19) Mori K, et al：Bidirectional transcripts of the expanded C9orf72 hexanucleotide repeat are translated into aggregating dipeptide repeat proteins. Acta Neuropathol **126**：881-893, 2013

20) Neumann M, et al：Neuropathology of frontotemproal dementia and related disorders. Hodge's Frontotemporal Dementia, 2nd ed, Dickerson BC (ed.), Cambridge University Press, Cambridge, U.K., 2016

21) Lowe J, et al：Dementia. Greenfield's Neuropathology, 9th ed, Love S, et al (eds.), CRC

Press, Boca Raton, Florida, 2015

22) Ichimi, N, et al : The relationship between primary progressive aphasia and neurodegenerative dementia. East Asian Arch Psychiatry **23** : 120-125, 2013

23) Bozeat, S, et al : Which neuropsychiatric and behavioural features distinguish frontal and temporal variants of frontotemporal dementia from Alzheimer's disease? J Neurol Neurosurg Psychiatry **69** : 178-186, 2000

24) Ikeda M, et al : Changes in appetite, food preference, and eating habits in frontotemporal dementia and Alzheimer's disease. J Neurol Neurosurg Psychiatry **73** : 371-376, 2002

25) Kertesz A, et al : What is semantic dementia? : a cohort study of diagnostic features and clinical boundaries. Arch Neurol **67** : 483-489, 2010

26) Mesulam MM : Primary progressive aphasia. Ann Neurol **49** : 425-432, 2001

27) Harris JM, et al : Classification and pathology of primary progressive aphasia. Neurology **81** : 1832-1839, 2013

28) Spinelli EG, et al : Typical and atypical pathology in primary progressive aphasia variants. Ann Neurol **81** : 430-443, 2017

29) Vercelletto M, et al : Memantine in behavioral variant frontotemporal dementia : negative results. J Alzheimers Dis **23** : 749-759, 2011

30) Boxer AL, et al : Memantine in patients with frontotemporal lobar degeneration : a multicentre, randomised, double-blind, placebo-controlled trial. Lancet Neurol **12** : 149-156, 2013

31) Huey ED, et al : A systematic review of neurotransmitter deficits and treatments in frontotemporal dementia. Neurology **66** : 17-22, 2006

32) Manoochehri M, et al : Diagnosis and management of behavioral issues in frontotemporal dementia. Curr Neurol Neurosci Rep **12** : 528-536, 2012

33) Ikeda M, et al : Efficacy of fluvoxamine as a treatment for behavioral symptoms in frontotemporal lobar degeneration patients. Dement Geriatr Cogn Disord **17** : 117-121, 2004

34) Ikeda M : Fronto-temporal dementia. Therapeutic strategies in dementia, Ritchie CW, et al (eds.), Clinical Publishing, Oxford, U. K., p287-299, 2007

35) Liljegren M, et al : Criminal behavior in frontotemporal dementia and Alzheimer disease. JAMA Neurol **72** : 295-300, 2015

（森　康治，池田　学）

第II章 疾患各論

大脳・基底核

3. 進行性核上性麻痺

すぐに役立つ 診療のエッセンス

- 進行性核上性麻痺はパーキンソニズムを呈する神経変性疾患で，代表的な臨床病型は垂直性注視麻痺，初期からの姿勢保持障害，体軸性強剛，前頭葉徴候などを主症候とするRichardson症候群（Richardson's syndrome：PSP-RS）である．
- Richardson症候群以外に，Parkinson病様の経過をとるタイプや，歩行や言葉のすくみ現象が長期に先行するタイプ，四肢体幹失調が先行するタイプのほか，頻度は少ないが大脳皮質徴候が前景に立つタイプなども報告されている．
- 病理学的には，脳幹部被蓋，黒質，淡蒼球・視床下核，小脳歯状核，前頭葉など広範で，神経細胞やグリア細胞内に異常リン酸化タウ蛋白が蓄積し，タウオパチーに分類される．
- MRIでは脳幹被蓋の萎縮，上小脳脚の萎縮，第3脳室の拡大，前頭葉の萎縮などを認める．脳血流SPECTでは前頭葉の血流低下を認め，DaT（dopamine transporter）SPECTでは，早期から高度に低下している症例が多い．
- 根治療法はなく，対症療法，リハビリテーションが主体となるが，病態抑止治療が始まっている．
- 転倒および嚥下障害に対するケアが重要である．

1 臨床疫学

キーポイント

- わが国における有病率は，1999年の調査で，人口10万人当たり5.8人と報告されたが，最近では17.9人（Richardson症候群は14.3人）と増加が報告されている．
- 発症のメカニズムとして，疾患感受性遺伝子と環境要因の両者の存在が示唆されている．

　1963年，Richardsonは姿勢保持障害と後方への転倒，垂直性核上性注視麻痺，認知症を主徴とし，さらに強剛，仮性球麻痺を呈する症例を記載した．共同研究者のSteeleとOlszewskiにより病理所見が確認され，進行性核上性麻痺（progressive supranuclear palsy：PSP）と名付けられた[1]．わが国における有病率は，鳥取県米子市での調査にて，1999年では人口10万人当たり5.8人と報告され，Parkinson病（Parkinson's disease：PD）の約1/20と考えられたが，最近では10万人当たり17.9人と報告され，増加がみられる[2]．この原因としては，高齢化のほか，特定疾患の指定により受診・診断が増加した可能性，典型的な症状を示す臨床病型であるRichardson症候群以外の非典型的な症状を示す臨床的亜型の存在が認識されるようになったことなどが考えられる．罹病期間については，6〜8年という報告が多い[3,4]．

　PSPの発症メカニズムに関しては，遺伝および環境の両者の関与が示唆されている．疾患感受性遺伝子としては，微小管関連蛋白質タウ（microtubule-associated protein tau：*MAPT*）

遺伝子に加え，*MOBP*，*EIF2AK3*，*STX6*遺伝子が報告された[5]．近年，大脳皮質基底核変性症（corticobasal degeneration：CBD）の疾患感受性遺伝子についても報告がなされ，*MAPT*および*MOBP*が両者に共通することが明らかになった[6]．*MOBP*遺伝子にコードされるmyelin-associated oligodendrocyte basic proteinは，オリゴデンドロサイトに豊富に発現するミエリン塩基性蛋白に類似した蛋白質で，中枢神経の髄鞘にのみ発現する．CBD/PSPの病態への関与についての報告はなく，今後の課題である．

　また近年，環境因子として，環境有害物質がPSPの発症に関連する可能性が報告されている．米国における多施設症例対照研究では，危険因子として井戸水の飲水期間が同定された．原因物質の特定はできなかったものの，PSPにおける環境因子の存在を示した初めての報告である[7]．また，北フランスのWattrelosにおけるPSPの多発発症も報告されている[8]．2005年からの10年間で92例が発症し，予測されるより12.3倍発症率が高かった．この地域は産業廃棄物として，燐鉱におけるクロム酸塩や，織物染色・なめし革におけるメタルが問題になっている．

2　症状と神経学的所見

― キーポイント ―

- 典型例では垂直性核上性注視麻痺，発症早期からの姿勢保持障害と転倒，体軸性強剛，認知症などを呈し，Richardson症候群と呼ばれる．
- パーキンソニズムを呈するが，Parkinson病と異なり「四肢より体軸が硬い」，「L-dopaの効果が乏しい」「頸部以下の姿勢が垂直である」などの特徴を有する．
- Richardson症候群以外に，Parkinson病様の経過をとるタイプや，歩行や言葉のすくみ現象が長期に先行するタイプ，四肢体幹失調が先行するタイプなどのほか，頻度は少ないが，大脳皮質徴候が前景に立つタイプもみられる．

ⓐ　垂直性核上性注視麻痺

　垂直性核上性注視麻痺は，PSPの主症候であるが，初期からみられるわけではなく，2～3年たってから現れる[3]．核上性注視麻痺とは「随意性の眼球運動は障害されるが，頭位変換眼球反射は保たれる」ことを指す．まず上下方向への制限が出現し，その後水平方向への制限が現われ[3]，最終的に眼球は外斜視で固定する場合が多く，頭位変換眼球反射も消失する．

　眼球運動は，指標追跡眼球運動と自発的な眼球運動に分類される．正常では指標追跡眼球運動は円滑であるのに対し，自発的な眼球運動は衝動性である．PSPでは注視麻痺に先立って衝動性眼球運動，とくに垂直方向の動きが緩徐化することから，注視麻痺出現前の重要な所見とされ，PSP臨床診断基準（**表1**）の必須項目になっている[9]．

ⓑ　姿勢保持障害

　眼球運動障害と異なり，初期から出現する場合が多い[3]．「とにかくよく転ぶ」のがPSPの特徴である．初期から姿勢保持障害が高度であり，バランスを失った場合に上肢で防御する反応が起きないために，枯れ木が倒れるように転倒し，頭部や顔面の外傷が多い．他疾患に比べ

表1　NINDS-SPSPの診断基準

1．必須項目
- 緩徐進行性
- 40歳以上の発症

- Probable
  垂直性核上性注視麻痺と発症後1年以内に生じる転倒を伴う姿勢保持障害

- Possible
  垂直性核上性注視麻痺を認めるか，あるいは垂直性衝動性眼球運動の緩徐化と発症後1年以内に生じる転倒を伴う姿勢保持障害の両者を認める

- Definite
  臨床上ProbableあるいはPossible　PSPを満たし，かつ病理組織学的に典型的PSPであること

2．除外項目
最近の脳炎の既往
他人の手徴候，皮質性感覚障害，局所性の前頭あるいは側頭頭頂葉萎縮
L-dopa治療に関連のない幻覚あるいは妄想
Alzheimer型皮質性認知症（著明な健忘および失語あるいは失認）
著明な早期の小脳性運動失調あるいは著明な説明のできない自律神経障害（著明な低血圧あるいは排尿障害）
高度な非対称性のパーキンソニズム
神経放射線学的に関連のある構造異常（基底核や脳幹の梗塞，葉性萎縮）
PCRで確認されたWhipple病

3．支持的所見
左右対称性の無動あるいは筋強剛で，遠位部より近位部に優位
頸部の異常姿勢，とくに後屈位
L-dopa治療に対するパーキンソニズムの反応が乏しいか欠如
早期の嚥下障害と構音障害
早期の認知障害，少なくとも以下の2項目を含む：無感情，抽象的思考の障害，語彙の流暢性低下，模倣行為あるいは使用行為，前頭葉徴候

（文献9より和訳して引用）

て転び始める時期が早期であることから，診断基準（**表1**）においても「発症1年以内の転倒を伴う姿勢保持障害」は必須項目である[9]．しかし，実際には車椅子やベッドからの転落は進行期までみられ，転倒・転落は長期にわたり，介護上の大きな問題となっている（ケアの項目参照）．

c パーキンソニズム

　PSPはパーキンソニズムを呈する疾患でありながら，Parkinson病とはかなり異なる臨床像を示す．まず初期には四肢の強剛はみられない場合が多く，筋トーヌスが低下していることもしばしばである．強剛は四肢よりも頸部や体幹に優位であるという特徴がみられる[3]．L-dopaによる症候の改善は乏しく，一過性に効果がみられても持続することはない．振戦はPSPでは

まれではなく[10]，振戦で発症する例も存在する．PSP-Pでは初期から四肢に左右差のある強剛がみられ，振戦を伴い，L-dopaが中等度効くことから初期にはParkinson病と診断されている場合が多い[11]．また，PSP-PAGFでは歩行あるいは言葉のすくみ現象が長期間先行する[12]．

d 言語障害・嚥下障害

　言語障害は比較的早期から現れ，slurred speechがもっとも多い[3]．その他，無言，小声，吃音，構音障害，爆発性言語，嗄声，同語反復，保続，早口などさまざまである．嚥下障害は平均2〜3年目で出現し，他の変性性パーキンソニズムより早期に出現する．嚥下障害は生命予後に関連することから，嚥下リハビリテーション，口腔ケアなどを行い，摂食方法の指導・食材の検討など早期から評価・介入することが重要である（ケアの項目参照）．

e 前頭葉徴候・認知障害

　PSPの認知障害は，前頭葉の障害による症候が中心である．把握反射や視覚性強制探索，模倣行動，使用行動など，前頭葉徴候が早期から現れる．前頭葉は動作の開始・終了を司るため，開始ができないと無動・無言となり，終了ができないと保続あるいはapplause signとして現れる．わかってはいてもその場になると状況判断ができず，環境依存的に行動してしまうため，窒息や転倒の原因となる．記憶や失見当識は軽いことが多いが，正解を得るまでに時間を要する．

1）Richardson症候群以外の病型（表2）

　表2に示すように現在少なくとも10の臨床病型が報告されている[4, 11〜19]．

表2　PSPの臨床亜型	
サブタイプ	臨床的特徴
Richardson症候群 （PSP-RS） [PSP-Richardson-syndrome：PSP-RS]	原著に記載された典型的な臨床像である病初期からの転倒を伴う姿勢保持障害，垂直性核上性注視麻痺，体軸性強剛，認知症を呈する．NINDS-SPSPの臨床診断基準を満たす症例は，この臨床病型に該当する．PSPは病理診断名として使用されることから，混乱を避けるために臨床診断名としてはRichardson症候群（PSP-RS）と呼ぶことが望ましい．
PSP with Parkinsonism （PSP-P）[11] [PSP with predominant parkinsonism：PSP-P]	2005年，Williamsらにより提唱された第2の臨床病型で，左右差をもって発症し，振戦衝動的な姿勢時振戦および4〜6 Hzの安静時振戦）や無動を呈し，L-dopaが中等度有効である．このためParkinson病と診断されるが，進行が急速であること，体軸にも強剛を認めること，L-dopa反応性が弱く，その効果は通常，2〜3年で減弱，消失する．病初期には転倒，眼球運動障害，認知症を認めない．生存期間はPSP-RSより長いが，進行期になるとRSと区別がつかなくなる．

（文献19をもとに著者作成）

A　大脳・基底核　3. 進行性核上性麻痺　*87*

表2　PSPの臨床亜型（つづき）

サブタイプ	臨床的特徴
PSP with pure akinesia with gait freezing (PSP-PAGF) [12] [PSP with progressive gait freezing ：PSP-PGF]	本邦より「L-dopa無効の純粋アキネジア」として報告されていた病型で，2007年，Williamsらにより第3の臨床病型として名付けられた．病初期に歩行または発語のすくみ現象がみられ，振戦はなく，L-dopaの持続的効果を認めない．発症から5年以内には振戦，強剛，認知症，眼球運動障害は認めない．画像検査にてラクナ梗塞や虚血性白質病変を除外する必要がある．罹病期間は平均13年と長く予後は良好である．
PSP with predominant cerebellar ataxia (PSP-C) [13, 14]	主に本邦から報告されている臨床病型で，病初期から小脳性運動失調を主徴とするため脊髄小脳変性症と診断される．画像検査では病初期には小脳萎縮は目立たないが，進行すると橋小脳槽の拡大やハミングバードサインを認める．
PSP with corticobasal syndrome (PSP-CBS) [15] [PSP with predominant corticobasal syndrome：PSP-CBS]	Corticobasal syndrome（CBS）は大脳皮質徴候（皮質性感覚障害，失語，ミオクローヌス，他人の手徴候など）と錐体外路徴候（筋強剛，無動，ジストニア，振戦など）を一側性に呈する症候群で，その背景病理としては，大脳皮質基底核変性症（CBD）やAlzheimer病が多いが，PSPの中にもCBSを呈する症例が存在する．
PSP with progressive nonfluent aphasia (PSP-PNFA) [16] [PSP with predominant speech/ language disorder：PSP-SL]	進行性非流暢性失語（PNFA）の特徴である非流暢な自発語を呈し，失文法，音韻性錯語，失名辞を伴う．言語表出面の障害が潜行性に発症し緩徐に進行するが，他の認知機能は障害されないか，障害されても軽度にとどまる．
PSP with frontotemporal dementia (PSP-FTD) [17] [PSP with predominant frontal presentation：PSP-F]	人格変化，行動異常，アパシー，脱抑制など，前頭側頭型認知症（FTD）の臨床像を呈する臨床病型．
PSP-primary lateral sclerosis (PSP-PLS) [18]	上位運動ニューロン徴候が前景に立つタイプで構音障害，嚥下障害を伴う．非常にまれである．
PSP- postural instability (PSP-PI) [4] [PSP with predominant postural instability：PSP-PI]	転倒を伴う姿勢保持障害が先行し，核上性注視麻痺や衝動性眼球運動の異常を認めない．
PSP- oculomotor OM (PSP-OM) [4] [PSP with predominant ocular motor dysfunction：PSP-OM]	核上性注視麻痺や衝動性眼球運動が先行し，転倒を伴う姿勢保持障害はみられない．

[　]内は新診断基準における名称．

（文献19をもとに著者作成）

3 病理と発症機序

― キーポイント ―

- PSPは神経細胞内およびグリア細胞内に4リピート優位のタウ蛋白が蓄積する疾患で，現在ではタウオパチーに分類されている．
- 病変部位は，脳幹部被蓋，黒質，淡蒼球・視床下核，小脳歯状核，前頭葉，視床，被殻，橋核，下オリーブ核など広範である．
- PSPに特異的な病理所見は，核から房状にタウ蛋白が蓄積する房状アストロサイト（tufted astrocyte）である．

　病変部位は，脳幹部被蓋，黒質，淡蒼球・視床下核，小脳歯状核，前頭葉，視床，被殻，橋核，下オリーブ核など広範である[1]．肉眼的には前頭葉皮質穹窿面の萎縮（図1A-a）淡蒼球・視床下核の褐色調萎縮（図1A-a），中脳・橋被蓋の萎縮，黒質の高度褪色と青斑核の軽度褪色（図1A-b，c），小脳歯状核の萎縮を認める[18]（図1A-d）．組織学的には，変性領域の神経細胞脱落とグリオーシス，神経細胞内にglobose typeの神経原線維変化（neurofibrillary tangle：NFT）（図1B-a，b，e，f）[19]，neuropilにはthreadsがみられる．小脳歯状核では神経細胞脱落とともにグルモース変性を認める．アストロサイトやオリゴデンドログリアなどのグリア細胞にもcoiled bodyなど，タウ蛋白の封入体が出現する（図1B-d，h）が，PSPに特異的な病理所見は核から房状にタウ蛋白が蓄積する房状アストロサイト（tufted astrocyte）とされる（図1B-c，g）[20]．これらタウ蛋白はCBD同様4リピート優位で，PSPはタウオパチーに分類されている．

　病型により病変分布のアクセントが異なる．図2に病理学的なサブタイプと臨床病型を示す[21]．Typical PSP typeでは，典型的なRSを呈し，わが国ではPSPの57％を占める．SCD（spinocerebellar degeneration）-like typeは，PSP全体の16％を占め，通常の変性部位に加え，橋核，小脳白質にも変性が強く，臨床像はPSP-Cのパターンを示す．一方，淡蒼球・視床下核，黒質に変性が限局するPNL（pallido-nigro-luysian）typeでは，PSP-PあるいはPSP-PAGFの臨床像を示し，あわせてPSP全体の18％を占める．大脳皮質・白質に左右差を伴う強い変性を認めるCBD-like typeでは，大脳皮質徴候が前景に立つ臨床像（PSP-CBS，PSP-PNFA，PSP-FTDなど）を示すが頻度は少なく，全体で1割以下である[22]．

A 大脳・基底核　3. 進行性核上性麻痺　89

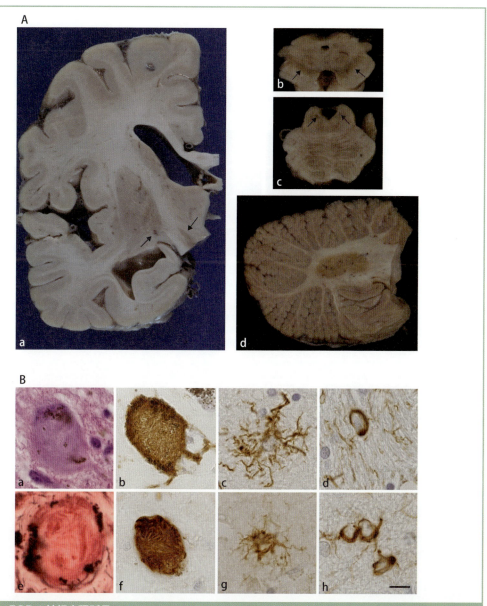

図1　PSPの神経病理所見

A：PSPの脳の肉眼所見
　進行性核上性麻痺の脳の肉眼所見
　a：淡蒼球（矢印），視床下核（矢印）の褐色調萎縮と前頭葉皮質穹隆面の軽度萎縮．b：中脳被蓋の萎縮と黒質の高度褪色（矢印）．c：橋被蓋の萎縮と青斑核の軽度褪色（矢印）．d：小脳歯状核の萎縮．
B：PSPの組織学的所見
　進行性核上性麻痺の組織学的所見
　a：Globose型神経原線維変化（neurofibrillary tangle, NFT），HE染色．b：NFT　リン酸化タウ免疫染色．c：Tufted astrocyte　リン酸化タウ免疫染色．d：Coiled body　リン酸化タウ免疫染色．e：NFT Bodian染色．f：NFT　4リピートタウ免疫染色．g：Tufted astrocyte　4リピートタウ免疫染色．h：Coiled body　4リピートタウ免疫染色．Bar＝10μm．

（吉田眞理：運動障害 24：61-70, 2014より許諾を得て転載）

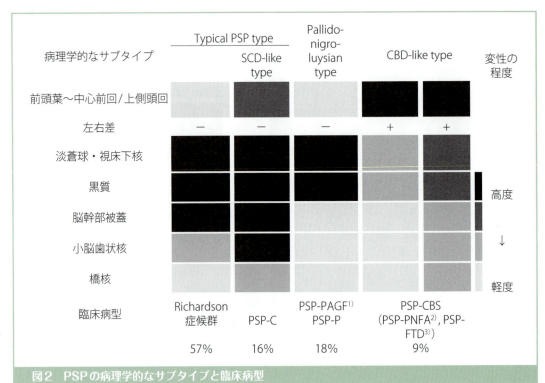

図2 PSPの病理学的なサブタイプと臨床病型
新診断基準の略称：1）PSP-PGF，2）PSP-SL，3）PSP-F．

(文献21をもとに著者作成)

4 脳の画像所見

─ キーポイント ─

- PSPに特徴的な画像所見は，MRI矢状断像における中脳被蓋の萎縮で，「ハミングバードサイン」と呼ばれる．
- その他，MRIでは第3脳室の拡大，前頭葉の萎縮，上小脳脚の萎縮がみられ，淡蒼球のT2延長が観察される場合がある．
- 脳血流SPECTでは，前頭葉の集積低下がみられ，DaT SPECTでは，黒質線条体ニューロンの変性を反映し，初期から高度の機能低下を認める例が多い．

　病理所見を反映した画像所見が認められる．テント下の所見としては中脳や橋など，脳幹被蓋の萎縮が認められる（図3a，b，c）．中脳被蓋や橋被蓋はT2強調画像では高信号を呈する場合がある（図3b矢印）．矢状断像では中脳被蓋はハチドリのくちばし状に萎縮し，「ハミングバードサイン」として観察される（図3a矢印）．上小脳脚の萎縮もPSPの特徴的な所見であるが，冠状断のthin sliceで確認する必要がある（図3e矢印）．これらの所見は初期には存在しない点およびPSP以外の疾患でも認められる点に注意する．進行すると第4脳室の拡大（図3c矢印），橋小脳槽の拡大が観察される（図3c矢頭）．テント上の所見では第3脳室の拡

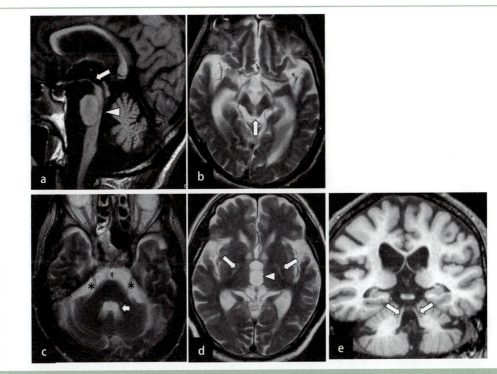

図3　PSPのMRI所見

a：正中矢状断では，中脳被蓋（矢印）や橋被蓋の萎縮が認められ（矢頭），中脳吻側はハチドリのくちばし状に萎縮し「ハミングバードサイン」と呼ばれる（矢印）．
b：T2強調像では，中脳被蓋の萎縮とともに，T2延長がみられる場合がある（矢印）．
c：進行すると，第4脳室の拡大（矢印），橋小脳槽の拡大（アスタリスク）を認める．
d：第3脳室の拡大（矢頭）や前頭葉の萎縮はほぼ全例で認める．淡蒼球のT2延長（矢印）は，感度は低いが特異度が高い所見であり，存在すれば有力な手がかりとなる．
e：冠状断のthin sliceで上小脳脚の萎縮（矢印）がみられる．

大（図3d矢頭），前頭葉の萎縮はほぼ全例で認められる（図3d）．淡蒼球のT2延長（図3d矢印）は，感度は低いが，特異度は高い所見とされている[23]．PSP-Cでは初期には小脳性運動失調を認めても小脳萎縮を認めず，進行すると脳幹被蓋の萎縮に加え，橋底部の萎縮や小脳皮質の萎縮を伴わない小脳萎縮が加わる[13]．またPSP-PやPSP-PAGFでは脳幹被蓋や上小脳脚の萎縮がみられないことが多いが，淡蒼球のT2延長を認めた場合，診断の手がかりになる．

DaT SPECTでは黒質線条体ニューロンの変性を反映し，初期から高度に低下する例が多く，線条体にほとんど集積を認めないburst striatum例もしばしば観察される．脳血流SPECTでは前頭葉の血流低下を認める例が多い．

5 検査所見

― キーポイント ―

- NINDS-SPSPの診断基準では，著明な早期の低血圧および排尿障害は除外項目の1つであり，病初期に自律神経障害を認めないことが他疾患との鑑別に重要である.
- しかし，自律神経障害に対する検査では，心血管系では軽度の起立性低血圧，排尿障害では高頻度に過活動膀胱，またほとんどの症例で睡眠障害を認めることに注意が必要である.
- 病初期から自律神経障害が顕在化することはまれであり，高度の自律神経障害やMIBG心筋シンチグラフィーにおけるH/M比の低下を認めた場合は，Lewy小体病の合併も考慮すべきである.

a 心・血管系

起立性低血圧については認めないか，存在しても軽度である[24]．Aschner試験における反射性徐脈，寒冷昇圧試験における反射性血圧上昇，CV_{R-R}，Valsalva ratio，QTc interval などについては，正常対照者と差がなかったとする報告がほとんどである[23]．

b 排尿障害

PSPの排尿障害は最近の研究では決してまれではなく，PSP臨床評価尺度（PSP rating scale）にも尿失禁が含まれている[25]．PSPの排尿障害をPDおよび多系統萎縮症（multiple system atrophy：MSA）と比較した検討によれば，PSPでは多様な排尿障害が存在し，蓄尿症状は57%，排出症状は56%に認められた[26]．また，ウロダイナミクスにおける排尿筋過活動は81%で観察され，PD（69%）やMSA（67%）より高頻度であった．蓄尿障害はPD，MSAと同等で，排出障害はMSAより軽度でPDよりも高度であるとされている[26]．

c 睡眠障害

PSPにおける睡眠障害はほとんどの症例で生じ，不眠症，過眠症を呈する．終夜ポリソムノグラフィー検査（PSG）[27,28]では，入眠潜時の延長，中途覚醒，早朝覚醒が認められ，その結果，全睡眠時間は短縮する．これらの所見は病期の進行とともに増悪する．睡眠の断片化もみられる．レム睡眠も減少し，進行期にはほとんど消失する．これは脳幹のコリン系ニューロン，とくに脚橋被蓋核の変性・減少によるものと考えられている．レム睡眠行動障害（RBD）も合併することが報告されている．頻度に関しては，臨床的にPSPと診断された15例の検討で，PSG上，筋活動抑制を伴わないレム睡眠（REM sleep without atonia：RWA）が4例（27%）に認められた[27]．また一部の症例では睡眠時無呼吸症候群や周期性四肢運動症も合併しうる．

d MIBG心筋シンチグラフィー

H/M比の低下はみられず，PDやLewy小体型認知症（DLB）との鑑別に有用であるとの報告が多い[29]．PSPの中にはH/M比が軽度低下するという報告があり，amytriptirineなど薬剤内服が関連しているとされる．既報はほとんどが臨床例での検討であるが，PSPの中にはH/M比が1近くまで低下している例が存在し[30]，そのような例は病理学的にLewy小体病を合併していた[24]．PSPでH/M比の低下を認めた場合は，Lewy小体病の合併も考慮すべきである.

6 診 断

── キーポイント ──

- NINDS-SPSPの診断基準では垂直性核上性注視麻痺と発症1年以内の姿勢保持障害・易転倒性が重視されるが，これらの所見を認めない亜型が存在するため感度が低い．
- 現在，少なくとも10の病型が報告された．本邦にみられる病型として，小脳性運動失調を主徴とするPSP-Cが存在する．
- 将来の病態抑止療法の実現を考えた場合，早期診断とPSP mimics（PSP-look-alike syndrome）をいかに正しく除外できるかが重要である．
- 2017年に新診断基準が発表され，Richardson症候群以外の病型についても診断基準が提唱された（コラム参照）．

a 診断基準と臨床亜型

　Litvanらにより作成された診断基準が使用されてきた（表1）[9]．垂直性核上性注視麻痺と発症1年以内の姿勢保持障害・易転倒性が重視されている．これはPSPとして典型的な臨床像を示すRichardson症候群のための診断基準として特異性が高く，Parkinson病との鑑別には有用であるものの，これらの所見を認めないPSPが存在するため感度が低いという欠点がある．

　また欧米および本邦で，PSPの非典型例を分類する試みがなされた．現在，少なくとも10の病型が報告されている（表2）．2017年に新診断基準が発表され，Richardson症候群以外の病型についても診断基準が提唱された（コラム参照）．さらに，本邦にみられ，欧米でまれな病型として小脳性運動失調を主徴とするPSP-Cがある[13, 14]．脊髄小脳変性症との鑑別が問題になるため注意が必要で，病初期から小脳性運動失調を認めるものの，小脳萎縮が目立たない症例では鑑別診断として検討する．著明な自律神経障害や頭部MRIでhot cross bun signを認めない点で，多系統萎縮症とは鑑別が可能である[14]．診断基準が提唱されたが（表3），今後の検証の必要がある．

表3　PSP-Cの臨床診断基準

必須項目

A. 緩徐進行性
B. 40歳以上の発症
C. 垂直性核上性注視麻痺
D. 発症2年以内の体幹かつ四肢の小脳性運動失調
E. 発症2年以内の転倒を伴う姿勢保持障害

除外項目

著明な自律神経障害（MSA改訂診断基準のprobable MSAの自律神経障害に準じる；尿失禁，もしくは起立後3分以内に少なくとも収縮期血圧が30 mmHgまたは拡張期血圧が15 mmHg低下する）
頭部MRIでのhot cross bun sign

判定

Probable PSP-C；A＋B＋C＋D＋E
Possible PSP-C；A＋B＋D＋E

（Shimohata T, et al：Mov Disord **30**（**Suppl 1**）：847，2015より和訳して引用）

表4 PSP臨床評価尺度 (PSP rating scale)

カテゴリー	評価項目	スコア	カテゴリー小計
1 日常生活動作	1 会話における能動性の退行	0〜2	
	2 易刺激性	0〜2	
	3 固形物の嚥下障害	0〜4	
	4 箸・茶碗使い，ボタンかけ，手洗い・洗顔	0〜4	0〜24
	5 転倒	0〜4	
	6 尿失禁	0〜4	
	7 睡眠障害	0〜4	
2 精神機能検査	8 見当識障害	0〜4	
	9 精神緩慢	0〜4	0〜16
	10 感情失禁	0〜4	
	11 強制把握/模倣行動/利用行動	0〜4	
3 球症状検査	12 構音障害	0〜4	0〜8
	13 嚥下障害	0〜4	
4 核上性眼球運動検査	14 随意的上方視	0〜4	
	15 随意的下方視	0〜4	
	16 随意的側方視	0〜4	0〜16
	17 眼瞼機能不全	0〜4	
5 四肢運動検査	18 四肢筋強剛	0〜4	
	19 四肢ジストニア	0〜4	
	20 指タップ	0〜2	
	21 つま先タップ	0〜2	0〜16
	22 手の失行	0〜2	
	23 振戦	0〜2	
6 歩行・体幹	24 頸部筋強剛あるいはジストニア	0〜4	
	25 椅子からの起立	0〜4	
	26 歩行	0〜4	
	27 姿勢安定性	0〜4	0〜20
	28 着座	0〜4	
	総計		0〜100

（文献25をもとに著者作成）

ⓑ PSP臨床評価尺度（PSP-rating scale）（表4）

2007年にGolbeらにより，PSPの臨床上の尺度としてprogressive supranuclear palsy rating scale（PSPRS）が提唱された[25]．これは6つのカテゴリーと28の下位評価項目から構成され，それぞれの項目は2点満点あるいは4点満点で合計点は0〜100点となる．合計スコアは1年で平均11.3点ずつ増加し，スコアは機能予後，生命予後と関連するとされている．欧米で行われている病態抑止治療は，本尺度を用いて施行されている．

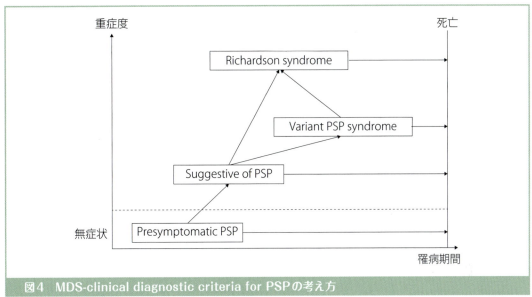

図4 MDS-clinical diagnostic criteria for PSPの考え方

(Boxer AL, et al：Lancet Neurol **16**：552-563, 2017をもとに著者作成)

ⓒ 病態抑止療法実現に向けての課題

　将来の病態抑止療法の実現を考えた場合，まず問題になるのはいかに早期に診断をするかということである．早期診断のためは，早期診断を可能とする新しい診断基準，バイオマーカーの確立が重要である．診断基準としては，movement disorder society（MDS）が，MDS-clinical diagnostic criteria for PSPを作成しており，RSと非典型例であるvariant PSP syndromeをdefinite，probable，possibleに分けて診断するほか，さらにsuggestive of PSPとしてより早期の症例を同定することを目指している（図4）．一方，診断バイオマーカーとしては，タウPET[31]や，血漿ニューロフィラメント軽鎖[32]が期待される．

　また臨床診断がPSPとして典型的なRSでありながら，病理診断がPSPではない症例がある．RSの中で背景疾患がPSPは約8割と報告されている[33]．残りの約2割はPSP mimicsないしPSP-look-alike syndromeと呼ばれている（図5）．将来の病態抑止療法の実現には，これらの症例をいかに正しく除外できるかが重要である．

7 治療とケア

―― キーポイント ――

- 薬物療法の前に，リハビリテーション（以下，リハビリ）を行うことが基本である．
- リハビリとあわせ，抗Parkinson病薬を中心とした対症療法を行う．
- 病態抑止治療が開始されているが，現在有効性の示された治験はない．
- 転倒予防と嚥下障害および誤嚥性肺炎予防のためのケアが重要である．

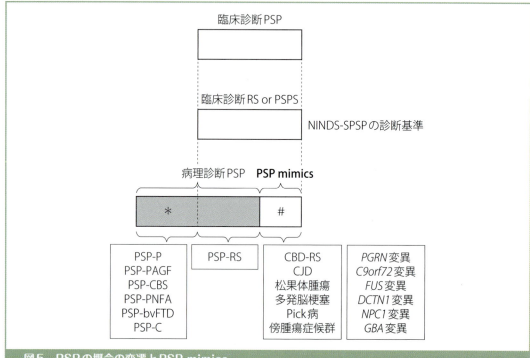

図5　PSPの概念の変遷とPSP mimics

古典的な臨床疾患概念であるPSPは，現在，NINDS-SPSPの診断基準で，Richardson症候群ないしPSPSと診断される．またその背景病理はPSPと診断されるものと，PSP以外のPSP mimicsといわれるものに大別される．一方，病理診断がPSPでありながら，臨床的にRichardson症候群を呈さないものもある（＊）．
PSP：progressive supranuclear palsy．RS；Richardson syndrome．PSP-P：PSP with parkinsonism．PSP-PAGF：PSP with pure akinesia and gait freezing．PSP-CBS：PSP with corticobasal syndrome．PSP-PNFA：PSP with progressive nonfluent aphasia．PSP-bvFTD：PSP with behavioral variant frontotemporal dementia．PSP-C：PSP with predominant cerebellar ataxia．CJD：Creutzfeldt-Jakob disease．PGRN：progranulin．FUS：fused in sarcoma．DCTN1：dynactin 1．NPC1：Niemann-Pick C1．GBA：glucocerebrosidase．

（下畑享良：MDSJ Letters 10（2）：4-7, 2017をもとに著者作成）

a　リハビリテーション

PSPでは動きが悪いために，動かなくなり，動かなくなると筋力低下が進行し，ますます動けなくなるという悪循環をきたしている場合が多い．初期から進行期までリハビリを行うことが基本である．また，初期には転倒予防のための動作指導や住居環境整備なども重要である．

b　薬物療法

パーキンソニズムに対し，L-dopa合剤，amantadine，trihexyphenidyl，droxidopaなどを用いる．初期にはL-dopa合剤が効く場合があるが，効果は長続きしない場合が多い．一方PSP-Pでは効果があり，持続するとされる．PSPでは，pedunculopontine nucleusのコリン作動性ニューロンが障害されることが姿勢保持障害や認知機能の低下の要因と考えられていることから，donepezilをはじめさまざまなコリン作動薬が試みられているが，有効な薬物はない．

筆者の経験では坑コリン薬であるtrihexyphenidylは無動や無言，発動性低下に有効な場合が多いが，量が多いと発動性が上がりすぎ，突発的な行動が増える場合があるので少量（0.5錠あるいは0.25錠）から開始し，少量ずつ漸増し至適容量を決定するとよい．抗うつ薬であるamitriptyline，抗不安薬であるtandospironeは運動機能を改善したという報告がみられる．

c 病態抑止治療

欧米ではタウの過剰リン酸化を阻害する薬剤や抗タウ抗体などタウ蛋白に対する治験が開始されているが，現時点で有効性が示された薬剤はない[34]．

d ケ　ア

転倒および嚥下障害に対するケアがもっとも重要である．

初期から歩行不能になるまで，転倒・転落が多く，それに伴う外傷も多い．PSPの転倒は，著明な姿勢保持障害に加え，前頭葉機能低下による危険に対する認知力・判断力低下が相まって生じている．転倒のきっかけとなる行動は，排泄に絡んだ行動がもっとも多く，次いで「物を取ろうとして」「そばにある物に手が伸び（視覚性性強制模索），ベッドあるいは車椅子から転落など」が多い．転倒を予防するには，「あらかじめ排泄時刻を把握し早めにトイレに誘導する」，「日用品は手が伸びないよう片付ける」などの環境整備を行うとともに，保護帽，家具の角に保護クッションを貼るなど，受傷予防対策も必要である．

PSPの嚥下障害は，初期には摂食の異常が中心で，食物が口の中にある状態で次々と詰め込んでしまう傾向があり，食事時間も短い．「口の中が空になってから次の食物を摂取する」，「よくかんで飲み込むような声かけ」をする．嚥下障害の進行にあわせ，「食事形態を変える」，「嚥下体操を行う」，また，経口摂取のみでは十分な栄養摂取が困難になってきたら，胃瘻あるいは経鼻経管栄養を併用する．進行期では嚥下性肺炎の予防のため，口腔ケアや吸引も必要となる．嚥下障害の出現時期は生命予後と関連しており，また嚥下性肺炎は本症に必発で死因の中でもっとも多いことから，嚥下障害に対する治療はきわめて重要である．

厚生労働科学研究費補助金　難治性疾患政策研究事業「神経変性疾患領域における基盤的調査研究班」（研究代表者　中島健二）のホームページから「PSPの診療とケアマニュアル」をダウンロード可能である．現在改訂中であり，患者・家族向けに書かれているのでぜひ役立てていただきたい［PSP診療とケアマニュアル：http://plaza.umin.ac.jp/~neuro2/pdffiles/PSPv4.pdf（2018年4月参照）．

> コラム

PSPの新しい臨床診断基準

　MDS PSPスタディグループは，1996年以降の剖検診断または特異度の高い臨床診断基準を用いた論文を検索し，これをもとに診断基準を作成した[19]．従来からあるPSP-RS，PSP-P，PSP-CBSのほかに，PSP-PGF（progressive gait freezing），PSP-F（frontal presentation），PSP-OM（ocular motor dysfunction），PSP-SL（speech/language disorder），PSP-PI（postural instability）という臨床病型が定義された．臨床診断は確実性の面から，definite，probable，possible，suggestive of PSPの4段階に分類された．現在，日本語版の作成が進められている．

■文　献

1) Steele JC, et al : Progressive Supranuclear Palsy. A Heterogeneous Degeneration Involving the Brain Stem, Basal Ganglia and Cerebellum with Vertical Gaze and Pseudobulbar Palsy, Nuchal Dystonia and Dementia. Arch Neurol **10** : 333-359, 1964

2) Takigawa H, et al : Prevalence of progressive supranuclear palsy in Yonago : change throughout a decade. Brain Behav **6** : e00557, 2016

3) Litvan I, et al : Natural history of progressive supranuclear palsy (Steele-Richardson-Olszewski syndrome) and clinical predictors of survival : a clinicopathological study. J Neurol Neurosurg Psychiatry **60** : 615-620, 1996

4) Respondek G, et al : The phenotypic spectrum of progressive supranuclear palsy : a retrospective multicenter study of 100 definite cases. Mov Disord **29** : 1758-1766, 2014

5) Höglinger NM, et al : Identification of common variants influencing risk of the tauopathy progressive supranuclear palsy. Nat Genet **43** : 699-705, 2011

6) Kouri N, et al : Genome-wide association study of corticobasal degeneration identifies risk variants shared with progressive supranuclear palsy. Nat Commun **6** : 7247, 2015

7) Litvan I, et al : Environmental and occupational risk factors for progressive supranuclear palsy : Case-control study. Mov Disord **31** : 644-652, 2016

8) Caparros-Lefebvre D, et al : A geographical cluster of progressive supranuclear palsy in northern France. Neurology **85** : 1293-1300, 2015

9) Litvan I, et al : Clinical research criteria for the diagnosis of progressive supranuclear palsy (Steele-Richardson-Olszewski syndrome) : report of the NINDS-SPSP international workshop. Neurology **47** : 1-9, 1996

10) Fujioka S, et al : Tremor in progressive supranuclear palsy. Parkinsonism Relat Disord **27** : 93-97, 2016

11) Williams DR, et al : Characteristics of two distinct clinical phenotypes in pathologically proven progressive supranuclear palsy : Richardson's syndrome and PSP-parkinsonism. Brain **128** : 1247-1258, 2005

12) Williams DR, et al : Pure akinesia with gait freezing : a third clinical phenotype of progressive supranuclear palsy. Mov Disord **22** : 2235-2241, 2007

13) Shimohata T, et al : Clinical and imaging findings of progressive supranuclear palsy with predominant cerebellar ataxia. Mov Disord **31** : 760-762, 2016

14) Kanazawa M, et al : Early clinical features of patients with progressive supranuclear palsy

with predominant cerebellar ataxia. Parkinsonism Relat Disord **19**：1149-1151，2013

15）Tsuboi Y, et al：Increased tau burden in the cortices of progressive supranuclear palsy presenting with corticobasal syndrome. Mov Disord **20**：982-988，2005

16）Josephs KA, et al：Apraxia of speech and nonfluent aphasia：a new clinical marker for corticobasal degeneration and progressive supranuclear palsy. Curr Opin Neurol **21**：688-692，2008

17）Donker Kaat L, et al：Frontal presentation in progressive supranuclear palsy. Neurology **69**：723-729，2007

18）Josephs KA, et al：Atypical progressive supranuclear palsy with corticospinal tract degeneration. J Neuropathol Exp Neurol **65**：396-405，2006

19）Höglinger GU, et al：Clinical diagnosis of progressive supranuclear palsy：The movement disorder society criteria. Mov Disord **32**：853-864，2017

20）吉田眞理：リハビリと運動障害に係わるパーキンソニズムの鑑別疾患-進行性核上麻痺（PSP）と大脳皮質基底核変性症（CBD）の神経病理-. 運動障害 **24**：61-70，2014

21）Komori T, et al：Astrocytic plaques and tufts of abnormal fibers do not coexist in corticobasal degeneration and progressive supranuclear palsy. Acta Neuropathol **96**：401-408，1998

22）Yoshida M：Astrocytic inclusions in progressive supranuclear palsy and corticobasal degeneration. Neuropathology **34**：555-570，2014

23）Stamelou M, et al：Magnetic resonance imaging in progressive supranuclear palsy. J Neurol **258**：549-558，2011

24）饗場郁子ほか：進行性核上性麻痺と自律神経障害. 神経内科 **83**：44-53，2015

25）Golbe LI, et al：A clinical rating scale for progressive supranuclear palsy. Brain **130**：1552-1565，2007

26）Yamamoto T, et al：Urinary Dysfunction in Progressive Supranuclear Palsy Compared with Other Parkinsonian Disorders. PLoS One **11**：e0149278，2016

27）Arnulf I, et al：REM sleep behavior disorder and REM sleep without atonia in patients with progressive supranuclear palsy. Sleep **28**：349-354，2005

28）Sixel-Döring F, et al：Polysomnographic findings, video-based sleep analysis and sleep perception in progressive supranuclear palsy. Sleep Med **10**：407-415，2009

29）Yoshita M：Differentiation of idiopathic Parkinson's disease from striatonigral degeneration and progressive supranuclear palsy using iodine-123 meta-iodobenzylguanidine myocardial scintigraphy. J Neurol Sci **155**：60-67，1998

30）織茂智之：パーキンソン病におけるMIBG心筋シンチグラフィーの意義. Brain Nerve **64**：403-412，2012

31）Marquié M, et al：Validating novel tau positron emission tomography tracer [F-18] -AV-1451（T807）on postmortem brain tissue. Ann Neurol **78**：787-800，2015

32）Rojas JC, et al：Plasma neurofilament light chain predicts progression in progressive supranuclear palsy. Ann Clin Transl Neurol **3**：216-225，2016

33）Josephs KA, et al：Diagnostic accuracy of progressive supranuclear palsy in the Society for Progressive Supranuclear Palsy brain bank. Mov Disord **18**：1018-1026，2003

34）Poewe W, et al：Therapeutic advances in multiple system atrophy and progressive supranuclear palsy. Mov Disord **30**：1528-1538，2015

（饗場　郁子，下畑　享良）

第Ⅱ章 疾患各論

A 大脳・基底核

4. 大脳皮質基底核変性症

すぐに役立つ 診療のエッセンス

- 顕著な左右差を認める固縮，無動や，原因不明，かつ進行性の失語，失行などの大脳皮質症状，あるいは双方を認めた場合にはcorticobasal syndrome（CBS）を考慮する．
- 発症早期には認知症（記憶障害）は認めない．
- MRI，脳血流シンチグラム，トラクトグラムはCBSの診断に有用であり，Rolando溝近傍の萎縮，および血流低下を認める．
- CBDの病理学的中核所見はRolando溝近傍の大脳皮質の萎縮と，タウ陽性線維threadとastrocytic plaque，oligodendrogliaにみられるcoiled body，神経細胞病変ではballooned neuronである．
- CBSは症候群であり，さまざまな病因によりCBSを生じる．
- 原因療法や対症療法は開発されていないが，症状緩和のためにドパミン補充療法やドパミンアゴニスト投与，拘縮に対するボツリヌス療法，時に深部脳刺激療法などが行われている．
- 罹病期間は5年程度である．
- 死因は誤嚥，転倒などによる外傷が多い．

1 臨床疫学

キーポイント

- 98％以上が50歳以降に発病し緩徐に進行する．
- 本邦では3,500人程度の患者が難病法で認定されており，有病率は人口10万人当たり2人と推定される．

　大脳皮質基底核変性症（corticobasal degeneration：CBD）は，中年期以降に発症し，緩徐に増悪を示す神経変性疾患で，主病巣はRolando溝近傍にあり，病理学的には大脳皮質と皮質下神経核（とくに黒質と淡蒼球）の神経細胞が変性・脱落し，神経細胞およびグリア細胞内に異常リン酸化タウが蓄積する疾患である．近年，大脳皮質基底核変性症は現在，病理診断で確定された際はCBD，臨床診断である場合はcorticobasal syndrome（CBS）として論じられることが多い．これは障害される大脳皮質の部位により臨床症候が多彩となること，大脳基底核症状も症例によりさまざまであることから，さまざまな臨床病型が報告されていることによる．すなわち，CBDは臨床診断が困難な神経変性疾患の1つである．

　臨床診断が困難であるため，疫学調査に関してはどのような病型をCBSとして調査したかが問題となるため，データの解析を行うに当たっては留意する必要がある．臨床の実感としてはCBSと診断する症例は進行性核上性麻痺の1/3～1/5程度である．難病情報センター[1]によれば

CBS受給者数は3,500人で人口10万人当たり2人，進行性核上性麻痺は8,100人，人口10万人当たり5.8人とされる．本邦の疫学調査からはCBSと進行性核上性麻痺（progressive supranuclear palsy：PSP）との有病率の比は1：2.6とされ，これによれば人口10万人当たり6.9となる[2]．欧米の有病率は人口10万人当たり4.9〜7.3人とされる[3]．欧米人には遺伝性のタウオパチーの頻度が高いことが知られているが，有病率からみると日本人との差異は少ないといえる．

　臨床報告がなされた時代背景によりCBS，CBDと用語の混在があり正確さに欠くが，平均発症年齢は60歳代（40〜80歳代）で，罹病期間は5〜10年とされる．経過については医療の介入の程度などにより左右されるためさまざまであるが，死因は誤嚥性肺炎，栄養低下，転倒などによる外傷が多い．

2 症状と神経学的所見[1,4〜7]

― キーポイント ―

- 中年以降に発症し緩徐に増悪する左右差のある運動症状と，何らかの大脳皮質症状を認めた場合にはCBSを考慮する．
- 運動症状にはParkinson病に比較して顕著な左右差を認め，巧緻障害で発症し，次第に固縮，無動が増悪する．振戦やミオクローヌス，ジストニアも認める．
- 大脳皮質症状ではさまざまな型の失語，失行，他人の手徴候，皮質性感覚障害がみられる．
- 病初期には認知障害は認めない．
- 進行すると障害部位の拘縮，歩行障害，認知障害（前頭葉側頭葉型，記憶障害型双方を含む）を認めるようになり，最終的には失外套状態となる．

　臨床症状が多彩であるため，ここでは中核症状を示す群CBS-CBD（臨床診断-病理診断，以下同様に表記）についてのみ記載する．

a 病理所見からみたCBS-CBDの臨床症状

　CBS-CBDの臨床上の中核症状は①大脳皮質巣症状（遂行機能障害，さまざまな型の失語，言語障害，失行，他人の手徴候，皮質性感覚障害などの頻度が高い），②顕著な左右差のある無動，筋固縮，③L-dopaに反応の乏しいパーキンソニズム，である．その他，ジストニア，ミオクローヌスが症状の強い部位にみられることが多い．大脳に由来する症状群は臨床病理学的にはRolando溝近傍を主体とする，すなわち，前頭・頭頂葉病変に起因していると推定される．

b 初発症状と経過

　初発症状はさまざまであるが，運動症状としては一側性の巧緻障害と左右差が顕著な固縮，無動が多い．錐体外路徴候の中では固縮の頻度がもっとも高い．振戦はParkinson病と異なり，6〜8 Hz，不規則でミオクローヌスを混在する傾向がある．ミオクローヌスは病初期にみられることは少なく，進行期に運動障害初発部位に発現することが多い．障害部位は，失行，固縮，無動，ジストニアなどにより次第に拘縮する．経過に伴い対側の運動障害も発現し，障害が両側性（左右差を認める）となる．この時期には体軸の固縮，姿勢制御障害がみられるよう

になる．この時期には，前頭葉障害による注意障害や遂行障害も加味され，転倒傾向となる．言語障害としては構語障害，構音障害の双方が失語と相まってみられる．嚥下障害も次第に顕在化し，誤嚥，誤嚥性肺炎のリスクが増加する．

　大脳皮質症状はさまざまであるが，遂行障害，失語，言語障害の頻度が高い．失語症では進行性非流暢性失語（progressive non-fluent aphasia：PNFA）が多く，他の前頭葉症状を加味して語流暢性が低下し，無言となる症例が多い．CBS-CBDでは意味性失語（認知症）semantic aphasia（dementia）（SD）の頻度は低いとされ，これは大脳皮質病変の強弱によるものと思われる．記憶障害を含む認知症状は病初期には明らかではなく，患者は病態を把握しているため，心理的に不安定となる傾向がある．CBS-CBDで有名なのはAlien hand現象であるが，実際には20％程度の頻度である．四肢の失行は約半数にみられ，道具の使用，行為障害がみられる．注意障害，遂行障害，行動障害（behavioral change），人格変化も診断時に半数に認める．皮質性感覚障害，半側空間無視は病初期から最終診断時を通して20％程度にみられる．PNFA，行動異常型前頭側頭型認知症（behavioral variant frontotemporal dementia：bvFTD），SDにはそれぞれ診断基準があり，別項を参照されたい．

　転倒傾向が発現する時期には，一般に認知機能（前頭葉側頭葉型および記憶障害）も低下し，最終的には失外套状態に至る．

3 神経病理と発症機序

― キーポイント ―

- 障害部位の大脳皮質および大脳基底核で，神経細胞およびグリア細胞内に異常リン酸化タウの蓄積を認め，タウオパチー（4リピートタウオパチー）の1つである．
- CBDの神経病理学的診断基準は①大脳の局所性海綿状態，②astrocytic plaque，③coiled body，④thread，⑤ballooned neuronを認めることである．
- 発症早期には局所的な脳回の病変であるが，次第にびまん性に大脳皮質の変性像を認める．
- 神経病理学的に好発病変部位があり，Rolando溝近傍，前頭葉，頭頂葉などである．障害が少ない部位は海馬，海馬傍回である．
- 病理所見には加齢に伴う病変に他のタウオパチー病変，α-シヌクレイノパチー，TDP43プロテイノパチー病変を加味することがある．
- CBDとPSPは4リピートタウオパチーに分類されるが，蓄積するタウ蛋白の組成が異なり，この差異が臨床症状やタウの蓄積部位の差異をもたらす可能性がある．
- 家族内発症例があり，多くは*MAPT*遺伝子異常である．

a 神経病理（図1，表1）

　CBDの臨床像が多彩であることから，神経病理学的診断基準が定められた[8]．この神経病理学的基準では，従来，CBDの神経病理所見は大脳皮質萎縮，balloned neuronがみられること，黒質の変性がみられることが強調されてきたが，より正確に病理診断をするために免疫組織学的手法を加えている．

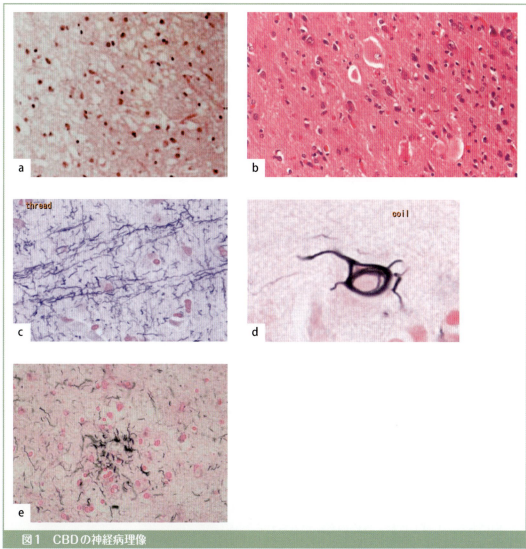

図1　CBDの神経病理像
a：大脳皮質の海綿状態（HE染色）．
b：balooned neuron（HE染色）．抗ニューロフィラメント抗体染色で染色される．
c：thread（Gallyas染色）．
d：coiled body（Gallyas染色）．
e：astrocytic plaque（Gallyas染色）．

1）肉眼所見

　　典型的CBDでは局所的な左右差のある大脳皮質の萎縮を認める．障害されている部位では脳回の狭小化がみられ，多くの場合病変はRolando回近傍である．上前頭回も障害される頻度が高く，次いで中，下前頭回が障害されやすいが，側頭葉や後頭葉は障害から免れる傾向がある．障害されやすい部位は認知症，進行性失語の病巣部位と一致するが，しばしば進行すると全般性脳萎縮となる．しかし，進行期にも大脳萎縮の程度の左右差は残存する．

　　割面では大脳皮質の萎縮は前頭葉後部（convexity）で目立ち，次いでfrontal opercular部，

第Ⅱ章 疾患各論

表1　組織学的に見たCBDの特徴的病理所見とその分布		
障害部位	分布	注釈
Gallyas/Tau陽性構造物 　神経封入体	大脳皮質 大脳基底核（線条体，淡蒼球） 視床と視床下核 黒質，青斑核	• 辺縁系の神経細胞の障害は軽微である． • タウ陽性treadは白質のほうが灰白質より多い傾向がある
Gallyas/Tau陽性構造物 Tread, coiled bodies	白質： 　Centrum semiovale 　Long tract（とくに錐体路） 　Striatal pencil fibers 　淡蒼球 　橋底部（縦走，横行線維） 灰白質： 　障害部位の皮質 　大脳基底核 　視床 　脳幹・小脳	
Gallyas/Tau陽性構造物 　Astrocytic plaque	障害部位の大脳皮質 基底核　（線条体）	• 診断価値が高い
Ballooned neurons	障害部位の皮質 基底核（稀）	
Neuronal loss	障害部位の大脳皮質 黒質 淡蒼球	• 表層の海綿状態，astrocytosisのほうが神経細胞脱落よりも目立つ • Meynert核や青斑核の神経細胞消失はごくわずかである

（文献8をもとに著者作成）

帯状回，側頭葉で目立つ．白質の容積低下がみられ，脳梁はしばしば非薄化する．尾状核頭部や視床は萎縮傾向にあり，黒質の色素脱落がみられるが，相対的に青斑核の色素は保たれる傾向にある．しばしば橋，延髄の萎縮がみられる．

2）組織学的所見

　CBDではタウ陽性の神経細胞病変とグリア病変を認めることが必須である．Thread病変は白質，灰白質ともにみられ，astrocytic plaqueはCBDの特徴の1つである．Gallyas染色がCBDのタウ病変を示すのに感度が高い．さまざまなリン酸化タウを染色する抗体があるが，詳細は成書に譲る．障害部位の大脳皮質の表層では海綿状態がみられる（図1a）が，微少空砲化はより広範な大脳皮質にみられる．同部位では神経細胞が膨化し染色性が低下したballooned neuronがみられ（図1b），無染色性神経細胞（acromatic neuron）と呼ばれることもある．この細胞はいわゆるcentral chromatolysisの状態にある神経細胞であるが，リン酸化neurofilament抗体やα-B-crystalin，HSP27で染色され，時にはユビキチンubiquitinでも染色されることがある．脳幹神経核ではCBDではしばしばglobose型神経原線維変化を認めることがあるが，これはCBDに特有な変化ではない．

　タウ陽性の線維性構造物がCBDでは灰白質，白質双方に多数認められるが，この線維の由来はグリア由来の線維がほとんどで，神経細胞由来の線維は少数であることが明らかとされて

いる（**図1c**）．タウ陽性の線維性構造物はPSPではグリア細胞体および近位細胞突起にグリア細胞体より近位の細胞突起に蓄積するのに対し，CBDではグリア細胞体への沈着はまれで，遠位細胞突起に多く沈着し，PSPよりも微細な線維として観察できる．タウ陽性線維の構造，沈着部位差の詳細についてはYoshidaの総説を参照されたい[9]．Oligdendrogliaにみられるタウ陽性構造物はCBDの特徴の1つでcoiled bodiesもしくはoligodendroglia microtubular massesと呼ばれる（**図1d**）．これはバンド上の線維がコイルのように巻いて見えるからである．一部のoligodendrogliaには多系統萎縮症でみられるようなglial cytoplasmic inclusion（GCI）を認めることもある．Thread様構造物は**図1e**に示すようにいわゆるastrocytic plaqueを形成し，これはCBDの特徴である．視床も多くの症例で病変を認め，とくに腹側外側核が障害されやすい．一方，赤核，視床下核の病変は軽度であることが多い．**表1**に組織学的にみたCBDの特徴的病変とその分布のまとめを示す．

　なお，神経病理学的検索を行ううえでの留意点はCBDにAlzheimer病変，α-synuclein病変，微少梗塞もしくは虚血病変，嗜銀顆粒病（argyrophilic grain disease：AGD）病変を合併することがあることである．

ⓑ 発症病理（表2，3，図2）

　CBDで病理学的に蓄積が確認されているのはリン酸化タウである．タウは微小管結合蛋白質（microtubule associated protein：MAP）の1つ（microtubule associated protein tau：MAPT）であるが，主に神経細胞に発現し，微小管の重合促進，安定化に働き，細胞の形態維持や機能発現，物質輸送に関与することが知られている．CBDは異常なタウがグリア細胞に蓄積する疾患の1つであるが，PSPよりもより遠位の樹状突起に蓄積する（病理の項参照）．神経細胞およびグリア細胞内に広範に異常リン酸化タウが蓄積する疾患群を，タウオパチーと総称し，CBDは蓄積する異常リン酸化タウの組成から4リピートタウオパチーに含められる．**表2**に示すように，4リピートタウオパチーに分類される疾患は現在，CBDを含む3疾患である．リン酸化タウの異常な蓄積の発症病理はまだ不明の点が多い．家族性発症例（*MAPT*遺伝子変異）でタウの発現が増加しているとの報告があるが，CBDでは4リピートタウの発現の増加はなかったとされる[10]．すなわち，4リピートタウの過剰発現が異常なタウを蓄積させているわけではなく，蓄積するタウの組成そのものの問題，異常タウの分解過程に障害が生じている可能性が示唆される．タウの組成については，Araiらは蓄積されている異常なタウにつき詳細なイムノブロットを行い，PSPとCBDとの差異を明らかとしている（**図2**）[11,12]．この結果によればCBDでは37 kDa付近に，PSPでは33 kDa付近に断片化タウバンドがみられ，この差異部分の蛋白質により，両者が生化学的に区別できること，この蓄積した断片タウ蛋白質の差異が蓄積タウの構造の差異や蓄積部位の差異をもたらし，さらには病理学的差異をもたらす可能性が示唆される．しかし，タウが神経細胞よりもグリア細胞に蓄積する機序については不明である．

　海外では家族性のCBDもあり，多くは*MAPT*遺伝子変異による．**表3**に*MAPT*遺伝子変異が関与する疾患を示したが，表現型としてはFTDP-17，PSP，CBDが多くを占める．多くは常染色体性優性遺伝である．CBDをきたす，報告されている遺伝子変異はp.N279 K変異，p.P301S変異，p.N410H変異で，Kouriら[13]によればMAPTv8，rs186977284の変異，

表2 タウオパチーの分類

3R tauopathies	Pick disease
4R tauopathies	PSP, CBD, Argyrophillic grain disease：AGD
3R and 4R tauopathies	Tangle-predominant dementia
Dementia lacking distinctive histopathology	
Dementia with motor neuron disease-type inclusion（FTD-MND）	

（Gene Reviews®をもとに著者作成）

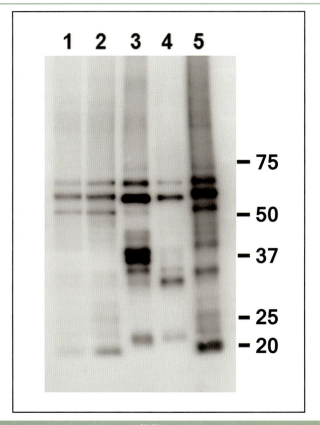

図2　CBDとPSPのタウimmunoblotでの差異

Lane1, 2はGRN変異症例，3はCBD, 4はPSP, 5はAlzheimer病．
Sarkosyl-insolble fractionのT46抗体によるバンドパターン．
CBDでは37kDa付近，PSPでは33kDa付近にバンドがみられる．

（東京都医学総合研究所　長谷川成人先生よりご提供）

　*MAPT3'UTR*はCBDのリスク変異とされる．最近，前頭側頭型認知症と病理学的に診断し，遺伝的背景を検討した報告があるが，これによると欧米ではFTD-CBSをきたす遺伝子変異は*PGRN*（proguranuoin）＞*MAPT*＞*C9orf72*の順とされる[14]．その他，*CSF1R*，*ataxin8*遺伝子変異でCBSを示した報告がある．なお，本邦での家族性CBDの報告は調べえた範囲ではなかった．

A　大脳・基底核　4. 大脳皮質基底核変性症　**107**

表3　*MAPT*遺伝子異常が関与する疾患群
• Frontotemporal dementia with parkinsonism-17（FTDP-17） • Progressive supranuclear palsy（PSP） • Corticobasal degeneration（CBD） • Mild late-onset parkinsonism • Dementia with epilepsy

（Gene Reviews®をもとに著者作成）

4　画像所見

─ キーポイント ─

- 画像や検査所見にも左右差がみられるのが特徴であるが，CT/MRIは初期には正常のこともある．病状の進行とともに非対称性の大脳萎縮（前頭葉，頭頂葉，Rolando溝の近傍の萎縮は必須）が認められる．
- 進行期には大脳白質病変の拡大がみられ，最終的にはびまん性脳萎縮，脳梁の萎縮を認める．
- MRIよりも機能画像の一種である脳血流シンチグラムで，よりCBSの病態に対応した画像が得られやすく，経過をみていくにも鋭敏である．
- MRIトラクトグラムも臨床像を反映し，経過観察に有用である．
- DATスキャンでは左右差があるドパミン神経の脱落を認める．

ⓐ MRI画像（図3）

大脳皮質徴候に合致した大脳皮質の非対称性萎縮を認める．多くは前頭頭頂葉優位に萎縮がみられやすく，Rolando溝近傍の非対称性萎縮である．この非対称萎縮とともに同側性の大脳脚の萎縮像を示すことが多い．中脳被蓋の萎縮は一般にはPSPの特徴的画像とされるが，CBSでも萎縮を示すことがある．

図3a～dは病理学的にCBDと診断した症例の発症早期のMRI画像である．症例は70歳男性で主訴は左手の巧緻障害，神経学的には左手の巧緻障害と無動，左上肢固縮，左皮質性感覚障害を認めた症例の発症1年目の画像所見を示す．左右差のある大脳皮質（Rolando溝近傍）と白質病変を認める．また図3bに示すように一次運動ニューロン線維の左右差を認める．図3cにはSAS像を示す．図3dは2年経過した時点でのVSRAD像でもRolando溝近傍，前頭葉，側頭葉に左右差を示しながら脳表萎縮部位の拡大を認める．なお，非対称性の大脳皮質の萎縮を示す神経変性疾患はCBDのみではなく，Alzheimer病，前頭葉側頭葉認知症があり，プリオン病や炎症性疾患でも脳炎や脳症がある[15]．

ⓑ 脳血流シンチグラム（図4）

CBDの病状をMRIよりも顕著に検出することが可能である．図4に病理学的にCBDと診断した症例の脳血流SPECTを示す．Rolando溝近傍での脳血流低下が検出できる．症例は68歳時左手の巧緻障害で発症例のECD-SPECT画像であるが発症後3年目，4年目と病像の拡大が観察できる．3年目は独歩可能，会話可能な状況であったが，4年目には車椅子レベルに病像の悪化を認めている．ECD-SPECTとVSRAD解析像では臨床像との対比ではECD-SPECTが勝る印象があるが，データの集積が必要である．

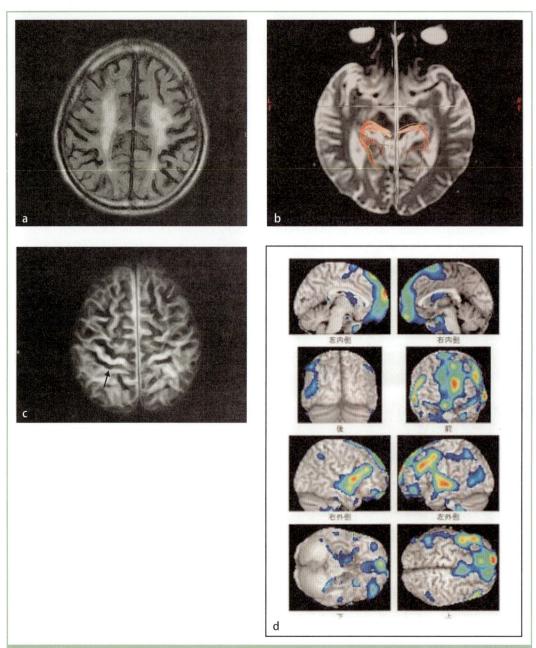

図3 CBDのMRI像
a：左＞＞右中心溝近傍の萎縮を示す．左＞右で白質病変も認める（FLAIR）．
b：同一症例のトラクトグラム．左側上位運動神経線維の減少を認める．
c：surface anatomical scan：SAS像．左側脳で脳溝が目立つ．
d：VSRAD処理画像．前頭葉，頭頂葉，側頭葉に左右差のある萎縮を認める．

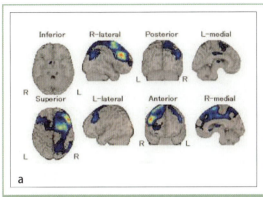 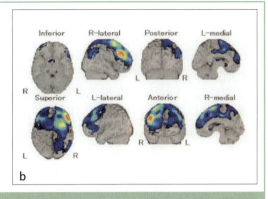

図4　CBDの脳血流シンチグラム

a：CBS症例発症後3年目.
b：CBS症例発症後4年目（aと同一症例）.
血流低下部位はRoland溝近郊にみられるが，1年後臨床像の増悪とともに血流低下部位の拡大がみられる．同時期のMRI像ではさほど脳表の萎縮は増悪がみられず，病変の拡大の検出には脳血流シンチグラムの感度が勝る．

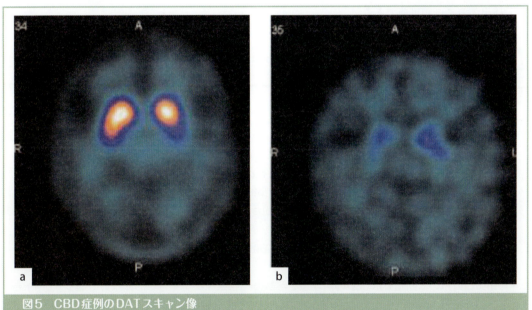

図5　CBD症例のDATスキャン像

a：（症例1）発症2年目，左手の巧緻障害と固縮，左皮質性感覚障害 SBR R＝5.35, L＝4.76.
b：（症例2）発症5年目座位に支持が必要で会話はかろうじて可能，経口摂取可能．左＞＞右：固縮，無動 SBR　R＝0.25, L＝0.30.

c　DATスキャン（図5）

　Parkinson病よりもドパミントランスポーターの低下は極軽度低下の症例（図5a）から高度低下の症例（図5bまで）さまざまである．CBSでも左右差がみられるが，Parkinson病より核種の取り込み低下は軽度である傾向が自験例で得られているが，症例の蓄積が必要である．

5 検査所見

― キーポイント ―

- 一般検査所見，髄液検査所見には著変ない．
- 脳波では症候優位側と対側に有意に徐波化がみられる．
- 平衡機能検査，電気眼振検査では衝動性眼球運動の潜時の延長，眼球運動速度低下を認めるが，特異な所見ではない．

　一般検査所見，髄液検査所見は正常である．現在，髄液や血漿，血清のさまざまな蛋白質などについて，CBDのバイオマーカーを世界中で探索中である．CBDの確定診断が臨床像のみでは困難なため，病態生理で述べたようなタウ蛋白の断片などへの抗体がブレイクスルーをもたらす可能性がある．

　生理検査では発症早期には異常は認められないことが多いが，やや進行期には脳波の病巣側野徐波化がみられることがある．眼球運動系はPSPのように特徴がある変化は少ないが，中枢性障害としてのmicrosquare wave jerksの記録や衝動性眼球運動障害の潜時の延長，速度低下の測定が可能である．また，滑動性眼球運動の左右差，視運動性眼振での眼振解発の左右差を検出することが可能である．

6 診　断

a 診断基準（表4〜6）

― キーポイント ―

- 病理学的にCBDと確定診断された症例の臨床症状をもとにCBDの診断基準が策定されている．
- いずれの診断基準も感度，特異度の観点から見ると不十分である．
- CBS-CBDの診断基準としてはMathewらの診断指針が勝る．
- Mathewらの診断指針によれば緩徐増悪，L-dopaへの持続性反応に欠き，無動固縮，四肢の失行，言語障害のいずれか2項目以上とミオクローヌス，ジストニア，皮質性感覚障害過失計算，Alien hand徴候，前頭葉性遂行機能障害，視空間認知障害のいずれか2項目以上を認めるときCBSと診断する．
- Armstrongらの診断指針はCBDの病理像を示しうる各臨床病型を含む診断指針であり，diverseした感がある．
- 画像診断を含めた新たな診断指針の策定が待たれる．

　現在までにさまざまな診断基準が提出されているが（Toronto基準[16]，Mayo基準[17]，Cambridge基準[18]，Mathew基準：改訂Cambridge基準とも呼ぶ[19]，Armstrong基準[5]など），感度，特異度ともにいずれも低く，有意義な診断基準とはいえない．また，これらの診断基準はCBDの臨床経験の集積により改変され，当初，CBDが運動障害疾患と捉えられていた時期から，失語などのいわゆる大脳巣症状を包含し，前頭側頭葉型の認知症状もCBDの経過に従い明らかになってくることが認識されてきた時代背景を考慮する必要がある．本邦の難病法に

A 大脳・基底核 4. 大脳皮質基底核変性症 **111**

表4a Mathew らのCBS診断基準

1. 必須基準
  （ア）潜行性に発症，緩徐に増悪する.
  （イ）L-dopa 治療に持続する効果がない.
2. 大項目（太字）と小項目
  （ア）運動障害
    ①**無動固縮症候群**
    ②局所性もしくは分節性ミオクローヌス
    ③非対称ジストニア
  （イ）皮質症状
    ①**四肢失行**
    ②Alien limb 現象
    ③皮質性感覚障害もしくは失計算
  （ウ）認知症状
    ①**言語障害（失語，構語障害，嚥下障害を含む）**
    ②前頭葉性遂行機能障害（強制把握や発語流暢性，他の前頭葉機能検査の異常を含む）
    ③視空間障害

L-dopaの有効性には最低25/250mg carbidopa / levodopaを1日3回，2ヵ月間服用して判定すること.
＊CBSの診断には必須基準，2つの大項目，2つの小項目を満たすこと

（文献19をもとに著者作成）

表4b 初診時所見と最終来院時所見時との各症状の頻度（Mathew らのCBS診断基準）

	初診時（%）	最終来院時（%）
運動症状	67.5	97.5
無動・固縮	60	72.5
歩行障害	37.5	62.5
ミオクローヌス	30	45
皮質性運動・感覚症状	77.5	92.5
四肢失行	75	92.5
Alien-limb 現象	27.5	40
皮質性感覚障害	20	45
認知障害	100	100
言語障害	95	95
前頭葉機能障害	57.5	75
視空間障害	47.5	55
強制把握など	32.5	60

（文献19をもとに著者作成）

おけるCBSの診断基準はArmstrongの診断基準を基本としているため，多々問題があることは否めない．**表4**にMathewらの診断基準，**表5**にArmstrongらの診断基準を示す．MathewらはCambridge基準の改定，ArmstrongらはLang，Litvanらの改定基準である．いずれも病理学的にCBDと診断された症例の臨床データをもとに作成してある．**表4a，b**のようにMathewらの診断指針はCBS-CBD例を検出するのに優れている．**表4b**を参照すると，難病の

表5a　CBDの診断基準（Armstrongらの診断指針）

	Clinical research criteria for Probable sporadic CBD	Clinical criteria for possible CBD
発症様式	潜行性，緩徐進行性	潜行性，緩徐進行性
最短の臨床経過（年）	1	1
発症年齢（歳）	50歳以上	とくになし
家族歴	除外	許容
臨床症状	1）Probable CBS 2）FBS, NAV＋CBDの臨床症状（a~f）	1）possible CBS 2）FBSかNAV 3）PSPS＋CBSの臨床症状（b~f）
遺伝子変異	除外	許容

NAV：non-fluent / agrammatic variant of primary progressive aphasias.FBS：frontal behavioral-spatial syndrome
臨床症状は表5-b参照.

（文献5をもとに著者作成）

表5b　病型（Armstrongらの診断指針）

＊Probable CBS：非対称の臨床症状

- a；四肢の固縮もしくは無動
- b；四肢のジストニア　　　　　　 a~cのうち2つ
- c；四肢のミオクローヌス
- d；口・頬，あるいは四肢の失行　 d~eのうち2つ
- e；皮質性感覚障害
- f；alien limb現象

＊Possible CBS：臨床症状（対称でもよい）a~cの1つ＋d~eの1つ

＊前頭葉性行動・空間症候群 frontal behavioral-spatial syndrome：FBS

- a；遂行障害
- b；行動もしくは人格変化　　a~cのうち2つ
- c；視空間障害

＊進行性失語症のうち非流暢/失文法 non-fluent / agrammatic variant of primary progressive aphasias：NAV

努力性で失文法の言語＋下記a,bのうち1つ

- a；単語理解は比較的保たれているが文法/文の理解に障害あり
- b；発語失行

＊進行性核上性麻痺症候群 progressive supranuclear palsy syndrome：PSPS
下記a~eのうち3つがみられる

- a；体軸性もしくは対称性の四肢固縮もしくは無動
- b；姿勢制御障害もしくは転倒
- c；尿失禁
- d；行動変化
- e；核上性垂直眼球運動障害もしくは垂直衝動性眼球運動速度低下

（文献5をもとに著者作成）

A　大脳・基底核　4. 大脳皮質基底核変性症　113

表6　UCSF-MACのCBS診断指針

Possible
1. Progressive course
2. Rigidity（any one below）
   a. Cogwheel rigidity（even mild, even if only with reinforcement）
   b. Non-specific limb rigidity（other than paratonia, must be elicited without reinforcement）
   c. Axial rigidity
3. Asymmetric cortical signs（any below）
   a. Language or cortical speech deficit
   b. Visual-spatial deficit with hemineglect
   c. Motor apraxia

Possible, Asymmetric Cortical
Meets progressive course and asymmetric cortical signs for possible CBS without rigidity

Probable
1. Meets at least progressive course and rigidity for possible CBS
2. Asymmetric signs include one of the following, but not limited to：
   a. Dystonia
   b. Myoclonus
   c. Alien limb
   d. Progressive impairment in voluntary limb controls
   e. Asymmetric cortical sensory deficits

＊画像診断で，局所脳病変（血管障害，腫瘍その他）がないことを確認する．
＊大脳皮質症状主体の場合にはCBS-AD，CBS-TDPとの鑑別が困難．

（文献22をもとに著者作成）

　診断指針にある皮質性感覚性障害や他人の手徴候は最終診療時にも40%前後の陽性率であり，言語関連の大脳皮質症状に比較して感度が劣る．

　表5にArmstrongらの診断基準を示す．CBDを示す疾患を網羅するため煩雑である．Armstrongらの診断基準については信頼性の検定がなされており，感度，特異度共に低いことが示されている[20, 21]．Mathew，Armstrongらの診断基準よりやや古いがLeeらの診断基準もある（表6）[22]．Leeらの使用した診断基準はMathewらに類似しているが，大脳皮質症状により着目している．四肢の運動症状よりも言語症状や失語が先行する症例も多く，実際の臨床像と合致していると思える．皮質症状に重点をおいているのは，Leeらは臨床像と画像との対比を行い，Rolando溝近傍の症状がCBSの本態と考えていることによる．現在，本邦でPSPとCBDに関する共同研究（Japanese Longitudinal Biomarker Study in PSP and CBD：JALPAC）が開始されており，画像診断を含めたCBSの診断指針の改訂が望まれる．

114 第Ⅱ章 疾患各論

ⓑ CBSの病型

――― キーポイント ―――

- CBDの臨床病型はCBS-CBD，EM（executive motor phenotype）-CBD，PNFA（progressive nonfluent aphasia）-CBD，bvFTD（behavior variant-frontotemporal dementia：ArmstrongのFBS：前頭葉性行動・空間症候群frontal behavioral-spatial syndrome）-CBD，PCA（posterior cortical atrophy）-CBD，PSPS（progressive supranuclear palsy syndrome）-CBDに分類できる[5]．
- 臨床像はさまざまであっても画像所見の基本はCBDの特徴を示す．
- 共通臨床像は言語障害，失行，人格変化である．
- 前頭葉，Rolando溝近傍の病変がどの病型でもみられ，基底核，脳幹病変が高度であるとPSPSの臨床症状を示す傾向がある．

　さまざまな臨床病型が報告されており，CBSは多様化の一途をたどっているようにもみえる．しかしながら，中核病巣部位を臨床像，画像からみればCBSの診断は比較的容易となるように思える．前述した診断基準を包括してみると，大脳皮質病巣の中核病変がRolando溝近傍であるものの，やや前方より，やや下方よりによることにより人格変化，失語，運動障害，皮質性感覚障害が前景に現れ，基底核や脳幹障害にアクセントがあることによりパーキンソニズム，PSP様の症候が目立つといえる．したがって画像所見は共通しており，患者層が運動障害主体か，認知症や失語主体によるかにより異なるが，病像の頻度からはCBS-CBD，EM-CBD，PNFA-CBD，bvFTD-CBD，PCA-CBD，PSPS-CBDとされる．

ⓒ 鑑別診断[1〜34]（表7，図6）

――― キーポイント ―――

- CBS-CBDと診断されるのは50%に満たない．
- 鑑別の対象となる疾患群は認知症群を含む他のタウオパチー群，α-シヌクレイノパチー，TDP43プロテイノパチーである．
- 遺伝性CBDも鑑別の対象となる．
- 局所性病変を示す脳血管障害，感染症，腫瘍も，臨床症状からは時に鑑別が必要となる．

　表7にCBSと診断されたが，病理学的にCBDが否定された疾患群を列挙する．ここでは頻度が高い疾患群の鑑別の要点のみ記載する．詳細は成書を参照されたい．

1）タウオパチーに属し，像を呈しうる疾患群（図6）

ⅰ）Alzheimer病（Alzheimer's disease：AD）

　ADは典型的には緩徐進行性の出来事記憶（episodic memory）障害を特徴とする記憶と学習障害疾患であるが，時に非典型的に局所症状を示す群があり，後部大脳皮質萎縮症（posterior cortical atrophy），ロゴペニック型失語（logopenic aphasia），前頭葉型（frontal variant）などがあり，CBSとの鑑別が必要となる．ADとAD-CBDとの鑑別は，発症早期のエピソード記憶障害や構成障害による時計描写障害，画像診断で海馬や側頭葉内側面の大脳皮質の萎縮がみ

表7 CBSと臨床診断され，病理学的にCBDが否定された疾患群

1. Alzheimer病
2. Pick病
3. 進行性核上性麻痺（progressive supranuclear palsy：PSP）
4. 前頭側頭葉変性症（frontotemporal lobar degeneration：FTLD）
5. FTDP-17
6. FTLD-TDP：frontotemporal lober degeneration characterized by TDP-43 immunoreactive inclusion
7. FTLD-FUS：frontotemporal lober degeneration characterized by fused in sarcoma immunoreactive inclusion
8. *C9orf72*遺伝子変異症（*C9orf72* hexanucleotide expansion）
9. *Progranulin*遺伝子変異症（FTD＋ユビキチン封入体）
10. *MAPT*：myclotuble-associated protein tau 遺伝子変異
11. MTA：multisystem tauopathy witout argyrophilia
12. Lewy小体型認知症
13. Parkinson病
14. 多系統萎縮症
15. *LRRK2*：leucine-rich repeat kinase 2 遺伝子変異
16. 特徴的所見のない変性症/DLDH：dementia lacking distinctive histology
17. ニューロフィラメント封入体病（neurofilament inclusion body disease）
18. 進行性多巣性白質脳症
19. 脳血管障害/血管性認知症（vascular dementia）
20. 頸動脈狭窄症・頸動脈閉塞症
21. Creutzfeldt-Jakob病
22. Fabry病
23. 脳腱黄色腫症（cerebrotendinous xanthomatosis：CTX）
24. 神経梅毒
25. SCA8（SCA-ATXN8 OS）
26. 橋中心髄鞘崩壊症（central pontine myelinolysis）

（文献1〜26をもとに著者作成）

られる場合にはADを，発症早期の非流暢性言語障害や道具の強制使用，口部失行，画像所見で限局性の大脳皮質萎縮・白質病変はCBDを疑う．画像所見ではCBDはRolando溝周辺の病巣であるのに対し，ADは側頭葉主体の病巣である．病理学的にはADは3repeat tauと4repeat tauからなる神経原性変とβアミロイドの沈着を特徴とする．CBSの背景病理としてADは20％を占める．なお，合併病理を認める症例も散見し，留意する必要がある[28]．

ii）進行性核上性麻痺（progressive supranuclear palsy：PSP）

CBSの背景病理としてPSPは20％を占める．PSPの項に記載されているように近年，PSPにはさまざまな病型があることが知られてきた[27]．PSPS-CBDとPSPの鑑別には，PSPは核上性眼球運動障害を早期から認め，かつ，瞬目が少ないこと，発症早期から易転倒性がみられること，画像所見で白質病変が少なく，脳幹萎縮が目立つこと，脳血流SPECTでは前頭側頭葉型であり，Rolando溝近傍の病変を欠くことによる．

iii）前頭側頭葉変性症（frontotemporal lobar degeneraiton：FTLD）[29, 30]

FTLDは病理学的もしくは遺伝子変異により診断した場合に使用し，臨床上はfrontotemporal dementia（FTD）が使用される．難病法ではFTLDが採用されており，若干の

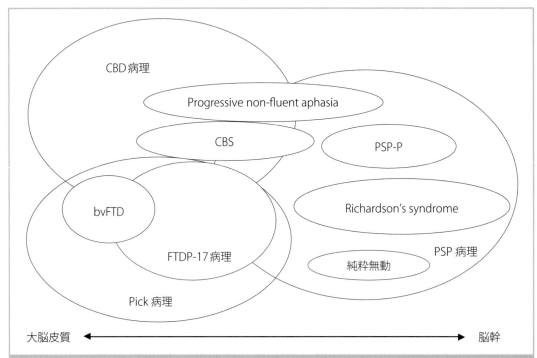

図6 代表的なタウオパチー疾患群：Pick病，CBD，PSPにおける各病型と背景病理との関係

CBD病理，PSP病理，Pick病理はそれぞれ移行型ともいうべき病態があり，さらに病巣部位のアクセントにより臨床型が異なる．この病理像にさらにタウオパチーとしてのALZ病変やAGD病変が加味すること，α-シヌクレイノパチーが合併病理として生じうる．このため，臨床像，病理像は複雑な病態をとりやすい．

(文献27をもとに著者作成)

混乱がある．FTDの詳細は別項に譲るが，Pick病をもとにまとめられた臨床概念で，初老期発症の行動異常，精神症状，言語障害等を特徴とする非AD型認知症で，病理学的には前頭葉と側頭葉を中心とする神経細胞の変性脱落を認める．FTDは比較的早期にみられる前頭前野の萎縮を主体とする行動異常型前頭側頭型認知症（behavioral variant FTD：bvFTD）と，側頭極，中・下側頭回を主病巣とする意味性認知症（semantic demntia：SD），左側優位でSylvius裂付近の限局性病変を主体とする進行性非流暢性失語（progressive non-fluent aphasia：PNFA）の3型に分類される．bvFTDはCBDサブタイプの前頭葉性行動・空間症候群（frontal behavioral-spatial syndrome：FBS）と，PNFAやSDは原発性進行性失語（非流暢性/失文法型）（non-fluent/agrammatic variant of primary progressive aphasia：nfvPPA）と臨床症状，画像所見ともに鑑別がしがたい場合も少なくないが，病変はRolando溝を越えない．

ⅳ）嗜銀顆粒性認知症（argyrophillic grain dementia：AGD）

　AGDは病理学的に嗜銀顆粒（4リピートタウ）が沈着する病態で，Braakらの連続剖検報告で22％に認知症がみられたとされる[31]．ADやParkinson病（Parkinson's disease：PD），Lewy小体型認知症（dementia with Lewy bodies：DLB），PSP，CBDなどの他の変性疾患に合併することが知られている[31]．PSPやCBDではとくに合併の頻度が高い．

2）α-シヌクレイノパチーに属し，CBS像を呈しうる疾患群

ⅰ）Parkinson病（PD），Parkinson病-認知症（Parkinson's disease with dementia：PDD），Lewy小体型認知症（DLB）

　PDとDLBはともにLewy小体が主としてアミン系神経細胞にみられる疾患である．タウオパチーに比較してアパシー，幻覚，妄想の頻度が高い．また，PD，DLBともに自律神経症状や嗅覚障害，レム期睡眠行動障害（REM sleep behavior disorders：RBD）を含む睡眠障害がみられる．検査所見ではMIBG心筋シンチグラムで核種の取り込み低下がみられ，他の認知症と鑑別に有用である．典型的なPD，PDD，DLBではCBSと臨床診断することは少ないといえるが，L-dopaの反応性が少なく，固縮の左右差が顕著な場合，鑑別診断として挙げられる可能性がある．

ⅱ）多系統萎縮症/線条体黒質変性症（multiple system atrophy：MSA / striatonigral degeneration：SND）

　MSAは小脳症状，パーキンソニズム，自律神経症状を主症状とする疾患で，病理学的にはオリゴデンドログリアにα-シヌクレインを主成分とするグリア封入体（glial cystoplasmic inclusion：GCI）を認める．SND病変が高度で小脳症状が軽微，かつ左右差が顕著な場合にCBSが鑑別診断となる可能性がある．小脳性もしくは錐体外路系障害でみられる眼球運動，振戦の有無に留意することにより鑑別は可能である．検査所見としては自律神経系の各検査，RBDの有無，平衡機能検査で脳幹小脳機能のチェック，MRIで線条体病変，小脳-脳幹萎縮の有無が有用である．

3）その他頻度が高い鑑別すべき疾患

ⅰ）脳血管障害/血管性認知症（vascular dementia：VaD）[32, 33]

　VaDは局所脳症状と認知症，多くの場合はバランス障害による易転倒性があること，MRIで大脳皮質，白質に局所性の病変を認めることが多いため，臨床像や画像診断ではCBSと鑑別が困難な症例がある．Hachinski虚血スコアなどを参考にする．VaDはDiagnostic and Statistical Manual of mental Disorders-5（DSM-5）ではmajor neurocognitive disorderとされた．これによると認知症状の発症が1つ以上の脳卒中発作に時間的に関連すること，障害が情報処理速度を含む複合的な注意力，前頭葉性の実行機能に顕著であること，認知機能障害を十分に説明しうる程度の脳血管障害がみられることにより診断する．NINDS-AIREN診断基準[34]ではVaDの画像所見による臨床亜型が示されており，(1) 多発梗塞性認知症（multi infarct dementia：MID），(2) 戦略的な部位の単一病変による認知症（strategic single infarct dementia），(3) 小血管病性認知症（small vessel disease with dementia：SVD），(4) 低灌流性血管性認知症（hypoperfusion vascular dementia），(5) 脳出血性血管性認知症（hemorrhagic dementia），(6) その他に分類される．その他には遺伝性血管性認知症が含まれ，cerebral autosomal dominant arteriopathy with subcortical infarcts and leukoencephalopathy（CADASIL）やcerebral autosomal recessive arteriopathy wit subcortical infarcts and leukoencephalopathy（CARASIL），遺伝性脳アミロイド血管症，Fabry病，mitochondrial encephalomyopathy, lactic asidosis, and stroke-like episodes（MELAS）などが含まれる．遺伝性血管性認知症はそれぞれ発症年齢，付帯する臨床像などにより臨床診断が可能であるが，確定診断には遺伝子診断が必要である．

7 治療と予後（図7）[35〜37]

キーポイント

- 根本的な治療法はない．
- 原因療法や対症療法は開発されていないが，症状緩和のためにドパミン補充療法やドパミンアゴニスト投与，拘縮に対するボツリヌス療法，時に脳深部刺激療法などが行われている．
- 嚥下障害を来した場合には胃瘻栄養を導入することもある．
- 罹病期間は5年程度であるが，劇症型や長期生存例の報告もある．

　根本療法はなく，すべて対症療法である．治療の対象となる症候は無動・固縮などのParkinson症状，ジストニア，ミオクローヌスなどの不随意運動と認知症状，不安，うつなどである（図7）．Parkinson症状には無動・筋強剛に対してL-dopaが用いられるが，効果は限定的である．Parkinson病で汎用されているMAO-I，COMT-I，ドパミンアゴニストについてはエビデンスがなく推奨されない．ジストニアに対しては，抗コリン薬，ドパミン作動薬，筋弛緩薬などが試みられているが，有効性は10％以下である．拘縮や開眼困難，ジストニア痛，着替えなどにジストニアや拘縮により問題がみられる場合には，ボツリヌス注射を行う．ボツリヌス注射を行う場合には，注射後にリハビリテーションで症状の緩和を図るべきである．

　ミオクローヌスに対してclonazepamが本邦では汎用されているが，他のベンゾジアゼピン類（BDZ），levetiracetam（LEV），sodium valprorate（VPA），perampanelが有効とされるが，適応外使用である．clonazepamやBDZは有効であるが，眠気，ふらつきの副作用のために長期使用が困難なことがある．認知症に対しては，donepezilなどのアセチルコリンエステ

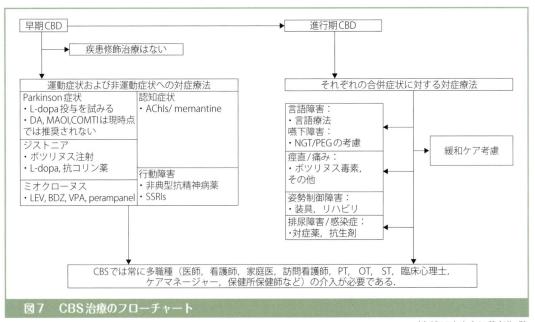

図7　CBS治療のフローチャート

（文献35をもとに著者作成）

ラーゼ阻害薬，memantineなどが使用されている．これらは有効とする報告がないが，背景病理にAlzheimer病が含まれている可能性もあり試みてもよい．ジストニアが高度の場合には深部脳刺激療法を施行した症例報告がある．

早期CBSおよび進行期CBSにはリハビリテーションも有用である．CBSに対する体系的なリハビリテーションはないが，Parkinson病に準じて運動療法を行う．関節可動域（ROM）訓練，日常生活動作訓練，歩行・移動の訓練，言語療法，嚥下訓練，高次機能訓練，認知行動療法などがある．嚥下障害が顕著になると低栄養による全身衰弱，嚥下性肺炎の予防のために経鼻胃チューブや経皮内視鏡胃瘻造設術（PEG）を，患者および家族の同意のもとに適応する．いずれにしてもCBSは多岐にわたる症状や障害を示すため，リエゾンチームで対応していく必要があり，緩和ケアを考慮しながら治療に当たる必要がある．

8 今後の課題と研究の動向について

結語にかえて，CBSおよびCBDについて概説を行ったが，記載しながら今後の課題，研究の動向について妄想する．以下，箇条書きに記載する．

［**診断基準について**］
・CBS-CBDの診断基準を画像所見を含めて策定すること．
・CBS-CBD以外の病型については病変の広がりにより理解できるため，臨床的便宜のために使用する．

［**自然歴の検討**］
・診断基準を策定後，自然歴（通常の対症療法は可）の検討を行う．自然歴が明らかとなることにより，臨床研究が容易となる．

［**バイオマーカーについて**］
・JALPACにより検討が進んできているが，画像に関するマーカーの開発について，髄液や血清，血漿のバイオマーカーの探索と同時に行うことが望ましい．

［**病因解明について**］
・CBD特有のタウ蛋白成分についての抗体作製と存在様式についての研究が急務である．
・CBDの神経細胞死，グリア細胞死の病因を解明する．

［**治療法の開発について**］
・患者由来の異常なタウ蛋白を発現させるiPS系を策定し，既存薬のスクリーニングを行う．
・異常なタウ蛋白を発現させたマウスを作成し，治療薬の開発を行う．

■文 献

1）難病情報センター：http://www.nanbyou.or.jp/sikkan/052_2.htm（2017年10月アクセス）

2）森松光紀：進行性核上性麻痺，大脳皮質基底核変性症．日内会誌 **92**：1485-1492，2003

3）Togasaki DM, et al：epidemiologic aspects．Adv Neurol **82**：53-59，2000

4）Mahapatra R, et al：Review：corticobasal degeneration．Lancet Neurol **3**：736-743，2004

5）Armstrong MJ, et al：Criteria for the diagnosis of corticobasal degeneration．Neurology **80**：496-503，2013

6）Boeve BF, et al：Pathologic heterogeneity in clinically diagnosed corticobasal degeneration．Neurology **53**：795-800，1999

7）Armstrong MJ, et al：Corticobasal degeneration and corticobasal syndrome．Parkinson disease and other movement disorders, Walters E, et al（eds.），VU University press, Amsterdam, Netherlands, p411-421，2014

8）Dickson DW, et al：Office of rare disease Neuropathologic criteria for corticobasal degeneration．J Neuropatho Exp Neurology **61**：935-946，2002

9）Yoshida M：Astrocytic inclusions in progressive supranuclear palsy and corticobasal degeneration．Symposium：definition and differentials-how to distinguish disease-specific changes on microscopy．Neuropathology **34**：555-570，2014

10）Umeda Y, et al：Alterations in human tau transcripts correlate with those of neurofiralmet in sporadic tauopathies．Neurosci Lett **359**：151-154，2004

11）Arai T, et al：Identification of Amino-terminal cleaved tau fragments that distinguish progressive sipranuclear palsy from corticobasal degeneration．Ann Neurol **55**：72-79，2004.

12）Hosokawa M, et al：Accumulation of multiple neurodegenerative disease-related proteins in familial frontotemporal lobar degeneration associated with granulin mutation．Sci Rep **7**：1513，2017

13）Kouri N, et al：Novel mutation in MAPT exon（p.N410H）causes corticobasal degeneration．Acta Neuropathol **127**：271-282，2014.

14）Gasca-Salas C, et al：Cjaracterization of movement disorder phenomenology in genetically proven, familial frontotemporal lobar degeneration：a systematic review and meta-analysis．PLoS One **11**：e0153852，2016

15）徳丸阿耶ほか：画像検査．Clin Neurosci **35**：306-309，2017

16）Lang AE, et al：Cortico-basaal ganglionic degeneration．Neurodegenerative diseases, Callen DB（ed），Saunders, Philadelphia, Pennsylvania, p877-894，1994

17）Boeve BF, et al：Corticobasal degeneration and its relationship to progressive supranuclear palsy and frontotemporal dementia．Ann Neurol **54 Supple 5**：s15-9，2003

18）Shelley Bp, et al：Is the pathology of corticobasal syndrome predictable in life? Mov Disord **24**：1593-1599，2009

19）Mathew R, et al：Diagnostic criteria for corticobasal syndrome：a comparative study．J Neurol Neurosurg Psychiatry **83**：405-410，2012

20）Armstrong MJ, et al：Criteria for the diagnosis of corticobasal degeneration．Neurology **80**：496-503，2013

21）Ouchi H, et al：Pathology and sensitivity of current clinical criteria in corticabasal syndrome．Mov Disord **29**：238-244，2014

22）Alexander SK, et al：Validation of the new consensus criteria for the diagnosis of corticobasal degeneration．J Neurol Neurosurg Psychiatry **85**：925-929，2014

23）Lee SE, et al：Clinicopathological correlations in corticobasal degeneration．Ann Neurol **70**：327-340，2011

24) 長谷川一子：大脳皮質基底核症候群を呈するCBD以外の疾患—CBDの鑑別疾患. Clinical Neurosci **35**：317-320, 2017

25) Chahine LM, et al：Corticobasal syndrome five new things. Neurol Clin Pract **4**：304-312, 2014

26) 徳田隆彦：CBSのバイオマーカーと鑑別診断. 臨神経 **53**：1033-1035, 2013

27) Williams DR, et al：Progressive supranuclear palsy：clinicopathological concepts and diagnostic challenges. Lancet Neurol **8**：270-279, 2009

28) Lashley T, et al：Review：An update on clinical, genetic and pathological aspects of frontotemporal lobar degenerations. Neuropathol Appl Neurobiol **41**：858-881, 2015

29) D'Alton S, et al：Therapeutic and diagnostic challenges for frontotemporal dementia. Front Aging Neurosci **6**：204, 2014

30) Braak H, et al：Argyrophilic grain disease：frequency of occurrence in different age categories and neuropathological diagnostic criteria. J Neural Transm **105**：801-819, 1998

31) Hassan A, et al：The corticobasal syndrome—Alzheimer's disease conundrum. Expert Rev Neurother **11**：1569-1578, 2011

32) Tatsumi S, et al：Argyrophilic grains are reliable disease-specific features of corticobasal degeneration. J Neuropthol Exp Neurol **73**：30-38, 2014

33) American Psychiatric Association：Diagnostic and statistical manual of mental disorders, 5th ed, American Psychiatric Association, Washington DC, U.S.A., 2013

34) Román GC1, Tatemichi TK, Erkinjuntti T, et al：Vascular dementia：diagnostic criteria for research studies.Report of the NINDS-AIREN International Workshop. Neurology **43**：250-260, 1993

35) Marsili L, et al：Therapeutic interventions in parkinsonism：Corticobasal degeneration. Parkinsonism Relat Disord **22 Suppl 1**：S96-100, 2016

36) Lamb R, et al：Progressive supranuclear palsy and corticobasal degeneration：Pathophysiology and Treatment options. Curr Treat Options Neurol **18**：42, 2016

37) Ludolph AC, et al：Tauopathies with Parkinsonism：clinical spectrum, neuropathologic basis, biological markers, and treatment options. Eur J Neurol **16**：297-309, 2009

（長谷川一子）

第Ⅱ章 疾患各論

大脳・基底核

5．Huntington病

すぐに役立つ 診療のエッセンス

- Huntington病は大脳基底核や大脳皮質などの神経変性に起因する舞踏運動，精神症状，認知機能障害を主症状とし，主に30～40歳代に発症する常染色体優性遺伝性疾患である．
- 線条体である尾状核と被殻が病変の主座で，画像検査でも同部位の機能異常や萎縮がみられる．
- 原因遺伝子 *huntingtin* のエクソン1のCAGリピートの異常伸長が原因であり，リピート数と発症年齢は逆相関しており，世代を経るごとに発症年齢は早く，症状も強くなる表現促進現象がみられる．
- CAGリピートの異常伸長から翻訳された異常伸長ポリグルタミン鎖を含む変異huntingtin蛋白質が神経細胞の核内封入体として観察され，診断的価値が高い．
- 確定診断は原因遺伝子 *huntingtin* のCAGリピートの異常伸長を遺伝学的検査で確認することによってなされる．
- 根本的な治療法はなく，運動症状や精神症状に対する対症療法にとどまるため，福祉や行政サービスなどを活用して患者・家族のケアに努めることが重要である．

1 臨床疫学

キーポイント

- Huntington病は舞踏運動と精神症状，認知機能障害を中核症状とする常染色体優性遺伝形式を呈する神経変性疾患である．
- 好発年齢は30～40歳代であるが，小児発症例や高齢発症例もある．
- 全経過約15年で，若年発症例ほど進行が速い．
- 本邦には1,000人程度の患者が存在するが，欧米での有病率の1/10程度であり，人種差がみられる．

　Huntington病（HD）は主に成人期に発症し，舞踏運動と精神症状，認知機能障害を中核症状とする常染色体優性遺伝形式を呈する神経変性疾患である．緩徐進行性の経過をたどり，全経過は通常，成人発症例では約15年で，低栄養，感染症，窒息，事故，外傷などで死亡し，自殺の頻度も比較的高い．好発年齢は30～40歳代であるが，幼児や高齢者でも発症し，20歳以下での発症例は若年型HDと呼ばれ10％程度存在する．発症年齢が若いほど進行する速度が速く，高齢発症例では一般に症状が軽い．浸透率はほぼ100％であり，家系内にすでにHDと診断された患者がいたり，たとえ診断されていなくても不随意運動や精神疾患を有する者がいたりすることが多い．本邦のHD患者数は約1,000人程度で，人口10万人当たり0.7人である．有病率には人種差があり，コーカソイド人種では人口10万人当たり5～10人と日本人の10倍程度高く，モンゴロイド人種やネグロイド人種では少ない[1]．HDはかつてHuntington舞踏病

と呼称されていたが，舞踏運動だけでなく精神症状も中核症状であるためHDと呼称されるようになった．

2 症状と神経学的所見

--- キーポイント ---

- 運動症状の中核は舞踏運動を中心とした不随意運動である．
- 巧緻運動や構音・嚥下などの随意運動も障害され，最終的には意思疎通がとれなくなり臥床状態となる．
- 人格変化や感情障害，統合失調症様症状などの精神症状や認知機能障害がみられ，自殺企図も頻度が高い．
- 幼児発症例では筋強剛・無動を中核とするWestphal variantが多い．

a 運動症状

HDの主な運動症状は舞踏運動を中心とした不随意運動と随意運動の障害である．舞踏運動は非律動的で複雑な動きで，四肢末端から始まることが多い．経過とともに顕在化するが，初期で軽度な場合は舞踏運動にあわせて本人が意図的に四肢を動かし，一見「くせ」のように見せることもある．挺舌を繰り返す，顔をしかめる（grimacing）など，顔面や体幹，四肢近位部にも認めるようになり，発声にも影響がみられる．睡眠中には消失するが，浅い睡眠では持続することもある．舞踏運動の顕在化以前から不随意運動による挺舌の持続困難や，サッケードや固視の障害などの眼球運動障害，巧緻運動障害などがみられる．舞踏運動以外にジストニアやアテトーシスなども不随意運動として認められる．不随意運動は計算負荷などの精神的な緊張を与えると増強するため，軽度の場合は試すとよい．不随意運動の進行は転倒転落のリスクとなるだけでなく，更衣や食事介助などの介護上の障害ともなる．

随意運動の障害は巧緻運動障害や構音障害，嚥下障害などで，進行性で最終的には無言，経口摂取不能で臥床状態に至る．舞踏運動が目立つ時期では筋トーヌスは低下して腱反射も亢進していることが多いが，筋強剛やジストニアが強くなると舞踏運動は小さくなる傾向がある[2]．なお，舞踏運動が主体の場合は古典型と呼ばれるが，筋強剛・無動が目立つものはWhestphal variantとも呼ばれ，若年型HDに多い．

b 精神症状と認知機能障害

HDでは運動症状以外に精神症状や認知機能障害を認め，とくに前頭葉・側頭葉の機能障害を反映した症状が早期から目立ってくる．精神症状は易怒性や攻撃性の亢進といった人格変化のほか，うつ症状，無気力，衝動性・強迫性行動障害，統合失調症様症状，易疲労性，睡眠障害といったさまざまな精神症状がみられる[3]．易怒性や攻撃性の亢進は仕事や対人関係といった社会生活の営みを著しく阻害する．精神症状は家族にとっても多大な負担となり，自宅での療養が継続できなくなることもある．あらゆる病期でみられるが，運動症状に先行することも多い．また，運動症状によって見かけ上，精神症状が悪く見えることもあり注意が必要である．衝動性・強迫性障害としては食欲や性欲などの亢進，自殺企図などがみられる．自殺リス

クは診断直前から自立した日常生活が困難となる時期に多い[4]. 自殺企図はうつ症状に伴うこともあるが, 衝動行為の1つとして現れることがあるため, うつ症状がなくても注意する必要がある.

HDでは進行性の認知機能障害も認め, 精神症状と同様に運動症状の出現以前からみられることもある[5]. 思考の緩慢さや遂行機能障害, 作業記憶の障害, 注意力障害などがみられる. 早期には遂行機能や注意力の障害や思考の柔軟性低下がみられ, 進行期には視空間認知機能の障害もみられる. 記憶障害としては学習機能や想起障害が早期からみられる. 言語機能は不随意運動による構音障害があるが, 進行期まで保たれることが多い. 認知機能障害などの高次脳機能障害は精神症状とあわせて最終的に失外套状態に至る.

c 若年型HD

20歳以前の発症例は若年型HD, 幼児期発症例は幼児発症HDと呼ばれる. 幼児発症HDは成人発症例と比べて運動症状や精神症状などの表現型が大きく異なり, 診断に苦慮することも多い. 筋強剛・無動が主症状のWestphal variantを呈することが多く, 舞踏運動よりもジストニアを呈することが多い[2]. てんかん発症例も多い. 症状の進行が早く5〜6年で寝たきりとなる場合がある. 10歳代の発症では薬物乱用や万引きなどの反社会的行動や学習障害で発症することが多い. 精神症状は成人例と比べて重度であり, 認知機能障害だけでなく自閉症様症状や統合失調症様症状を呈することもあり, 自殺企図の頻度も成人例より高い. 後述するように圧倒的に父親からの遺伝が多いが, 親が未発症であったり, ごく軽度で症状を自覚していなかったりすることもあり, 若年型HDの子の診断が親にとっては発症前診断のきっかけとなる可能性があるため, 遺伝学的検査の際は注意する必要がある.

d HDの評価スケール

Unified Huntington disease rating scale (UHDRS) は運動症状, 認知機能, 精神機能などを多面的かつ経時的に評価できる[6].

3 病理と発症機序

― キーポイント ―

- 線条体である尾状核と被殻が病変の主座で, 中型の有棘神経細胞の脱落が顕著であり, 進行とともに大脳皮質・白質も萎縮する.
- 原因遺伝子 *huntingtin* のエクソン1のCAGリピートの異常伸長が原因であり, 産物である異常伸長したポリグルタミン鎖を含む変異huntingtin蛋白質が神経細胞の核内封入体として観察され, 診断的価値が高い.
- CAGリピート数と発症年齢は逆相関しており, 世代を経るごとに発症年齢は早く, 症状も強くなる表現促進現象がみられ, 父親からの遺伝した場合に顕著である.

A　大脳・基底核　5. Huntington病　**125**

ⓐ 病　理

　神経病理学的には線条体である尾状核と被殻が病変の主座で，神経細胞脱落とグリオーシスがみられ，とくに線条体の大多数を占める中型有棘神経細胞の脱落がより顕著である[7,8]．中型有棘神経細胞はGABA作動性で，大脳皮質や視床だけでなく黒質緻密部のドパミン作動性神経細胞からも入力があり，淡蒼球外節に出力して間接路を形成している．HDでは間接路の起始神経細胞である中型有棘細胞が脱落するために淡蒼球外節への抑制性出力が減少し，最終的な大脳基底核の出力系にあたる淡蒼球内節や黒質網様部から視床への抑制性出力が低下する結果，運動を抑制することができずに舞踏運動などの運動過多を引き起こすと考えられている．進行期では淡蒼球内節や黒質網様部へ出力する線条体の神経細胞も障害され，筋強剛や無動などの運動減少を起こすと考えられている．大脳皮質の全般的な萎縮もみられ，とくに皮質の第3層が顕著であり，進行とともに白質の容量も減少してくる．大脳皮質の変性は精神症状や認知機能障害の責任病巣の1つと考えられている．

　もう1つの大きな特徴は残存した神経細胞に核内封入体が観察されることである．この封入体には後述する異常に伸長したポリグルタミン鎖を含む変異huntingtin（HTT）蛋白質が構成成分として含まれ，抗ポリグルタミン抗体（1C2）や抗ユビキチン抗体，抗p62抗体などを用いた免疫組織化学で認識され，診断的価値が高い所見である．この異常HTT蛋白質の凝集物は細胞質内にも蓄積し，核内だけなく細胞質においても神経変性病態の一端を担っていると考えられている．

ⓑ 発症機序

　HDは第4染色体短腕4 p16.3に位置するHTT蛋白質をコードする遺伝子*huntingtin*（*HTT*）の変異により生じ，発症は環境要因によらず単一の遺伝的要因で決まる[9]．HDでは*HTT*の67のエクソンのうち，エクソン1のCAGリピート（通常26以下）が36以上に伸長する（**表1**）．CAGリピート数が40以上の場合は浸透率100％である一方，36〜39の場合は不完全浸透性を呈し，高齢発症例や軽症例であることもあり，家族歴が聴取できない場合がある．次世代においてCAGリピート数が数個程度変化することがしばしばみられるが，とくに父親から遺伝する場合は精子形成の際にCAGリピートは伸長しやすい．CAGリピート数と発症年齢には逆相関関係があり，リピート数が多いほど発症年齢は早く，症状も強くなる（表現促進現象anticipation）[10]．若年発症例ではCAGリピート数が多く，父親から遺伝した症例が多いのはこのためである．CAGリピート数が27〜35の場合は中間型アレル（中間型CAGリピート伸長）と呼ばれ，発症はしないものの，とくに35に近い場合はCAGリピートの不安定性により*de novo*の孤発例が生じうる[11]．

　CAGリピートの異常伸長が原因で起こる疾患はトリプレットリピート病と呼ばれ，CAGがグルタミンをコードし，CAGリピートの異常伸長から翻訳されるポリグルタミン鎖を原因蛋白質内に含むことからポリグルタミン病とも呼ばれる．この疾患群にはHDのほか，種々の遺伝性脊髄小脳失調症（1，2，3，6，7，17型）や歯状核赤核淡蒼球Luys体萎縮症（DRPLA），球脊髄性筋萎縮症が含まれる．ポリグルタミン病における発症メカニズムは基礎研究などから獲得毒性（gain of toxic function）仮説が主に考えられている．これは，異常伸長ポリグルタミン鎖を細胞やモデル動物に強制発現させると細胞死や神経変性が起こることに基づき，異常

表1 原因遺伝子huntingtinのエクソン1のCAGリピート数と遺伝学的分類および臨床像		
CAGリピート数	遺伝学的分類	臨床像
26以下	正常アレル	正常
27〜35	中間型アレル	正常
36〜39	低浸透性Huntington病アレル	正常またはHuntington病
40異常	Huntington病アレル	Huntington病

伸長ポリグルタミン鎖自身が細胞毒性を獲得するという仮説である[12]．異常伸長ポリグルタミン鎖を有する蛋白質はミスフォールディングを起こしてβシート構造に富む形態となったのち，凝集性を獲得して多量体を形成，最終的には不溶化して病理学的に観察されるような神経細胞の核内封入体を形成する．この過程の中で，封入体形成はむしろ細胞にとって保護的であるという報告[13]があり，封入体形成以前の可溶性〜難溶性の状態に毒性があると考えられてきている．正常HTT蛋白質は神経系の発達などの重要な役割などを持つが，生理的機能についてはいまだ不明な点も多い．

4 画像所見

─ キーポイント ─

• 形態画像では尾状核の萎縮と側脳室前角の拡大が特徴で，被殻の萎縮や異常信号もみられる．
• 機能画像では尾状核や被殻，全脳の血流低下・糖代謝低下が早期からみられる．

CT・MRIでの形態画像検査の特徴は尾状核の萎縮とそれに伴う側脳室前角の拡大であり，被殻も萎縮して異常信号を認めることがある（図1a, b）．進行とともに大脳皮質も萎縮し，脳溝の開大がみられてくる．なお，病初期にはこれらの所見は目立たない場合があり，画像所見での除外診断は注意が必要である．

SPECTやPETでの機能画像検査においても尾状核や被殻，全脳の血流低下や糖代謝低下などの異常が認められる（図1c）．ドパミン神経を標的としたPETやSPECTによる機能画像検査でもドパミン受容体やドパミントランスポーターに機能障害が検出される[14]．形態画像や機能画像の変化は運動症状発症以前から認められるとされ，形態画像検査では尾状核や被殻はそれぞれ運動症状発症11年前および9年前にすでに有意な萎縮が健常者との比較において認められたという報告もあり，今後の発症前治療を見据えたバイオマーカーとして期待されている[15]．

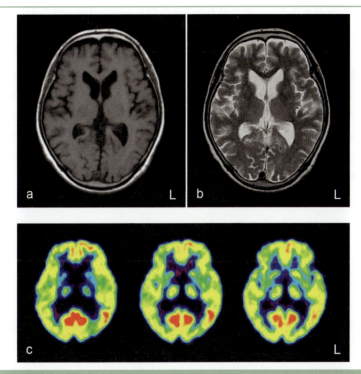

図1　Huntington病患者の画像所見
60歳頃から不随意運動が出現した71歳女性例（39/17リピート）のMRI（a：T1強調画像，b：T2強調画像），FDG-PET画像（c）．MRIでは尾状核頭部と被殻の軽度萎縮，T2強調画像での被殻外側に線状高信号を認め，FDG-PETでは尾状核と被殻の糖代謝の低下を認める．

5　検査所見

─ キーポイント ─

- 遺伝学的検査では原因遺伝子 *huntingtin* のエクソン1のCAGリピート数が36以上に異常伸長している．
- 遺伝学的診断の際は検査への本人の自発的意思が必須であり，検査結果に対する本人・家族の心理的影響やその後のケアを十分に考慮してから行う必要がある．
- at risk者の遺伝学的検査の際は，遺伝カウンセリングの実施や倫理委員会の承認などの必要な手続きを踏まなければ行ってはならない．

　HDでは通常，血液や尿，脳脊髄液検査の異常は認めない．認知機能評価はMini-Mental State Examination（MMSE）のほか，Frontal Assessment Battery（FAB）やウィスコンシンカード分類課題などの前頭葉機能の障害を反映する心理検査が行われる．
　DNAを用いた遺伝学的検査では原因遺伝子である*HTT*のエクソン1のCAGリピート数が36以上に異常伸長している．なお，遺伝学的検査では倫理的な配慮や診断確定後の本人・家族のケアが不可欠である．つまり，現時点では有効な予防法や治療法が存在しないこと，同胞

や子にも多大な影響を与える可能性があることなどを十分に説明したうえで，学会によるガイドラインなどに則り，本人・家族の同意を得てから行う必要がある[16〜18]．また，若年者でHDを疑って遺伝学的検査を行う際は，未発症である親の世代の診断につながる可能性があることを十分に配慮する必要がある．HD患者の血縁者で症状のないものは性別にかかわらず遺伝子異常を有する可能性がありat risk者と呼ばれる．このat risk者が発症前診断を希望した場合，遺伝学的検査結果が家族内や社会的な問題となりやすいため，遺伝カウンセリングを十分に行うこと，所属機関の倫理委員会の承認を得ることなど，学会によるガイドラインなど[16〜18]に準拠して複数の手順を踏んで行わなければならない．また，結婚や出産などのライフイベントを機に遺伝学的診断をパートナーや家族から強いられるケースがあるが，あくまでも本人の自発的な申し出に基づく必要がある．

6 　診　断

― キーポイント ―

- 確定診断は遺伝学的検査によってなされる．
- 臨床像から鑑別すべき疾患として歯状核赤核淡蒼球Luys体萎縮症（DRPLA）や有棘赤血球舞踏病，脊髄小脳失調症17型，Huntington disease-like 1〜3などがある．

　　診断は厚生労働省の特定疾患治療研究事業（2015年より難病法に基づく指定難病制度に変更）による診断基準[19]を参考にする（表2）．臨床診断は症状や画像所見，常染色体優性遺伝形式を呈する家族歴によって比較的容易であるが，遺伝学的診断によって確定診断となる．

表2　Huntington病の診断基準

下記の1〜5のすべてを満たすもの，または3および6を満たすものをHuntington病と診断する
1．進行性の経過をとる
2．常染色体優性遺伝形式の家族歴を有する
3．下記の神経所見のうち，いずれか1つ以上がみられる
 （1）舞踏運動を中心とした不随意運動と運動持続障害．ただし若年発症例では仮面様顔貌，筋強剛，無動などのパーキンソニズムを呈することがある
 （2）易怒性，無頓着，攻撃性などの性格変化・精神症状
 （3）記銘力低下，判断力低下などの認知機能障害
4．脳画像検査（CT，MRI）で尾状核萎縮を伴う両側の側脳室拡大を認める
5．下記の鑑別診断が除外される
 （1）症候性舞踏病
　　　小舞踏病，妊娠性舞踏病，脳血管障害
 （2）薬剤性舞踏病
　　　抗精神病薬による遅発性ジスキネジア，その他の薬剤性ジスキネジア
 （3）代謝性疾患
　　　Wilson病，脂質代謝異常
 （4）他の神経変性疾患
　　　歯状核赤核淡蒼球Luys体萎縮症，有棘赤血球症を伴う舞踏病
6．遺伝学的検査で病因遺伝子 *huntingtin* のCAGリピートが36以上に伸長している

（文献19をもとに著者作成）

CAGリピート数が36〜39の場合は不完全浸透性を呈して一見家族歴が聴取できない場合もあるため，高齢発症例ではとくに注意する．

　舞踏運動を呈する遺伝性疾患の鑑別ではDRPLAや有棘赤血球舞踏病，脊髄小脳失調症17型，Huntington disease-like 1〜3，Wilson病，脳内鉄沈着症などがあり，原因遺伝子である*HTT*の異常が認められない場合はこれらの疾患を再考する[20]．小児期発症例では良性家族性舞踏病も鑑別となる．孤発性疾患では甲状腺機能亢進症や副甲状腺機能低下症などの内分泌異常，糖代謝異常，脳血管障害，全身性エリテマトーデスや抗リン脂質抗体症候群などの自己免疫疾患に伴う症候性舞踏病，妊娠性舞踏病，傍腫瘍性神経症候群，感染後の主に小児にみられるSydenham舞踏病，遅発性ジスキネジアなどの薬剤性舞踏病などがあり，基礎疾患などの聴取が重要となる．

7　治療とケア

― キーポイント ―

- 根本的な治療法はなく，運動症状や精神症状に対する対症療法にとどまる．
- 福祉サービスや行政サービスなどを十分に活用し，患者・家族のケアに努めることが必要である．

　根本的な治療法はない．運動症状と精神症状への対症療法が行われるが，満足のいくものではない．神経難病特有の長期間に及ぶ進行性疾患であり，本人・家族は身体的のみならず，経済的・心理的にも疲弊していくため，日常生活におけるケアの指導や行政サービスなどの利用を通して少しでも療養環境を向上させることが重要である（コラム参照）．

a 運動症状の治療

　治療対象は運動症状の中核である舞踏運動であり，精神症状がない場合にはtetrabenazineを，精神症状がある場合は非定型抗精神病薬やtiapride，sulprideを用いるが，これらに抵抗性で強度の場合にはhaloperidolなどの定型抗精神病薬を用いる[21〜23]．これらの薬剤の副作用である過鎮静やうつ症状，薬剤性パーキンニズムなどには注意する．なお，tetrabenazineは自殺のリスクを増加させる恐れがあり，自殺念慮や自殺企図のある患者，不安定なうつ病・うつ状態の患者には禁忌である．また，非定型抗精神病薬を使用する際は糖代謝異常の悪化に注意が必要である．淡蒼球内節への脳深部刺激療法が舞踏運動に有効という報告例もある．その他の運動症状として，ミオクローヌスが目立つ場合はclonazepam，てんかん合併例にはsodium valprorateなどの抗てんかん薬，ジストニアにはボツリヌス治療を用いることがある．

b 精神症状の治療

　HDにみられる精神症状はうつ症状や易怒性や攻撃性の亢進，衝動性・強迫性行動障害，不安障害，統合失調症様症状など多彩であり，本人・介護者含めて多大な心理的な負担となるため積極的に治療を行うべきであるが，エビデンスに乏しいのが実情である．社会生活上，もっとも問題となることが多い易怒性や攻撃性の亢進，統合失調症様症状には非定型抗精神病薬

を，衝動性・強迫性行動障害には選択的セロトニン再取込み阻害薬（selective serotonin re-uptake inhibitor：SSRI）や非定型抗精神病薬を用いる場合が多い[24, 25]．うつ症状に対しては SSRIや三環系抗うつ薬が用いられる．うつ症状や統合失調症様症状には修正型電気けいれん療法が有用であったという報告もある．

c リハビリテーション

HDのための特別なリハビリテーションプログラムは本邦では行われていないが，海外からは運動リハビリテーションだけでなく，精神・認知症症状などに対するリハビリテーションも有用であったという報告もあり，リハビリテーションに一定の有用性が認められる．しかし，患者本人の理解や継続性に問題があり，効果は限定的であることが多い．

d ケア全般

薬物・非薬物療法以外にも療養環境や食形態の調整などで転倒や誤嚥などの不慮の事故を最小限にすることが必要である．また，更衣や入浴などの介護負担を減らす努力も必要である．残念ながらHDなどの遺伝性疾患では偏見もいまだ存在し，地域だけでなく，家系内でも孤立することが少なくないため，家族に対する精神的なサポートも必要である．さらに，HDは長期に療養が及ぶため，本人・介護者の身体的・経済的負担軽減のために身体障害者手帳や精神障害者保健福祉手帳，障害年金，指定難病制度，生活保護制度，介護保険制度，成年後見人制度などのさまざまな福祉制度についての情報提供を行うことも重要である．

コラム

Huntington病の療養の手引き

Huntington病では診断や治療だけでなく，療養上もさまざまな問題が生じうる．長期に及ぶ進行性疾患であり，療養上の問題について医師だけなく多職種の関与が必要になってくる．これらのさまざまな問題に対し，厚生労働省難治性疾患研究事業「神経変性疾患に関する研究班」から患者向けに「ハンチントン病とともに生きる―よりよい療養のために―」[26]が公表されている．さらに，医師向けの診療指針も近日公表予定であるので是非とも参考にされたい．

■文 献

1) Pringsheim T, et al : The incidence and prevalence of Huntington's disease : a systematic review and meta-analysis. Mov Disord **27** : 1083-1091, 2012

2) Gonzalez-Alegre P, et al : Clinical characteristics of childhood-onset (juvenile) Huntington disease : report of 12 patients and review of the literature. J Child Neurol **21** : 223-229, 2006

3) van Duijn E, et al : Neuropsychiatric symptoms in a European Huntington's disease cohort (REGISTRY). J Neurol Neurosurg Psychiatry **85** : 1411-1418, 2014

4) Paulsen JS, et al : Critical periods of suicide risk in Huntington's disease. Am J Psychiatry **162** : 725-731, 2005

5) Stout JC, et al : Neurocognitive signs in prodromal Huntington disease. Neuropsychology **25** : 1-14, 2011

6) Huntington Study Group : Unified Huntington's Disease Rating Scale : reliability and consistency. Mov Disord **11** : 136-142, 1996

7) Vonsattel JP, et al : Neuropathological classification of Huntington's disease. J Neuropathol Exp Neurol **44** : 559-577, 1985

8) Mitchell IJ, et al : The selective vulnerability of striatopallidal neurons. Prog Neurobiol **59** : 691-719, 1999

9) The Huntington's Disease Collaborative Research Group : A novel gene containing a trinucleotide repeat that is expanded and unstable on Huntington's disease chromosomes. Cell **26** : 971-983, 1993

10) Duyao M, et al : Trinucleotide repeat length instability and age of onset in Huntington's disease. Nat Genet **4** : 387-392, 1993

11) Squitieri F, et al : DNA haplotype analysis of Huntington disease reveals clues to the origins and mechanisms of CAG expansion and reasons for geographic variations of prevalence. Hum Mol Genet **3** : 2103-2114, 1994

12) Mangiarini L, et al : Exon 1 of the HD gene with an expanded CAG repeat is sufficient to cause a progressive neurological phenotype in transgenic mice. Cell **87** : 493-506, 1996

13) Arrasate M, et al : Inclusion body formation reduces levels of mutant huntingtin and the risk of neuronal death. Nature **431** : 805-810, 2004

14) Roussakis AA, et al : PET Imaging in Huntington's Disease. J Huntingtons Dis **4** : 287-296, 2015

15) Aylward EH, et al : Onset and rate of striatal atrophy in preclinical Huntington disease. Neurology **63** : 66-72, 2004

16) 遺伝医学関連10学会：遺伝学的検査に関するガイドライン. 202.212.147.205/resouces/data/10academies.pdf（2017年10月アクセス）

17) 日本神経学会（監）：神経疾患の遺伝子診断ガイドライン2009,「神経疾患の遺伝子診断ガイドライン」作成委員会（編）, 医学書院, 東京, 2009

18) 日本医学会：医療における遺伝学的検査・診断に関するガイドライン. http://jams.med.or.jp/guideline/genetics-diagnosis.pdf（2017年10月アクセス）

19) 難病情報センター：ハンチントン病. http://www.nanbyou.or.jp/（2017年10月アクセス）

20) Hermann A, et al : Diagnosis and treatment of chorea syndromes. Curr Neurol Neurosci Rep **15** : 514, 2015

21) Jankovic J : Treatment of hyperkinetic movement disorders. Lancet Neurol **8** : 844-856, 2009

22) Burgunder J, et al : An International Survey-based Algorithm for the Pharmacologic Treatment of Chorea in Huntington's Disease. PLoS Curr **3** : RRN1260, 2011

23) Huntington Study Group : Tetrabenazine as antichorea therapy in Huntington disease : a randomized controlled trial. Neurology **66** : 366-372, 2006

24) Groves M, et al : An International Survey-based Algorithm for the Pharmacologic Treatment of Irritability in Huntington's Disease. PLoS Curr **3** : RRN1259, 2011

25) Anderson K, et al : An International Survey-based Algorithm for the Pharmacologic Treatment of Obsessive-Compulsive Behaviors in Huntington's Disease. PLoS Curr **3** : RRN1261, 2011

26) 厚生労働科学研究費補助金　難治性疾患克服研究事業「神経変性疾患に関する調査研究班」(編)：ハンチントン病とともに生きる―よりよい療養のために― Ver.2.http://plaza.umin.ac.jp/~neuro2/huntington.pdf（2017年10月アクセス）

（齊藤　勇二，村田　美穂）

第 II 章 疾患各論

A 大脳・基底核

6. ジストニア

すぐに役立つ 診療のエッセンス

- ジストニアは反復性・捻転性の持続する一定のパターンを持った筋収縮により特定の姿勢や動作が障害される病態．
- 一次性，二次性のジストニアがあり一次性は遺伝性・非遺伝性（孤発性）に分けられる．
- ジストニアは主に大脳基底核系の障害による運動プログラムの異常と考えられている．
- 特定の動作のみにジストニア症状が現れたり（動作特異性），特定の感覚刺激（感覚トリック）により症状が緩和されたりすることがある．
- 治療法は内服治療，ボツリヌス治療，脳深部刺激療法などの手術療法がある．

1 臨床疫学

— キーポイント —

- 原因による分類と出現部位による分類がよく使われる．
- 薬剤性ジストニアの原因薬剤としては，定型抗精神薬が多い．

　ジストニアの分類は，出現部位，原因，年齢など，さまざまな分類方法がある．臨床の場でよく使われるのは出現部位と原因による分類である．

　原因の分類では，一次性ジストニア（primary dystonia）と二次性ジストニア（secondary dystonia）がある．前者はジストニア以外の明らかな症状がなく，ジストニアをきたす他の原因がないものである．遺伝性ジストニアは一次性であるが，ジストニア遺伝子は浸透率が低いことが多いので孤発例でも遺伝性を完全に否定はできない．二次性ジストニアは，Huntington病，脊髄小脳変性症の神経変性疾患，Wilson病など，代謝性疾患と薬剤性ジストニアが多い．本邦における疫学調査の報告は少なく，海外の報告では一次性ジストニアは10万人当たり16.43人とのメタアナリシス解析がある[1]．

　出現部位による分類では，局所性，分節性，多巣性，片側性，全身性に分けられる．

　局所性は眼瞼けいれんや痙性斜頸といった眼瞼や頸部など身体の1部位に限局したジストニアである．分節性は隣り合う部位に出現したジストニアであり，頸部＋体幹や体幹＋上肢といったものであり，顔面領域＋1部位はMeige症候群と呼ばれている．

　多巣性ジストニアは連続しない複数の部位にジストニアが出現し，片側性は片側の上肢下肢に出現するジストニアである．全身性ジストニアは脚部の分節性ジストニア＋他の部位のジストニアである．

　出現部位による海外の疫学調査では，10万人当たり全身性ジストニアは3.4人，局所性ジス

トニアは29.5人であったと報告されている[2].

本邦は海外とは環境も異なり有病率も異なる可能性があるが，軽症例など病院を受診していない場合もあり実際の有病率は上記の数値よりも高いと推測される．

2 症状と神経学的所見

— キーポイント —
- ジストニアの症状は一定のパターンがある．
- 特定の感覚入力刺激で軽快することが特徴である．

ジストニアは2003年にジストニアの診断，疫学，治療法に関する研究班から以下のように定義されている[3].

定義：ジストニアとは中枢神経系の障害に起因し，骨格筋の持続のやや長い収縮で生じる症候で，ジストニア姿勢（dystonic posture）とジストニア運動（dystonic movement）よりなる．前者は異常収縮の結果として異常姿勢・異常姿位で，後者は異常収縮によるゆっくりとした運動であり，これらはその症例によって定型的（stereotype）である．ジストニア姿勢は一時的でも必ずみられる．ジストニアにより随意運動の遂行がさまざまな程度に妨げられる．

ジストニアは特定の随意運動時に出現，あるいは著しく増強する場合があり，これを動作性ジストニア（action dytonia）と呼ぶ．

個々の症例によってジストニアの不随意運動はさまざまなパターンがあるが，以下の臨床的特徴を有することが多い．とくに定型性と動作特異性はジストニアに特徴的な臨床徴候である．

a 定型性（stereotype）

同じ患者おいてジストニアの不随意運動パターンはほぼ常に同じである．増悪・軽快することはあっても不随意運動のパターンが変わることはない．たとえば，痙性斜頸の患者において，左回旋が日によって右回旋になったり，また左回旋に戻ったりすることはない．定型パターンは1種類だけとは限らず，数種類のパターンを組み合わせている場合もある．

b 動作特異性（task specificity）

特定の動作や環境によりジストニアの症状が出現することである．たとえば，音楽家のジストニアは特定の楽器を演奏した場合のみ手指のジストニアが出現し，食事や書字などのその他の指を使った動作では出現しない．

c 感覚トリック（sensory trick）

特定の感覚刺激を加えることによりジストニア症状が軽減する現象である．痙性斜頸では首や顔を手で触れると軽快することがある．

d オーバーフロー現象（overflow phenomenon）

　動作を行う際に本来は使う必要性のない筋肉まで運動に加わる現象である．書字など手指や手首を使うだけの動作でも，次第に肩関節や肘関節の動作が加わり，より書字困難となる．

e 早朝効果（morning benefit）

　ジストニアは起床時に症状が軽減する傾向があり，早朝効果と呼ばれる．

f フリップフロップ現象（flip-flop phenomenon）

　症状とは直接的に関係ない何らかのきっかけでジストニア症状が急に軽快あるいは増悪する現象である．

3 病理と発症機序

― キーポイント ―

• ジストニアは線条体に連動する大脳基底核回路またはそれらを含む運動ループの機能・解剖学的異常によって生じる．

　運動調節システムである運動ループは，1990年Alexander&Crutcherにより提唱されたモデル（図1）[4]によって，神経伝達の興奮性と抑制性の連携により成り立っていると理解されている．ドパミンD1受容体を介した皮質-線条体-GPi/SNr-視床-皮質ループは直接路と呼ばれ，ドパミンD2受容体を介した皮質-線条体-GPe-STN-GPi/SNr-視床-皮質ループが間接路と呼ばれる．直接路は運動の興奮性に働き，間接路は抑制性に働いている．

　ジストニアではGPiの活動がゆっくりした不規則な運動になっていている[5]．SPECTを使ったドパミンD2受容体のシナプス後の賦活をみた研究でも受容体の親和性が増加しており[6]，GPeが過剰に興奮し強い抑制がSTNにかかり，GPiからの抑制性の出力が抑制され脱抑制となり，ジストニアとして不随意運動が出現していると考えられる（図2）[4]．運動ループのいずれかの部位の障害でジストニアは出現するが，とくに線条体，淡蒼球，視床病変で頻度が高い[7]．

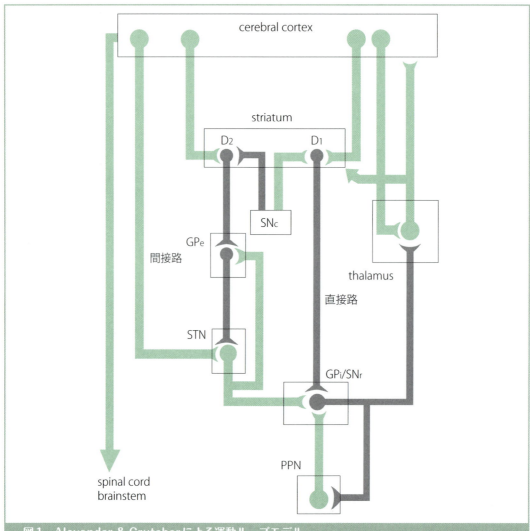

図1 Alexander & Crutcherによる運動ループモデル

神経伝達系の興奮性の刺激は緑色で，抑制性は黒塗りの直線である．
Striatum：線条体．SNc：黒質緻密層．SNr：黒質網様層．GPe：淡蒼球外節．GPi：淡蒼球内節．STN：視床下核．PPN：脚橋被蓋核．

(文献4をもとに著者作成)

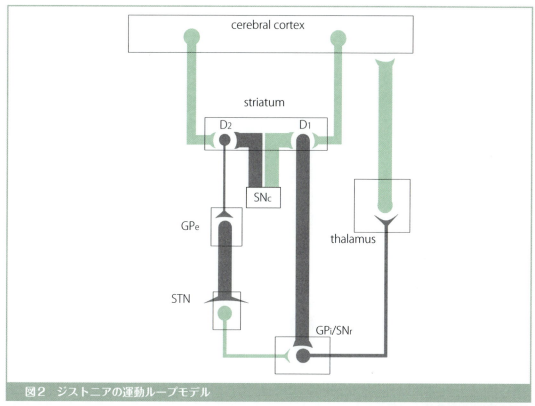

図2　ジストニアの運動ループモデル

（文献4をもとに著者作成）

4 画像所見

─ キーポイント ─

- 一次性ジストニアでは，通常のCT，MRIで異常所見はない．
- 二次性ジストニアの鑑別にMRIは非常に有用である．

　ジストニアの責任病巣として大脳基底核が考えられているが，一次性ジストニアの通常のMRI画像は造影効果も含め異常所見を認めない．しかしながら，脳血管障害や代謝性疾患などの二次性ジストニアの診断には非常に有用である．脳血管障害では大脳基底核の異常所見を認めることが多い．

　変性疾患ではHuntington病やneuroacanthocytosisで尾状核の萎縮を認める．代謝性疾患のWilson病では，被殻や視床の異常信号のほかに中脳において中脳被蓋の高信号がみられる．PKAN（pantothenate kinase-associated neurodegeneration）は典型的にT2強調画像で淡蒼球が鉄沈着による低信号を呈し，その前内側が相対的に高信号となるeye of the tiger signが有名である．

5 検査所見

― キーポイント ―

- ジストニアを診断する特異的な検査はない.
- 支持所見として表面筋電図や遺伝子検査がある.
---

a 表面筋電図

　不随意運動に関連した主動筋と拮抗筋が断続的に同期して収縮し，数十秒にわたり持続的するのが認められる．主動筋と拮抗筋の同時収縮や持続収縮はジストニアを支持する筋電図所見である．複数のチャンネルを記録できれば，ジストニアの複数の筋肉が連続して一定のパターンを繰り返しているのが認められる．

b 遺伝子検査

　家族歴があり，臨床症状だけではジストニアと他の疾患の鑑別診断が困難な場合，確定診断の強い手助けとなる．現在DYT1〜27が報告されている．全身性ジストニアがほとんどであるが，発症年齢や症状の分布などにより鑑別する．本邦ではDYT1，DYT5が多い．
　ここでは本邦に多い2疾患のみ紹介する

1）DYT1

　10歳頃発症の全身性捻転性ジストニアである．下肢または腕から発症し徐々に全身性に移行する．常染色体優性遺伝だが浸透率が30％以下であり保因者が必ず発病するわけでもない．DYT1遺伝子のGAG欠失を検出する．内服加療に治療抵抗性であり外科的治療のDBSが推奨される．

2）DYT5（瀬川病）

　主に10歳以下で発症し下肢ジストニアから始まるジストニアである．常染色体優性遺伝であるが，不完全浸透で女性優位に発症する．下肢ジストニアによる歩行障害が特徴であり固縮や姿勢時振戦も合併しうる．日内変動があり午後より症状が悪化する．L-dopaが著効し，さらに比較的少量で反応し効果減弱がない．

6 診　断

― キーポイント ―

- ジストニアによる不随意運動は個々の症例でさまざまであり，上記の臨床的特徴を参考に診断する.
- 本邦で多い遺伝性ジストニアはDYT5，DYT1である.

　不随意運動を認めたとき，ジストニアとその他の不随意運動の鑑別が必要である．
　ジストニアには定型性と動作特異性とがあり，特定の動作のみ同じパターンの不随意運動が出現することが特徴である．たとえば，下肢の歩行時のジストニアでは前向き歩行で症状が出

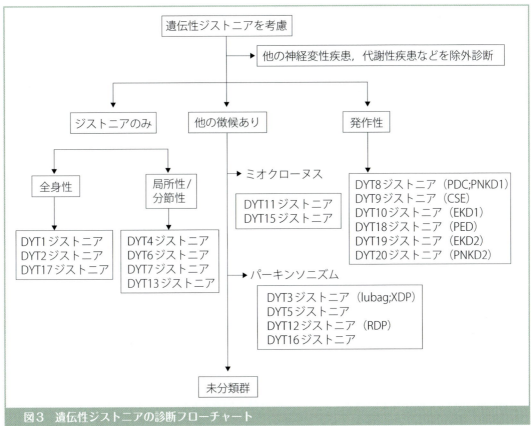

図3　遺伝性ジストニアの診断フローチャート

(長谷川一子ほか：一次性遺伝性ジストニアの診断と治療. ジストニアのすべて-最新の治療指針-, 梶　龍兒（編），診断と治療社，東京，p48-52, 2013より許諾を得て転載)

るが，後ろ向き歩行や自転車の運転などの他の脚の運動では出現しない．診察では前向き歩行と後ろ向き歩行を実施すると下肢ジストニアの評価ができる．

　また，触覚などの感覚入力刺激を加えることにより症状が改善するのが特徴である．他の不随意運動では認められない「症状と神経学的所見」の項で挙げた臨床的特徴を考慮し，ジストニアと診断する．

　不随意運動をジストニアと診断した後は，一次性か二次性かを鑑別する．服薬歴も重要で，薬剤性などの治療可能なジストニアを見逃してはならない．抗精神病薬を長期間服用しているとドパミン受容体の感受性が増加しているため，減薬の際に症状が出現しやすい．

　頭蓋内病変の有無の確認のため，頭部MRIで大脳基底核ループの病変を確認する．

　二次性が否定され原因が現時点で明らかでない場合，一次性ジストニアと診断する．家族歴があれば遺伝性ジストニアを考慮し頻度からDYT1やDYT5が鑑別に上位に挙がる．DYT5はL-dopaが著効する予後良好なジストニアで，診断的治療目的のL-dopa投与を検討すべきである．遺伝性ジストニアの鑑別はフローチャート（図3)[8]を参考にされたい．

　一次性ジストニアの軽症例は診断が難しく，眼瞼けいれんであればドライアイと診断されていたり，痙性斜頸では肩こりや緊張性頭痛と誤診されていたりすることが多い．

　診察時にジストニア症状が出現しているとは限らず，患者の訴えから診断の糸口を得られる

ことが多く，病歴や臨床的特徴を聴取することが重要である．

7 治療とケア

― キーポイント ―

• 局所性ジストニアはボツリヌス治療が第一選択である．
• 全身性ジストニアは内服加療となるが，効果不十分であれば脳深部刺激療法（DBS）を行う．
• 症状改善後も内服加療は継続し年単位で漸減・中止する．

a 局所性ジストニア

　眼瞼けいれんや痙性斜頸の局所性ジストニアはボツリヌス治療が第一選択となる．

　軽症例であれば内服加療から開始する．内服薬はまずtrihexyphenidyl 2 mg，1回1錠，1日2錠（朝・夕食後）から始め，改善度や忍容性をみながら12 mg，1回2錠，1日6錠（毎食後）まで増量可能である．Zolpidem 10 mg，1回1錠，1日1錠（眠前）の併用も保険適用外であるが，効果がある可能性がある[9]．

　Clonazepamやベンゾジアゼピン系も有効と報告されているが，内服治療で十分な治療効果を得ることは少なく，局所性であれば積極的に注射薬を選択するべきである．

　注射薬のボツリヌス治療は強力であるが，高価であり薬効の持続時間も長いため，痙性斜頸や上肢ジストニアなどの原因となる粗大な筋肉であれば，lidocaineによるmuscle afferent block（MAB）療法もよい適応である．局所麻酔薬であるlidocaineはボツリヌスに比べ安価であり，効果発現まで短時間である．しかしながら効果時間は数日間と短く，反復投与が必要である．ボツリヌス治療前の治療対象筋の評価としての使用も有用である．MABはlidocaine 0.5％ 10 mLを筋注する．前腕筋や手内筋など，小さな筋肉は少量の5 mL程度でも効果が認められる．

　ボツリヌス治療は眼瞼けいれんと痙性斜頸で保険適用のある治療法で，局所性ジストニアでもっとも効果が期待できる治療である．その他，上下肢・体幹のジストニアにも有効であるが保険適用はない．ジストニアは痙縮治療の投与量の半分程度でも症状の改善が期待できる．

b 全身性ジストニア

　内服治療が第一選択となる．DYT5などL-dopa感受性ジストニアでは少量100～200 mgのL-dopaが劇的に奏功する．若年性ジストニアの場合には一度L-dopaを試みてもよいとの報告もある[10]．内服治療が効果不十分であれば，脳深部刺激療法（DBS）を考慮する．手術療法は他にも視床核凝固術があるが，近年は刺激強度の調節などができるDBSが推奨される．

c ケア

　内服加療により一時的に改善が認められても早期の減量は再燃するリスクが高く，数年間は同容量を維持するのが望ましい．抗精神病薬の減量で出現した薬剤性ジストニアの場合は，ドパミン受容体の感受性が上がっていることから，まずは抗精神病薬を以前の量に戻し数年かけて減量すべきである．

A　大脳・基底核　6. ジストニア　**141**

高齢者へのtrihexyphenidylの高容量内服は認知機能障害や幻覚症状の精神症状をきたしやすいため，MABやボツリヌス治療の局所注射が安全である．

ⓓ 日常生活指導

職業上の同一動作の繰り返しや環境的要因がジストニア症状の増悪因子となる．

不随意運動に対してリハビリなどの運動負荷は症状増悪となりうるため，筋肉の安静を指示する．ボツリヌス治療直後に限り，筋肉への毒素浸潤を促すために運動を行うことが効果的である可能性がある．

喫煙もニコチン摂取がジストニアの増悪因子になるため，禁煙を指導する．禁煙治療のニコチンパッチもニコチン摂取につながるため，使用不可である．

鏡を見ながら正常な姿勢をイメージする体操など，視覚的フィードバックも有用である．

コラム

ジストニアは小脳も関係している

ジストニアは大脳基底核回路の異常により生じるが，近年，ジストニア病態の基盤に小脳の関与を示唆する報告が相次いでいる．解剖学的にも，逆行性経シナプストレーサーを小脳皮質と基底核へ投与した動物実験により小脳・基底核をつなぐシナプス性接続が証明されている[11]．

二次性ジストニアも小脳病変の合併例は多い．後頭蓋窩腫瘍の142例中，頸部ジストニア位を発症したのは33例（約23%）で，特に病変部位の局在では小脳が約57%であった[12]．脊髄小脳変性症などの変性疾患でも，小脳病変を有する症例ではジストニアの合併が少なくない．

1960年代に行われた小脳歯状核凝固術では，ジストニアに対して長期的に一定の改善があった報告が複数ある．近年では小脳への磁気刺激治療で頸部ジストニアに対して改善を得た報告もあり[13]，今後は小脳へのアプローチも治療として期待される．

■文　献

1) Steeves TD, et al : The prevalence of primary dystonia : a systematic review and meta-analysis. Mov Disord **27** : 1789-1796, 2012

2) Nutt JG, et al : Epidemiology of focal and generalized dystonia in Rochester, Minnesota. Mov Disord **3** : 188-194, 1988

3) 長谷川一子：現在のジストニアの定義と分類．ジストニア，長谷川一子（編），中外医学社，東京，p11-12, 2012

4) 村瀬永子：運動制御のメカニズム　大脳基底核，視床．不随意運動の診断と治療　動画で学べる神経疾患，改訂第2版，梶　龍兒（編），診断と治療社，東京，p9-23, 2016

5) Obeso JA, et al : Basal ganglia pathophysiology.A critical review. Adv Neurol **74** : 3-18, 1997

6) Naumann M, et al : Imaging the pre-and postsynaptic side of striatal dopaminergic synapses in idiopathic cervical dystonia : a SPECT study using [123I] epipride and [123I] beta-

CIT. Mov Disord **13**：319-323，1998

7) Breakefield XO, et al：The pathophysiological basis of dystonia. Nat Rev Neurosci **9**：222-234，2008

8) 長谷川一子ほか：一次性遺伝性ジストニアの診断と治療. ジストニアのすべて-最新の治療指針-，梶　龍兒（編），診断と治療社，東京，p48-52，2013

9) Miyazaki Y, et al：Efficacy of zolpidem for dystonia：a study among different subtypes. Front Neurol **3**：58，2012

10) Tarsy D, et al：Dystonia. N Engl J Med **355**：818-829，2006

11) Bostan AC, et al：The basal ganglia communicate with the cerebellum. Proc Natl Acad Sci U S A **107**：8452-8456，2010

12) Extremera VC, et al：Torticollis is a usual symptom in posterior fossa tumors. Eur J Pediatr **167**：249-250，2008

13) Koch G, et al：Effects of two weeks of cerebellar theta burst stimulation in cervical dystonia patients. Brain Stimul **7**：564-572，2014

（武内　俊明，梶　　龍兒）

第II章 疾患各論

大脳・基底核

7. プリオン病

すぐに役立つ 診療のエッセンス

- プリオン病は人畜共通感染症であるとともに，神経変性疾患でもある．
- 孤発性，遺伝性，獲得性の3タイプに分類される．
- 遺伝性プリオン病はプリオン蛋白遺伝子 *PRNP* の遺伝子変異によってもたらされる．
- ヒトプリオン病には Creutzfeldt-Jakob 病（孤発性，遺伝性，獲得性），Gerstmann-Sträussler-Scheinker 病，致死性家族性不眠症がある．
- 獲得性 Creutzfeldt-Jakob 病の中には，変異型 Creutzfeldt-Jakob 病，クールー（Kuru），ヒト硬膜使用手術後 Creutzfeldt-Jakob 病などが包まれる．
- 典型的な孤発性 Creutzfeldt-Jakob 病では，亜急性に進行する認知症に加えて，小脳症状，視覚異常，錐体路徴候，錐体外路徴候，精神症状，ミオクローヌスなどの症状が出現し，無動性無言の状態から死に至る．
- 頭部 MRI の拡散強調像の高信号が皮質，基底核に観察される．また，脳波で周期性同期性放電（PSD）が認められることが多い．
- 髄液の 14-3-3 蛋白や異常プリオン蛋白の存在を計る RT-QUIC 検査，プリオン蛋白遺伝子（PRPN）検査が重要である．
- 確定診断は，病理検査・ウェスタンブロッティングで行われるので剖検の施行が重要である．

1 Creutzfeldt-Jakob 病（Creutzfeldt-Jakob disease：CJD）

─ キーポイント ─

- ヒトプリオン病は疾患の原因により遺伝性，獲得性，孤発性に分類される．
- プリオン病は正常なプリオン蛋白が異常型に変換することにより引き起こされる疾患である．

a 臨床疫学

　ヒトプリオン病は，遺伝性，獲得性（後天性）および孤発性の成因で生じる．約15％が遺伝し，プリオン蛋白遺伝子 *PRNP* のコード変異に関連する．獲得性プリオン病には，ヒトの医原性 CJD，クールー（Kuru），変異型 CJD（vCJD）が含まれる．vCJD は，ウシ海綿状脳症（BSE）に罹患したウシのプリオンで汚染された食物から感染したと考えられている．しかし，ヒトプリオン病の症例の大部分は，孤発性 CJD（sCJD）として発生する（表1）[1, 2]．

　本邦でプリオン病のサーベイランスと感染予防に関する調査研究班によって行われてきた1994年4月から2016年2月までの情報によると[3]，プリオン病として認められ登録されたのは2,917人であり，人口100万人当たりの年間罹患率は1999年の0.7人から徐々に増加し，2014年で1.8人である．年齢別では男女とも70歳代での患者数がもっとも多い．

144　第Ⅱ章　疾患各論

表1　ヒトプリオン病の分類

(1) 孤発性プリオン病
　①孤発性CJD
　　コドン129多型（MM，MV，VV）とPrP^{Sc}のウェスタンブロッティングのバンドパターン（1型，2型）
　　で亜分類
　　MM2視床型：孤発性致死性不眠症（sporadic fatal insomnia）
　②VPSPr（variably protease-sensitive prionopathy）*：CJDに似た臨床
(2) 獲得性プリオン病
　①医原性CJD（屍体由来成長ホルモン，屍体由来乾燥硬膜）
　②クールー（Kuru）
　③変異型CJD（vCJD）：ウシ海綿状脳症のプリオンに何らかの形で汚染
(3) 遺伝性プリオン病
　①遺伝性CJD
　②Gerstmann-Sträussler-Scheinker病（GSS）
　③家族性致死性不眠症（FFI）

*VPSPrはその臨床症状はCJDに類似しているが，プロテアーゼに対する抵抗性がさまざまである．構音障害，失語などの症状
で発症し，認知症が進行する．パーキンソニズムや失調症も認められる．典型的なCJDと異なり，MRIや脳波，髄液検査で異常
がみつからず，*PRNP*に遺伝子変異が発見されない．家族例を有する症例も報告されている．動物実験により，感染性も報告
されている（Notari S, et al：Emerg Ingect Dis 20：2006-2014, 2014）．本項執筆時には，本邦でもVPSPrと思われる症例の報
告が1例，サーベイランス委員会に寄せられた．

　プリオン病のタイプ別の割合では（1）孤発性Creutzfeldt-Jakob病が77％，遺伝性プリオン
病のうち，遺伝性Creutzfeldt-Jakob病が15％，GSSが4％，FFIは4例（1％未満），獲得性プ
リオン病は硬膜移植CJD（dCJD）が3％，変異型CJD（vCJD）は1例（1％未満）であった．
それぞれのタイプでの平均発症年齢は，dCJDとGSSで50歳代，全患者では70歳代であった．
発症から死亡までの全罹患期間は，sCJDで平均16.4（±15.1）ヵ月，dCJDで23.9（±
29.1）ヵ月，fCJDでは22.9（±23.9）ヵ月，GSSは63.2（±46.1）ヵ月である．
　プリオン病は正常構造を持つプリオン蛋白（これをPrP^{C}と表す．ここで，上付きの"C"は
cellular formを表す）が，異常構造を持つPrP^{Sc}["Sc"はヒツジのプリオン病であるscrapie
（スクレイピー）に由来する記号である]に変化することで引き起こされる．PrP^{C}が主にαヘ
リックス構造を有するのに対して，PrP^{Sc}はβシート構造を多く有しており，この構造変化が
神経毒性を有すると思われるが，詳細はまだ不明である．Prusinerらはスクレイピーを発症さ
せる物質を分離し，それが蛋白であることを示し，蛋白質からなる感染物質（proteinaceous
infectious particle）という意味のプリオン（prion）と名付けた[4]．このプリオン（仮）説によ
ると，PrP^{Sc}の存在による影響を受けて，正常構造型のPrP^{C}が構造変化を起こしPrP^{Sc}に変換し
ていくのである．こうして増加したPrP^{Sc}が神経に何らかの機序で変性をもたらすのである．
　このプリオン蛋白をコードする*PRNP*遺伝子はヒトの染色体の20 p13にあり，この遺伝子の
変異によって，遺伝性CJD（genetic CJD：gCJD），Gerstmann-Sträussler-Scheinker病
（Gerstmann-Sträussler-Scheinker disease：GSS），致死性家族性不眠症（fatal familial
insomnia：FFI）が引き起こされる．1985年にPrusinerのグループよりハムスターのcDNAラ
イブラリーから*PRNP*の遺伝子が決定され，さらにヒトの*PRNP*が決定された．遺伝子は2つ
のexonからなり，翻訳されるプリオン蛋白は253アミノ酸残基からなる．

A　大脳・基底核　7. プリオン病　　**145**

ⓑ CJDのタイプ別特徴

孤発性および遺伝性，獲得性のCJDについて概要を述べる．

1）孤発性CJD（sporadic CJD：sCJD）

sCJDの診断についてであるが，definite sCJD（sCJD確実）と診断するためには，免疫組織学的なPrP^Scの同定や，ウェスタンブロッティングでのプロテアーゼ（蛋白分解酵素）抵抗性のバンドの存在を必要とする．一方，病理的な証左がない場合は，臨床症状や各種検査の結果が重要である．すなわち，進行性認知症が存在したうえで，ミオクローヌス，視覚異常または小脳症状，錐体路または錐体外路症状，無動性無言のうちの2つ以上の症状があり，脳波で周期性同期性放電（PSD）を認めればほぼ確実（probable）例であり，上記のうちPSDがないものを疑い（possible）例とする．さらに，WHOによる診断基準では，疑い例であっても（PSDがなくても），脳脊髄液中の14-3-3蛋白の濃度が高値であり，全臨床経過（発症から死亡するまで）が2年未満であればほぼ確実例とする．

ⅰ）sCJDの症状と神経学的所見

sCJDの初発症状は歩行障害，視覚障害，記憶障害が多いが，その他にも性格変化，構音障害，不随意運動，その他いろいろある．発症から死亡するまでの期間は，平均16.4ヵ月（標準偏差15.1ヵ月）であり，48％は11ヵ月以内である[3]．診断基準にも含まれる主要徴候，その他の症状（ミオクローヌス，進行性認知症または意識障害，錐体路症状または錐体外路症状，視覚異常または小脳症状，精神症状，無動・無言状態）の出現頻度はミオクローヌス84％，進行性認知症または意識障害が99％，錐体路症状61％，錐体外路症状55％，小脳症状49％，視覚異常41％，精神症状61％，無動・無言状態92％である[2]．なお，発症からこれら主要症状出現までの期間は平均月（標準偏差）で表すと，進行性認知症または意識障害が0.9月[3,4]，視覚異常1.1ヵ月（2.2），小脳症状1.4ヵ月（2.4），精神症状1.4ヵ月（2.6），錐体路症状2.3ヵ月（3.0），錐体外路症状2.4ヵ月（3.2），ミオクローヌス2.6ヵ月（3.5），無動・無言状態4.4ヵ月（7.0）である．これらの数値が表すものは，発症後きわめて短期間のうちは，進行性認知症または意識障害・視覚障害・小脳症状・精神症状くらいしか症状がないなどに症状が限られる期間が続くが，2〜3ヵ月後には錐体路・錐体外路症状が出現し，四肢体幹が「ぴくっ」と動くミオクローヌスが観察され，4〜5ヵ月後には意味のある発語や動きがなくなる無動性無言の状態となるという急速な進行である．無動性無言状態になる頃には嚥下困難なども発症し，栄養摂取をどうするかという問題が惹起される．やがてミオクローヌスもなくなりPSDもはっきりしなくなり，姿勢も屈曲拘縮の体勢をとり，肺炎などで死に至る．

ⅱ）sCJDの亜分類

プリオン蛋白遺伝子には多型が存在するが，孤発性プリオン病は，その多型のどのセットを持つかにより症状が異なる亜型が存在する．問題となるプリオン蛋白遺伝子の多型は，コドン129とコドン192の多型であり，コドン129にはメチオニン（Met）とバリン（Val）の多型があり，接合体のタイプは，Met/Met，Met/Val，Val/Valの3タイプである（1文字表記ではMM，MV，VV）．この3タイプを所有する人口の比は人種差があり，たとえば英国では健常一般人口でのMMは37％，MVは51％である．ところが，英国のsCJDでのMM，MVの患者数はそれぞれ83％，9％であることから，MM型はsCJDに対して疾患に罹患しやすいといえる．本邦のコドン129多型の割合は，MM 94％，MV 4％，VV 2％である．このコドン129の

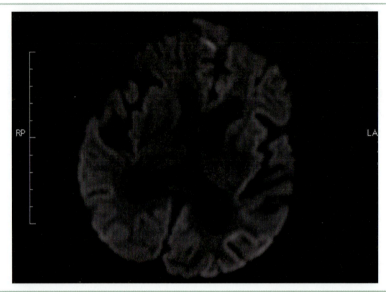

図1　孤発性プリオン病のMRI拡散強調画像（DWI）
大脳皮質・基底核にDWIでの高信号が観察される．

多型に加え，異常プリオン蛋白（プロテアーゼ抵抗性のPrP^{Sc}）のウェスタンブロッティングにより2つの移動度の異なるバンドが現れ，これらを1，2型と名付けることで，コドン129の3つの多型に2つのバンドの型がそれぞれあり，全6型の亜型があることとなる．この中で，本邦でもっとも多いのはMM1である．MM1型（そしてMV1型）の症状・検査所見の特徴は，PSD陽性で，頭部MRIでは基底核にT2強調画像，FLAIR画像，拡散強調画像（DWI）で高信号が現れ（図1），脳脊髄液中の14-3-3蛋白が高値となる．病理学的には異常プリオン蛋白が灰白質のニューロピルにびまん性に沈着される．シナプス型と呼ばれる像を呈する．MM1型とMV1型をあわせて70％を占める．VV2型は欧米ではMM1型に次いで多いのに対して，本邦ではまれであるが，失調が初発症状であることが多く，次いで認知症が認められ，PSDを欠く．病理学的にはシナプス型に加えてプラーク型と呼ばれる像や神経細胞周囲型の異常プリオン沈着を呈する．MV2型は，VV2に近い臨床像を持つ．経過は比較的長く，失調症状と認知症状を基本とし，PSDを欠き，脳脊髄液14-3-3は陰性が多い．頭部MRIのDWIで，視床内側および視床枕にかけての高信号が認められる症例が多いとされ，加えて皮質，基底核にも高信号が認められる．病理学的にプラーク型およびシナプス型の異常プリオン蛋白沈着を呈する．VV1は本邦でも欧米でも非常にまれである．海外の報告では発症年齢が若いことが特徴である．初発症状は認知症状症が多く，PSDを欠く．経過は比較的長く，髄液14-3-3は陽性である．病理学的には皮質，基底核に海綿状変化を示し，シナプス型のPrPの沈着を呈する．

　MM2型は臨床・病理学的に皮質型と視床型の2型にさらに分類される．MM2皮質型は，臨床症状では，認知症などで発症し，比較的長い経過をとり，PSDを欠く例が多く，脳脊髄液14-3-3は陽性である．長い経過のMM2視床型では，臨床的には不眠や自律神経症状，認知症状症，精神症状などのさまざまな初発症状で発症し，経過が比較的に長く，PSDを欠くこと

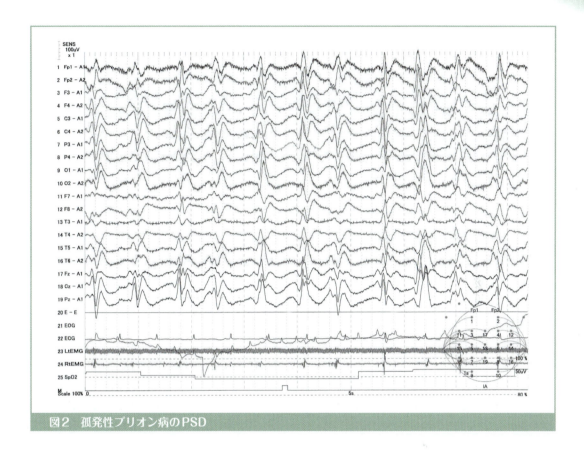

図2　孤発性プリオン病のPSD

が多く，脳脊髄液中の14-3-3も陰性なことが多い．画像所見で特徴的なことは，頭部MRI拡散強調画像で異常高信号が認められないことが多く，脳血流SPECTやFDG-PETによる機能画像で視床の血流低下・代謝低下が認められる[5]．病理学的には，視床，下オリーブ核に病変が存在し，神経細胞の脱落やグリオーシスが認められるが海綿状変化はほとんど伴わない．FFIと類似の病像であり，孤発性致死性不眠症とも呼ばれている．

iii）sCJDの検査所見

　　血液検査，尿，便：一般的検査では異常はない．

　　脳脊髄液：蛋白濃度や細胞数は，他の疾患との鑑別に有用であるが，CJDの診断には，14-3-3蛋白濃度や総タウ蛋白濃度，さらに最近ではRT-QUICの陽性所見が有用である．どの検査値も感度，特異度ともに決して100%ではなく，臨床所見や他の検査所見とあわせて総合的に判断することが肝要である．

　　脳波：周期性同期性放電（periodic synchronous discharge：PSDもしくはperiodic sharp wave complexes：PSWC）は，全誘導で周期的に同期的に放電を認めるものであり，前述のように診断に非常に意味を持つ．全経過で認められるわけではなく，初期や終末期には認められないことが多い．亜型によっては認められることが少ないものもある（図2）．

　　頭部MRI：拡散強調画像での高信号が早期から皮質，線条体などに認められる．MM2視床型などには認められないこともあるが，多くのsCJDにとってはもっとも早期から異常を示す検査所見である．てんかん，無酸素脳症，低血糖などの代謝性脳症，虚血性脳症，ミトコンド

リア脳症などでも同じようなDWIの高信号が認められることがある.

脳血流SPECTやFDG-PET：診断基準には必須ではないものの脳の局所的な機能不全を検出しうるため，MM2視床型などで診断に寄与している.

遺伝子検査：孤発例でもプリオン蛋白のコドン129および219番の多型を調べるとともに，V180Iのように遺伝子変異を持つが家族歴がないものもあるため，遺伝性（家族性）CJDおよびGSSもしくはFFIの診断のみならず，広くプリオン病の診断に必要である.

ウェスタンブロッティング：脳組織を用いて，プロテアーゼ抵抗性蛋白（異常プリオン蛋白）を電気泳動の移動度によってタイピングするものである. これによって，1型および2型が決定される（さらには，MM1とMM2の両方のバンドを持つMM1＋2などが知られるようになってきている）.

病理学的検査：プリオン病の診断を確実にするためには，剖検を行い，上記のウェスタンブロッティングを行い，さらに中枢神経の解剖，神経病理学的検索を行う必要がある. 神経細胞脱落やグリオーシス，海綿状変化のほかに，各種の抗プリオン蛋白抗体を用いた免疫染色による異常プリオン蛋白の沈着を認める. その沈着のタイプも，sCJDでは亜型によって異なる.

2）遺伝性CJD（genetic CJD：gCJD）

CJDの報告では当初から家族例の報告がかなりあった.

1984年のBrownら[6]は，CJD患者の5～10％が比較的長い2年以上の経過を有していることを見いだした. この緩徐進行群のうち，約30％が家族歴を有していた. さらに，この疾患群では他よりも発症年齢（平均48歳），ミオクローヌス頻度（79％）およびPSD頻度（45％）が低かった.

遺伝子解析の面からは，Owenら[7]は，*PRNP*遺伝子における144bpの挿入を同定したが，挿入はコドン51と91との間の蛋白質のN末端領域に6つのオクタヌクレオチドリピートをコードするものであった. Goldfarbら[8]はコドン200のグルタミン酸からリジンへの置換を見いだした（E200K）. その後も*PRNP*の遺伝子変異は次々と報告され，gCJDおよび後述するGSSの数はかなりの種類となっている. 遺伝性CJDおよびGSS，FFIはいずれも常染色体優性の遺伝形式をとるが，浸透率は変異によって異なっている. 本邦でgCJD中，一番頻度の高いV180Iは家族内の発症はほぼおらず，3番目に多いM232Rも同様である. 国によってgCJDの遺伝子型による構成比はかなり異なり，欧米ではE200Kが40％近くを占め，V210I，K178N-129M（FFI）が続くが，本邦では前述のとおりV180Iがほぼ半数を占め，次にP102L，M232Rと続き，E200Kは14％に過ぎない[9].

ⅰ）V180I

コドン180のバリンがイソロイシンに置換したもので，本邦を含む東アジアで頻度の高いgCJDである.

V180Iの疫学・症状：浸透率が非常に低く，本項執筆時点で家族内発症例は数例の報告があるのみである. 発症年齢が高く（77歳），初発症状は記憶障害，失語，失行などが多く，ミオクローヌスや小脳症状/視覚異常などの頻度は少ない. 進行はやや緩徐であり平均の全罹病期間は23.1ヵ月である[10].

V180Iの検査結果：脳脊髄液中の14-3-3蛋白，総タウ蛋白，RT-QUICの陽性率は低く，脳波でのPSDの出現率も低い（約12％）. 頭部MRIのDWI所見が顕著であり，大脳皮質の広範囲

の高信号，腫脹がみられる（後頭葉内側・小脳・脳幹には高信号はみられない）．

　P102LはGSSの症状をとるため，GSSの項目で後述する．

ⅱ）E200K

　前述のとおり，欧米でもっとも頻度の高いgCJDである．その臨床症状や検査結果は古典的（急速進行型）CJDに類似している．

3）獲得性プリオン病

　前述のとおり，この分類にはクールー（Kuru），BSEから人に感染したと考えられるvCJD，医療薬剤から感染したと考えられる医原性CJDがある．

ⅰ）変異型Creutzfeldt-Jakob Disease（vCJD）

　1996年，Willらは英国においてCJDの「新しい変異型（new variant）」を報告した[11]．1990年以来，英国で確認されたCJDの270例中10例は，他の症例とは区別できうる臨床的および神経病理学的所見を有していた．これらの症例は，1994～1995年の間に発病し，発症年齢は16～39歳で（平均29歳）で，罹病期間は7.5～22.5ヵ月であった．患者のうちの9人は初発症状として精神症状・行動変化を有した．3人は初発症状として異常感覚を呈し，9人が運動失調症を早期に呈し，7人が後期にミオクローヌスを発症し，3人がコレアテトーシス（choreoathetosis）を呈した．全患者は最終的に認知症を発症した．症例のいずれも脳波異常を有せず，神経病理学的検査では大脳皮質のすべての領域に影響があったが，基底核および視床では海綿状変化，神経細胞脱落およびグリオーシスがもっとも顕著に認められた．すべての症例は，クールーで観察されるものに似たPrP陽性プラークのびまん性局在を有していた．Willらはまた，変異型CJDとBSEとの間の関連を示唆した．遺伝子型同定された8症例すべてにおいて，*PRNP*遺伝子における129多型についてMMのホモ接合であり，他の*PRNP*突然変異を有していなかった．

　vCJDの症状：うつ，不安などの精神症状，痛み，異常感覚その他の感覚障害などで発症することが多い．半年も過ぎると小脳症状による歩行障害，認知障害，ミオクローヌスなどが出現し，その後，錐体路症候・錐体外路症候，嚥下障害を経て無動性無言状態となる．全罹病期間の平均は14ヵ月である．

　vCJDの検査所見：PSDはこれまでvCJDで認められていなかったが，本邦で唯一報告されたvCJDでPSDが認められた．頭部MRIのT2 WI/FLAIR画像での両側視床枕の高信号はhockey stick sign，cut off sign，pulvinar signと呼ばれて，90％のvCJDで陽性である．コドン129多型では，これまですべてMM型であったが，2016年にMV型の症例が1例報告された．

　vCJD患者3人において，Haikら[12]は，腹腔，上腸間膜および星状神経節などの自律神経系の交感神経節のニューロンにPrP^{Sc}の病理学的蓄積を認めた．これはsCJDやdCJDでは認められない所見であり，vCJDにおけるPrP^{Sc}のウェスタンブロッティングパターンは，特異的な19 kD蛋白質の移動距離（migration）を示し，バンドの濃さのパターンも異なっていた．また，扁桃などの全身のリンパ組織にもPrP^{Sc}は認められることから，扁桃生検が診断に有用である．

ⅱ）医原性CJD

　　医原性CJDの中にはヒト屍体由来の成長ホルモンや硬膜の使用によるものが多いが，本邦ではすべて硬膜移植後CJD（dura mater graft-associated CJD：dCJD）である．1987年に米国CDCが第1例を公表し，本邦では1991例に第1例が報告された．厚生省のCJD緊急調査研究班による1996年の調査[13]では，使用された硬膜の製品はドイツB. Broun社のLyodura®であった．1997年，厚生省はヒト乾燥硬膜の使用禁止命令を通達した．

　　dCJDの疫学・臨床症状：硬膜移植から発症までの潜伏期間は平均12.1年（1～30年），発症年齢は55.7歳（15～80歳）である[14]が，大きく2つの病型に分類される．1つ目は古典的CJDと同様の急速進行の経過をとるタイプで，病理的には脳にPrP斑（プラーク）形成が認められないものであり，もう1つはプラーク斑を認めるもので，その臨床経過は比較的緩徐であり失調性歩行で発症することが多く，PSDを欠くことも多い．プラーク型のコドン129多型はすべてMMであり，そのウェスタンブロッティングによる分類では1型と2型の中間をとり（intermediateタイプ：タイプi），プラーク斑がクールー斑ともいわれることから，MMiK型と呼ばれている．

2 Gerstmann–Sträussler–Scheinker病 (Gerstmann–Sträussler–Scheinker disease：GSS)

> ― キーポイント ―
> ・GSSは染色体20p13にあるプリオン蛋白遺伝子（*PRNP*）に変異を認め，小脳失調，認知症で発症し，死に至る進行性疾患である．
> ・失調性歩行や運動障害で発症するものや，痙性歩行で発症するものなど，プリオン蛋白の遺伝子変異の部位によって症状は異なるが，進行によって認知症が出現し，最後には無動無言に至る．

ⓐ 臨床疫学

　　GSSは，記憶障害，認知症，運動障害（失調や痙性）の症状，および脳組織にアミロイド様プラークの病理学的沈着を特徴とする成人発症の希少な遺伝性プリオン病である[15]．たとえば，遺伝子変異P102LによるGSSは，30～40歳代に進行性の四肢運動失調，思考障害，認知低下を呈し，平均罹病期間は7年である．CJDとの相違は，より若い発症年齢，より長い罹病期間，顕著な小脳性運動失調症を有することである．

　　Peoc'hら[16]は，GSS患者（E211D，コドン129はVV型）の神経病理学的研究を報告し，多中心性アミロイドPrP免疫反応性プラーク，海綿状変化，軽度グリオーシスおよび神経原線維変化を含む典型的な特徴を示した．プロテナーゼK耐性プリオン蛋白質が見いだされ，免疫化学的研究により，C末端切断PrP断片の蓄積が示された．Yamadaら[17]は，GSS（P102L）の38歳女性の剖検所見として，脊髄後角部においてプリオン蛋白質の強い沈着を認めたが，後根神経節または末梢神経では検出しなかった．P102Lにしばしば認められる痛みを伴う不快感および反射消失を説明すると推測した．

Arataら[18]は，P102Lを有する9家族11人の詳細な臨床的特徴を報告した．発症年齢は38〜70歳で平均60.2歳であった．9例は歩行障害，1例は構音障害，1例は下肢の感覚異常を呈した．病気の初期段階の一般的な特徴は，不安定な歩行，四肢運動失調，痛みを伴う下肢の感覚障害，下肢近位筋の筋力低下，深部腱反射の消失，および軽度の構音障害であった．初診時に明らかな認知症を呈したのは1人のみであった．脳MRIは初期段階で正常であり，小脳の変化はなかった．すべての患者は，疾患の進行および認知症の発症とともに，皮質およびびまん性脳萎縮を呈した．5例の脳血流SPECT検査では，小脳の正常な血流低下を伴う後頭葉の血流低下および大脳における不規則な血流低下を示した．Arataら[18]は，この群の患者における病理学的部位は，小脳のかわりに後角および脊髄小脳路を含む大脳および脊髄に存在すると結論付けた．

ⓑ 病理と発症機序

GSSを呈する遺伝子変異はP102L，P105L，A117V，G131V，Y145STP，H187R，F198S，D202N，Q212P Q217R，M232%，192bp insertionなどが知られている[19]．本邦のGSSはP102Lが圧倒的に多く（約80％），次にP105Lである．これら変異を持つ症例の臨床像に対するコドン129多型の関連性には議論があるが，MM型は若干発症年齢が若くなるようである．P102Lでは，脊髄にも明らかに病変があり，その他に，脊髄小脳路，脊髄後角，側索，後索も障害される．

P102Lは九州地域に症例が偏在しており，鹿児島大の高島らによると[19]，初発年齢の平均は55歳（38〜70歳）で，全経過は4〜7年であった．初発症状は体幹失調による歩行障害，構音障害であり，2，3年後に徐々に認知症を呈する．その後，急速に症状は進行し無動性無言から死に至る．体幹失調，構音障害，下肢深部腱反射の消失，下肢異常感覚がある．ミオクローヌスは一般に認めない．家族歴・神経学的所見から脊髄小脳変性症と誤診されることが多い．同一家族内で，同一のコドン129の型を持っていて症状に違いがあることがある．頭部MRIでは初期には異常は認められない．症状の進行によりDWIで大脳皮質に高信号を認める．脳血流SPECTでは統計画像で，後頭葉優位の血流低下があるが，病初期には小脳の血流低下が認められない．脳波検査でのPSDの出現率はかなり低い．また脳脊髄液の14-3-3蛋白濃度の上昇の陽性率も低い．

P105Lは，P102Lの次の頻度を示し，発症年齢は40〜50歳であり，症状は同一家系内でも多彩である．痙性対麻痺，筋強剛，舞踏病様運動，小脳症状，精神症状などがみられる．

ⓒ 検査所見

MRIで前頭葉・側頭葉の萎縮があるが，脳波でのPSDの出現率は低い．

3 致死性家族性不眠症（fatal familial insomnia：FFI）（図3）

キーポイント
- 遺伝性プリオン病の1つである．
- 不眠，自律神経症状がみられる．
- MM2視床型と臨床症状が類似している．

a 臨床疫学

　FFIは常染色体優性の遺伝形式をとる遺伝性プリオン病である．その疾患名のとおり，不眠症を呈するが，その他に日中の夢現（ゆめうつつ）状態，幻覚，せん妄，自律神経障害など，さまざまな症状を経過して，精神症状や運動症状が出現する．PRNPの遺伝子変異の部位は，コドン178のアスパラギン酸（Asp；D）がアスパラギン（Asn；N）に変異している（D178Nと略記する）．さらに，コドン129の多型はメチオニン（Met；M）である．D178Nとコドン129にバリン（Val；V）が存在すると，その表現型はCJDと同様なものになる[20]．

b 症状と神経学的所見

　当施設の齊藤らは，D178Nと129多型はMMの遺伝形式を持った日本人家系の報告[21]をしている．症例は息子とその母親であり，息子の初発症状は54歳時の睡眠障害でありFFIに典型的であるが，母親の臨床経過はCJDの典型例であった．ウェスタンブロッティングの結果は2人とも2型PrP^{Sc}を示した．

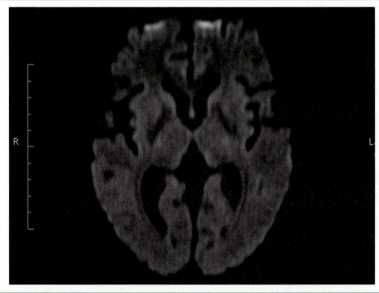

図3　FFIのMRI拡散強調画像
明らかなDWIでの高信号は観察されない．

A 大脳・基底核 7. プリオン病 **153**

Lugaresiらの報告[22)]では，53歳男性患者は，不眠症のほかに，縮瞳，発汗，発熱，括約筋障害などの自律神経症状の後に，夢現状態，構音障害，振戦，ミオクローヌスを呈し無動性無言状態となり，全経過9カ月で死に至った．血縁者の症例でも同様の症状を呈していた．

一方，41症例をまとめたドイツの報告[23)]では，平均発症年齢は56歳，罹病期間の中央値は11ヵ月であった．コドン129多型の種類により症状が異なり，MMでは幻覚やミオクローヌスが多く，MV型では球症状，眼振，失調などがみられた．全罹病期間はMM型のほうが総じて短かった．

中国の家族例の報告[24)]では，4世代で少なくとも6人が罹患し，発端者は36歳で，ミオクローヌスと難治性不眠症（寝言や夢の行動化を伴う）を呈した．その後，断続する複視，嚥下障害，構音障害，運動失調，認知症，自律神経障害を発症し，発症12ヵ月後に死亡した．神経病理学的検査では，主に視床（腹側前側，内背側，側背側），そして視床枕核において，大きな神経脱落およびグリオーシスが示された．PrP[Sc]は脳全体に広く分布していた．*PRNP*遺伝子の分子分析は，D178N変異およびコドン129のMM多型が同定された．

ⓒ 病理と発症機序

病理学的変化は，CJDの視床型にみられるものと異なり，常に皮質に海綿状変化（spongiosis）があり，グリオーシス（gliosis）は視床に限定されない[22)]．

Goldfarbら[25)]は，同一のアレル上に*PRNP*遺伝子のD178N置換とコドン129多型のメチオニン（Met）があることがFFIの原因であることを実証した．彼らの報告では，CJDの病態を呈した15症例すべてにおいてコドン129のバリン（Val）と関連していたが，一方，FFIの病態を呈した15症例ではコドン129はMetと関連していた．

④ プリオン病の治療について

― キーポイント ―

- 有効な治療法はまだない．
- 対症療法とケアが中心となる．
- 家族への心理的サポートも重要である．

これまで施行された治験について述べる．まず，プリオン病は個体別に症状に相違があり，かつ急速な進行を呈するために，ランダム化多施設プラセボ比較治験は困難である．

①flupirtineは非麻薬性鎮痛薬であるが，Bcl-2の発現を増強させることで，PrPペプチドに対する細胞保護作用を示す．少数のCJD例に対するflupirtineのランダム化試験が行われた[26)]．ADAS-cogで実薬の有無により差が生じ，MMSEでも有意差こそないが高次機能を保つ傾向があった．一方，高次機能以外の神経学的所見や生存期間には差が現れなかった．

②quinacrineの治験は，まず患者選好試験（patient-preference trial）として行われた（PRION-1試験）．ランダム化ではなく，患者の意思で治療群，非治療群に群別された．有意な生存期間の延長や臨床上の改善はもたらさなかった．Quinacrineに関しては本邦でもオープンラベルで治験が行われたがやはり有意差は得られていない[27)]．

③pentosan（PPS）はヘパリン類似物質であり，動物感染実験で効果が認められた．PPSの治験は数症例の観察研究である．投与は長期間脳室内灌流装置を用いて行われた[28, 29]．数例に生存期間の延長が認められた．

④doxycyclineもまた動物実験で効果が認められたものである．オープン対照試験・逆行的解析（open compassionate treatment and retrospective analysis）によると有意な生存期間の延長が認められなかった[30]．

治療上の一般的注意として，上記のように対症療法がない疾患であり，かつ特殊な感染症であるため，まず疾患・感染予防に対する知識を治療チームで共有することが重要である．また，診断を適切な時期につけることも重要である．

コラム

可変プロテアーゼ感受性プリオン病
(variably protease-sensitive prionopathy：VPSPr)

VPSPrとは2008年に報告[31]されたプリオン病の1つである．最初はprotease-sensitive prionopathy（PSPr）と命名されたように，このタイプの異常プリオン蛋白は他のプリオン病のものと異なり，プロテアーゼKに対する感受性が高いことが特徴的である．その臨床像は，初発年齢が62歳，初発症状は行動異常・精神症状であり，平均全罹患期間は20ヵ月と長いので，他の認知症疾患との鑑別が重要である．病理学的には，微細な空胞からなる海綿状変化，PrPの免疫染色によるマイクロプラークの存在があり，これまで知られていたプリオン病のものとは異なっていた．プロテアーゼに対する感受性はコドン129の多型（MM，MV，VV）により異なる（variablyはここに由来する）[32]．孤発性プリオン病の約3％とまれだが[31]，2017年に本邦でも確認された．本症のプリオン蛋白遺伝子に変異は認められていない．また他の古典的プリオン病と異なり，多くはMRIの拡散強調画像での高信号が認められない．トランスジェニックマウスへの感染実験からは，コドン129の多型がMMでは低いながらも感染性が認められている[33]．

■文 献

1) Collinge, J, et al : Molecular analysis of prion strain variation and the aetiology of 'new variant' CJD. Nature **383** : 685-690, 1996

2) Parchi, P, et al : Genetic influence on the structural variations of the abnormal prion protein. Proc Nat Acad Sci **97** : 10168-10172, 2000

3) 厚生労働科学研究費補助金 難治性疾患克服研究事業「プリオン病のサーベイランスと感染予防に関する調査研究班」: 特定疾患治療研究事業による臨床調査個人票等をもとにしたプリオン病のサーベイランス結果. http://prion.umin.jp/survey/survey.html（2017年10月アクセス）

4) Prusiner SB : Prions. Proc Natl Acad Sci U S A **95** : 13363-13383, 1998

5) Kretzschmar HA, et al : Molecular cloning of a human prion protein cDNA. DNA **5** : 315-324, 1986

6) Brown P, et al : Creutzfeldt-Jakob disease : clinical analysis of a consecutive series of 230 neuropathologically verified cases. Ann Neurol **20** : 597-602, 1986

7) Owen F, et al : Insertion in prion protein gene in familial Creutzfeldt-Jakob disease. Lancet **1** : 51-52, 1989

8) Goldfarb LG, et al : Mutation in codon 200 of scrapie amyloid protein gene in two clusters of Creutzfeldt-Jakob disease in Slovakia. Lancet **336** : 514-515, 1990

9) Kovács GG, et al : EUROCJD. Genetic prion disease : the EUROCJD experience. Hum Genet **118** : 166-174, 2005

10) Qina T, et al : Clinical features of genetic Creutzfeldt-Jakob disease with V180I mutation in the prion protein gene. BMJ Open **4** : e004968, 2014

11) Will RG, et al : A new variant of Creutzfeldt-Jakob disease in the UK. Lancet **347** : 921-925, 1996

12) Haik S, et al : The sympathetic nervous system is involved in variant Creutzfeldt-Jakob disease. Nature Med **9** : 1121-1122, 2003

13) Nakamura Y, et al : Relative risk of Creutzfelst-Jakob disease with cadaveric dura transplantation in Japan. Neurology **53** : 218-220, 1999

14) Hamaguchi T, et al : Insight into the frequent occurrenc of dura mater graft-associated Creutzfeldt-Jakob disease in Japan. J neurol Neurosurg Psychiatry **84** : 1171-1175, 2013

15) Gerstmann J, et al : Üeber eine eigenartige hereditaer-familiaere Erkrankung des Zentralnervensystems. Z Ges Neurol Psychiat **154** : 736-762, 1936

16) Peoc'h K, et al : Substitutions at residue 211 in the prion protein drive a switch between CJD and GSS syndrome, a new mechanism governing inherited neurodegenerative disorders. Hum Molec Genet **21** : 5417-5428, 2012

17) Yamada M, et al : Involvement of the spinal posterior horn in Gerstmann-Sträussler-Scheinker disease（PrP P102L）. Neurology **52** : 260-265, 1999

18) Arata H, et al : Early clinical signs and imaging findings in Gerstmann-Sträussler-Scheinker syndrome（Pro102Leu）. Neurology **66** : 1672-1678, 2006

19) 高島 博 : 遺伝性（家族性）プリオン病, 1) ゲルストマン・シュトロイスラー・シャインカー病. プリオン病と遅発性ウイルス感染症, 厚生労働科学研究費補助金難治性疾患克服研究事業「プリオン病及び遅発性ウイルス感染症に関する調査研究班」（編）, 金原出版. 東京, 2010

20) Zarranz JJ, et al : Phenotypic variability in familial prion diseases due to the D178N mutation. J Neurol Neurosurg Psychiatry **76** : 1491-1496, 2005

21) Saitoh Y, et al : Discordant clinicopathologic phenotypes in a Japanese kindred of fatal familial insomnia. Neurology **74** : 86-89, 2010

22) Lugaresi E, et al : Fatal familial insomnia and dysautonomia with selective degeneration of thalamic nuclei. N Engl J Med **315** : 997-1003, 1986

23) Krasnianski A, et al : Fatal familial insomnia : clinical features and early identification. Ann Neurol **63** : 658-661, 2008

24) Spacey SD, et al : Feldman, H. Fatal familial insomnia : the first account in a family of Chinese descent. Arch Neurol **61** : 122-125, 2004

25) Goldfarb LG, et al : Fatal familial insomnia and familial Creutzfeldt-Jakob disease : disease phenotype determined by a DNA polymorphism. Science **258** : 806-808, 1992

26) Otto M, et al : Efficacy of flupirtine on cognitive function in patients with CJD : A double-blind study. Neurology **62** : 714-718, 2004

27) 山田達夫ほか：クロイツフェルト・ヤコブ病患者における抗マラリア薬，キナクリン，キニーネ治療の効果と副作用に関する研究．即戦力的クロイツフェルト・ヤコブ病治療法の確立に関する研究：平成15年度総括研究報告書，p11-16，2004

28) Farquhar C, et al : Prophylactic potential of pentosan polysulphate in transmissible spongiform encephalopathies. Lancet **353** : 117, 1999

29) Tsuboi Y, et al : Continuous intraventricular infusion of pentosan polysulfate : clinical trial against prion disease. Neuropathology **29** : 632-636, 2009

30) Haik S, et al : Doxycycline in Creutzfeldt-Jakob disease : a phase 2, randomized, double-blind, placebo-controlled trial. Lancet Neurol **13** : 150-158, 2014

31) Gambetti P, et al : A novel human disease with abnormal prion protein sensitive to protease. Ann Neurol **63** : 697-708, 2008

32) Zou WQ, et al : Variably protease-sensitive prionopathy : a new sporadic disease of the prion protein. Ann Neurol **68** : 162-172, 2010

33) Diack AB, et al : Variably protease-sensitive prionopathy, a unique prion variant with inefficient transmission properties. Emerg Infect Dis **20** : 1969-1979, 2014

（塚本　　忠，水澤　英洋）

第Ⅱ章　疾患各論

大脳・基底核

8. 有棘赤血球舞踏病

すぐに役立つ　診療のエッセンス

- 有棘赤血球舞踏病（chorea-acanthocytosis）は末梢血赤血球の有棘赤血球症とHuntington病類似の精神神経症状を呈する常染色体劣性遺伝性の神経変性疾患である．
- 有棘赤血球舞踏病は神経有棘赤血球症中核群の代表疾患である．
- 口舌ジスキネジアや自咬症，四肢体幹の舞踏運動などの運動症状と強迫症状，うつ病，統合失調症様症状，てんかん，皮質下性認知症などの精神神経症状を呈す．
- 根治療法はなく，緩徐進行性で予後不良な疾患であり，「難病の患者に対する医療等に関する法律（難病法）」の指定難病である．

1　疾患概念の歴史

キーポイント

- 神経有棘赤血球症（neuroacanthocytosis）は，有棘赤血球症と神経精神症候をきたす疾患に対して包括的に使用される用語である．
- 有棘赤血球舞踏病は神経有棘赤血球症の中で運動症状を呈する中核群の代表疾患である．

　有棘赤血球舞踏病（chorea-acanthocytosis：ChAc）は末梢血赤血球の有棘赤血球症とHuntington病類似の精神神経症状を呈する常染色体劣性遺伝性の神経変性疾患である．歴史的には，1963年に統合失調症と関連した有棘赤血球症症例として報告されていた家系をもとにして，1968年にLevineらが，舞踏運動と認知症，妄想，拒絶などのさまざまな神経精神学的症候と有棘赤血球症をきたす症候群として再度報告したのが最初である[1,2]．また，同年にCritchleyらも有棘赤血球症，舞踏運動および健忘などの神経精神学的症候を認める症例で，発端者の兄弟3人がてんかん発作と精神病をきたした家系を報告した[3]．これらの報告以降，有棘赤血球症と神経精神症候をきたす疾患として，Levine-Critchley syndromeあるいはneuroacanthocytosisという疾患概念が誕生した．神経症候と有棘赤血球症を併せ持つ病態に対して，神経有棘赤血球症（neuroacanthocytosis）は包括的に使用される用語となっている．
　神経有棘赤血球症は主に尾状核や被殻などの大脳基底核の神経変性を生じ，臨床的な神経症候において舞踏運動などのいわゆるmovement disorderを呈する中核群と，リポ蛋白の低下に伴う脂質の吸収不全から神経障害と有棘赤血球症をきたすがmovement disorderは呈さない群に大別される（表1）[4]．有棘赤血球舞踏病はMcLeod症候群（McLeod syndrome：MLS）とともに中核群の代表疾患である．他に少数例としてHuntington病類縁疾患2型（Huntingtong disease-like 2：HDL2）やパントテン酸キナーゼ関連神経変性（pantothenate kinase associated neurodegeneration：PKAN）も時折，有棘赤血球症を呈することがあるため，こ

158 第Ⅱ章 疾患各論

表1 神経有棘赤血球症の分類と鑑別診断

	臨床遺伝形式	疾患遺伝子，座位	症状
神経有棘赤血球症 中核群 movement disorder を呈す疾患			
有棘赤血球舞踏病	常染色体劣性	*VPS13A*，9q21.2	有棘赤血球症，舞踏運動，てんかん，精神症状
McLeod 症候群	伴性劣性	*XK*，Xp21.1	有棘赤血球症，舞踏運動，精神症状，McLeod 表現型（赤血球Kell抗原低発現）
Huntington disease like 2（HDL2）	常染色体優性	*JPH3*，16q24.2	Parkinson症状，舞踏運動，精神症状，症例はアフリカ系に限られている，時に有棘赤血球症
pantothenatekinase-asociated neurodegeneration（PKAN）	常染色体劣性	*PANK2*，20p13	Hallervorden-Spatz症候群（ジストニア），大脳基底核に鉄沈着，時に有棘赤血球症
神経有棘赤血球症 リポ蛋白質低下 movement disorder は呈さない疾患			
無βリポ蛋白血症	常染色体劣性	*MTTP*，4q23	有棘赤血球症，脊髄後索障害，βリポ蛋白質欠失
低βリポ蛋白血症	常染色体劣性	*APOB*，2p24.1	有棘赤血球症，脊髄後索障害，低βリポ蛋白血症
他の遺伝性神経変性疾患			
Huntington病	常染色体優性	*HD*，4p16.3	舞踏運動，精神症状，認知症症状，表現促進現象
歯状核赤核淡蒼球Luys体萎縮症（DRPLA）	常染色体優性	*ATN1*，12p13.31	小脳失調，ミオクローヌス，てんかん，舞踏アテトーゼ運動，知的障害，認知症症状，表現促進現象
脊髄小脳変性症17型（SCA17）	常染色体優性	*TBP*，6q27	小脳失調，認知機能障害，舞踏運動，精神症状，錐体路徴候，筋固縮，表現促進現象

（文献4をもとに著者作成）

の群に含まれる．分子遺伝学的研究の進歩により，これらの疾患の病因遺伝子がいずれも明らかにされ，遺伝子診断により確定診断が可能となっている．

2 臨床疫学

― キーポイント ―

- 常染色体劣性遺伝性のまれな疾患である．
- これまでに十分な疫学調査はない．現在まで全世界で200例ほどの症例報告がされているが，その中の100例以上は日本国内の症例といわれている．

　有棘赤血球舞踏病はまれな疾患であり，頻度の詳細は不明であるが，本邦の有病者は100人程度であり，男女比は1：1と推定されている．現在まで全世界で200例ほどの症例報告がされているが，その中の100例以上は日本国内の症例といわれ，国際的にみても本邦には多くの有棘赤血球舞踏病患者が存在すると考えられている．

A 大脳・基底核 8. 有棘赤血球舞踏病 **159**

3 臨床症状（表2）[5]

─ キーポイント ─

- 成人期早期に発症することが多い.
- 有棘赤血球舞踏病は末梢血の有棘赤血球症（図1）[6] とHuntington病に類似する精神神経症状を呈する.
- 不随意運動としては顔面や体幹四肢の舞踏運動やチックを認めることが多い.
- 精神神経症状は，大きく分けて運動症状，精神症状，認知症症状が挙げられる[7].

ⓐ 発症年齢

　発症年齢は成人期早期が多く，われわれが有棘赤血球舞踏病の分子診断を行った27人の発症年齢は18〜49歳であり，平均30±7歳であった[8]. 他に8歳の発症や，62歳発症の報告もある[9]. 有棘赤血球舞踏病は，しばしば運動症状が出現する前に精神症状やてんかん発作を呈することがあり[10]，発症様式は多彩であり症例により異なる. 同一変異もしくは同一家系内の兄弟例においても発症年齢や初発症状が異なる場合があり[11]，変異の遺伝子型と初発症状の表現型の相関は明らかでない.

ⓑ 運動症状

　不随意運動としては顔面や体幹四肢の舞踏運動やチックを認め，食事の際にみられる舌が突出するジストニアは"feeding dystonia"と呼ばれ，特徴的な症状である[12]. 舌突出ジストニアによって食物があふれるのを避けるために，頭を反らせ天井を向き，食物を喉に流し込むように嚥下する動作は特徴的であるが，嚥下障害も多く，この動作は誤嚥の危険性を高めるため注意が必要である. また，自咬症（図2）[6] を認めることが多い. 自咬症は，口舌のジストニア，口部ジスキネジアによる影響と考えられていたが，精神症状に起因する強迫行為の一貫である可能性も指摘されている[13]. "Head drops"と呼ばれる唐突に生じる頸部の顕著な屈曲と，体幹の屈曲は有棘赤血球舞踏病の不随意運動の特徴とされていたが[14]，McLeod症候群においても同様の不随意運動を生じた症例の報告がある[15]. 歩行の際には，体幹の腰の位置で前方への屈曲と下肢のジストニアを伴う，"rubbery（ゴムのような）"歩行と表現される非常に奇異な歩行が出現しうる.

所見	有棘赤血球舞踏病にみられる頻度（%） N＝20（男性11，女性9）
Kell抗原発現低下	0
CK上昇	85
LDH上昇	75
AST上昇	57
ALT上昇	50
γGT上昇	17
ハプトグロビン低下	100
脾腫	22
肝腫大	11
心筋症	0*
足関節腱反射消失	90
上肢腱反射消失	85
筋力低下	54
筋生検：筋原性	0
筋生検：神経原性	100
筋電図：筋原性	0
筋電図：神経原性	67
下肢振動覚低下	13
てんかん発作	42
精神症状	60
認知機能変化	73
舞踏運動	85
ジストニア	50
顔面の過剰運動	90
不随意発声	62
口唇や舌の自咬症	40
構音障害	88
嚥下障害	62
Parkinson症状	32

表2 神経有棘赤血球症の臨床症状

*後に拡張型心筋症を伴う有棘赤血球舞踏病の症例報告があった[8]

（文献5より和訳して引用）

c 末梢神経障害と筋症状

末梢神経障害を示し，腱反射は減退もしくは消失することが多い．ミオパチーによるクレアチンキナーゼの上昇を認めるが筋生検では神経原性変化を示し，電気生理学的にも筋原性変化はまれである．心筋症の発症はまれであるが，なかには拡張型心筋症の合併例も報告されている[16]．

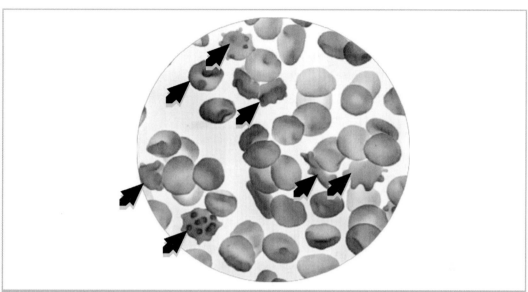

図1 有棘赤血球舞踏病患者の赤血球の走査電顕写真
有棘赤血球を多数認める（矢印）．

（Ueno S, et al：Nat Genet **28**：121-122，2001より許諾を得て転載）

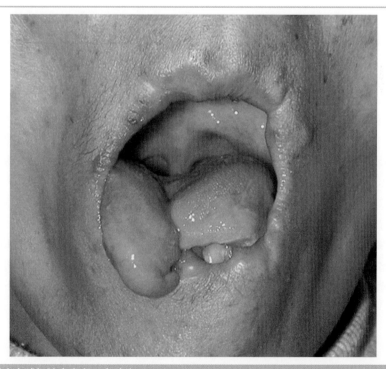

図2 有棘赤血球舞踏病患者の自咬症
自咬症による口唇舌の裂創痕を認める．

（Ueno S, et al：Nat Genet **28**：121-122，2001より許諾を得て転載）

162   第Ⅱ章　疾患各論

d 精神症状

　精神症状は多彩で，脱抑制，強迫症状，抑うつ，認知症症状などのほか，幻覚，妄想といった統合失調症様の症状を認めるものも報告されている．精神症状を呈する患者の半数に強迫症状を認めるといわれ，強迫症状としては確認，洗浄，整頓，溜め込み，過食などを認める[5, 17]．強迫症状に不合理感が乏しい場合も多く，常同行為に分類する解釈もある[18]．

e てんかん発作

　てんかん発作は，40%以上にみられる[5]．初発症状としててんかん発作を呈し，家族性に側頭葉てんかんをきたすこともある[19]．全般発作を呈することが多いが，側頭葉てんかんなどの部分てんかんの二次性全般化と考えられている[19]．

f 認知機能障害

　認知機能障害を伴うことが多く，常同症状やパーソナリティ変化および皮質下性の認知症症状を呈する[5, 17]．われわれも多彩な精神症状を認めたのち進行性に皮質下性認知症の病像を示し，機能画像上でも大脳基底核領域から前頭葉へ血流低下の拡大を認めた自験例を報告した[17]．

4 診断と鑑別診断

― キーポイント ―

- 臨床症状，検査所見により診断するが，分子的な確定診断は遺伝子診断による．

　厚生労働省難病情報センター特定疾患情報の診断治療指針[20]による診断を**表3**に示した．有棘赤血球数の正常域上限は6.3%といわれている．有棘赤血球症を確認するために血液塗抹所見が重要である．血液塗抹標本の作成は，特殊な技術や機器は必要ではなく簡潔に行えるものではあるが，標本作成の方法の中でもwet preparation法が推奨される[21]．有棘赤血球症の他に血清CK値上昇や頭部MRIやCT像で尾状核の萎縮（**図3**），大脳皮質の軽度の萎縮を認める．また下記に記載しているが，有棘赤血球症はβリポ蛋白の低下でも認めるため，βリポ蛋白の有無を確認することが重要である．有棘赤血球症，不随意運動を認めるものの，臨床所見・検査所見では鑑別できない場合には遺伝子診断が必要となる．遺伝子診断は*VPS13A*遺伝子上に機能喪失性変異をホモ接合性もしくは複合ヘテロ接合性に存在することを証明することによる[8]．また，赤血球膜分画を用いたchoreinウエスタンブロットでchoreinバンド欠失の証明も行われている（**図4**）[8, 22]．

表3　有棘赤血球舞踏病の診断基準

A. 臨床所見
1）好発年齢は若年成人（平均30歳代）であるが，発症年齢の分布は思春期から老年期に及び，緩徐に増悪する．
2）常染色体劣性遺伝が基本である．優性遺伝形式に見えることもある．
3）口周囲の不随意運動が目立ち，自傷行為による唇，舌の咬傷をみることが多い．咬唇や咬舌は初期には目立たないこともある．
4）口舌不随意運動により，構音障害，嚥下障害をきたす．
5）体幹四肢にみられる不随意運動は舞踏運動とジストニアを主体とする．
6）てんかんがみられることがある．
7）脱抑制，強迫症状などの神経精神症状や認知障害がしばしば認められる．
8）軸索障害を主体とする末梢神経障害があり，下肢遠位優位の筋萎縮，脱力，腱反射低下・消失をきたす．

B. 検査所見
1）末梢血で有棘赤血球の増加をみる．
2）βリポ蛋白は正常である．
3）血清CK値の上昇を認めることが多い．
4）頭部MRIやCTで尾状核の萎縮，大脳皮質の軽度の萎縮を認める．

C. 確定診断：VPS13A遺伝子の遺伝子変異の検出による．

（文献20より引用）

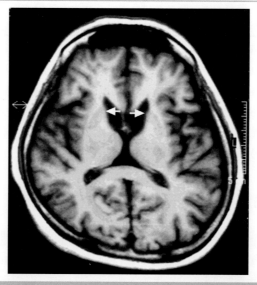

図3　有棘赤血球舞踏病患者の頭部MRI
両側尾状核頭部の萎縮を認める（矢印）．

(Ueno S, et al：Nat Genet **28**：121-122, 2001より許諾を得て転載)

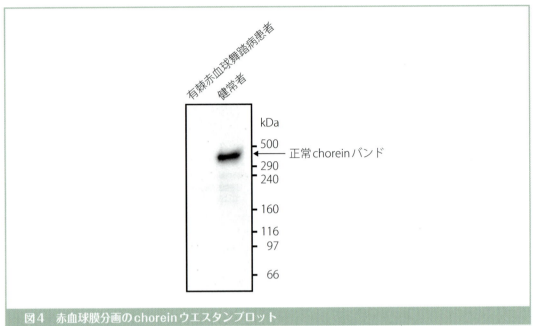

図4 赤血球膜分画のchoreinウエスタンブロット
健常者にみられるchoreinのバンド（約360kDa，矢印）が，有棘赤血球舞踏病患者では欠失している．

　舞踏運動をきたす疾患が鑑別診断と挙げられ，原因として脳血管障害，他の神経変性疾患，脳腫瘍，感染症，内分泌代謝疾患，妊娠性舞踏病，顔面舌ジスキネジア，中毒性物質や薬剤誘発性によるもの，電解質異常によるものなどが挙げられる．とくに鑑別を有す疾患として，舞踏運動を呈するHuntington病やSCA17，舞踏アテトーゼ運動を呈する歯状核赤核淡蒼球Luys体萎縮症（dentatorubral-pallidoluysian atrophy：DRPLA），神経症状と有棘赤血球症を呈するMcLeod症候群，βリポ蛋白欠損症が考えられる（**表1，4**）[4]．Huntington病やSCA17，DRPLAは遺伝子診断，McLeod症候群は血液型物質Kell抗原の検索，βリポ蛋白欠損症はβリポ蛋白の測定を行うことにより鑑別は可能である．

5 病因と分子病態

― キーポイント ―

- 原因遺伝子はヒト9番染色体長腕21に存在する*VPS13A*（vacuolar protein, sorting 13A）遺伝子の機能喪失性変異をホモ接合性もしくは複合ヘテロ接合性に持つことによる．
- *VPS13A*遺伝子変異保因者は精神症状を含め多彩な部分症状を認めることがある．
- 遺伝子産物choreinの機能の詳細は不明であるが，細胞骨格との関連，液胞輸送，ドパミンの放出，オートファジーとの関連などが示唆されている．
- 患者由来のiPS細胞が作成されており，今後の病態解明と治療への応用が期待されている．

　原因遺伝子はヒト9番染色体長腕21に存在する*VPS13A*（vacuolar protein, sorting 13A）遺伝子である[6,23]．この遺伝子のゲノム上の全長は約244 kBであり，73個のエクソンから構成さ

表4　有棘赤血球舞踏病の鑑別疾患

1）他の神経有棘赤血球症
　①McLeod症候群
　②Huntington病類縁疾患2型（Huntington disease like 2：HDL2）
　③パントテン酸キナーゼ関連神経変性（pantothenate kinase associated neurodegeneration：PKAN）
　④無βリポ蛋白血症（abetalipoproteinemia：ABL）（Bassen-Kornzweig syndrome）
　⑤低βリポ蛋白血症（hypobetalipoproteinemia）
2）脳血管障害（多発性脳梗塞，脳出血，硬膜下血腫，もやもや病，脳動静脈奇形など）に伴う舞踏運動
3）薬物性舞踏運動（抗精神病薬，抗てんかん薬，抗Parkinson病薬など）
4）脳腫瘍に伴う舞踏運動
5）傍腫瘍性症候群
6）神経変性疾患に伴う舞踏運動
　①歯状核赤核淡蒼球Luys体萎縮症（dentatorubral-pallidoluysian：DRPLA）
　②Huntington病
　③脊髄小脳失調症17型（spinocerebellar ataxia type17）
　④その他
7）不随意運動を主症状とする代謝・内分泌性疾患
　①Lesch-Nyhan症候群
　②ライソゾーム病
　③ポルフィリア
　④その他（Wilson病やFahr病など）
8）顔面・舌ジスキネジア
9）全身性エリテマトーデス
10）妊娠性舞踏病
11）電解質異常に伴う舞踏病
12）多血症
13）中毒性疾患（一酸化炭素中毒，有機水銀中毒，無酸素脳症，タリウム中毒，有機溶剤中毒など）
14）精神疾患（強迫性障害，統合失調症，うつ病，解離性転換性障害，認知症など）

（文献20をもとに著者作成）

れ，mRNA長は約10 kbである．VPS13A遺伝子には複数のスプライシングバリアントやトランスクリプトバリアントの存在が報告されている[23, 24]．VPS13A遺伝子産物であるchoreinは，3,174個のアミノ酸で構成され，その分子量は約360 kDaと推測されている[6]．患者には機能喪失型の変異がホモ接合性もしくは複合ヘテロ接合性に見つかることが多く，常染色体劣性遺伝形式を呈するとされているが，疾患変異がヘテロ接合性にしか見つからないケースの報告[22]もなされていた．われわれのグループが詳細な遺伝子解析を行ったところ，シークエンシング法では見いだせなかったコピー数変異（copy number variation）に相当すると考えられる大きな欠失変異や重複変異が遺伝子内に潜んでいることがわかり，解析を行った有棘赤血球舞踏病患者35人については，全例常染色体劣性遺伝型式で説明がつく変異を有していた[8]．また，われわれは，疾患変異をヘテロ接合性に有す保因者にも精神疾患を含めさまざまな部分症状が認められる家系[17]が存在し，気分障害や統合失調症などの精神疾患を有する患者にVPS13A遺伝子変異をヘテロ接合性に持つものが多いことを示しており[25]，VPS13A遺伝子変異の精神疾患への関与が示唆される．さらに，われわれのグループは遺伝子改変有棘赤血球舞踏病モデルマウスを開発しており[26]，マイクロアレイを使った研究ではモデルマウスにおける線条体で

gephyrinやGABA$_A$受容体γ2 subunitの発現増加から，GABA受容体関連蛋白質との関連の可能性を示している[27]．神経栄養因子で分化誘導されたPC12細胞において，choreinはGolgi体やシナプス小胞のdense core vesicleと共局在しており，機能的にはdopamine放出能との関連が示唆されている[28]．Choreinは細胞骨格であるβ-actinやβ-adducinと相互作用する可能性が示唆され[29]，免疫沈降によってα-TubulinやHDAC6と共沈し，chorein強発現細胞では細胞飢餓誘発性細胞死からの生存が有意に高く，choreinはα-TubulinやHDAC6と相互作用することによって微小管の安定化に関与し，choreinがオートファジーを誘発し飢餓誘発性細胞死から細胞をrescueしている可能性が示唆されている[30]．また，有棘赤血球舞踏病患者の赤血球では活性型Lynが集積しており，赤血球分化に必要なオートファジー機構を妨げていることが示唆されている[31]．有棘赤血球舞踏病患者由来のiPS細胞が作成され，中型有棘GABA作動性神経細胞に分化させると，神経突起伸長と枝分かれが強まり，病理学的にシナプス活性が上昇していた[32]．F-actin安定化剤やSrcキナーゼ阻害薬を投与することでシナプス電流が正常化しており[33]，今後の治療への応用が期待されている．

6 治療と予後

― キーポイント ―

- 根治療法はなく，それぞれの症状への対症療法が基本になる．
- 運動症状や精神病に対し非定型抗精神病薬を用いる．うつ症状には抗うつ薬，てんかんには抗てんかん薬を用いる．
- 自咬症にバイトガードが有効なことがある．
- 緩徐進行性で全経過は15〜30年であり，予後は不良である．

　舞踏運動に対して抗精神病薬の効果を報告した文献は少ないが，Huntington病の舞踏運動の治療に準じると，一般的には抗精神病薬を用いることになる．最近では，risperidone，olanzapine，quetiapine，aripiprazoleなどの非定型抗精神病薬を用いた治療の報告が多く，その中でもrisperidoneの報告が多い[33]．これらは精神病症状や強迫症状に対しても用いられる．一方，抗精神病薬で重篤な錐体外路症状や悪性症候群などの副作用を呈することが少なからずあるため，注意が必要である．Tetrabenazineはモノアミン小胞トランスポーターのタイプ2選択的阻害薬であり，ドパミン，ノルアドレナリン，セロトニンなどのモノアミン性神経伝達を減弱する．Huntington病患者の不随意運動に対する治療薬として開発された薬剤であり，海外では神経有棘赤血球症の不随意運動にも使用されることがあるが[34]，効果としては乏しいこともある．本邦では神経有棘赤血球症に対して保険適用がない．口舌ジストニアによる食事摂取困難や構音障害だけでなく，自らの舌や口唇をかんでしまう自咬症に対しては，バイトガードを用いることがある[34]．バイトガードは自咬症を防ぐ目的で使用されるだけでなく，感覚トリックの作用によりジストニアが減少することもあり，バイトガードを装着することによって不随意運動の減少が見込める．脳深部刺激療法による治療の報告が散見されるが効果は一定していない．抑うつや強迫症状に対してはSSRIなどの抗うつ薬を用いる．三環系抗うつ薬は抗コリン作用が強く，精神神経症状や舞踏運動の増悪をきたすことがあるため推奨されて

いない．てんかんに対してはlevetiracetamやtopiramate，carbamazepine，lamotrigineなどによる治療の報告があるが，抗てんかん薬によって不随意運動の増悪がみられることがあるため注意を要する[34]．

有棘赤血球舞踏病は病因遺伝子が同定され，診断基準も明確であるが，現時点では根治療法はなく，進行性疾患で予後不良な神経難病である．本症の自然歴には不明な点が多いが，Huntington病やParkinson病同様，徐々に進行し，全般的に衰弱していき，誤嚥性肺炎や他の全身性の感染症で死に至るといわれている[19]．けいれんや自律神経障害によると思われる突然死が起こる可能性もある．通常，15～30年かけて緩徐に進行するが，20歳代で寝たきりや車椅子の生活となった患者の報告もある．28～61歳での死亡が確認されている[19]．患者は長期療養を余儀なくされ，2015年1月に施行された「難病の患者に対する医療等に関する法律（難病法）」による指定難病であり，Barthel Indexを用いて，85点以下もしくは，障害者総合支援法における障害支援区分における「精神症状・能力障害二軸評価」を用いて精神症状評価2以上もしくは能力障害評価2以上であれば，医療費助成の対象となる．近年の分子生物学の進歩により，すでに患者由来のiPS細胞なども開発されている[32]．今後は分子病態の解明と予後の改善が期待できる新規治療薬などの治療法の開発が強く望まれる．

> **コラム**
>
> ## 有棘赤血球舞踏病とマイトファジー
>
> 損傷ミトコンドリアを選択的オートファジーで排除する機構をマイトファジーと呼ぶが，最近ではParkinson病などの中枢神経変性疾患でマイトファジーの障害が変性機序の中枢をなすことが明らかにされつつある．Choreinを過剰発現させた細胞はオートファジーが促進しており細胞飢餓状態に耐性をもつが，choreinが欠損している有棘赤血球舞踏病患者の赤血球ではオートファジーが減退しており，網状赤血球ではミトコンドリアのクリアランスが遅延することが示されている．横紋筋肉腫細胞はchoreinが強く発現しているが，その発現を低下させると，脱分極状態の損傷ミトコンドリアが増えアポトーシスが誘導されることが示されている．このようにchoreinとオートファジーやマイトファジーとのかかわりが徐々に示されており，有棘赤血球舞踏病の病態もマイトファジー機構の破綻と深くかかわっている可能性がある．

■文　献

1) Rovito DA, et al : Acanthrocytosis associated with schizophrenia. Am J Psychiatry **120** : 182-185, 1963

2) Levine IM, et al : Hereditary Neurological Disease With Acanthocytosis. Arch Neurol **19** : 403-409, 1968

3) Critchley EM, et al : Acanthocytosis and neurological disorder without betalipoproteinemia. Arch Neurol **18** : 134-140, 1968

4) Ichiba M, et al : [Neuroacanthocytosis update] . Brain Nerve **60** : 635-641, 2008

5) Danek A, et al : Neuroacanthocytosis : new developments in a neglected group of dementing disorders. J Neurol Sci **229-230** : 171-186, 2005

6) Ueno S, et al : The gene encoding a newly discovered protein, chorein, is mutated in chorea-acanthocytosis. Nat Genet **28** : 121-122, 2001

7) Sano A : Psychiatric Morbidity in Neuroacanthocytosis. Neuroacanthocytosis Syndromes II, Walker RH, et al (eds.) , Springer, Berlin, Germany, p219-223, 2008

8) Tomiyasu A, et al : Novel pathogenic mutations and copy number variations in the VPS13A gene in patients with chorea-acanthocytosis. Am J Med Genet B Neuropsychiatr Genet **156B** : 620-631, 2011

9) Tison F : The Differential Diagnosis of Neuroacanthocytosis : An Overview. Neuroacanthocytosis Syndromes, Danek A, et al (eds.) , Springer, Berlin, Germany, p15-20, 2004

10) Jung HH, et al : Neuroacanthocytosis syndromes. Orphanet J Rare Dis **6** : 68, 2011

11) Ueno S, et al : Chorea-Acanthocytosis with the Ehime-Deletion Mutation. Neuroacanthocytosis Syndromes, Danek A, et al (eds.) , Springer, Berlin, Germany, p39-43, 2004

12) Gooneratne IK, et al : Teaching video neuroimages : orofacial dyskinesia and oral ulceration due to involuntary biting in neuroacanthocytosis. Neurology **82** : e70, 2014

13) Walker RH, et al : Self-mutilation in chorea-acanthocytosis : Manifestation of movement disorder or psychopathology? Mov Disord **21** : 2268-2269, 2006

14) Schneider SA, et al : Characteristic head drops and axial extension in advanced chorea-acanthocytosis. Mov Disord **25** : 1487-1491, 2010

15) Chauveau M, et al : Head drops are also observed in McLeod syndrome. Mov Disord **26** : 1562-1563, 2011

16) Kageyama Y, et al : A new phenotype of chorea-acanthocytosis with dilated cardiomyopathy and myopathy. Mov Disord **22** : 1669-1670, 2007

17) Ichiba M, et al : Clinical and molecular genetic assessment of a chorea-acanthocytosis pedigree. J Neurol Sci **263** : 124-132, 2007

18) Walker RH : Untangling the Thorns : Advances in the Neuroacanthocytosis Syndromes. J Mov Disord **8** : 41-54, 2015

19) Baeza AV, et al : Chorea-Acanthocytosis. Gene Reviews®, https://www.ncbi.nlm.nih.gov/books/NBK1387/ （2017年10月アクセス）

20) 厚生労働省難病情報センター：特定疾患情報の診断治療指針 神経有棘赤血球症（指定難病9）, http://www.nanbyou.or.jp/entry/3651 （2017年10月アクセス）

21) Storch A, et al : Testing for acanthocytosis A prospective reader-blinded study in movement disorder patients. J Neurol **252** : 84-90, 2005

22) Dobson-Stone C, et al : Chorein detection for the diagnosis of chorea-acanthocytosis. Ann Neurol **56** : 299-302, 2004

23) Rampoldi L, et al : A conserved sorting-associated protein is mutant in chorea-

acanthocytosis. Nat Genet **28** : 119-120, 2001

24) Mizuno E, et al : Brain-specific transcript variants of 5 ″ and 3″ ends of mouse VPS13A and VPS13C. Biochem Biophys Res Commun **353** : 902-907, 2007

25) Shimo H, et al : Comprehensive analysis of the genes responsible for neuroacanthocytosis in mood disorder and schizophrenia. Neurosci Res **69** : 196-202, 2011

26) Tomemori Y, et al : A gene-targeted mouse model for chorea-acanthocytosis. J Neurochem **92** : 759-766, 2005

27) Kurano Y, et al : Chorein deficiency leads to upregulation of gephyrin and GABA（A） receptor. Biochem Biophys Res Commun **351** : 438-442, 2006

28) Hayashi T, et al : Subcellular localization and putative role of VPS13A/chorein in dopaminergic neuronal cells. Biochem Biophys Res Commun **419** : 511-516, 2012

29) Shiokawa N, et al : Chorein, the protein responsible for chorea-acanthocytosis, interacts with β-adducin and β-actin. Biochem Biophys Res Commun **441** : 96-101, 2013

30) Sasaki N, et al : Chorein interacts with α-tubulin and histone deacetylase 6, and overexpression preserves cell viability during nutrient deprivation in human embryonic kidney 293 cells. FASEB J **30** : 3726-3732, 2016

31) Lupo F, et al : A new molecular link between defective autophagy and erythroid abnormalities in chorea-acanthocytosis. Blood **128** : 2976-2987, 2016

32) Stanslowsky N, et al : Neuronal Dysfunction in iPSC-Derived Medium Spiny Neurons from Chorea-Acanthocytosis Patients Is Reversed by Src Kinase Inhibition and F-Actin Stabilization. J Neurosci **36** : 12027-12043, 2016

33) Cankurtaran ES, et al : Clinical experience with risperidone and memantine in the treatment of Huntington's disease. J Natl Med Assoc **98** : 1353-1355, 2006

34) Walker RH : Management of Neuroacanthocytosis Syndromes. Tremor Other Hyperkinet Mov（N Y）**5** : 346, 2015

（中村　雅之，佐野　　輝）

第Ⅱ章 疾患各論

大脳・基底核

9. 副腎白質ジストロフィー

すぐに役立つ 診療のエッセンス

- 副腎白質ジストロフィー（ALD）は*ABCD1*を原因遺伝子とするX連鎖性劣性遺伝性の白質脳症であり，時に副腎不全を伴う．
- 小児大脳型，思春期大脳型，成人大脳型，副腎脊髄ニューロパチーなど，さまざまな表現型を呈することが特徴である．同一家系内でもさまざまな表現型を呈することがあり，*ABCD1*遺伝子変異の種類で表現型を予測することが難しい．
- *ABCD1*の発現産物であるadrenoleukodystrophy protein（ALDP）はペルオキシソームにおける物質輸送にかかわると推定されているが，*ABCD1*遺伝子変異によりどのような機序で極長鎖飽和脂肪酸の代謝異常をきたすか，脱髄をもたらすのか，未解明の点が少なくない．
- 大脳型においては，進行性の大脳白質の炎症性脱髄をきたす．
- 診断には臨床症状に加え，血中極長鎖飽和脂肪酸の上昇，遺伝子検査が有用である．大脳型においては頭部MRI上造影効果を伴う白質病変を認める．
- 発症早期の大脳型に造血幹細胞移植を施行することが，症状の進行停止に有効である．
- 大脳型に進展した場合は急速に症状が進行する予後不良な疾患であり，国が指定する指定難病である．

1 臨床疫学

キーポイント

- さまざまな臨床病型を認めることが特徴で，同一家系内でも異なる臨床病型を認めうる．
- 本邦の全国調査では3〜5万人のうち1人の男児で発症すると考えられている．

　本邦の全国調査では，3〜5万人のうち1人の男児で発症すると考えられている[1]．
　各表現型の割合は，本邦では小児大脳型29.9％，副腎脊髄ニューロパチー25.3％，成人大脳型21.4％，思春期大脳型9.1％，小脳脳幹型8.4％，発症前男性4.5％，女性発症者1.3％と報告されている[1,2]．さまざまな臨床病型を認めることが特徴である．同一家系内でも異なる臨床病型を認めることがあり，*ABCD1*遺伝子変異の種類で表現型を予測することが難しい．

A　大脳・基底核　9. 副腎白質ジストロフィー　**171**

2　症状と神経学的所見

─── キーポイント ───

• 大脳型（小児大脳型，思春期大脳型，成人大脳型）の場合は神経症状が急速に進み，予後不良である．他の病型も経過観察中に大脳型に移行することがあり，慎重な経過観察を要する．

　大脳型（小児大脳型，思春期大脳型，成人大脳型）は急速な神経症状の悪化を示し，予後不良である．非大脳型（副腎脊髄ニューロパチー，小脳脳幹型，Addison単独型，発症前男性）においても，経過中に大脳型に移行しうるため，注意が必要である．

　小児大脳型：小児期（3～10歳）時に，学力低下，注意力低下，視力・聴力低下，歩行障害，てんかんなどをきたし，急速な進行を示す．数年で寝たきり状態になる．

　思春期大脳型：思春期（11～21歳）時に[3]，認知機能低下，精神症状，視力・聴力低下，歩行障害などをきたし，急速な進行を示す．小児大脳型と同様に予後不良である．

　成人大脳型：成人期（22歳以降）に思春期大脳型と同様の症状をきたし，急速な進行を示す．小児大脳型，思春期大脳型と同様に予後不良である．

　副腎脊髄ニューロパチー（adrenomyeloneuropathy：AMN）：思春期以降に下肢痙性を主体とし，頻尿，インポテンツなどを伴う．緩徐進行性の経過をたどるが，経過10年で半分の症例が予後不良な大脳型へ移行するため，注意深い経過観察を要する[2]．

　小脳脳幹型：思春期以降に四肢・体幹失調，歩行障害，構音障害，嚥下障害などを呈する．経過2年で約半数の症例が大脳型へ移行するため，注意深い経過観察を要する[2]．

　Addison単独型：神経症状は伴わず，全身倦怠感や悪心・嘔吐，全身・歯肉の色素沈着など副腎不全症状を認める．他の病型へ進展しうる．

　発症前男性：神経症状，副腎不全症状ともに認めない男性．他の病型へ進展しうる．

　女性発症者：女性保因者の一部は高齢になるに従い，下肢痙性などのAMN類似の症状を呈する．

3　病理と発症機序

─── キーポイント ───

• ペルオキシソームへの物質輸送にかかわる原因遺伝子*ABCD1*の発現産物adrenoleukodystrophy protein（ALDP）の欠損により発症すると考えられている．
• 大脳型では病理学的に大脳白質に広範な脱髄病変，グリオーシス，血管周囲の多数の単核球の集簇を認める．

　副腎白質ジストロフィーの原因遺伝子*ABCD1*は，ペルオキシソーム膜に局在しペルオキシソームへの物質輸送にかかわるALDPを発現産物とする．極長鎖脂肪酸（C22以上の炭素鎖の脂肪酸）の分解は，ペルオキシソームにおいてC16～18まで短鎖化した後に，ミトコンドリアに運ばれ，β酸化を受け，分解される．ALDPはATP依存性に極長鎖飽和脂肪酸アシルCoA

をペルオキシソーム内へ輸送する働きがあることが報告されている[4,5]．正確な機序は解明されていないが，ALDP欠損によるペルオキシソーム内への物質輸送の障害の結果，ペルオキシソーム内での極長鎖飽和脂肪酸のβ酸化が障害される．一方で，極長鎖脂肪酸の鎖長延長活性の増加も確認されており，ALDにおける極長鎖脂肪酸の増加に寄与していると考えられている[5,6]．ALDにおいて炎症性脱髄，副腎不全が生じる正確な機序についてはまだ十分には解明されていない．

　病理学的には，大脳型において大脳白質に広範な脱髄病変，グリオーシス，血管周囲の多数の単核球の集簇を認める．副腎は萎縮しており，副腎皮質束状帯において細胞の膨化，脂質の蓄積を認める．電子顕微鏡による観察では大脳白質マクロファージ，副腎皮質細胞，末梢神経Schwann細胞において松の葉様の層状構造物を認めるのが特徴である．

4 画像所見

― キーポイント ―

- 大脳型においては造影効果を伴う白質病変が特徴である．
- FLAIR画像軸位断では聴覚路病変などを識別しやすい．

　大脳型（小児大脳型，思春期大脳型，成人大脳型）では，頭部画像において白質病変を認める．頭部CTでは低吸収域，頭部MRIではT2強調像，FLAIR像で高信号域を示す（図1a，b）．後頭葉，頭頂葉，側脳室周囲，脳梁膨大部で病変を生じやすいが，前頭葉，脳梁膝部から病変が始まる場合も大脳型の15％程度に存在する[7]．他に障害されやすい部位として，視覚路や，聴覚路が存在し，1994年にLoesらがALDで障害されやすい34ヵ所の部位に関して加点するスコアリング法を作成している[8]．活動性の炎症性脱髄を生じている部位では造影効果を伴う（図1c，d）．FLAIR画像軸位断では聴覚路病変などを識別しやすい．

　小脳脳幹型では，小脳，脳幹において白質病変を認めうる．AMNでは両側の錐体路に沿って白質病変を認めうる．

5 検査所見

― キーポイント ―

- 血液検査で極長鎖飽和脂肪酸の上昇を認める．
- 遺伝子検査で*ABCD1*遺伝子変異を認める．
- 症状の自覚がなくても副腎機能検査で異常をきたしうる．

　血液中の極長鎖飽和脂肪酸の上昇[9,10]を認め，遺伝子検査では，*ABCD1*遺伝子変異を認める．約15％の女性保因者においては極長鎖飽和脂肪酸の値が正常値を示すため[11]，遺伝子検査が重要となる．自覚症状がない場合も副腎皮質刺激ホルモン（ACTH）の上昇や，迅速ACTH負荷試験で低反応を示すことがある．神経生理学的検査として，聴性脳幹反応（ABR），運動誘

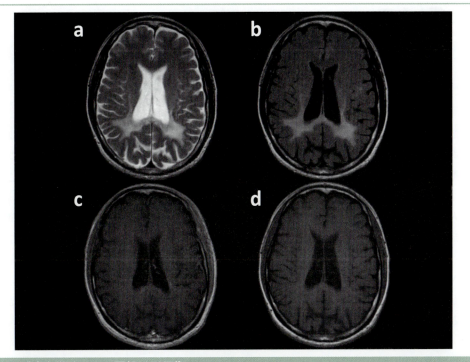

図1　成人大脳型ALDの頭部MRI画像
a：T2強調画像．b：FLAIR画像．c：ガドリニウム造影T1強調画像．d：非造影T1強調画像
頭頂後頭葉，脳梁膨大部にT2強調/FLAIR画像で高信号を示す白質病変を認める．
白質病変の辺縁部で増強効果を認める（c）．

発電位（MEP）で潜時の延長を認めることが多い．体性感覚誘発電位（SEP），視覚誘発電位（VEP），神経伝導検査でも異常をきたしうる．

6 診　断

─ キーポイント ─

- 血中極長鎖飽和脂肪酸の解析，*ABCD1*遺伝子解析が診断に重要な検査である．

　男性においては前述した臨床病型を認め，血中極長鎖飽和脂肪酸の上昇，*ABCD1*遺伝子変異を認めることが診断の根拠となり，頭部MRI，神経生理学的検査，副腎機能検査も参考となる．女性においては，極長鎖飽和脂肪酸の値が正常値を示すことがあるため，*ABCD1*遺伝子解析が保因者診断に，とくに重要である．

7 治療とケア

━━ キーポイント ━━

• 造血幹細胞移植が小児の大脳型の発症早期において症状の進行停止に有効である.

　造血幹細胞移植が，大脳型の発症早期に症状の進行停止に有効な可能性がある唯一の治療法である．1990年に初めて発症早期の小児大脳型ALD患者に対する造血幹細胞移植により症状の進行停止，大脳白質の炎症性脱髄の進行停止が報告されて以降[12]，発症早期の小児大脳型ALDに対する造血幹細胞移植が症状の進行停止に有効であることが示されている[13, 14]．思春期，成人大脳型に対しても，日本国内を含め数例において造血幹細胞移植を施行した報告があり，発症早期の思春期，成人大脳型ALD患者に対して造血幹細胞移植を行うことで症状の進行停止，大脳・小脳・脳幹の炎症性脱髄の進行停止を認めるとする観察が蓄積されつつある[15, 16]．

　AMNの下肢痙性に対しては対症療法として抗痙縮薬の内服や理学療法を行う．副腎不全に対しては，ステイロイドの補充を行う．At risk男性を含めた家族への積極的な情報提供が重要となる.

コラム

副腎白質ジストロフィーに対する遺伝子治療

　造血幹細胞移植は発症早期の大脳型ALDに行われた場合，症状の進行停止に有効であるが，HLA適合ドナーが見つからなかった2症例の小児大脳型ALDに対してレンチウイルスベクターを用いた遺伝子治療が2009年に報告された[17]．患者より造血幹細胞を取り出したのちにレンチウイルスベクターを用いて正常ABCD1遺伝子を導入し，前処置後患者に移植し，経過14，16ヵ月で大脳の炎症性脱髄が抑えられた．さらに，HLA適合同胞がいなかった17症例の4〜17歳の大脳型ALDに対してレンチウイルスベクターを用いた遺伝子治療の中間報告が2017年になされた[18]．21.6〜42.0ヵ月の経過観察で17症例中15症例は生存しており，重大な機能的障害は認めなかった．1症例は遺伝子治療後，急速に神経症状が進行し死亡している．別の1症例は遺伝子治療後，頭部MRI上で白質病変の拡大を認め，試験への参加継続を中止し造血幹細胞移植を施行したが，移植関連合併症で死亡している．長期経過観察の報告が待たれる.

文 献

1) Takemoto Y, et al : Epidemiology of X-linked adrenoleukodystrophy in Japan. J Hum Genet **47** : 590-593, 2002

2) Suzuki Y, et al : Natural history of X-linked adrenoleukodystrophy in Japan. Brain Dev **27** : 353-357, 2005

3) Moser HW, et al : X-linked adrenoleukodystrophy. Nat Clin Pract Neurol **3** : 140-151, 2007

4) van Roermund CW, et al : The human peroxisomal ABC half transporter ALDP functions as a homodimer and accepts acyl-CoA esters. FASEB J **22** : 4201-4208, 2008

5) Tsuji S, et al : Increased synthesis of hexacosanoic acid (C26 : 0) by cultured skin fibroblasts from patients with adrenoleukodystrophy (ALD) and adrenomyeloneuropathy (AMN). Biochem J **90** : 1233-1236, 1981

6) Kemp S, et al : Biochemical aspects of X-linked adrenoleukodystrophy. Brain Pathol **20** : 831-837, 2010

7) Kim JH, et al : Childhood X-linked adrenoleukodystrophy : clinical-pathologic overview and MR imaging manifestations at initial evaluation and follow-up. Radiographics **25** : 619-631, 2005

8) Loes DJ, et al : Adrenoleukodystrophy : a scoring method for brain MR observations. AJNR Am J Neuroradiol **15** : 1761-1766, 1994

9) Tsuji S, et al : Abnormality of long-chain fatty acids in erythrocyte membrane sphingomyelin from patients with adrenoleukodystrophy. J Neurochem **36** : 1046-1049, 1981

10) Moser HW, et al : Adrenoleukodystrophy : increased plasma content of saturated very long chain fatty acids. Neurology **31** : 1241-1249, 1981

11) Moser AB, et al : Plasma very long chain fatty acids in 3,000 peroxisome disease patients and 29,000 controls. Ann Neurol **45** : 100-110, 1999

12) Aubourg PB, et al : Reversal of early neurologic and neuroradiologic manifestations of X-linked adrenoleukodystrophy by bone marrow transplantation. New Engl J Med **322** : 1860-1866, 1990

13) Peters C, et al : Cerebral X-linked adrenoleukodystrophy : the international hematopoietic cell transplantation experience from 1982 to 1999. Blood **104** : 881-888, 2004

14) Mahmood A, et al : Survival analysis of haematopoietic cell transplantation for childhood cerebral X-linked adrenoleukodystrophy : a comparison study. Lancet Neurol **6** : 687-692, 2007

15) Hitomi T, et al : Long term effect of bone marrow transplantation in adult-onset adrenoleukodystrophy. Eur J Neurol **12** : 807-810, 2005

16) Matsukawa T, et al : Hematopoietic stem cell transplantation for adolescent and adult onset cerebral X-linked adrenoleukodystrophy.13th International Congress of Human Genetics (ICHG2016), Kyoto, Japan, 2016

17) Cartier N, et al : Hematopoietic stem cell gene therapy with a lentiviral vector in X-linked adrenoleukodystrophy. Science **326** : 818-823, 2009

18) Eichler F, et al : Hematopoietic Stem-Cell Gene Therapy for Cerebral Adrenoleukodystrophy. N Engl J Med **377** : 1630-1638, 2017

（松川　敬志，辻　　省次）

第II章　疾患各論

B 小　脳

10. 多系統萎縮症

すぐに役立つ 診療のエッセンス

- 多系統萎縮症は，自律神経症状に加えて，Parkinson症状または小脳性運動失調を必須症状とし，脳幹，基底核，小脳，錐体路，自律神経など，多系統の中枢神経系に進行性の障害をきたす，原因不明の神経変性疾患である．
- 運動症状の主体が小脳性運動失調かParkinson症状かによって，それぞれMSA-CとMSA-Pの臨床亜型に分類されている．
- 自律神経障害，レム睡眠行動障害，夜間のいびきの新規出現，睡眠時無呼吸などは，運動症状の発症以前に出現していることが多く，診断の参考になる．
- 特徴的な症状の組み合わせと画像所見などによる臨床的な診断である．疾患特異的なバイオマーカーは見つかっておらず，臨床所見の乏しい早期の診断はしばしば困難である．
- 病理学的に，グリア細胞におけるα-シヌクレイン陽性の細胞体封入体を特徴とし，Parkinson病，Lewy小体型認知症，純粋自律神経不全症とともに，α-シヌクレイノパチーと位置づけられている．
- 現時点で病態の進行を抑制する治療は見つかっていない．小脳性運動失調に対するtaltirelin，Parkinson症状に対する抗Parkinson病薬がしばしば用いられるが，効果は限定的である．自律神経症状はADLを大きく障害することがあり，積極的な対症療法を試みる必要がある．

1 臨床疫学

― キーポイント ―

- 1998年と2008年に発表された米国自律神経学会，米国神経学会の診断に関するコンセンサスに基づく診断，臨床亜型分類が標準的に行われている．
- 本邦ではMSA-Cが過半数（60〜70%）を占める．
- 50歳代半ばから60歳代初めに発症することが多く，30歳以下または75歳以上の発症はきわめてまれである．

　　多系統萎縮症（multiple system atrophy：MSA）は，1998年と2008年に発表された米国自律神経学会，米国神経学会の診断に関するコンセンサス・ステートメントに基づき[1,2]，運動症状の主体が小脳性運動失調かParkinson症状かによって，MSA-CとMSA-Pに亜型分類されている．歴史的には，小脳性運動失調が主体のオリーブ橋小脳萎縮症（olivopontocerebellar atrophy：OPCA），Parkinson症状が主体の線条体黒質変性症（striatonigral degeneration：SND），自律神経障害が主体のShy-Drager症候群（Shy-Drager syndrome：SDS）という個別の臨床病理学的な疾患単位として提唱されてきたが，現在では，共通の病理学的特徴を背景に

して，主たる症状が異なる単一疾患のスペクトラムとみなされている[3,4]．

多系統萎縮症全体の有病率のデータは乏しいが，本邦における有病率は人口10万人当たり約10〜20人程度と推定されており[5,6]，欧米からの報告（人口10万人当たり約2〜5人程度）と比べてやや多い[7,8]．発症年齢は50歳代半ばから60歳代初めに多く，明らかな男女差はないと考えられている[5,6]．30歳以下の若年発症はきわめてまれであり，遺伝性脊髄小脳変性症や遺伝性Parkinson病の可能性を考える．反対に75歳以上の高齢発症もまれである．臨床亜型別には，本邦ではMSA-Cが過半数（60〜70％）であるのに対し[6,9]，欧米ではMSA-Pが過半数（60〜70％）と報告されており[10,11]，その頻度は大きく異なる．診断バイアスでは説明がつかず，人種による遺伝因子の関与の違いが示唆されている．Parkinson病や筋萎縮性側索硬化症などの神経変性疾患では，一部に家族性の患者を認めるが，多系統萎縮症ではごくまれに家系例の報告があるものの[12]，原則として孤発性である．

2 症状と神経学的所見

― キーポイント ―

- 自律神経障害，レム睡眠行動障害，夜間のいびきの新規出現，睡眠時無呼吸などは，運動症状の発症以前に出現していることが多いので，運動症状の出現時期よりさかのぼって病歴聴取を行う．
- MSA-Cでは，孤発性の皮質性小脳萎縮症と比べて，自律神経障害が強い，錐体路障害を伴う，比較的経過が早いなどの特徴がある．
- MSA-Pでは，Parkinson病と比べて，自律神経障害が強い，安静時振戦が乏しい，ジストニアや姿勢異常の合併が多い，比較的経過が早いなどの特徴がある．
- 嚥下・喉頭機能は，耳鼻咽喉科医とも連携して評価し，介入可能かどうかを検討する．
- 臨床評価スケールとしてUMSARSが使われている．

通常，運動症状を自覚してから病院を受診するが，自律神経障害（とくに男性の勃起不全，排尿障害），レム睡眠行動障害，夜間のいびきの新規出現，睡眠時無呼吸などは，運動症状の発症以前に出現していることがあり（数年から，時に10年以上前），診断の手がかりになる．患者本人は，これらの症状を病気と関連付けていないことも多いので，多系統萎縮症が疑われれば，運動症状の出現時期よりさかのぼって病歴聴取を行う．睡眠時の症状は，患者本人の自覚が乏しいので，家族からも病歴聴取を行うのが望ましい．レム睡眠行動障害は，Parkinson病でもみられるなど特異性はやや低いが，夜間のいびき・喘鳴は特異性が高い．自律神経障害の主な症状としては，勃起不全，排尿障害，起立性低血圧，高度の便秘がみられる．勃起不全はもっとも早期に認められ，感度が高いとされるので，除外診断に有用である．ただ，客観的な評価が難しいことと，高齢男性の場合は病的なものかどうかの判断がしばしば難しいことがある．また，女性の場合の性的機能の評価はより困難である．排尿障害は，蓄尿障害（頻尿・尿意切迫）と排出障害（排尿開始遅延，排尿時間延長，残尿）のいずれも起こりうる．排出障害が高度の場合，手で下腹部を圧迫して排尿したり，間欠的自己導尿を行ったりすることがある．排尿障害は一般に起立性低血圧より早期に出現する．起立性低血圧は，初期にははっきり

表1　多系統萎縮症らしくない所見と，考慮すべき代表的な鑑別疾患	
• 発症年齢が30歳未満	常染色体劣性遺伝性脊髄小脳変性症
• 経過が緩徐	皮質性小脳萎縮症
• 家族歴がある	遺伝性脊髄小脳変性症
• 幻視，認知障害	Lewy小体型認知症
• 垂直性の核上性眼球運動麻痺	進行性核上性麻痺
• 初期からの易転倒性	進行性核上性麻痺
• ピル・ローリングの安静時振戦	Parkinson病
• L-dopa反応性が保たれる	Parkinson病
• 末梢神経障害がある	脆弱X関連振戦・失調症候群
• 失語，失行，失認	大脳皮質基底核変性症
• 程度の強い認知障害	プリオン病など

しないこともある．なお，Parkinson病でも同様の自律神経障害がみられるが，多系統萎縮症ではより早期かつ重篤に認められる．

　小脳性運動失調としては，立位・歩行の不安定など，体幹の運動障害や構音障害で気付かれることが多い．進行すると書字や箸使いなど上肢の小脳性運動失調，小脳失調性の眼球運動障害，眼振がみられる．Parkinson症状としては，四肢の寡動・動作緩慢による運動障害で気付かれることが多い．Parkinson病と同様に，表情の乏しさ，小声，筋強剛，反復運動の振幅低下・緩慢さ，歩行障害を認める．動作時や姿勢時に，粗大でやや不規則な振戦様の不随意運動を認めることがある．一方，Parkinson病に典型的なピル・ローリングの安静時振戦は頻度が少ない．Parkinson病と比べると症状の左右差が顕著でないことが多い．進行すると，姿勢反射障害，四肢のジストニアをしばしば合併する．また体幹の側屈（Pisa徴候），首下がり，腰曲がりなど，特異的な姿勢変化を示すことがある．

　進行期にはMSA-C，MSA-Pともに，錐体路障害（筋力低下，腱反射の亢進，Babinski背屈反応），嚥下障害，喉頭喘鳴（声帯開大不全による吸気時の高い音），仮性球麻痺による強制泣き笑い症状などがみられる．嚥下・喉頭機能は，耳鼻咽喉科医とも連携して評価し，介入可能かどうかを検討する[13]．その他，可能性のある鑑別疾患を念頭に病歴聴取，診察を行う（**表1**）．多系統萎縮症の多岐にわたる症状に対する臨床評価スケールとして，Unified Multiple System Atrophy Rating Scale（UMSARS）が知られている[14]．

3　病理と発症機序

― キーポイント ―

• グリア細胞におけるα-シヌクレイン陽性の細胞体封入体（GCI）は，病理学的特異所見である．
• α-シヌクレイノパチーの1つと位置づけられている．
• 遺伝学的リスク因子として，東アジアでは*COQ2*遺伝子との関連を支持する報告があり，コエンザイムQ10量との関連を示す報告がある．

a 病理学的特徴

病理学的特徴は，小脳・中小脳脚・橋・延髄オリーブ核・黒質・線条体に強い神経細胞脱落とグリア細胞における細胞体封入体（glial cytoplasmic inclusion：GCI））である[4]．GCIは多系統萎縮症に特異的な所見であり，他の疾患では認められない．鍍銀染色で明瞭に観察され，免疫組織化学染色でユビキチン，α-シヌクレインが陽性になる[15]．抗リン酸化α-シヌクレイン抗体による免疫組織化学染色では，GCI以外にも，グリア細胞の核内，神経細胞の細胞体内および核内に封入体を認める．α-シヌクレイン陽性封入体の存在から，Parkinson病，Lewy小体型認知症，純粋自律神経不全症などとともに，α-シヌクレイノパチーと位置づけられている．ヒトのα-シヌクレインをオリゴデンドログリア細胞特異的に過剰発現させたトランスジェニックマウスでは，GCIの特徴を持つ封入体と神経細胞脱落が報告されており[16]，MSAのモデル動物の1つと考えられている．

循環器系の自律神経障害は，交感神経節前線維の神経細胞体である中間外側核と延髄腹外側におけるカテコラミン神経細胞の細胞脱落によって起こる．Parkinson病で障害される交感神経節後線維は保たれる．橋排尿中枢の変性は蓄尿障害，Onuf核の変性は排出障害や勃起不全は引き起こすと考えられている[17]．Parkinson症状は，主に黒質，被殻，尾状核，淡蒼球の神経細胞脱落による．被殻の病変のために，L-dopaに対する反応は限定的であり，持続しない．小脳性運動失調は，小脳Purkinje細胞，中小脳脚，下オリーブ核，橋核，橋底部横走線維の変性，神経細胞脱落による．

b 発症に関与する因子

環境リスク因子については，少数の小規模患者・対照関連研究しかない．殺虫剤などへの曝露[18]，工場勤務の職業歴[19]が挙げられているが，確実なものではない．

遺伝リスク因子としては，欧米ではα-シヌクレイン遺伝子との関連が複数報告されているが[20,21]，東アジア（中国，韓国，日本）では再現されていない．東アジアでは，COQ2遺伝子のV393A変異との関連が複数報告されているが[22,23]，欧米ではV393A変異が存在しないこともあり，再現性が確認されていない．COQ2遺伝子は，体内でコエンザイムQ10を生合成する酵素をコードしている遺伝子であるため，コエンザイムQ10量に着目した報告がいくつかある．これまでに，血中のコエンザイムQ10量が健常者と比べて低下していること[24,25]，小脳組織中のコエンザイムQ10量が他の神経疾患や健常者と比べて低下していること[26,27]が報告されている．ただし，一元的に多系統萎縮症の病態機序を説明できるものではないし，血中のコエンザイムQ10も診断としての臨床的な有用性には乏しい．その他のリスク因子として，Parkinson病との関連が確立している*GBA*遺伝子[28]，*MAPT*遺伝子[29]との関連の報告があり，再現性の検討が待たれる．

4 画像所見

> ─── キーポイント ───
> - MSA-Cでは橋・中小脳脚・小脳の萎縮と橋の十字徴候，MSA-Pでは被殻外側の線状・弧状の高信号域が特徴である．
> - MIBG心筋シンチグラフィー検査は，Parkinson病とMSA-Pとの鑑別に有用である．

　MSA-Cでは，橋・中小脳脚・小脳の萎縮を認める．橋の萎縮は底部・下部に強いことが特徴であり，矢状断で確認しやすい（図1）．中小脳脚の橋横走線維の選択的萎縮・グリア細胞増生を反映して，T2強調画像にて橋に十字状の高信号域（十字徴候，hot cross bun sign）を認める（図2）．中小脳脚にT2高信号域を認めることがある．橋の萎縮や十字徴候は，孤発性の皮質性小脳萎縮症との鑑別点だが，遺伝性脊髄小脳変性症でも認められることがある．MSA-Pでは，被殻の萎縮，被殻背側部にT2強調画像低信号域ならびに被殻外側に線状・弧状の高信号域が特徴である（図3）．

　^{18}F-フルオロデオキシグルコース（FDG）-PET検査や脳血流SPECT検査では，画像上の萎縮に先立ち，小脳半球，被殻，脳幹の低代謝，血流低下を反映した所見が得られることがある．

　線条体のドパミントランスポーターSPECT検査では，黒質線条体のドパミン神経細胞の神経終末（節前線維）に存在するドパミントランスポーター量が評価できる．Parkinson病とMSA-Pの両者で低下するため，鑑別には有用ではない．^{123}I-メタヨードベンジルグアニジン

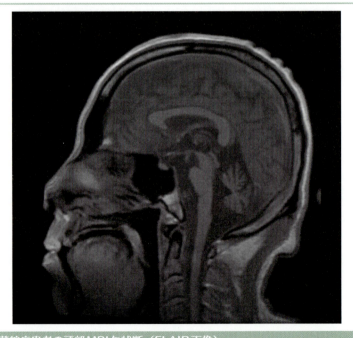

図1　多系統萎縮症患者の頭部MRI矢状断（FLAIR画像）
小脳，橋下部に強い萎縮を認める．

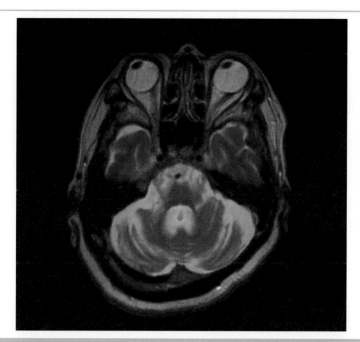

図2 多系統萎縮症患者の頭部MRI水平断（T2強調画像）
橋に十字状の高信号域を認める．

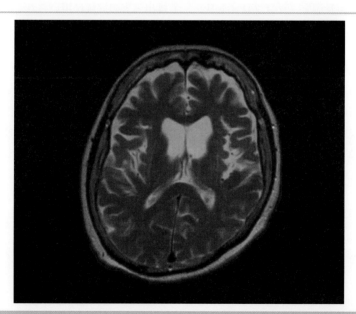

図3 多系統萎縮症患者の頭部MRI水平断（T2強調画像）
被殻の萎縮と外側に線状の高信号域を認める．

（MIBG）心筋シンチグラフィー検査は，Parkinson病や純粋自律神経不全症では交感神経節後線維の変性が起こり集積低下を認めるのに対して，多系統萎縮症では交感神経節後線維は保たれ集積低下が起こらないという違いがあるので，鑑別に有用である．

5 検査所見

― キーポイント ―

- 自律神経障害を評価する生理学的検査は，多系統萎縮症の診断・病勢評価に重要である．
- 起立試験では，起立後3分以内に，収縮期血圧30 mmHg以上または拡張期血圧15 mmHg以上の血圧低下が出現することを目安にする．検査実施時は失神の可能性を念頭に安全に配慮する．
- 排尿障害の評価は，泌尿器科医との連携が望ましい．

　　自律神経障害を評価する生理学的検査は診断・病勢評価に重要である．診断に関するコンセンサス・ステートメントに準拠すると，安静臥位から能動的起立後3分以内に，収縮期血圧30 mmHg以上または，拡張期血圧15 mmHg以上の血圧低下が出現することが評価項目となっている．ただし，条件を満たさなくても，病歴やある程度の血圧低下があれば，臨床的に有意と考えるべきだろう．なお，起立試験実施時は低血圧による失神の可能性があるので，介助者をつけるなど安全に配慮する．心電図R-R間隔変動検査では，R-R間隔変動が低下する．排尿機能，とくに排出障害の評価として超音波残尿検査が有用であり，30 mLを超える残尿を有意と考える．尿流量測定（ウロフロメトリー）も排出障害の評価に用いられる．泌尿器科医との連携が望ましい．睡眠時無呼吸の評価には，無呼吸と低酸素の程度を評価する簡易睡眠検査が有用である．

　　家族歴があって，遺伝性疾患の可能性についての患者の理解が得られ，検査の希望がある場合は，常染色体優性遺伝性脊髄小脳変性症のスクリーニングを考慮してもよい．自施設の経験では，多系統萎縮症の臨床診断の患者の1%弱にSCA15，SCA23，SCA28，Gerstmann-Sträussler-Scheinker症候群（GSS）などの診断例が見つかった．ただ，そのような症例を振り返ってみると，家族歴があった，自律神経障害が軽度であった，経過が緩徐であったなど，MSAとしては非典型的な特徴が認められた．

6 診　断

― キーポイント ―

- 疾患特異的なバイオマーカーは見つかっておらず，臨床的な診断である．
- 現実には，鑑別診断を念頭に置きながら，慎重に経過を観察し，常に診断を検討していく必要がある．

　　診断は，特徴的な症状の組み合わせと画像所見などによる臨床的な診断である．疾患特異的なバイオマーカーは見つかっておらず，臨床所見の乏しい早期の診断はしばしば困難である．診断コンセンサスに準拠しても，一定の頻度で誤診が起こりうる．現実には，鑑別診断を念頭

に置きながら，経過を観察し，常に診断を検討していく必要がある．

　運動症状に乏しく，自律神経障害のみが前景に立つ場合は，MSAとしての診断は困難である．純粋自律神経不全症との鑑別を念頭に，慎重に経過観察する．MIBG心筋シンチグラフィー検査は鑑別に有用だろう．MSA-Cでは，常染色体優性遺伝性脊髄小脳変性症，孤発性の皮質性小脳萎縮症，小脳症状が主体の進行性核上性麻痺（PSP-C）[30]や大脳皮質基底核変性症，脆弱X関連振戦・失調症候群（FXTAS）などとの鑑別が問題になる．MSA-PではParkinson病，進行性核上性麻痺，大脳皮質基底核変性症との鑑別が問題になる．MSA-C，MSA-Pのいずれの場合も，家族歴の有無，自律神経障害の程度，多系統萎縮症らしくない所見（**表1**）などに，とくに注意する．

7 治療と予後

--- キーポイント ---

- 小脳性運動失調に対するtaltirelin，Parkinson症状に対する抗Parkinson病薬がしばしば用いられるが，効果は限定的である．
- 自律神経症状はADLを大きく障害する．積極的な対症療法を試みる必要がある．

　残念ながら，現時点で病態の進行を抑制する治療は見つかっていない．小脳性運動失調に対して甲状腺刺激ホルモン放出ホルモン誘導体であるtaltirelin，protirelinを処方することがあるが，効果は限定的である．Parkinson症状に対してはParkinson病に準じた薬物療法が基本である．初期には被殻の病変程度が軽いため，L-dopaなど抗Parkinson病薬の反応がみられることもあるが，Parkinson病ほど顕著ではなく，病勢の進行とともに反応は低下する．

　自律神経症状に対しては，個別の症状に応じた対症療法となる．ADLを大きく障害するので，積極的な対症療法を試みる必要がある．起立性低血圧に対しては，生活指導（飲水励行，急に立ち上がらないなど日常生活動作の注意，弾性ストッキングによる下肢の圧迫など）に加え，amezinium（ノルアドレナリン再取込み阻害薬），midodrine（α_1作動薬），droxidopa（ノルアドレナリン前駆体），fludrocortisone（鉱質コルチコイド）を用いることがある．これらの薬剤を用いる場合は，臥位高血圧や浮腫などの副作用に注意する．排尿障害に対しては，蓄尿障害に抗コリン薬，排出障害にコリン作動薬，利尿筋括約筋協調不全にα_1遮断薬などを用いる．ただ，両者の病態が混在していることも多く，薬物治療に難渋することが多い．泌尿器科医と連携を取り，排出障害が高度の場合は，適宜，間欠自己導尿や尿道カテーテル留置を導入する．便秘に対しては，便を軟らかくする作用を期待して，magnesium oxide，carmelose，lubiprostoneを用い，原則として定期的に服用する．また，大腸を刺激して便通をよくする作用を期待して，sennoside，senna，ダイオウ，picosulfateが主に頓用で用いられる．これら内服でも腸管の動きが乏しい場合は，glycerin浣腸や摘便を要することもまれではない．

　多系統萎縮症では，中期以降で高度の嚥下障害をきたしやすい．まずは，水分・食事にとろみをつけること，食事に集中し，一口量を少なくすることなどを指導する．摂食量低下による体重減少と筋力低下は，ADLの急速な悪化につながるので，患者の受け入れと病勢のタイミ

ングを考慮して，胃瘻造設，経管栄養の導入を検討することが望ましい．

　睡眠時無呼吸に対しては，夜間の非侵襲的陽圧換気療法によって，多くの場合，睡眠時のいびきや低酸素の改善が期待できる．ただし，喉頭蓋が吸気時に気道の閉塞をきたしてしまうような喉頭軟化症を合併している場合は，非侵襲的陽圧換気療法は気道閉塞を悪化させる恐れがあるので，気管切開が望ましい[13]．その他，声帯の開大不全による喘鳴や窒息の危険性がある場合，痰の喀出困難などで嚥下性肺炎を繰り返す場合などでは，気管切開を考慮する．

　歩行の状況，転倒の頻度などは詳しく確認し，杖や歩行器の使用，屋内の手すり設置など生活環境の調整，指導を行う．症状の程度に応じた継続的なリハビリテーションは有用である．リハビリテーション担当の医師・スタッフに対して，起立性低血圧，易転倒性の程度や運動障害の特徴について情報を伝えるように心掛ける．リハビリテーションの場は通院・通所だけでなく，在宅における毎日の訓練も重要である．

　仕事を持っている患者も多い．症状の見通しや，利用可能な社会資源について，コミュニケーションを心がける．本疾患は，国が指定する特定疾患（難病）である．障害に応じて，身体障害者制度，介護保険制度の利用を勧める．平均すると発症から約3年で歩行に補助が必要になり，約5年で車椅子，約8年で臥床状態となることが多い．嚥下障害，呼吸障害，自律神経障害が予後と関連する．

コラム

多系統萎縮症と認知症

　一般に，多系統萎縮症は認知症を伴わないとされている．もちろん，初期に認知症が前景に立つことは考えづらいが，多系統萎縮症患者の遂行機能や注意の障害，作業記憶，再生，視空間認知機能の障害は，いくつかの研究で指摘されている．また，10年以上の長期経過例の頭部MRI画像では，前頭葉にアクセントのある大脳萎縮がしばしば観察される．認知機能障害の背景には，基底核・小脳の障害による，いわゆる皮質下性認知症の要素と，前頭葉などの皮質病変の要素が重なっているものと思われる．進行期には，認知・判断の能力が低下する可能性があることを念頭に，気管切開や人工呼吸器装着などの治療について自己決定してもらうため，患者や介護者に対して，どのタイミングでどのように情報提供を行うべきか，臨床的に悩ましい問題である．

■文 献

1) Gilman S, et al : Second consensus statement on the diagnosis of multiple system atrophy. Neurology **71** : 670-676, 2008

2) Gilman S, et al : Consensus statement on the diagnosis of multiple system atrophy. American Autonomic Society and American Academy of Neurology. Clin Auton Res **8** : 359-362, 1998

3) Graham JG, et al : Orthostatic hypotension and nicotine sensitivity in a case of multiple system atrophy. J Neurol Neurosurg Psychiatry **32** : 28-34, 1969

4) Papp MI, et al : Glial cytoplasmic inclusions in the CNS of patients with multiple system atrophy (striatonigral degeneration, olivopontocerebellar atrophy and Shy-Drager syndrome). J Neurol Sci **94** : 79-100, 1989

5) Tsuji S, et al : Sporadic ataxias in Japan--a population-based epidemiological study. Cerebellum **7** : 189-197, 2008

6) Sakushima K, et al : Epidemiology of Multiple System Atrophy in Hokkaido, the Northernmost Island of Japan. Cerebellum **14** : 682-687, 2015

7) Schrag A, et al : Prevalence of progressive supranuclear palsy and multiple system atrophy : a cross-sectional study. Lancet **354** : 1771-1775, 1999

8) Tison F, et al : Prevalence of multiple system atrophy. Lancet **355** : 495-496, 2000

9) Watanabe H, et al : Progression and prognosis in multiple system atrophy : an analysis of 230 Japanese patients. Brain **125** : 1070-1083, 2002

10) Low PA, et al : Natural history of multiple system atrophy in the USA : a prospective cohort study. Lancet Neurol **14** : 710-719, 2015

11) Wenning GK, et al : The natural history of multiple system atrophy : a prospective European cohort study. Lancet Neurol **12** : 264-274, 2013

12) Hara K, et al : Multiplex families with multiple system atrophy. Arch Neurol Arch Neurol **64** : 545-551, 2007

13) Shimohata T, et al : Mechanisms and prevention of sudden death in multiple system atrophy. Parkinsonism Relat Disord **30** : 1-6, 2016

14) Wenning GK, et al : Development and validation of the Unified Multiple System Atrophy Rating Scale (UMSARS). Mov Disord **19** : 1391-1402, 2004

15) Wakabayashi K, et al : Alpha-synuclein immunoreactivity in glial cytoplasmic inclusions in multiple system atrophy. Neurosci Lett **249** : 180-182, 1998

16) Stefanova N, et al : Oxidative stress in transgenic mice with oligodendroglial alpha-synuclein overexpression replicates the characteristic neuropathology of multiple system atrophy. Am J Pathol **166** : 869-876, 2005

17) Benarroch EE : Brainstem in multiple system atrophy : clinicopathological correlations. Cell Mol Neurobiol **23** : 519-526, 2003

18) Nee LE, et al : Environmental-occupational risk factors and familial associations in multiple system atrophy : a preliminary investigation. Clin Auton Res **1** : 9-13, 1991

19) Vidal JS, et al : A.Risk factors of multiple system atrophy : a case-control study in French patients. Mov Disord **23** : 797-803, 2008

20) Al-Chalabi A, et al : Genetic variants of the alpha-synuclein gene SNCA are associated with multiple system atrophy. PLoS One **4** : e7114, 2009

21) Scholz SW, et al : SNCA variants are associated with increased risk for multiple system atrophy. Ann Neurol **65** : 610-614, 2009

22) The Multiple-System Atrophy Research Collaboration : Mutations in COQ2 in familial and sporadic multiple-system atrophy. N Engl J Med **369** : 233-244, 2013

23) Zhao Q, et al : Association of the COQ2 V393A variant with risk of multiple system atrophy

in East Asians : a case-control study and meta-analysis of the literature. Neurol Sci **37** : 423-430, 2016
24) Mitsui J, et al : Plasma Coenzyme Q10 Levels in Patients With Multiple System Atrophy. JAMA Neurol **73** : 977-980, 2016
25) Kasai T, et al : Serum Levels of Coenzyme Q10 in Patients with Multiple System Atrophy. PLoS One **11** : e0147574, 2016
26) Barca E, et al : Decreased Coenzyme Q10 Levels in Multiple System Atrophy Cerebellum. J Neuropathol Exp Neurol **75** : 663-672, 2016.
27) Schottlaender LV, et al : Coenzyme Q10 Levels Are Decreased in the Cerebellum of Multiple-System Atrophy Patients. PLoS One **11** : e0149557, 2016
28) Mitsui J, et al : Variants associated with Gaucher disease in multiple system atrophy. Ann Clin Transl Neurol **2** : 417-426, 2015
29) Labbé C, et al : MAPT haplotype diversity in multiple system atrophy. Parkinsonism Relat Disord **30** : 40-45, 2016.
30) Kanazawa M, et al : Early clinical features of patients with progressive supranuclear palsy with predominant cerebellar ataxia. Parkinsonism Relat Disord **19** : 1149-1151, 2013

（三井　　純，辻　　省次）

第Ⅱ章　疾患各論

B 小　脳

11. 脊髄小脳変性症

すぐに役立つ 診療のエッセンス

- 脊髄小脳変性症（SCD）は臨床的に純粋小脳型と多系統障害型に大別される.
- SCDの約1/3が遺伝性, 残り2/3が孤発性である. 遺伝性の中では常染色体優性遺伝性SCD（AD-SCD）が90%以上を占める. 本邦ではMJD/SCA3, SCA6, SCA31, DRPLAの頻度が高く, この4疾患でAD-SCDの70〜80%を占める.
- 運動失調症状としては, 眼振, 構音障害, 測定障害, 運動分解, リズム異常, 企図振戦, 体幹失調, 失調性歩行, また筋トーヌス低下が認められる. 多系統障害型SCDは, 運動失調症状以外に多彩な神経症状を呈する.
- 遺伝性SCDは反復配列（リピート）伸長による疾患が多い. 三塩基リピートの伸長による疾患は, トリプレットリピート病と称される. トリプレットリピート病は表現促進現象を呈する.
- 家族歴, 臨床病型, 画像検査, 遺伝子検査, 二次性小脳失調症の鑑別が重要である.
- 遺伝性SCDにおいて, 純粋小脳型はSCA6, SCA31を, 多系統障害型はMJD/SCA3, DRPLAをまず考える.〈SCA1, SCA2にも留意する.〉びっくり眼（MJD/SCA3）, 下眼瞼向き眼振（SCA6）, 緩徐眼球運動（SCA2）, ミオクローヌスてんかん（DRPLA）は診断的価値の高い臨床症候である.
- 遺伝性SCDの大多数は遺伝子検査により病型確定が可能である. 孤発例ではとくに治療の観点から, 傍腫瘍性小脳失調症, 免疫介在性小脳失調症などの二次性小脳失調症の鑑別が重要である.
- 運動失調症状に対してはprotirelin, taltirelinが認可されており, 集中的なリハビリテーションの効果が立証されている.
- 随伴症状（パーキンソニズム, 痙縮, ジストニア, 末梢神経障害など）に対しても一定の効果を有する薬剤があり, 積極的な治療を試みる. 進行期においては嚥下・呼吸のケア, 褥瘡の予防が重要である.
- 正確な病型診断が予後の判定に必須である.
- 本邦の指定難病制度では, 変性疾患としての痙性対麻痺は脊髄小脳変性症に含まれ, 多系統萎縮症は別項目となっている.

1 定義・疫学

― キーポイント ―

- 脊髄小脳変性症（SCD）は臨床的に純粋小脳型と多系統障害型に大別される.
- SCDの約1/3が遺伝性, 約2/3が孤発性である.
- 遺伝性の中では常染色体優性遺伝性SCD（AD-SCD）が90%以上を占める.
- 本邦ではMJD/SCA3, SCA6, SCA31, DRPLAの頻度が高く, この4疾患でAD-SCDの70〜80%

を占める．地域差が存在する．
- 孤発性SCDの一部に遺伝性SCDが含まれる．

脊髄小脳変性症（spinocerebellar degeneration：SCD）とは，運動失調もしくは痙性対麻痺を主症状とし，小脳を中心として脳幹，脊髄あるいは大脳を侵す神経変性疾患である．血管障害，腫瘍，感染，炎症，脱髄，代謝，中毒，奇形，自己免疫性疾患などによる二次性小脳失調症と区別する．

臨床的には小脳性の運動失調症候ないしは痙性対麻痺を主体とする．運動失調症状には，小脳性，感覚性，前庭性運動失調があるが，脊髄小脳変性症では小脳の運動失調症状が主体である．病型によって感覚性運動失調，前庭性運動失調の要素が加わる．遺伝性と孤発性に大別され，いずれも症候が小脳症候に限局する型（純粋小脳型）と，パーキンソニズム，末梢神経障害，錐体路徴候など小脳以外の症候を合併する型（多系統障害型）に大別される．

本邦におけるSCDの有病率は人口10万人当たり18.6人と推定されている[1]．その1/3が遺伝性，2/3が孤発性である．

遺伝性の中では90%以上が常染色体優性遺伝性SCD（AD-SCD）であり，残りが常染色体劣性遺伝性SCD（AR-SCD）である．まれにX連鎖性SCD（X-linked XCD）も認められる．本邦におけるAD-SCDの中では，Machado-Joseph病（MJD/SCA3），SCA6，SCA31，DRPLAの頻度が高い（図1）[2]．この4病型でAD-SCD全体の70〜80%を占める．欧米の報告

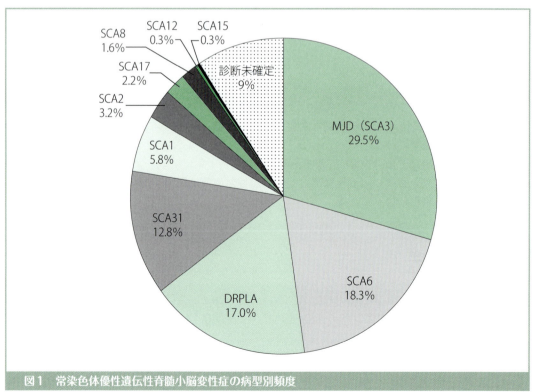

図1　常染色体優性遺伝性脊髄小脳変性症の病型別頻度

（文献2より引用）

と比較してMJD/SCA3がもっとも多いことは共通しているが，本邦においてはSCA6，DRPLA，SCA31の頻度が高いことが特徴であり[1,3]，SCA31は日本人にしか認められていない．報告施設により頻度に若干差が認められ，本邦の中でも地域差が存在する．その他，SCA1，2，5，7，8，10，14，15，23，27，34，36，42などが報告されている．病因遺伝子が未同定のAD-SCDは全体の10〜20％程度存在すると考えられる．

AR-SCDの代表的疾患はFriedreich失調症であり，欧米ではもっとも頻度が高いSCDであるが，日本人には報告はない．それ以外のAR-SCDはまれである．本邦でのAR-SCDの中で比較的頻度の高い疾患としては，アプラタキシン欠損症（EAOH/AOA1），AOA2，AR-SACS，ビタミンE単独欠損症などが挙げられる．小児発症型の劣性遺伝性では純粋小脳型を示すことは少なく，他の随伴症状を伴うことが多い．一方，成人発症例の劣性遺伝性では純粋小脳型を示す例がある．

X連鎖性SCDとしては，脆弱X振戦/運動失調症候群（fragile X tremor/ataxia syndrome：FXTAS），X連鎖性脊髄小脳失調症1型（spinocerebellar ataxia X-linked 1：SCAX1），X連鎖性脊髄小脳運動失調症5型（SCAX5）がある．FXTASは成年期以降の運動失調症においては鑑別診断として考慮する必要がある．患者は主に男性であるが，女性例の報告もある．FXTASは*FMR1*遺伝子のCGGリピートの中等度の伸長（55〜200回）が原因である．

孤発性SCDの多くは多系統萎縮症（MSA）であり，それについては別項を参照のこと．孤発性SCDの中には，傍腫瘍性小脳失調症，自己免疫性小脳失調症などの二次性小脳失調症が含まれていることがある．また一部はSCA31，SCA6などの遺伝性SCDも含まれている．これらを除外したものが皮質性小脳萎縮症（CCA）と診断される[4]．CCAはいろいろな疾患の集まりと考えられ，発症機序の解明などは今後の課題である．

2 症状と神経学的所見

— キーポイント —

- 眼振，構音障害，筋トーヌス低下，測定障害，運動分解，リズム異常，企図振戦，体幹失調，失調性歩行が認められる．
- 小脳症状の評価スケールとして，SARA，ICARSが用いられる．
- 遺伝性SCDの中には，運動失調症状以外に多彩な神経症状を呈するものがある．

脊髄小脳変性症は，構音障害（呂律が回らない），上肢運動機能障害（字がうまく書けない，箸がうまく使えない），体幹・下肢運動機能障害（ふらつく，歩きにくい）などの症状が，さまざまな程度で組み合わさって出現し，緩徐な進行を認める．SCA6の場合，初期に発作性のめまい症状が認められることがある．

神経学的診察では，以下の所見が認められる[5]．

①**眼振**：注視方向性眼振が典型的である．下眼瞼向き眼振はSCA6の特徴である．

②**構音障害**：前後の音節が連続的につながってしまったり（slurred speech），個々の音節が途切れ途切れになったり（断綴性言語：scanning speech），発音が唐突に大きくなったりする（爆発性言語：explosive speech）．

表1 SARA

Scale for the assessment and rating of ataxia (SARA)

1) 歩行
以下の2種類で判断する。①壁から安全な距離をとって壁と平行に歩き、方向転換し、②帰りは介助なしでつぎ足歩行（つま先に踵を086いて歩く）を行う。

0：正常。歩行、方向転換、つぎ足歩行が困難なく10歩より多くできる。（1回までの足の踏み外しは可）
1：やや困難。つぎ足歩行は10歩より多くできるが、正常歩行ではない。
2：明らかに異常。つぎ足歩行はできるが10歩を超えることができない。
3：普通の歩行で無視できないふらつきがある。方向転換がしにくいが、支えは要らない。
4：著しいふらつき、時々壁を伝う。
5：激しいふらつき。常に、1本杖か、片方の腕に軽い介助が必要。
6：しっかりとした介助があれば10mより長く歩ける。2本杖か歩行器か介助者が必要。
7：しっかりとした介助があっても10mには届かない。2本杖か歩行器か介助者が必要。
8：介助があっても歩けない。

Score |

2) 立位
被検者に靴を脱いでいただき、開眼で、順に①自然な姿勢、②足を揃えて（親趾同士をつける）、③つぎ足（両足を一直線に、踵とつま先に間を空けないようにする）で立っていただく。各肢位で3まで再施行可能、最高点を記載する。

0：正常。つぎ足で10秒より長く立てる。
1：足を揃えて、動揺せずに立てるが、つぎ足で10秒より長く立てない。
2：足を揃えて、10秒より長く立てるが動揺する。
3：足を揃えて立つことはできないが、介助なしに、自然な肢位で10秒より長く立てる。
4：軽い介助（間欠的）があれば、自然な肢位で10秒より長く立てる。
5：常に片方の腕を支えれば、自然な肢位で10秒より長く立てる。
6：常に片方の腕を支えても、10秒より長く立つことができない。

Score |

3) 坐位
開眼し、両上肢を前方に伸ばした姿勢で、足を浮かせてベッドに座る。

0：正常。困難なく10秒より長く座っていることが出来る。
1：軽度困難、間欠的に動揺する。
2：常に動揺しているが、介助無しに10秒より長く座っていられる。
3：時々介助するだけで10秒より長く座っていられる。
4：ずっと支えなければ10秒より長く座っていることが出来ない。

Score |

4) 言語障害
通常の会話で評価する。

0：正常。
1：わずかな言語障害が疑われる。
2：言語障害があるが、容易に理解できる。
3：時々、理解困難な言葉がある。
4：多くの言葉が理解困難である。
5：かろうじて単語が理解できる。
6：単語を理解できない。言葉が出ない。

Score |

5) 指追い試験
被検者は楽な姿勢で座ってもらい、必要があれば足や体幹を支えてよい。検者は被検者の前に座る。検者は、被検者の指が届く距離の中間の位置に、自分の人差し指を示す。被検者に、自分の人差し指で、検者の人差し指の動きに、できるだけ早く正確についていように命じる。検者は被検者の予測できない方向に、2秒かけて、約30cm、人差し指を動かす。これを5回繰り返す。被検者の人差し指が、正確に検者の人差し指を示すかを判定する。5回のうち最後の3回の平均を評価する。

0：測定障害なし。
1：測定障害がある。5cm未満。
2：測定障害がある。15cm未満。
3：測定障害がある。15cmより大きい。
4,5：回行えない。

（注）原疾患以外の理由により検査自体ができない場合は5とし、平均値、総得点に反映させない。

Score	Right	Left
平均 (R+L)/2		

6) 鼻—指試験
被検者は楽な姿勢で座ってもらい、必要があれば足や体幹を支えてよい。検者はその前に座る。検者は、被検者の指が届く距離の90%の位置に、自分の人差し指を示す。被検者に、人差し指で被検者の鼻と検者の指を普通のスピードで繰り返し往復するように命じる。運動時の指先の振戦の振幅の平均を評価する。

0：振戦なし。
1：振戦がある。振幅は2cm未満。
2：振戦がある。振幅は5cm未満。
3：振戦がある。振幅は5cmより大きい。
4,5：回行えない。

（注）原疾患以外の理由により検査自体ができない場合は5とし、平均値、総得点に反映させない。

Score	Right	Left
平均 (R+L)/2		

7) 手の回内・回外運動
被検者は楽な姿勢で座ってもらい、必要があれば足や体幹を支えてよい。被検者に、被検者の大腿部の上で、手の回内・回外運動を、できるだけ速く正確に10回繰り返すように命ずる。検者は同じ事を7回行ない手本とする。運動に要した正確な時間を測定する。

0：正常。規則正しく行なえる。10秒未満でできる。
1：わずかに不規則。10秒未満でできる。
2：明らかに不規則。1回の回内・回外運動が区別できない、もしくは中断する。しかし10秒未満でできる。
3：きわめて不規則。10秒より長くかかるが10回行える。
4：10回行えない。

（注）原疾患以外の理由により検査自体ができない場合はとし、平均値、総得点に反映させない。

Score	Right	Left
平均 (R+L)/2		

8) 踵—すね試験
被検者をベッド上で横にして下肢が見えないようにする。被検者に、片方の足をあげ、踵を反対の膝に移動させ、1秒以内ですねに沿って踵を滑らせるように命じる。その後、足を元の位置に戻す。片方ずつ3回連続で行なう。

0：正常。
1：わずかに異常。踵はすねから離れない
2：明らかに異常。すねから離れる（3回まで）
3：きわめて異常。すねから離れる（4回以上）
4：行えない。（3回ともすねにそってかかとをすべらすことができない）

（注）原疾患以外の理由により検査自体ができない場合は5とし、平均値、総得点に反映させない。

Score	Right	Left
平均 (R+L) / 2		

③**測定障害**：運動の目標に正確に到達できなくなる.

④**運動分解**：手足の動きにおいて目標に直線的に到達させようとしても左右あるいは軸方向にぶれる.

⑤**リズム異常**：一定の動作を繰り返してもリズムや振幅が乱れる.

③〜⑤について，上肢では指鼻指試験（finger-nose-finger test：FNFT），回内回外試験（diadochokinesis），下肢では踵膝脛試験（heel-knee-shin test：HKST）などで評価する.

⑥**企図振戦**：動作時に誘発され，到達目標に近づくと大きくなる振戦が生じる.

⑦**体幹失調**：立位・座位の保持が困難になり，体幹が前後左右に揺れる症状（titubation）が生じる.

⑧**失調性歩行**：足幅を横に広げて歩く歩き方（wide-based gait）が特徴的である.歩幅も一定せず，踏み出す足の位置が不規則にずれる.

これらの小脳症状の評価スケールとしては，SARA（scale for the assessment and rating for ataxia）（**表1**），ICARS（international cooperative ataxia rating scale）などが一般的に用いられている[6].

⑨**筋トーヌス低下**：関節の受動運動での抵抗の減弱，被動性の亢進［肩ゆすり試験で上肢の懸垂性（pendulousness）が亢進など］，関節の過伸展性などがみられる.

多系統障害型SCDは，運動失調症状以外にも多彩な症状を合併する.眼球運動障害（SCA2，MJD/SCA3），眼球運動失行（EAOH/AOA1，AOA2〜4），網膜黄斑変性（SCA7），末梢神経

障害（MJD/SCA3，EAOH/AOA1，AOA2，TDP1），運動ニューロン障害（SCA2，MJD/SCA3，SCA36），ミオクローヌスてんかん（DRPLA），認知機能障害（SCA1，SCA17，DRPLA），錐体路徴候（MJD/SCA，AR-SACS），Parkinson症状（SCA2，MJD/SCA3，SCA17，SCA21），ジストニア（MJD/SCA3，SCA17），舞踏運動（DRPLA，SCA17）などが代表的である[7]．病型診断の項を参照のこと．

3 病因・病態

― キーポイント ―

- 遺伝性SCDは非常に遺伝的異質性が高い．
- 反復配列（リピート）伸長による疾患が多い．三塩基リピートの伸長による疾患は，トリプレットリピート病と称される．とくに遺伝子のコード領域のCAGリピート伸長による疾患が多く，CAGがグルタミンをコードするためポリグルタミン病とも称されている．
- トリプレットリピート病は表現促進現象を呈する．とくにDRPLAはその傾向が顕著である．

遺伝性脊髄小脳変性症は非常に遺伝的異質性の高い疾患であり，現在までに70以上の病因遺伝子が同定されている（表2）．

表2a　常染色体優性遺伝性脊髄小脳変性症（AD-SCD）

疾患	OMIM番号	座位	遺伝子	変異の種類
SCA1	#164400	6p22.3	*ATXN1*	(CAG)n：翻訳領域
SCA2	#183090	12q24.12	*ATXN2*	(CAG)n：翻訳領域
MJD/SCA3	#109150	14q32.12	*ATXN3*	(CAG)n：翻訳領域
DRPLA	#125370	12p13.31	*ATN1*	(CAG)n：翻訳領域
SCA4	%600223	16q22.1		
SCA5	#600224	11q13.2	*SPTBN2*	塩基置換，欠失
SCA6	#183086	19p13.13	*CACNA1A*	(CAG)n：翻訳領域
SCA7	#164500	3p14.1	*ATXN7*	(CAG)n：翻訳領域
SCA8	#608768	13q21.33	*ATXN8*	(CTA/CTG)n：3'非翻訳領域
SCA10	#603516	22q13.31	*ATXN10*	(ATTCT)n：イントロン
SCA11	#604432	15q15.2	*TTBK2*	塩基置換，欠失
SCA12	#604326	5q32	*PPP2R2B*	(CAG)n：3'非翻訳領域
SCA13	#605259	19q13.33	*KCNC3*	塩基置換
SCA14	#605361	19q13.42	*PRKCG*	塩基置換
SCA15/29	#606658	3p26.1	*ITPR1*	塩基置換，欠失
SCA17	#607136	6q27	*TBP*	(CAG)n：翻訳領域
SCA18	%607458	7q22-q32		
SCA19/22	#607346	1p13.2	*KCND3*	塩基置換
SCA20	#608687	11q12	*DAGLA* etc	重複

次頁につづく．

表2a 常染色体優性遺伝性脊髄小脳変性症（AD-SCD）（つづき）

疾患	OMIM番号	座位	遺伝子	変異の種類
SCA21	#607454	1p36.33	TMEM240	塩基置換
SCA23	#610245	20p13	PDYN	塩基置換
SCA25	％608703	2p21-p13		
SCA26	#609306	19p13.3	EEF2	塩基置換
SCA27	#609307	13q33.1	FGF14	塩基置換
SCA28	#610246	18p11.21	AFG3L2	塩基置換
SCA29	#117360	3p26.1	ITPR1	塩基置換
SCA30	％613371	4q34.3-q35.1		
SCA31	#117210	16q21	BEAN/TK2	（TGGAA）n：イントロン
SCA32	％613909	7q32-q33		
SCA34	#133190	6p14.1	ELOVL4	塩基置換
SCA35	#613908	20p13	TGM6	塩基置換
SCA36	#614153	20p13	NOP56	（GGCCTG）n：イントロン
SCA37	#615945	1p32.2	DAB1	
SCA38	#615957	6p12.1	ELOVL5	塩基置換
SCA40	#616053	14q32.11-q32.12	CCDC88C	塩基置換
SCA41	#616410	4q27	TRPC3	塩基置換
SCA42	#616795	17q21.33	CACNA1G	塩基置換
SCA43	#617018	3q25.2	MME	塩基置換
SCA44	#617691	6q24.3	GRM1	塩基置換
SCA45	#617769	5q33.1	FAT2	塩基置換
SCA46	#617770	19q13.2	PLD3	塩基置換

表2b 常染色体劣性遺伝性脊髄小脳変性症（AR-SCD）

疾患	OMIM番号	座位	遺伝子	変異の種類
Friedreich's ataxia	#229300	9q21.11	FXN	（GAA）n：イントロン 塩基置換
ビタミンE単独欠損症	#277460	8q12.3	TTPA	
Ataxia-telangiectasia	#208900	11q22.3	ATM	塩基置換
ATLD1	#604391	11q21	MRE11A	塩基置換
ATLD2	#615919	20p12.3	PCNA	塩基置換
EAOH/AOA1	#208920	9p21.1	APTX	塩基置換
AOA2（SCAR1）	#606002	9q34.13	SETX	塩基置換
AOA3	#615217	17p13.1	PIK3R5	塩基置換
AOA4	#616267	19q13.33	PNKP	塩基置換
ARSACS	#270550	13q12.12	SACS	塩基置換
ATCAY	#601238	19p13.3	ATCAY	塩基置換
IOSCA	#271245	10q24.31	TWYK	塩基置換
SCAN1	#607250	14q32.11	TDP1	塩基置換
AXPC1	#609033	1q32.3	FLVCR1	塩基置換
SCAR2	#213200	9q34.3	PMPCA	塩基置換

次頁につづく.

表2b　常染色体劣性遺伝性脊髄小脳変性症（AR-SCD）（つづき）

疾患	OMIM番号	座位	遺伝子	変異の種類
SCAR3	％271250	6p23-p21		
SCAR4	％607317	1p36		
SCAR5	#251300	15q25.2	WDR73	塩基置換
SCAR6	％608029	20q11-q13		
SCAR7	#609270	11p15.4	TPP1	塩基置換
SCAR8	#610743	6q25.2	SYNE1	塩基置換
SCAR9	#612016	1q42.13	ADCK3	塩基置換
SCAR10	#613728	3p22.1	ANO10	塩基置換
SCAR11	#614229	1q32.2	SYT14	塩基置換
SCAR12	#614322	16q23.1-q23.2	WWOX	塩基置換
SCAR13	#614831	6q24.3	GRM1	塩基置換
SCAR14	#615386	11q13.2	SPTBN2	塩基置換
SCAR15	#615705	3q29	RUBCIN	塩基置換
SCAR16	#615768	16p13.3	STUB1	塩基置換
SCAR17	#616127	10q24.31	CWF19L1	塩基置換
SCAR18	#616204	4q22.1-q22.2	GRID2	欠失
SCAR19	#616291	1p36.11	SLC9A1	塩基置換
SCAR20	#616354	6q14.3	SNX14	塩基置換
SCAR21	#616719	11q13.1	SCYL1	塩基置換
SCAR22	#616948	2q11.2	VWA3B	塩基置換
SCAR23	#616949	6p22.3	TDP2	塩基置換
SCAR24	#617133	3q22.1	UBA5	塩基置換
SCAR25	#617584	6q21	ATG5	塩基置換
SCAR26	#617633	19q13.31	XRCC1	塩基置換

表2c　X連鎖性脊髄小脳変性症（X-linked SCD）

疾患	OMIM番号	座位	遺伝子	変異の種類
FXTAS	#300623	Xq27.3	FMR1	（CGG）n：5′非翻訳領域
SCAX1	#302500	Xq28	ATP2B3	塩基置換
SCAX5	％300703	Xq25-q27.1		

　　AD-SCDのSCA1，SCA2，MJD/SCA3，SCA6，SCA7，SCA17，DRPLAでは，病因遺伝子の翻訳領域におけるCAGリピート配列が伸長し，伸長グルタミン鎖が生成されることが原因であると考えられる[8]．他に同様にグルタミン鎖の伸長を示すHuntington病，球脊髄性筋萎縮症とあわせて，ポリグルタミン病と総称する．本症の遺伝子診断は，このリピート数の長さで行われている．それぞれの正常アレルのリピート数の上限の目安はSCA1：39，SCA2：32，MJD/SCA3：40，SCA6：18，SCA17：42，DRPLA：36である．これを超えた場合，疾患の可能性を考えるが，この周辺の繰り返し数の場合，真に現在の病態に寄与しているかについては，臨床症状を加味し，慎重に診断する．とくにMJD/SCA3，DRPLAにおいては，まれに正常アレルと病的アレルの間のリピート数を有する中間型アレルが認められることがあり，解釈

が難しい場合もある.

トリプレットリピート病では，世代を経るごとに早期に発症し重症化する傾向がある．これを表現促進現象という．CAGリピート数と発症年齢に負の相関があることがわかっており，世代を経るごとにCAGリピート数が増大することが，表現促進現象の分子メカニズムと考えられている．とくにDRPLAではその傾向が顕著であり，先に子の世代の罹患者が同定された後に，親の世代の罹患者が判明する場合もある．

ポリグルタミン病においては，伸長したポリグルタミン鎖によってつくられる凝集体が，細胞内，とくに核内に認められる．このことから伸長ポリグルタミン鎖の凝集が細胞毒性と関係すると考えられている[9]．現在は，凝集体そのものはむしろ防御的で，それが形成される前の多量体が神経細胞への毒性を持つとする説が強い．伸長ポリグルタミン鎖によってもたらされる細胞毒性の詳しい機序については，転写障害，細胞内カルシウム調節異常，カスペース活性化，ミトコンドリア機能異常，オートファジー障害，興奮性アミノ酸毒性，酸化ストレス，小胞体ストレス，プロテアソーム障害，軸索機能障害，シナプス機能障害，細胞骨格異常など，諸説があり結論がついていない[10]．ポリグルタミン病のモデル動物を用いた研究が精力的になされており，病態機序に基づいた疾患の根本治療を目指す研究が活発に行われている．

遺伝性SCDの一部（SCA8，SCA10，SCA12，SCA31，SCA36）は遺伝子の非コード領域の反復配列伸長が原因である．反復配列伸長を有するRNAがさまざまなRNA結合蛋白質を巻き込んで凝集することにより，細胞の機能が障害されるという，RNA障害仮説が提唱されている[11]．また，SCA8はrepeat-associated non-ATG translation（RAN translation）により，アミノ酸の反復配列を有する異常蛋白質が合成され，細胞毒性が生じるという説が提唱されている[12]．

4 診 断

--- キーポイント ---

- 家族歴，臨床病型，画像検査，遺伝子検査，二次性小脳失調症の鑑別が重要である．
- 遺伝性SCDにおいて，純粋小脳型はSCA6，SCA31を，多系統障害型はMJD/SCA3，DRPLAをまず考える．高齢発症のMJD/SCA3，DRPLAは純粋小脳型の臨床像を呈することがある．
- びっくり眼（MJD/SCA3），下眼瞼向き眼振（SCA6），緩徐眼球運動（SCA2），ミオクローヌスてんかん（DRPLA）は診断的価値の高い臨床症候である．
- 遺伝性SCDの大多数は遺伝子検査により病型確定が可能である．
- 孤発例においては，傍腫瘍性小脳失調症，免疫介在性小脳失調症などの，二次性小脳失調症や混在する遺伝性SCDの鑑別が重要である．

多系統萎縮症を除いた脊髄小脳変性症の診断のポイントは，①家族歴，②臨床病型，③生化学的検査，④画像検査，⑤遺伝子検査，⑥二次性小脳失調症の鑑別である（表3）．

a 家族歴

脊髄小脳変性症の診断においては，家族歴の有無が重要である．家族歴については，家系図を書きながら少なくとも3世代にわたって情報を収集する．両親の出身地に関しても聴取する．

B 小脳 11. 脊髄小脳変性症 **195**

表3 脊髄小脳変性症・痙性対麻痺の診断基準

主要項目

① 小脳性ないしは後索性の運動失調，または痙性対麻痺を主要症候とする．

② 徐々に発病し，経過は緩徐進行性である．

③ 病型によっては遺伝性を示す．その場合，常染色体優性遺伝性であることが多いが，常染色体劣性遺伝性の場合もある．

④ その他の症候として，錐体路症候，パーキンソニズム（振戦，筋強剛，動作緩慢），自律神経症候（排尿困難，発汗障害，起立性低血圧），末梢神経症候（しびれ感，表在感覚低下，深部覚低下），高次脳機能（幻覚（非薬剤性），失語，失認，失行（肢節運動失行以外）障害などを示すものがある．

⑤ 頭部MRIやX線CTにて，小脳や脳幹の萎縮を認めることが多いが，病型や時期によっては大脳基底核病変や大脳皮質の萎縮などを認めることもある．

⑥ 以下の原因による二次性小脳失調症を鑑別する：脳血管障害，腫瘍，アルコール中毒，ビタミンB₁・B₁₂・葉酸欠乏，薬剤性（フェニトインなど），炎症［神経梅毒，多発性硬化症，傍腫瘍性小脳炎，免疫介在性小脳炎（橋本脳症，Sjögren症候群，グルテン失調症，抗GAD抗体小脳炎）］，甲状腺機能低下症または甲状腺自己抗体陽性，低セルロプラスミン血症，脳腱黄色腫症，ミトコンドリア病，二次性痙性対麻痺（脊柱疾患に伴うミエロパチー，脊髄の占拠性病変に伴うミエロパチー，多発性硬化症，NMO，脊髄炎，HAM，アルコール性ミエロパチー，AMNなど）．

〈診断のカテゴリー〉

Definite：脊髄小脳変性症・痙性対麻痺に合致する症候と経過があり，遺伝子診断か神経病理学的診断がなされている．

Probable：1）脊髄小脳変性症に合致する症候があり，主要項目①②⑤および鑑別診断を満たす．または痙性対麻痺に合致する症候があり，主要項目①②および⑥を満たす．

Probable：2）当該患者本人に脊髄小脳変性症・痙性対麻痺に合致する症状があり，かつその家系内の他の発症者と同一とみなされる（遺伝子診断がなされていない場合も含む）

Possible：脊髄小脳変性症・痙性対麻痺に合致する症候があり，主要項目①②⑤を満たす，または痙性対麻痺に合致する症候があり，主要項目①②を満たすが，⑥が除外できない場合．

　　複数世代発症例あるいは比較的高齢発症の同胞発症例の場合はAD-SCDを考える．家族性プリオン病（Gerstmann-Sträussler-Scheinker病：GSS）など，小脳性運動失調を呈する他の常染色体優性遺伝性疾患も考慮する．男性に強い臨床徴候を呈する場合FXTASも念頭に置く．トリプレットリピート病の場合，表現促進現象のために，両親の世代の発症者が認められないこともある．また，孤発例の中にも，比較的高齢発症であるSCA6，SCA31が一定の割合で認められる．若年発症の同胞発症例の場合はAR-SCDを考える．若年発症の孤発例の場合，AR-SCDを疑うが，SCA15/29のように *de novo* 変異によるAD-SCDが認められることもある[13]．

b　臨床病型

　　臨床病型（純粋小脳型・多系統変性型）ごとに鑑別診断を考慮する[14]（**表4**）．純粋小脳型は頻度からSCA6，SCA31を考える．多系統障害型では頻度からMJD/SCA3，DRPLA，次いでSCA1，SCA2，SCA17を考える．MJD/SCA3，DRPLAでも高齢発症の場合は純粋小脳型の臨床像を呈することがある．AR-SCDの多くは多系統障害型であり，後索障害，錐体路障害，末梢神経障害などを伴う場合が多い．末梢神経伝導検査，筋電図，体性感覚誘発電位，運動誘発

表4　代表的な遺伝性SCDの病型診断に有用な臨床症候・徴候		
遺伝形式	病型	臨床症候・徴候
AD	MJD/SCA3	びっくり眼，顔面・舌のミオキミア，ジストニア，不快なしびれを伴う末梢神経障害，
	SCA6	下眼瞼向き眼振，動揺視，めまい，反復発作性失調症
	DRPLA	ミオクローヌスてんかん，舞踏運動，認知機能障害
	SCA2	緩徐眼球運動
	SCA7	網膜黄斑変性
	SCA17	舞踏運動，認知機能障害
	SCA36	難聴，舌や四肢の筋萎縮，認知機能障害
AR	FRDA	感覚性失調，心筋症，糖尿病
	EAOH/AOA1・AOA2	眼球運動失行，軸索型感覚運動性ニューロパチー
	AVED	感覚性失調，網膜色素変性症
	ARSACS	痙縮，網膜有髄線維増加
	AT	眼瞼結膜毛細血管拡張，眼球運動失行，免疫不全，内分泌異常
X-linked	FXTAS	振戦，認知機能障害

電位などの神経生理学的検査が有用である．

　孤発例において，Parkinson症状・自律神経障害を合併した場合は多系統萎縮症を疑う．早期にはこれらの症状の合併が目立たず，皮質性小脳萎縮症と区別がつきにくいこともある．他の神経変性疾患，たとえば進行性核上性麻痺（PSP）などでも小脳症状が目立つこと（PSP-C）があり，注意が必要である．

c　生化学的検査

　特徴的な生化学的異常が脊髄小脳変性症の診断の助けになることがある．とくにAR-SCDの場合は，低アルブミン血症・高コレステロール血症（EAOH/AOA1），α-フェトプロテイン高値（AOA2, ataxia-telangiectasia），ビタミンE低値（AVED），IgA低値（ataxia-telangiectasia）などが有用である．適切な遺伝子検査を行ううえでの参考になる．二次性小脳失調症の鑑別のために必要な検査は後述する．

d　画　像

　頭部MRIによる小脳・脳幹・脊髄の萎縮の検出がきわめて有用である．頭部MRIの特徴的な所見として，DRPLAにおける白質びまん性T2高信号，AR-SACSにおける橋の線状T2低信号，FXTASにおける中小脳脚のT2高信号（MCP sign）などがある．橋のhot cross bun sign，中小脳脚の高信号，被殻外側線状T2高信号を認めた場合は多系統萎縮症を考えるが，SCA2，SCA23，SCA34など，多系統変性型の脊髄小脳変性症においてもhot cross bun sign類似の画像所見を呈することがあるので注意が必要である[15, 16]．

　運動失調症状が小脳由来かを確認するうえでSPECTは有効である．GSSにおいては小脳血流低下を示さないことが多く，鑑別診断に有用である．

B 小脳 11. 脊髄小脳変性症 **197**

表5 脊髄小脳変性症の鑑別診断と必要な検査

分類	疾患	必要な検査
血管障害	脳梗塞，脳出血，表層シデローシス	頭部MRI
腫瘍	小脳腫瘍，傍腫瘍症候群	頭部MRI 傍腫瘍症候群関連抗神経抗体（Hu, Yo, Ri, Tr, VGCC, VGKC, CRMP5, Ma1/Ma2, PCA, Zic）
感染/炎症	ウイルス感染症（EB, VZV, HIV），急性小脳炎，	ウイルス抗体検査，髄液検査
自己免疫疾患	多発性硬化症，神経Behçet病，SLE，Sjögren症候群，免疫介在性小脳失調症（橋本脳症，抗GAD抗体関連小脳失調症，グルテン失調症）	髄液一般検査，IgG index，ミエリン塩基性蛋白，オリゴクローナルバンド，HLA検査，抗核抗体，SSA/SSB，抗TPO抗体，抗Tg抗体，抗NAE抗体，抗GAD65抗体，抗グリアジン抗体，抗mGLUR1抗体，TG2抗体，抗HOMER3抗体，抗TPI抗体
中毒	アルコール，アレビアチン，amiodarone，5-FU，水銀，トルエン，ベンゼン	
代謝性疾患	ビタミンB$_1$/B$_{12}$/E欠乏症，甲状腺機能低下症，Wilson病，副腎白質ジストロフィー，脳腱黄色腫症，GM2ガングリオシドーシス，アミノ酸代謝異常症	ビタミンB$_1$/B$_{12}$/E，ホモシステイン，葉酸，甲状腺機能，アンモニア，血中・尿中銅，セルロプラスミン，極長鎖脂肪酸，コレスタノール，ケノデオキシコール酸，ライソゾーム酵素活性，アミノ酸分析，尿中有機酸
その他	ミトコンドリア病，プリオン病	頭部MRI/MRS，乳酸/ピルビン酸，髄液中14-3-3/Tau

e 遺伝子検査

遺伝性脊髄小脳変性症の病型診断には遺伝子検査が必要である[17]．とくにAD-SCDでは頻度の高い疾患の多くは遺伝子検査が可能である．トリプレットリピート病，SCA31をはじめとするリピート伸長による疾患は，PCRフラグメント解析で容易に診断できる．AD-SCDの残りの疾患およびAR-SCDの大部分の疾患における遺伝子検査は塩基配列解析が必要である．常染色体劣性遺伝性の場合は生化学的検査なども含め段階的に診断を行う．近年では次世代シークエンサーを活用した全エクソーム解析も行われる[18]．運動失調班の患者レジストリJ-CAT（http://jcat.umin.ne.jp/）で，遺伝子検査を受け付けている．

孤発例においても一定の割合で遺伝性SCDの病原性変異が認められることがある．孤発例において遺伝子検査を行う場合には，患者における診断が確定することにより，他の家族・血縁者も同じ原因を有する可能性が判明することに関して，事前に十分な説明を行う必要がある．

f 二次性小脳失調症の除外

孤発性SCDの診断においては，二次性小脳失調症の除外が重要である[19]．中年以降発症，進行性の小脳失調症で，明らかな家族歴が認められない場合，免疫介在性小脳失調症，傍腫瘍性小脳失調症を念頭に置いて精査を進める必要がある（**表5**）．免疫介在性小脳失調症は免疫治療に対する反応性を示すことがあり，積極的に精査する．傍腫瘍性小脳失調症は腫瘍の出現に先行して小脳失調症状が出現することがあり注意を要する．若年発症の場合，代謝性疾患，ミトコンドリア病などを念頭に検査を進める．

5 治療・ケア・予後

> ― キーポイント ―
>
> - 運動失調症状に対してはprotirelin, taltirelinが承認されている.
> - また,集中的なリハビリテーションの効果が立証されている.
> - 随伴症状(Parkinson症状,痙縮,ジストニア,末梢神経障害など)に対しても一定の効果を有する薬剤があり,障害(disability)の軽減を目指して積極的な対症治療を行う.
> - 進行期においては嚥下・呼吸のケア,褥瘡の予防が重要である.
> - 正確な病型診断が予後の判定に必須である.

a 運動失調症状に対する治療

　現在のところ,SCDの根本的な治療法は発見されていないが,運動失調症状に対しては,TRH(thyrotropin-releasing hormone)製剤protirelinと,TRH誘導体であるtaltirelinの効果が示されている[20, 21].

　また,集中的なリハビリテーションの有用性も報告されている[22].一定期間バランス訓練,歩行訓練,上肢巧緻運動訓練,言語リハビリを集中的に行うことにより,リハビリ期間内のADL改善のみならず,期間終了後も比較的長期間にわたって効果が持続することが立証されている[23].

b 随伴症状に対する治療

　下肢痙性に対しては,eperisone, tizanidine, baclofenなどの抗痙縮薬が用いられる.baclofen髄注療法(intrathecal baclofen:ITB)やボツリヌス毒素も有効である.ジストニアに対してはボツリヌス毒素治療が奏功することがある.振戦に対しては脳深部刺激療法が効果を認めた報告がある[24].MJD/SCA3の有痛性筋けいれんに対してmexiletine,SCA6の周期性の失調・めまい症状に対してacetazolamideが試みられることもある.

c ケア

　立位バランスの不良,歩行障害が生じるため,移動の際には転倒リスクに注意する必要がある.バランス訓練,歩行訓練を中心とした歩行訓練,病期に応じた杖,歩行器などの歩行補助具,手すりの設置などの環境調整,状況に応じて車椅子の使用が勧められる.上肢の失調症状により,食事や更衣などの動作も困難になるため,適切な補助具使用,動作介助を要する.

　SCDは構音障害を呈し,上肢機能障害により書字も困難になることから,コミュニケーション,意志伝達の障害が問題となる.早期から言語聴覚療法を導入する.進行期には文字盤,スイッチ,意思伝達装置など,コミュニケーション補助手段の導入も考慮する.

　遺伝性SCDの問題として遺伝性に対するケアがあり,本人および血縁者に対する遺伝カウンセリングが必要となることが多い.遺伝性SCDのほとんどが成人発症の常染色体優性遺伝性疾患であることから,発症前診断も行われることがある.十分なカウンセリングによる自律的意思の確認,結果の受容に対する心理的サポートが重要である.

ⓓ 合併症に対する予防・治療

進行期のSCDにおいては，嚥下障害による栄養摂取不良および誤嚥性肺炎に対する予防・治療が重要である．嚥下障害に対しては，嚥下造影や嚥下内視鏡による機能評価を行い，摂食嚥下療法，嚥下食，口腔内ケア，排痰を積極的に導入する．嚥下困難例には胃瘻設置も考慮する．気管食道吻合術，喉頭気管分離術などを行うことにより，誤嚥リスクを回避して経口摂取が可能になる場合がある．

褥瘡に対しても積極的な予防が必要である．栄養状態管理，スキンケア，体圧分散を行う．褥瘡を発症した場合には除圧を心がけ，適切な外用薬，ドレッシング剤を用いて治療する．

ⓔ 予　後

遺伝性SCDは病型により予後が大きく異なる．とくにトリプレットリピート病の場合，表現促進現象を認め，若年発症例は重症であり進行も速いことが多い．純粋小脳型のSCA6，SCA31は比較的進行は緩徐であり，生命予後も比較的良好である．一方で，多系統障害型の遺伝性SCDは，純粋小脳型と比較して進行が速い[25]．

孤発性SCDの中では，多系統萎縮症の平均生命予後が7～9年であり，他の脊髄小脳変性症と比較して予後が不良である．皮質性小脳萎縮症は一般的に緩徐な経過をたどることが多い．

コラム

小脳と認知機能

近年，functional MRIを活用したresting-state functional connectivity（rsFC）や拡散テンソル画像などの画像解析技術の進歩により，小脳と認知機能との関連が脳科学的に解明されつつある．1998年にSchmahmannらが"cerebellar cognitive affective syndrome"として小脳と認知機能の関連について報告した．最近になり，rsFCの解析から，小脳が前頭葉・頭頂葉・側頭葉と機能的なネットワークを形成して認知機能にかかわっていることが明らかになっている．とくに小葉Ⅰ，Ⅱが大脳遂行制御回路と関連しており，小葉Ⅸがdefault mode networkと関連している．小脳が運動の制御を行うメカニズムとしてerror-based learningに基づくフォワードモデルが提唱されているが，認知機能についても同様のモデルが作動しているものと考えられている．とくに言語機能においては，黙読・内的リハーサルなど，言語的作業記憶において小脳が重要な働きを担っていることが明らかになっている．また，社会的・感情的な認知においても小脳が一定の役割を果たしており，自閉症などの疾患との関連についての研究が進んでいる．

■文　献

1) Tsuji S, et al : Sporadic ataxias in Japan-a population-based epidemiological study. Cerebellum **7** : 189-197, 2008
2) 辻　省次（総編）：小脳と運動失調：小脳はなにをしているのか，中山書店，東京，2013
3) Sato N, et al : Spinocerebellar ataxia type 31 is associated with "inserted" penta-nucleotide repeats containing（TGGAA）n. Am J Hum Genet **85** : 544-557, 2009
4) Abel M, et al : The aetiology of sporadic adult-onset ataxia. Brain **125** : 961-968, 2002

5) 西澤正豊：運動失調. Clin Neurosci **31**：569-570，2013

6) 上田直久ほか：小脳性運動失調の他覚的評価法. 神経内科 **78**：683-686，2013

7) Rossi M, et al：Autosomal dominant cerebellar ataxias：a systematic review of clinical features. Eur J Neoul **21**：607-615，2014

8) Dürr A：Autosomal dominant cerebellar ataxias：polyglutamine expansions and beyond. Lancet Neurol **9**：885-894，2009

9) Paulson HL, et al：Intranuclear inclusions of expanded polyglutamine protein in spinocerebellar ataxia type 3. Neuron **19**：333-344，1997

10) Matilla-Dueñas A, et al：Consensus Paper：Pathological Mechanisms Underlying Neurodegeneration in Spinocerebellar Ataxias. Cerebellum **13**：269-302，2014

11) Todd PK, et al：RNA-mediated neurodegeneration in repeat expansion disorders. Ann Neurol **67**：291-300，2010

12) Zu T, et al：Non-ATG-initiated translation directed by microsatellite expansions. Proc Natl Acad Sci USA **108**：260-265，2011

13) Sasaki M, et al：Sporadic infantile-onset spinocerebellar ataxia caused by missense mutations of the inositol 1, 4, 5-triphosphate receptor type 1 gene. J Neurol **262**：1278-1284，2015

14) 辻　省次：脊髄小脳変性症の診断のアルゴリズム. 小脳と運動失調：小脳はなにをしているのか，辻　省次（総編），中山書店，東京，p75-83，2013

15) Lee YC, et al：The 'hot cross bun' sign in the patients with spinocerebellar ataxia. Eur J Neurol **16**：513-516，2009

16) Ozaki K, et al：A Novel Mutation in ELOVL4 Leading to Spinocerebellar Ataxia (SCA) With the Hot Cross Bun Sign but Lacking Erythrokeratodermia：A Broadened Spectrum of SCA34. JAMA Neurol **72**：797-780，2015

17) van de Warrenburg BP, et al：EFNS/ENS Consensus on the diagnosis and management of chronic ataxias in adulthood. Eur J Neurol **21**：552-562，2014

18) Pyle A, et al：Exome sequencing in undiagnosed inherited and sporadic ataxias. Brain **138**：276-283，2015

19) 割田　仁ほか：皮質性小脳萎縮症. 小脳と運動失調：小脳はなにをしているのか，辻　省次（総編），中山書店，東京，p166-171，2013

20) Sobue I, et al：Controlled trial of thyrotropin releasing hormone tartrate in ataxia of spinocerebellar degenerations. J Neurol Sci **61**：235-248，1983

21) 金澤一郎ほか：Taltirelin hydrate（TTA-0910）の脊髄小脳変性症に対する臨床評価—プラセボを対照とした臨床第Ⅲ相二重盲検比較試験. 臨医薬 **13**：4169-4224，1997

22) Miyai I, et al：Cerebellar ataxia rehabilitation trial in degenerative cerebellar diseases. Neurorehabil Neural Repair **26**：515-522，2012

23) Ilg W, et al：Long-term effects of coordinative training in degenerative cerebellar disease. Mov Disord **25**：2239-2246，2010

24) Pirker W, et al：Chronic thalamic stimulation in a patient with spinocerebellar ataxia type 2. Mov Disord **18**：221-225，2003

25) Jacobi H, et al：Long-term disease progression in spinocerebellar ataxia types 1, 2, 3, and **6**：a longitudinal cohort study. Lancet Neurol **14**：1101-1108，2015

（高橋　祐二，水澤　英洋）

第Ⅱ章 疾患各論

脊髄

12. 筋萎縮性側索硬化症

> **すぐに役立つ 診療のエッセンス**
>
> - 筋萎縮性側索硬化症（ALS）は主に中年以降に発症し，一次運動ニューロン（上位運動ニューロン）と二次運動ニューロン（下位運動ニューロン）が選択的に，かつ進行性に変性・消失していく原因不明の「症候群」である．
> - 60歳代から70歳代でもっとも発症率が高い．臨床型および経過には相当な個人差がある．
> - ALSを積極的に診断するための画像検査はなく，生化学的診断マーカーは存在しない．そのため，ALS診断のためには除外診断が必須である．
> - 神経伝導検査で多巣性ニューロパチーや慢性脱髄性多発根ニューロパチーなどの脱髄性ニューロパーチーの除外を必ず行う．針筋電図にて病変の広がりを確認する．
> - 早期に治療を開始するために早期診断が大切であるが，診断基準は，疾患特異的な項目は少なく，万能ではない．臨床所見と補助検査所見を総合して判断する．
> - 診断の伝え方には熟練を要する．ALS診療ガイドラインを参照して，上級医と一緒に進める．
> - 診断に迷う症例は多くの診断を担っている施設へ速やかに紹介して意見を求める．
> - 現在，治療薬として認可されているのはriluzole内服およびedaravone点滴の2つである．いずれも早期の患者の対する効果のみが確立しているので，時期を逃さずに導入する．

1 臨床疫学

― キーポイント ―

- 60歳代から70歳代でもっとも発症率が高い．
- 男性が女性に比べて1.3〜1.4倍程度発症率が高い．
- 全国では1万人を超える患者がこの病気に罹患していると考えられている．

　筋萎縮性側索硬化症（ALS）の発病率は人口10万人当たり1.1〜2.5人で，50歳未満の発症は少なく，50歳代から発症率が上昇しはじめて，60歳代から70歳代でもっとも発症率が高く，80歳代では減少傾向となる．有病率は人口10万人当たり7〜11人で，本邦では紀伊半島に多発地域がある．男性が女性に比べて1.3〜1.4倍程度発症率が高い[1]．ALSは指定難病の対象疾患であるが，2015年度末における指定難病による特定医療費受給証所持数（全国）は9,434であり，難病法施行前の2014年度の特定疾患医療受給者数の9,950より減少している．これは特定疾患から指定難病への移行に際して重症度が導入された影響と考えられる．これらの統計から現在，全国では1万人を超える患者がこの病気に罹患していると考えられており，その数は年々増加している．発病危険因子として喫煙が確立したリスクである．

202　第Ⅱ章　疾患各論

2 症状と神経学的所見

— キーポイント —

- 主に中年以降に発症する.
- ALSは発症様式により，（1）上肢の筋萎縮と筋力低下が主体の上肢型（普通型あるいは古典型），（2）言語障害，嚥下障害など球症状が主体となる球型（進行性球麻痺），の2型に分けられる.
- この他にも下肢や体幹筋障害から発症する例や，呼吸筋麻痺が初期から前景となる例など，多様性がある.

　　ALSは主に中年以降に発症し，一次運動ニューロン（上位運動ニューロン）と二次運動ニューロン（下位運動ニューロン）が選択的に，かつ進行性に変性・消失していく原因不明の疾患である．症状は筋萎縮と筋力低下が主体であり，進行すると上肢の機能障害，歩行障害，構音障害，嚥下障害，呼吸障害などが生じる.

　　臨床症状として基本的には一次運動ニューロン障害の症候として，痙縮，腱反射亢進，手指の巧緻運動障害，病的反射の出現がみられ，二次運動ニューロン障害の症候として，筋力低下，筋萎縮，筋弛緩，線維束性収縮が認められる．発語，嚥下に関与する筋を支配する運動ニューロンが障害されると構音障害，嚥下障害をきたし，呼吸筋を支配する運動ニューロンが障害されると呼吸障害を起こす．病初期には下位運動ニューロン障害，もしくは上位運動ニューロン障害のみが前景となることがあるが，最終的には上位運動ニューロンと下位の運動ニューロンがともに障害される．ただし，下位運動ニューロン症候が強い場合には，上位運動ニューロン症候が覆い隠される傾向がある.

　　ALSは発症様式により，（1）上肢の筋萎縮と筋力低下が主体で，下肢は痙縮を示す上肢型（普通型あるいは古典型），（2）言語障害，嚥下障害など球症状が主体となる球型（進行性球麻痺），の2型，あるいはこれに（3）下肢から発症し，下肢の腱反射低下・消失が早期からみられ，二次運動ニューロンの障害が前面に出る下肢型（偽多発神経炎型）を加えた3型に分けられることがある．これ以外にも呼吸筋麻痺が初期から前景となる例や，体幹筋障害が主体となる例，認知症を伴う例などもあり多様性がみられる．最近の報告ではALSの約2割に認知症が合併し，その割合は病期の進行に伴い増加するとされている．とくに前頭葉機能の低下（行動異常や意欲の低下，言語機能の低下）が前景に立つ.

3 病態と発症機序

— キーポイント —

- ALSは症候群である.
- ALS患者の大多数は明瞭な認知症を呈さないが，一部の患者では独特な認知症を呈する.
- ALSのうち約5%は家族歴を伴い，家族性筋萎縮側索硬化症（家族性ALS）と呼ばれる．多くの場合は常染色体優性遺伝形式をとる.
- 家族性ALSの原因遺伝子は次々に明らかとなり，病態解明が進んでいる.

ⓐ ALSの定義

主に中年以降に発症し，一次運動ニューロン（上位運動ニューロン）と二次運動ニューロン（下位運動ニューロン）が選択的に，かつ進行性に変性・消失していく原因不明の疾患である．

ⓑ ALSは症候群である

上記のALSの定義は神経細胞体変性の部位のみに基づく解剖学的な疾患概念といえる．したがって中核群が存在するものの，ALSはさまざまな病型，病態を含む症候群であると理解されている．

中核群は普通型あるいは古典型と呼ばれるが，中年以降に孤発性（家族歴なく）発症し，上位運動ニューロン徴候および下位運動ニューロンを呈し，呼吸筋麻痺のために人工呼吸器を用いなければ数年で死亡に至る．一方で，知能，感覚，自律神経系は保たれる．神経病理学的には，上位運動ニューロンおよび下位運動ニューロン細胞体の脱落・変性とBunina小体の出現，TAR DNA-binding protein（TDP-43）陽性の封入体あるいは構造物の蓄積を認める[1]．

ALS患者の大多数は明瞭な認知症を呈さないが，一部の患者では独特な認知症を呈することが以前から知られており，ALS with dementia（ALS-D）と呼ばれてきた．ALS-DではALSの下位運動ニューロンで見いだされていたユビキチン陽性封入体が側頭葉および前頭葉の皮質ニューロンでも同定された[2]．一方，前頭葉と側頭葉に病変の首座を有する非Alzheimer型認知症として前頭側頭葉変性症（frontotemporal lobar degeneration：FTLD）という疾患概念が提唱され，その中にALS-Dも含まれることになった．さらに，2006年にはALSとFTLDに出現するユビキチン陽性封入体の構成蛋白がTDP-43であることが報告された[3,4]．現在ではALSとFTLDはTDP-43 proteinopathy（TDP-43蓄積病）として連続したスペクトラム上に存在すると考えられている．

ⓒ ALSの発症機序

ALSのうち約5%は家族歴を伴い，家族性筋萎縮側索硬化症（家族性ALS）と呼ばれる．多くの場合は常染色体優性遺伝形式をとる[1]．本邦における家族性ALSの約2割では，フリーラジカルを処理する酵素であるCu/Zn superoxide dismutase（SOD1）遺伝子の変異が報告されている（ALS1）[5,6]．この遺伝子異常を導入したマウスおよびラットが確立され，広く病態研究に用いられている．その他にangiogenin，vesicle-associated membrane protein/synaptobrevin-associated membrane protein B（VAPB），TARDBP（TDP-43），fused in sarcoma（FUS），valosin-containing protein（VCP），ubiquilin2，C9orf72，SQSTM1，ERBB4，TUBA4A，TANK-binding kinase 1（TBK1），CCNF遺伝子などに異常が次々に報告されている．本邦の研究者によっても細胞内シグナル伝達に重要な役割を果たすNF-κB（nuclear factor-kappa B）を制御するoptineurin遺伝子が新たな原因遺伝子であることが報告された[7]．また，アラブ諸国にみられ，25歳以前に発病し，緩徐進行性であるまれなALS2の原因遺伝子としてguanine-nucleotide exchange factorであるalsinが本邦の研究者によって報告されている．本邦でも患者の報告がされた．

家族歴のない孤発性ALSの病態としてはフリーラジカルの関与やグルタミン酸毒性，なかでもグルタミン酸受容体のサブタイプであるAMPA受容体を介したグルタミン酸により神経

障害をきたすという仮説「グルタミン酸仮説」がある。とりわけグルタミン酸受容体のサブタイプである AMPA 受容体を介したグルタミン酸仮説が有力であり，この AMPA 受容体の Ca^{2+} 透過性を亢進させる分子変化が神経細胞死の原因となる可能性が注目されている。AMPA 受容体は GluR1-4 の 4 つのサブユニットで構成されるが，このうち Ca^{2+} 透過性を決定するのは GluR2 である。ヒト ALS 運動ニューロンでは GluR2 Q/R 部位の RNA 編集率が低下しており，これは運動ニューロン選択的かつ疾患特異的な変化であり，孤発性 ALS の病態に重要な役割を果たしていることが報告された。GluR2 Q/R 部位の RNA 編集は adenosine deaminase that acts on RNA type 2（ADAR2）と呼ばれる酵素によって触媒されることが知られている。この ADAR2 の酵素活性の調節機構を解明し，運動ニューロン選択的な GluR2 Q/R 部位の RNA 編集率を回復することが可能になれば，新たな治療法の開発に結びつくことが期待される。

　その他に運動ニューロン死の機序としては，フリーラジカル，ウイルス感染，慢性炎症，慢性虚血など，さまざまの仮説が提唱されている。また孤発性 ALS の多数症例を用いてゲノムワイドに疾患感受性遺伝子を探索する研究も進行中である。

ⓓ 多系統蛋白質症として捉えることが可能か

　多系統蛋白質症（multisystem proteinopathy：MSP）は，大脳皮質ニューロン・運動ニューロン・骨格筋・骨組織を含む多系統の組織に，ユビキチン陽性封入体を特徴とする病的蛋白蓄積と進行性組織変性が惹き起こされる結果，前頭側頭型認知症（frontotemporal dementia：FTD），ALS，封入体ミオパチー（inclusion body myopathy：IBM，高齢者に多い炎症性筋疾患である封入体筋炎とは異なる），骨 Paget 病（Paget disease of bone：PDB）などを呈する遺伝性疾患である。この MSP の疾患概念の起源となったのは，VCP 遺伝子変異による骨 Paget 病および前頭側頭型認知症を伴う封入体ミオパチー（inclusion body myopathy with Paget disease and frontotemporal dementia：IBMPFD）であるが，最近になり，ALS および MSP の原因遺伝子として報告された heterogeneous nuclear RNP（hnRNP）も TDP-43 や FUS と同様にプリオン様構造を持つ RNA 結合蛋白質であることも，ALS 病態の観点から注目されている。

4 画像所見

― キーポイント ―

- ALS を積極的に診断するための画像検査はない。

　現在のところ，ALS を積極的に診断するための画像検査はない。しかしながら，診断の過程で頸椎症などの鑑別は非常に重要であり，頭部および脊髄 MRI は除外診断に必須である。ALS では MRI の T2 強調画像などで皮質脊髄路の高信号所見，あるいは運動野の低信号所見を認めることがあるが，感度，特異度ともに低く，これをもって ALS と診断することはできない。

5 検査所見

― キーポイント ―

- ALS診断のためには除外診断が必須である.
- ALS診断のための生化学的診断マーカーは存在しない
- 神経伝導検査で多巣性ニューロパチーや慢性脱髄性多発根ニューロパチーなどの脱髄性ニューロパチーの除外を必ず行う.
- 針筋電図では病変の広がりを確認する必要がある.
- 家族歴がある場合はまずは家系図を作成して遺伝形式を確認する. 家族性ALSが疑われる場合は遺伝カウンセリングを行いつつ, 遺伝子診断を行う.

　ALSのためには除外診断が必須である. 鑑別すべき疾患としては球脊髄性筋萎縮症やポリオ後症候群などの他の運動ニューロン病, 多巣性運動ニューロパチーなどの末梢神経障害, 頸椎症, 封入体筋炎などの炎症性筋疾患が挙げられる. その他, 重症筋無力症などの神経筋接合部疾患や傍腫瘍症候群や多発性硬化症などの脱髄性疾患も鑑別する必要がある.

ⓐ 血液検査

　現在のところ, ALS診断のための生化学的診断マーカーは存在しない. 多発筋炎などの鑑別のためにCK値を測定するが, ALSにおいても上昇が認められることがある. 一方で, 正常値の10倍以上の上昇はまれとされている.

ⓑ 脳脊髄液検査

　髄膜炎などの中枢感染症を否定するために脳脊髄液検査を行う. ALSにおいても脳脊髄液において蛋白上昇が認められることがあるが, 100 mg/dL以上の上昇はまれとされている.

ⓒ 神経伝導検査

　神経伝導検査で伝導遅延, 伝導ブロックなどの脱髄を示唆する所見の検索を行い, 多巣性ニューロパチーや慢性脱髄性多発根ニューロパチーなどの脱髄性ニューロパチーの除外を必ず行う.

ⓓ 針筋電図

　ALSにおける下位運動ニューロン障害を示すためには, 急性および慢性脱神経所見の両者が認められる必要がある. 筋電図の所見が広がりを持つことを示すために, 身体を4部位(脳幹, 頸髄, 胸髄, 腰仙髄領域)に分け, さらに頸髄領域および腰仙髄領域では, 神経根および末梢神経支配の異なる2筋を選択して検査を行う.

ⓔ 遺伝子検査

　球脊髄性筋萎縮症が疑われる場合はアンドロゲン受容体におけるリピート延長を確認する.
　家族歴などから家族性ALSが疑われるときは*SOD1*や*FUS*などの遺伝子検索を行うが, いずれの場合も家系図の作成による遺伝形式の確認を行い, 遺伝カウンセリングを同時に進める.

206　第Ⅱ章　疾患各論

6 診　断

─ キーポイント ─

- 早期に治療を開始するために早期診断が大切.
- 厚生労働省研究班で作成した指定難病の診断基準に従うが,疾患特異的な項目は少なく,万能ではない.
- 臨床所見と補助検査所見を総合して判断する.
- 改訂 Airlie House 診断基準あるいは Awaji 基準により診断のグレードをつけている.
- 診断の伝え方には熟練を要する. ガイドラインを参照して,上級医および多職種のスタッフと一緒に進める.
- 診断に迷う症例は多くの診断を担っている施設へ速やかに紹介して意見を求める.

　臨床的に成人発症の四肢筋力の低下,筋萎縮と線維束性収縮,深部腱反射亢進の所見があり,比較的急速に進行する場合,ALSの鑑別が念頭に浮かばなければならない. ALSの発症から確定診断に至るまで,本邦では平均13.1ヵ月かかっているという報告がある[8]. 現在使用されている薬剤はいずれも早期の患者に有効であることより,早期診断によって早期に治療を開始することが大切である. さらに,急速に病状が進行する患者に対して,どのように対応していくかの説明の時間も必要となる. それゆえ,注意深い病歴聴取により病状が徐々に悪化していることを捉え,身体的,神経学的所見によって下位あるいは上位運動ニューロン障害の所見を脳幹・頸髄・胸髄・腰仙髄の各レベルでまず検索することが重要である. とくに病初期には所見がそろわず,診断に迷う例は少なからず存在するが,その場合は経過をみるのではなく,多くの症例の診断を経験している施設に積極的に紹介して,意見を求める.

　診断を患者へ伝えるときには必ずALS診療ガイドラインの当該項目を参照する. 病気の全体像についても説明を行うが,これは終末期を含めた多くのALS症例の診療を経験しないと簡単ではない. 一度に説明ができないことが多いので,時間をかけて繰り返しの説明を行い,今後病気が進行したとしても必要なことは責任をもって説明・実行・紹介することを伝える. 上級医および他職種のスタッフに同席してもらい,不足することを補ってもらうことが望ましい.

ⓐ 指定難病の診断基準
（表1,厚生労働省　神経変性疾患領域における基盤的調査研究班作成）

　ALSは公費負担の対象となっており,2015年1月1日から施行された難病新法による指定難病の申請に際して診断基準を設けている. 従来の特定疾患治療研究事業における認定基準と変更はない. しかし,事業の対象者の判定に従来はなかった重症度分類（表2）が導入され,重症度分類2以上が公費対象となる. この診断基準では上位運動ニューロン徴候の存在が必須となっているが,それを捉えることができない症例でも,臨床像,経過,十分な除外診断によりALSと診断してもよい.

表1　ALSの診断基準

1　主要項目
(1) 以下の①〜④のすべてを満たすものを，筋萎縮性側索硬化症と診断する．
　①成人発症である．
　②経過は進行性である．
　③神経所見・検査所見で，下記の1か2のいずれかを満たす．
　　身体を，a. 脳神経領域，b. 頸部・上肢領域，c. 体幹領域（胸髄領域），d. 腰部・下肢領域の4
　　領域に分ける（領域の分け方は，2参考事項を参照）．下位運動ニューロン徴候は，(2) 針筋電図
　　所見（①または②）でも代用できる．
　　　1．1つ以上の領域に上位運動ニューロン徴候を認め，かつ2つ以上の領域に下位運動ニューロン
　　　　症候がある．
　　　2．SOD1遺伝子変異など既知の家族性筋萎縮性側索硬化症に関与する遺伝子異常があり，身体の
　　　　1領域以上に上位および下位運動ニューロン徴候がある．
　④ (3) 鑑別診断で挙げられた疾患のいずれでもない．
(2) 針筋電図所見
　①進行性脱神経所見：線維性収縮電位，陽性鋭波など．
　②慢性脱神経所見：長持続時間，多相性電位，高振幅の大運動単位電位など．
(3) 鑑別診断
　①脳幹・脊髄疾患：腫瘍，多発性硬化症，頸椎症，後縦靱帯骨化症など．
　②末梢神経疾患：多巣性運動ニューロパチー，遺伝性ニューロパチーなど．
　③筋疾患：筋ジストロフィー，多発筋炎など．
　④下位運動ニューロン障害のみを示す変性疾患：脊髄性進行性筋萎縮症など．
　⑤上位運動ニューロン障害のみを示す変性疾患：原発性側索硬化症など．
2　参考事項
(1) SOD1遺伝子異常例以外にも遺伝性を示す例がある．
(2) まれに初期から認知症を伴うことがある．
(3) 感覚障害，膀胱直腸障害，小脳症状を欠く．ただし一部の例でこれらが認められることがある．
(4) 下肢から発症する場合は早期から下肢の腱反射が低下，消失することがある．
(5) 身体の領域の分け方と上位・下位ニューロン徴候は以下のようである．

	a. 脳神経領域	b. 頸部・上肢領域	c. 体幹領域（胸髄領域）	d. 腰部・下肢領域
上位運動ニューロン徴候	下顎反射亢進 口尖らし反射亢進 偽性球麻痺 強制泣き・笑い	上肢腱反射亢進 Hoffmann反射亢進 上肢痙縮 萎縮筋の腱反射残存	腹壁皮膚反射消失 体幹部腱反射亢進	下肢腱反射亢進 下肢痙縮 Babinski徴候 萎縮筋の腱反射残存
下位運動ニューロン徴候	顎，顔面 舌，咽・喉頭	頸部，上肢帯，上腕	胸腹部，背部	腰帯，大腿，下腿，足

（難病情報センター：www.nanbyou.or.jp/entry/5462#2（2017年12月アクセス）より引用）

表2　指定難病における重症度分類

1．家事・就労はおおむね可能．
2．家事・就労は困難だが，日常生活（身の回りのこと）はおおむね自立．
3．自力で食事，排泄，移動のいずれか1つ以上ができず，日常生活に介助を要する．
4．呼吸困難，痰の喀出困難，あるいは嚥下障害がある．
5．気管切開，非経口的栄養摂取（経管栄養，中心静脈栄養など），人工呼吸器使用

ⓑ El Escorial 改訂 Airlie House 診断基準

　指定難病の診断基準では診断基準を満たすものを確実例と考えている．しかし，早期に本症を診断し，治療的研究を行うためには，病像が十分に完成しない段階，あるいは運動ニューロン系が荒廃しない早期に診断できることが望まれる．そのため，診断確実性にグレードをつける試みが世界的に工夫されてきた．1990年，スペインALS協会（ADELA）では臨床所見に加え，筋電図，神経伝導速度と画像所見からの情報を加えて，臨床的診断確実性を4段階に区分した．これはさらに1994年に改定され，世界神経学会のEL Escorialの診断基準として広く認められてきたものである．その後，1998年に世界神経学会運動ニューロン疾患研究委員会はEl Escorialの診断感度を上げる必要があるとして，Airlie House会議（米国）においてBR Brooksのもとに意見を集約し，以下の基準を提唱するに至った．この新しい基準の相違点は，EL Escorialの基準にある，臨床的に身体の1部位の上位・下位運動ニューロン変性所見に加えて，臨床的に障害が明らかではない，少なくとも神経根と末梢神経支配の異なる2筋で急性除神経所見を認めるグループをALS可能性高し（probable ALS）に加えたことである．つまり，特定部位の筋力低下・筋萎縮という臨床的所見を筋電図学的所見で代用することを認め，筋力低下と萎縮を筋電図学的な下位運動ニューロン変性と同等とした．この方法で筋電図学的に規定した下位運動ニューロン変性には，急性脱神経所見（線維性収縮，陽性鋭波）と慢性脱神経所見（高振幅・長持続性運動単位）があり，かつrecruitment（運動単位の増員状況）の低下所見がある（図1）．

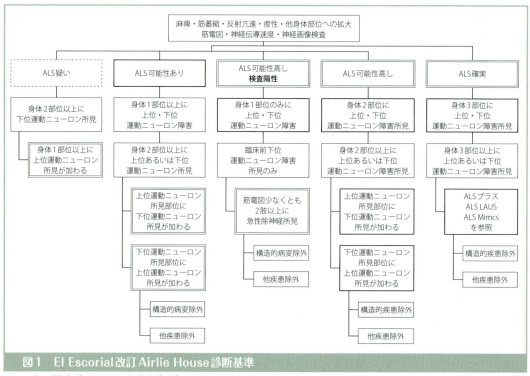

図1　El Escorial改訂Airlie House診断基準
（ALS治療ガイドライン作成小委員会（編）：ALS治療ガイドライン2002，臨神経42：669-719, 2002より許諾を得て転載）

c Awaji 基準

2008年に国際臨床神経学会のALS専門家が淡路島に集合して，EL Escorialの基準の原則を踏襲しつつも，筋電図所見をさらに重視し改訂したAwaji基準を提唱した[9]．この基準を用いると，改訂EL Escorial診断基準より診断感度が改善すると報告されている．

7 治療と予後

― キーポイント ―

- 現在，治療薬として認可されているのはriluzole内服およびedaravone点滴の2つである．いずれも早期の患者の対する効果のみが確立しているので，時期を逃さずに導入する．
- Edaravoneの投与は専門医所属する医療機関で開始する．
- Edaravoneの第2クール以降の継続投与は地域医療機関と連携する．
- 治験の情報も患者へ伝える．

現在，ALSの治療薬として認可されているのはriluzole（グルタミン酸拮抗薬）内服およびedaravone（フリーラジカル消去剤）点滴のみであり，いずれを用いてもその進行を止めることはできない．病気の進行とともに専門医療機関への通院が困難になるので，地元の医療機関にかかりつけ医を確保して，「2人主治医制」をとる．最近，ロボットスーツHAL（Hybrid Assistive Limb）が医療機器として承認された．

a Riluzole

欧米における治験で，グルタミン酸拮抗薬riluzole（リルテック®）が生存期間をわずかであるが有意に延長させることが明らかにされ，1999年より本邦でも認可された．米国神経学会（American Academy of Neurology）のガイドライン（2009年）でもレベルA（有効な治療法として確立している）となっており，生存期間を2～3ヵ月延長させる．しかしながら，努力肺活量60％未満の進行期のALSに対する効果は確立していない．

b Edaravone

前述のようにALSの病態にはフリーラジカルによる酸化ストレスの関与が想定されている．Edaravone（ラジカット®）はラジカルスカベンジャーであり，過酸化脂質生成抑制作用やハイドロキシラジカル消去作用を持ち，脳梗塞急性期における神経細胞保護を目的に広く臨床で用いられている．このedaravoneをALS治療へ応用しようという試みが，国立精神神経センターの吉野英らにより自主研究として開始された．この結果を受けて2度の第Ⅲ相治験が行われて，2015年6月にALSに対して効能追加となった．

Edaravoneは点滴であり，投与期と休薬期を組み合わせた28日間を1クールとして，これを繰り返す．本剤の投与はALSの治療経験を持つ専門医が行う必要があり，とくに第1クールは専門医が所属する医療施設で行う．その後は患者の通院負担も考慮して，地域での医療機関と専門医が連携して投与を行うことが望ましい．Edaravoneも進行期の患者に対する効果は確立していないため，投与に際しては市販後調査を行う．

210 第Ⅱ章 疾患各論

c 治 験

ALSに対する治験の多くは比較的初期の段階の患者を対象にしたものであり，治験へのエントリーのためにも早期診断は重要となる．最近は，患者自身あるいは家族がインターネットなどで治療薬や治験の最新情報を検索していることも多い．治療の説明に際して，各治療法におけるメリット・デメリットを伝えるだけではなく，最新の治験の情報についても説明を行うことが望ましい．

現在，東北大学および大阪大学においてHGFを用いた第Ⅱ相試験（医師主導治験）が行われている．本治験は，少なくとも2020年度まではエントリーも継続する予定である．また，最新の治験などの臨床試験は公的なデータベースへの登録が推奨されている．国立保健医療科学院研究情報検索サイトなどを参照されたい[10]．

d コミュニケーション手段の確保

進行に伴い，コミュニケーション手段を考慮することが重要である．球麻痺がある場合は筆談が可能かどうか，コンピュータなどの入力が可能かどうかなど，症状に応じた手段を評価し，早めに新たなコミュニケーション手段の習得を行うことが大切である．身体や目の動きが一部でも残存していれば，適切なコンピュータ・マルチメディア，意思伝達装置および入力スイッチの選択により，コミュニケーションが可能となることが多い．脳波を使う方法も報告されている．

e その他の対症療法

筋力低下や痙縮に伴ってさまざまな二次的症状が出現する．不安や抑うつには安定剤や抗うつ薬を用い，痙縮が著しい場合は抗痙縮薬を用いる．筋力低下に伴って関節運動や，さらには体動ができなくなって，痛みや関節拘縮が出現する．痛みに対しては鎮痛薬や湿布を使用し，関節拘縮の予防には定期的なリハビリテーションが必要である．呼吸障害に対しては，非侵襲的な呼吸補助と気管切開による侵襲的な呼吸補助がある．嚥下障害には，食物の形態を工夫（原則として軟らかく水気の多いもの，味の淡泊なもの，冷たいものが嚥下しやすい）する，少量ずつ口に入れて嚥下する，顎を引いて嚥下するなど，摂食・嚥下の仕方に注意する．嚥下障害の進行した場合，胃瘻形成術，経鼻経管栄養，経静脈栄養などを考慮する必要がある．現在の大勢は内視鏡的胃瘻形成術（PEG）である．継続して喀痰の吸引が必要なときには，専用のカニューレと吸引器を組み合わせた自動吸引器も工夫されている．

f 予 後

発症から死亡あるいは侵襲的な呼吸管が必要となるまでの期間の中央値は20〜48ヵ月と報告されているが[1]，経過には相当な個人差がある．非侵襲的な呼吸補助だけであっても生命予後の改善が認められる．

> C 脊 髄 12. 筋萎縮性側索硬化症 *211*

コラム

災害時の対策は大丈夫ですか？

　ALS患者さんの療養は在宅が基本となるが，その準備の1つとして地震や豪雨といった災害時への準備を忘れてはならない．災害時の停電は在宅人工呼吸器患者にとっては生命の危機に直結するため，平時から停電に備えた対策が必要である．国は災害時要支援者の避難支援ガイドラインを作成し，医療依存度の高い難病患者には早期に個別避難支援プランを作成することを促している．厚労省難治性疾患等政策研究事業「難病患者の地域支援体制に関する研究」班（研究代表者 西澤正豊先生）でも「災害時難病患者支援計画を策定するための指針（いわゆる西澤指針）」を公表しており，2017年度に改訂された[11]．この指針を参考にして患者本人および家族が主体となって地域の関係者と一緒に支援プランの作成を行い，さらには避難訓練の実施が望まれる．一方，日本神経学会では各都道府県において災害支援ネットワークを構築しており，このネットワークとの連携も必要となる．

■文 献

1) 日本神経学会（監）：筋萎縮性側索硬化症診療ガイドライン2013，南江堂，東京，2013
2) Okamoto K, et al：Ubiquitin-positive intraneuronal inclusions in the extramotor cortices of presenile dementia patients with motor neuron disease. J Neurol **239**：426-430, 1992
3) Arai T, et al：TDP-43 is a component of ubiquitin-positive tau-negative inclusions in frontotemporal lobar degeneration and amyotrophic lateral sclerosis. Biochem Biophys Res Commun **351**：602-611, 2006
4) Neumann M, et al：Ubiquitinated TDP-43 in frontotemporal lobar degeneration and amyotrophic lateral sclerosis. Science **314**：130-133, 2006
5) Rosen DR, et al：Mutations in Cu/Zn superoxide dismutase gene are associated with familial amyotrophic lateral sclerosis. Nature **362**：59-62, 1993
6) Aoki M, et al：Mild ALS in Japan associated with novel SOD mutation. Nature Genet **5**：323-324, 1993
7) Maruyama H, et al：Mutations of optineurin in amyotrophic lateral sclerosis. Nature **465**：223-226, 2010
8) Kano O, et al：Limb-onset amyotrophic lateral sclerosis patients visiting orthopedist show a longer time-to-diagnosis since symptom onset. BMC Neurol **13**：19, 2013
9) de Carvalho M, et al：Electrodiagnostic criteria for diagnosis of ALS. Clin Neurophysiol **119**：497-503, 2008
10) 国立保健医療科学院臨床研究情報ポータルサイト：https://rctportal.niph.go.jp/（2017年10月アクセス）
11) 難病情報センター：http://www.nanbyou.or.jp/entry/1543（2017年12月アクセス）

（青木　正志）

第Ⅱ章　疾患各論

C　脊　髄

13. 原発性側索硬化症

すぐに役立つ 診療のエッセンス

- 原発性側索硬化症（primary lateral sclerosis：PLS）は，全身の上位（一次）運動ニューロンのみが選択的，進行性に障害され，下位（二次）運動ニューロンは保たれる原因不明の運動ニューロン疾患である．
- 症状は痙性，腱反射亢進，軽度脱力を呈する．
- 発症から3年以上，臨床症状および電気生理学的検査で下位運動ニューロン障害の徴候が確認できないときにPLSと診断しうる．
- 2015年に「難病の患者に対する医療等に関する法律」に基づく指定難病となった．
- 筋萎縮性側索硬化症（amyotrophic lateral sclerosis：ALS）と比較して，進行が緩徐で経過が長いとされている．
- ALSの亜型と位置づける考えもある．
- PLSはその疾患の独立性について今なお議論があり，病因・病態，臨床症状の特徴などについても継続して検討していく必要があることに留意すべきである．

1 臨床疫学

─ キーポイント ─

- 本邦におけるPLSの推計患者数は140人程度であり，有病率は10万人当たり0.1人である．
- 男女比では男性にやや多いとされている．
- 発症年齢は45歳以降に多い．

　欧米の報告では運動ニューロン疾患の1.6〜4.4％がPLSと診断されている[1,2]．

　本邦の報告では，厚生労働科学研究費補助金事業による「神経変性」班が2006年と2016年に実施した全国アンケート調査がある．2006年の調査では，神経内科を標榜する1,427施設を対象として一次および二次調査を行っている．回答率はそれぞれ，64％，36％で，推計PLS患者数は147人，有病率は10万人当たり0.1人で，ALS症例の約2％という結果であった[3]．また2016年の調査では，全国の日本神経学会認定施設776施設を対象とし，うち457施設（58.9％）から回答があり，45施設で85症例を診療しているとのことであった[4]．

　PLSは，2015年より「難病の患者に対する医療等に関する法律」に基づく指定難病となったが，2015年度末でPLSの受給者証所持者数は50例となっている．ALSの受給者が9,434人で，PLSはALSの約0.5％となっているが，PLSの認定が始まったばかりであること，また重症度が認定に加味されるため軽度の障害が多いPLSは除外されることから，実際の症例はもっと多いものと推測される．

　欧米の報告では，平均発症年齢は45.4〜53.7歳で，性差ではやや男性に多いとされている[5]．

本邦の報告でも男女比は1.2：1とやや男性に多く，発症年齢は16〜73歳にわたり，罹病期間は平均11年（2〜39年）と多彩性が目立っていた[3]．

2 症状と神経学的所見

━━ キーポイント ━━

- 痙性対麻痺で発症する例が多いが，偽性球麻痺が初発となることもある．
- ALSと比べて，上肢から発症することはまれである．
- 痙性，腱反射亢進，軽度脱力を呈する．
- 認知機能障害，Parkinson症候群，感覚障害などが合併することもある．

　通常45歳以降に下肢の痙性対麻痺で発症する例が多いが，なかには嚥下・構音障害などの球部症状で初発することもある．ALSが上肢遠位部から発症することが多いのと比べて，PLSは上肢で発症することはまれで，また進行は緩徐とされている．半身の痙性麻痺が顕著なALSをMills syndromeと呼ぶことがあるが，PLSの亜型と指摘しているものもある[6]．

　症状は上位運動ニューロン障害による罹患肢の痙縮，巧緻性の低下，協調運動不全，軽度の脱力などであり，神経学的所見として筋緊張の亢進，腱反射の亢進，病的反射陽性などが認められる．偽性球麻痺がある場合には，強制泣き，笑いなどの感情失禁がみられることもあり，経過が長くなるほど頻度が高まる．

　筋萎縮や線維束性収縮は通常認められず，筋電図でも下位運動ニューロン障害を示す所見はないとされるが，罹病期間が長くなると下位運動ニューロン障害を示した症例も報告されている．

　痙縮，腱反射の亢進，軽度の脱力以外の症状として，認知機能障害，Parkinson症候群，感覚障害などを合併する症例も報告されているが，遺伝性痙性対麻痺（hereditary spastic paraparesis/paraplegia：HSP）の複合型（錐体路障害以外の症候を示す）の症例が含まれている可能性は否定できず，また小脳失調，膀胱機能障害や起立性低血圧などを認めれば，多系統萎縮症を考慮すべきである．

3 病理と発症機序

━━ キーポイント ━━

- 孤発症例の発症機序についてはよくわかっていない．
- 病理的な検索では，ALS同様にTDP-43プロテイノパチーの範疇にあり，共通する病態が推測される．

　常染色体劣性遺伝を示す若年型PLSの原因遺伝子としてalsinが報告されている[7]．当初alsinは，同じく常染色体劣性遺伝を示す家族性ALSの原因遺伝子（ALS2）として同定されていた．遺伝性を示す若年型PLSとの呼称を使用することは，一般的に使われている診断基準にある発症年齢が40歳以降，家族歴がないことなどとの整合性を考えると，alsin変異がある症例にPLSの呼称を使うのには疑問がある．ちなみにalsinはHSPの原因遺伝子としても報告されている．

現時点で，孤発症例のPLSの原因についてはまったく不明という状況であるが，病理学的な検索ではALSと共通するものが多く，おそらく一連の疾患スペクトラムの範疇にあるものと思われる．

　剖検例の報告は少ないが，錐体路の高度変性，萎縮は必発であり，運動野のBetz巨細胞も消失しているという報告が多い[8]．また注意深く観察すると，残存する運動ニューロン胞体内にALS病理の特徴であるTDP-43陽性封入体やBunina小体を認めたとの報告もある[9]．高橋らは，PLSをTDP-43プロテイノパチーの範疇とし，ALSの中で上位運動ニューロンのみを侵す亜型と位置づけている[9]．

4 画像所見

---キーポイント---

- MRI，MRS，PET，拡大テンソル画像などで錐体路の異常を示すものがあるが，ALSとの鑑別には役立たない．
- MRIでは運動野の萎縮，前頭・側頭葉の萎縮，錐体路の変性をみることがある．
- MRSで運動野の*N*-acetylaspartate/creatine比や*N*-acetylaspartate/choline比が低下していることがある．
- PETでは，中心前回の代謝，血流低下がみられることもある．

　MRI検査は，脳幹・脊髄での圧迫病変や，多発性硬化症を示唆する所見の有無など痙性麻痺を呈する病変を確認する目的で行われる．PLSの症例の中には，中心前回に限局性した萎縮[1]，前頭葉から頭頂葉にかけて広範な萎縮を認めた症例も報告されており[10]，またT2強調画像における皮質脊髄路（錐体路）に沿った高信号域を認めることがある．図1にはALSの例を示し

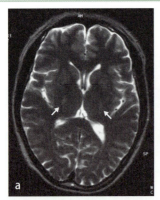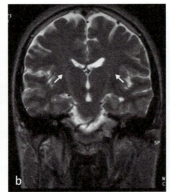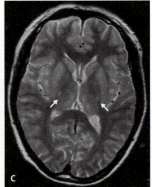

図1　MRIでの皮質脊髄路の異常（ALS症例）
a，b：頭部MRI T2強調画像
c：プロトン密度画像
内包後脚の皮質脊髄路に一致する部分がT2強調画像（a），プロトン密度画像（c）でともに高信号を呈している（矢印）．前額断（b）でも，運動野を起始とする皮質脊髄路が高信号を呈している（矢印）．

たが，皮質脊髄路に沿った高信号域がT2強調画像とプロトン密度画像の両者で認められること，いずれかの撮像法でも異常が複数のスライスで認められること，病変に左右差がある場合には臨床症状と合致することのいずれかを満たす場合に特異性があるとされる．しかし，健常者でも同様の所見をみることがあり，あくまでも皮質脊髄路障害を示す補助診断の域を出ない．

Magnetic resonance spectroscopy（MRS）では，運動野での*N*-acetylaspartate/creatine比や*N*-acetylaspartate/choline比が低下しているとの報告もあり[11]，後述するSingerらの診断基準では採用されている．しかしながら，同様の報告はALSでもあり，また低下自体確認できないとの報告もある．

Positron emission tomography（PET）検査では，中心前回でのfluorodeoxyglucoseの取り込みや脳血流の減少，benzodiazepine受容体（皮質神経細胞の密度の指標）の減少が報告されている[1, 12]．

拡大テンソル画像（diffusion tensor imaging）では，内包後脚でのfractional anisotropy（FA）値（異方性を示す）減少，apparent diffusion coefficient（ADC）（拡散の大きさ）高値[13]，脳梁の異常[14]などが報告されている．

MRS，PET，拡大テンソル画像，いずれの検査も，皮質脊髄路の異常を示唆してはいるが，感度が必ずしも高いわけではなく，またALSでも同様の所見が報告されており，確定および鑑別診には役立たない．

5 検査所見

─ キーポイント ─

- PLSに特異的な検査はなく，除外診断のために行う．
- TMSが上位運動ニューロン障害を検出するのに有用である．
- HSPとの鑑別には遺伝子検査を行うが，HSPのすべてを除外することはできない．

PLSの診断に特異的な検査があるわけではなく，痙性麻痺を呈する他の疾患を否定する除外診断のために行う．除外すべき疾患を**表1**に示す．また実施すべき検査を**表2**に示す．

筋電図では下位運動ニューロン障害を示す脱神経所見を認めないことが基本となるが，軽度あるいはALSの診断基準であるEl Escorial基準を満たさない程度の異常は容認する[15]という考えもある．

Transcranial magnetic stimulation（TMS）検査では皮質の刺激閾値の亢進や中枢性運動伝導時間の延長[16]が報告されており，PringleとSingerらの診断基準では支持所見として採用されている．

なお，視認による線維束性収縮の欠如がPLSの診断基準に含まれているものもあるが[5, 15]，線維束性収縮の確認には，筋エコーが非侵襲的に繰り返し検査でき，また感度がよいというメリットがあり，今後活用されてくるものと思われる．

PLSとの鑑別が問題となるHSPについて，家族歴がはっきりとしない症例についても遺伝子検査で鑑別するしか方法はない．Brugmanらは，原因不明の成人発症の上位運動ニューロ

216 第Ⅱ章 疾患各論

表1 除外すべき疾患（表3診断基準にあるものと重複あり）

1. 運動ニューロン疾患（MND）
   ①ALS
2. MND以外の変性疾患
   ①遺伝性痙性対麻痺
   ②前頭側頭葉変性症
   ③多系統萎縮症
   ④脊髄小脳変性症
   ⑤進行性核上性麻痺
   ⑥皮質基底核変性症
   ⑦Gerstmann-Sträussler-Scheinker症候群
   ⑧遺伝性成人発症Alexander病
3. 脱髄性疾患
   ①多発性硬化症
4. 代謝性疾患
   ①連合性脊髄変性症（ビタミンB_{12}欠乏性脊髄障害）
   ②副腎白質ジストロフィー
   ③Krabbe病（globoid cell leukodystrophy）
   ④ミトコンドリア異常症
   ⑤銅欠乏症
5. 感染症
   ①HTLV-1関連脊髄症（HTLV-I associated myelopathy：HAM）
   ②脊髄癆
   ③HIV
   ④Lyme病
   ⑤結核，真菌感染，硬膜外膿瘍，くも膜炎など
6. 脳・脊髄圧迫病変
   脊椎症性脊髄症，脊髄・脊椎腫瘍，大後頭孔周囲・傍矢状部腫瘍，サルコイドーシス，
   脊髄血管奇形，Arnold-Chiari奇形，脊髄空洞症など
7. その他ミエロパチーをきたしうる疾患
   ①神経Behçet病
   ②アルコール性
   ③肝性
   ④アトピー性
   ⑤傍腫瘍性症候群

表2 実施すべき検査（画像検査を除く）

針筋電図検査
ビタミンB_{12}，極長鎖脂肪酸
梅毒検査，抗ボレリア・ブルドルフェリ抗体（Lyme病）
HTLV-I, HIV
遺伝子検査（HSP，MND関連遺伝子）
髄液検査（多発性硬化症などの除外）
（神経伝導検査）
（筋生検）
（筋エコー）

ン障害を呈する99例の孤発症例で*SPG4*遺伝子を解析し，6例（13%）に変異を確認している[17]．また同じグループが後日，104症例で*SPG4*，*SPG7*遺伝子を解析しそれぞれ7例ずつ変異を確認している[18]．Mitsumotoらは34例のPLSについて網羅的な遺伝子解析を行い*C9orf72*，*SPG7*，*DCTN1*，*PARK2*にそれぞれ変異を見いだしている（4/34 ≒ 12%）[19]．これらの結果からは，一見孤発症例で，診断基準を満たすPLSでも，HSPを始めとする遺伝性の変性疾患が含まれることは避けられず，今後さらにHSPなどの原因遺伝子が解明されるにつれ，この割合はますます高くなってくるものと推測される．

6 診断

― キーポイント ―

- 一般的にはPringleらの診断基準が用いられている．
- 本邦では厚生労働省指定難病の診断基準がある．

PLSの診断基準として提唱されているものはPringleら，Gordonら，Singerらのものがある．これらの診断基準で頻用されているものはPringleの診断基準である．本邦ではこれらを参考に「神経変性班」が指定難病認定のための診断基準を定めている（表3）．

診断基準に従うと発症から3〜4年の期間を経ないとPLSと診断することができないが，それまでの期間に，いずれかの部位で筋力MMT4以下や筋萎縮を示すようになるか，体重減少，腱反射の減弱，努力性肺活量低下，ALS機能評価スケール（ALSFRS-R）の顕著な低下，筋電図での明らかな異常を示すようであれば，PLS以外の診断を考慮すべき[20]といわれている．

7 治療と予後

― キーポイント ―

- 予後はALSと比べてよいとされているが，今後の再検討も必要．
- 対症療法が主体であり，ALSと同様の薬剤を使用する．
- PLSに対するriluzoleの効果を検討したものはない．

PLSはALSと比べて非常に緩徐に進行するとされ，平均罹病期間が7.9年以上と報告されている[5]．PLSに対する根治的な治療はないが，上位運動ニューロン障害による痙縮に対して内服治療やリハビリテーションが行われる．内服治療としては，baclofen，dantroleneなどの抗痙縮薬内服がまず選択されるが，中枢性および末梢性の抗痙縮薬の優劣やどの抗痙縮薬がまず推奨されるべきかという検討はなされていない．またボツリヌス毒素の局注，baclofen髄腔内投与（intrathecal bacrofen therapy：ITB）などを用いた治療も今後検討されてくると予想される．偽性球麻痺に対する感情失禁に関しては，三環系抗うつ薬が有効とされている．

またALSでは，riluzoleの内服，edaravoneの点滴で進行抑制効果が確認されているが，PLSでの効果を検討したものはない．

表3 原発性側索硬化症の診断基準

A：臨床像
1. 緩徐に発症する痙性対麻痺．通常は下肢発症だが，偽性球麻痺や上肢発症もある
2. 成人発症．通常は40歳代以降
3. 孤発性（注：血族婚のある症例は孤発例であっても原発性側索硬化症には含めない）
4. 緩徐進行性の経過
5. 3年以上の経過を有する
6. 神経症候はほぼ左右対称性で，錐体路（皮質脊髄路と皮質延髄路）の障害で生じる症候（痙縮，腱反射亢進，Babinski徴候，痙性構音障害＝偽性球麻痺）のみを呈する

B：検査所見（他疾患の除外）
1. 血清生化学（含 vitamin B_{12}）が正常
2. 血清梅毒反応と抗HTLV-1抗体陰性［流行地域では抗ボレリア・ブルドルフェリ抗体（Lyme病）も陰性であること］
3. 髄液所見が正常
4. 針筋電図で脱神経所見がないか，少数の筋で筋線維収縮やinsertional activityの増大が時にみられる程度であること
5. MRIで頸椎と大後頭孔領域で脊髄の圧迫性病変がみられない
6. MRIで脳脊髄の高信号病変がみられない

C：原発性側索硬化症を示唆する他の所見
1. 膀胱機能が保たれている
2. 末梢神経の複合筋活動電位が正常で，かつ中枢運動伝導時間（CMCT）が測れないか高度に延長している
3. MRIで中心前回に限局した萎縮がみられる
4. PETで中心溝近傍でのブドウ糖消費が減少している

D：次の疾患が否定できる（鑑別すべき疾患）
筋萎縮性側索硬化症
家族性痙性対麻痺
脊髄腫瘍
HAM
多発性硬化症
連合性脊髄変性症（ビタミンB_{12}欠乏性脊髄障害）
その他［アルコール性ミエロパチー，肝性ミエロパチー，副腎脊髄ニューロパチー，fronto-temporal dementia with Parkinsonism linked to chromosome 17（FTDP17），Gerstmann–Sträussler–Scheinker症候群，遺伝性成人発症Alexander病など］

診断
- 臨床的にほぼ確実例（probable）：A：臨床像の1〜6と，B：検査所見の1〜6のすべてを満たし，Dの疾患が否定できること
- 確実例（definite）：臨床的に「ほぼ確実例」の条件を充たし，かつ脳の病理学的検査で，中心前回にほぼ限局した変性を示すこと（Betz巨細胞などの中心前回錐体細胞の高度脱落を呈し，下位運動ニューロンに変性を認めない）

（厚生労働省：http://www.mhlw.go.jp/stf/seisakunitsuite/bunya/0000062437.html（2017年12月アクセス）より引用）

> ## コラム
>
> ### PLSに対する神経内科医の認識
>
> PLSは2015年に指定難病となったが，2015年度には50人，2016年度には76人の登録がなされている．本文にも述べたように，登録数が予測より少ないのは，重症度を加味した設定に加えて神経内科医のPLSに対する認識が要因となっている可能性もある．
>
> 2015年に「神経変性」班が行ったアンケート調査では，PLSを独立した疾患であるとするものが約1/3であり，半数はALSの一亜型と考えているとの返答であった．

■文 献

1) Pringle CE, et al：Primary lateral sclerosis. Clinical features, neuropathology and diagnostic criteria. Brain **115**：495-520, 1992
2) Le Forestier N, et al：Does primary lateral sclerosis exist? A study of 20 patients and a review of the literature. Brain **124**：1989-1999, 2001
3) 中野今治ほか：原発性側索硬化症．神経変性疾患に関する調査研究班：2007年度研究報告書：厚生労働科学研究費補助金難治性疾患克服研究事業，p17-20，2008
4) 森田光哉ほか：原発性側索硬化症（PLS）-アンケートに基づく臨床像解析-．神経変性疾患領域における基盤的調査研究班：平成27年度　総括・分担研究報告書：厚生労働科学研究費補助金難治性疾患政策研究事業，p72-74，2016
5) Singer MA, et al：Primary lateral sclerosis. Muscle Nerve **35**：291-302, 2007
6) Gastaut JL, et al：Mills' syndrome：ascending（or descending）progressive hemiplegia：a hemiplegic form of primary lateral sclerosis? J Neurol Neurosurg Psychiatry **57**：1280-1281, 1994
7) Mintchev N, et al：A novel ALS2 splice-site mutation in a Cypriot juvenile-onset primary lateral sclerosis family. Neurology **72**：28-32, 2009
8) Tan CF, et al：Primary lateral sclerosis：a rare upper-motor-predominant form of amyotrophic lateral sclerosis often accompanied by frontotemporal lobar degeneration with ubiquitinated neuronal inclusions? Report of an autopsy case and a review of the literature. Acta Neuropathol **105**：615-620, 2003
9) Kosaka T, et al：Primary lateral sclerosis：upper-motor-predominant amyotrophic lateral sclerosis with frontotemporal lobar degeneration--immunohistochemical and biochemical analyses of TDP-43. Neuropathology **32**：373-384, 2012
10) Smith CD：Serial MRI findings in a case of primary lateral sclerosis. Neurology **58**：647-649, 2002
11) Zhai P, et al：Primary lateral sclerosis：A heterogeneous disorder composed of different subtypes? Neurology **60**：1258-1265, 2003
12) Le Forestier N, et al：Primary lateral sclerosis：further clarification. J Neurol Sci **185**：95-100, 2001
13) Uluğ AM, et al：Diffusion tensor imaging in the diagnosis of primary lateral sclerosis. J Magn Reson Imaging **19**：34-39, 2004
14) Agosta F, et al：Intrahemispheric and interhemispheric structural network abnormalities in PLS and ALS. Hum Brain Mapp **35**：1710-1722, 2014
15) Gordon PH, et al：The natural history of primary lateral sclerosis. Neurology **66**：647-653, 2006

16) Brown WF, et al : Motor-evoked responses in primary lateral sclerosis. Muscle Nerve **15** : 626-629, 1992

17) Brugman F, et al : Spastin mutations in sporadic adult-onset upper motor neuron syndromes. Ann Neurol **58** : 865-869, 2005

18) Brugman F, et al : Differentiation of hereditary spastic paraparesis from primary lateral sclerosis in sporadic adult-onset upper motor neuron syndromes. Arch Neurol **66** : 509-514, 2009

19) Mitsumoto H, et al : Phenotypic and molecular analyses of primary lateral sclerosis. Neurol Genet **1** : e3, 2015

20) Gordon PH, et al : Clinical features that distinguish PLS, upper motor neuron-dominant ALS, and typical ALS. Neurology **72** : 1948-1952, 2009

（森田　光哉）

第II章 疾患各論

C 脊髄

14. 球脊髄性筋萎縮症

> **すぐに役立つ 診療のエッセンス**
>
> - 球脊髄性筋萎縮症（SBMA）は、成人男性に発症する下位運動ニューロン疾患であり、CAG繰り返し配列の異常延長に起因するポリグルタミン病の1つである．
> - X染色体長腕近位部に位置するアンドロゲン受容体（androgen receptor：*AR*）遺伝子第1エクソン内のCAG繰り返し配列の異常延長が原因で、遺伝子検査によって確定診断できる．
> - 四肢の筋萎縮・筋力低下および球麻痺が主な症状で、緩徐に進行する．
> - 筋力低下に先行して、手指振戦や下肢の有痛性筋けいれんがしばしばみられる．
> - 特徴的な症候として、顔面や頸部などの筋肉を収縮させたときに線維束性収縮が増強する現象（contraction fasciculation）や、短時間の吸気困難を生じる発作（喉頭けいれん）が認められることがある．
> - 血清クレアチンキナーゼ（CK）高値、血清クレアチニン（Cr）低値が、病初期から認められることが多く、診断の契機になる．
> - 2017年8月に、leuprorelinが「球脊髄性筋萎縮症の進行抑制」を効能として、本邦で世界に先駆けて承認された．

1 臨床疫学

― キーポイント ―

- 有病者の割合は、人口10万対2人程度、全国に2,500人程度の患者がいると推定される．

　本疾患に対する詳細な疫学調査はない．2014年における本疾患に対する特定疾患医療受給者証所持者数は1,223人である［難病情報センター：http://www.nanbyou.or.jp/entry/1356（2017年10月アクセス）より］が、特定疾患医療受給者証を持たない本疾患患者も含めた有病者の割合は、人口10万対2人程度であり、全国で2,500人程度であると推定されている．本疾患患者の中には、筋萎縮性側索硬化症など、他の神経筋疾患と誤って診断されている例も認められることが推定され、実際にはさらに多くの患者が存在する可能性がある．

2 症状と神経学的所見

― キーポイント ―

- 緩徐進行性の球麻痺、四肢筋力低下・筋萎縮が主症状である．
- 時に、主に下肢遠位の振動覚低下が認められる．

- 手指振戦，下肢の有痛性筋けいれんの出現が，筋力低下の自覚にしばしば先行する．
- Contraction fasciculationの診察，喉頭けいれんに関する問診が重要である．
- 女性化乳房，体毛の減少，陰萎など，アンドロゲン不全症状を認めることが多い．
- 四肢の深部腱反射は，全般に低下もしくは消失しており，Babinski徴候は一般に陰性である．

　球脊髄性筋萎縮症は，X連鎖劣性の遺伝形式をとり，成人男性に発症する，緩徐進行性の神経筋疾患である[1]．主症状は，緩徐進行性の球麻痺および四肢筋力低下・筋萎縮で，筋力低下の発症は30歳から60歳程度であり（図1）[2]，発症時期はCAG反復配列数が大きいほど若年であることが知られている[3]．臨床的に感覚障害は目立たないが，主に下肢遠位の振動覚の低下がみられる場合もある[4]．四肢筋力低下・筋萎縮に先行して，手指振戦や有痛性筋けいれんを認めることが多いが，自覚的な筋力低下の自覚時期に先行し，すでに客観的な筋力低下・筋萎縮は進行している可能性は高く，入念な問診が必要である[5]．本疾患の特徴的な症状に，筋肉を収縮させたときに線維束性収縮が増強するcontraction fasciculationがあり，診断の参考になる．短時間発作的に吸気困難を生じる喉頭けいれんも，本疾患に特徴的なエピソードとして聴取可能である．

　実際の臨床においては，特徴的な舌の萎縮や四肢の筋力低下・筋萎縮を確認することが重要である（図2）．深部腱反射は低下から消失しており，Babinski徴候は通常陰性である．筋力低下・筋萎縮以外の症状として，女性化乳房の有無を確認することが診断の一助になる．アンドロゲン不全症状としては，他に，体毛の減少，皮膚の女性化，睾丸萎縮などが認められるが，妊孕性は保たれていることが多い．

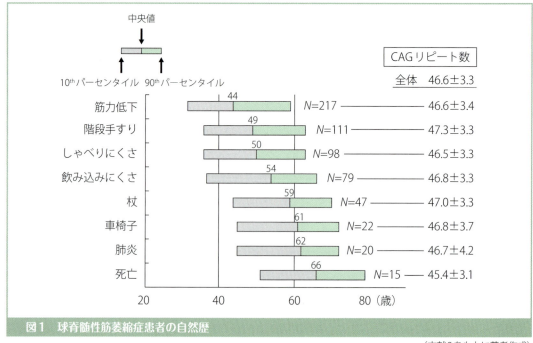

図1　球脊髄性筋萎縮症患者の自然歴

（文献2をもとに著者作成）

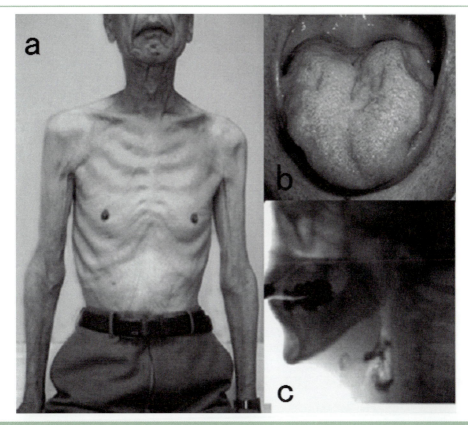

図2 球脊髄性筋萎縮症患者の臨床像
a：四肢の著明な筋萎縮と女性化乳房．
b：特徴的な舌萎縮像．
c：嚥下造影検査における咽頭部バリウム残留．

3 発症機序と病理

― キーポイント ―

- X染色体上に存在するアンドロゲン受容体遺伝子上のCAG繰り返し配列数の異常延長が原因である．
- 変異アンドロゲン受容体蛋白の運動ニューロン細胞核内への集積が発症に強く関与する．
- 病理学的には，筋萎縮に対応して，脊髄前角細胞と下位脳神経運動核の選択的な変性・脱落が認められる．
- 変異アンドロゲン受容体蛋白は，運動ニューロンの変性に加え，骨格筋障害を直接引き起こすことも明らかとなっている．

　球脊髄性筋萎縮症は，CAGの繰り返し配列の異常伸長を原因とするポリグルタミン病の1つであるが[6]，これらポリグルタミン病では，異常伸長したポリグルタミン鎖を有する病原蛋白質が神経細胞内に蓄積することが共通の病態であると考えられている．アンドロゲン受容体遺伝子が欠損しても運動ニューロン疾患にならないことが，患者およびノックアウトマウスの

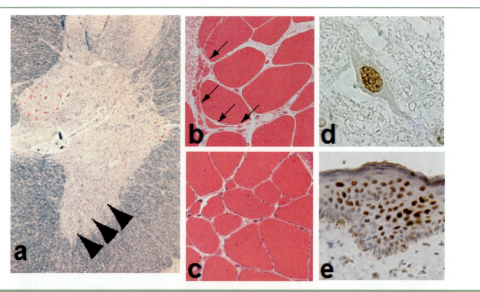

図3　球脊髄性筋萎縮症の病理所見
a：脊髄前角における運動ニューロン脱落．
b：筋HE染色における神経原性変化（群集萎縮および小角化線維を認める）．
c：筋HE染色における筋原性変化（筋線維の大小不同および中心核を認める）．
d：脊髄運動ニューロンにおける変異アンドロゲン受容体の核内集積．
e：陰嚢皮膚表皮細胞における変異アンドロゲン受容体の核内集積．

（Katsuno M, et al：Exp Neurol 200：8-18, 2006より許諾を得て転載）

研究で明らかになっていることから，本疾患における細胞障害の本質は，病原性ARのgain of toxic functionによるものと考えられている[7]．一般に，ポリグルタミン鎖の伸長した変異蛋白質は，misfoldingにより高次構造の異常を呈し，不溶性のオリゴマーを形成してニューロンの核内に集積する．核内に集積した異常ポリグルタミン蛋白質は，転写因子などの核蛋白質と相互作用することによってそれらの機能を障害し，転写障害やDNA障害などの細胞障害を誘導する可能性が示唆されている．球脊髄性筋萎縮症における変異ARについても同様に，運動ニューロン核内に集積し，転写調節因子などの機能を低下させることによって転写障害を惹起することが示されている[8]．近年，前述の病態メカニズムに加え，運動ニューロン―骨格筋のクロストークがニューロンの変性の病態に重要な役割を果たしている可能性[9]や，筋細胞のクレアチン取り込み障害が，SBMA患者の筋における病態生理に関連している可能性[10]が示唆されている．

　球脊髄性筋萎縮症患者の病理所見について，神経系では，筋萎縮に対応して，脊髄前角細胞と下位脳神経運動核の選択的な変性・脱落が認められる（図3）[11]．臨床症状では主に下肢の感覚異常としてとらえられる軽度の知覚障害に対応して，薄束は軽度に変性し，腓腹神経の有髄線維は減少している．後根神経節細胞と後根が比較的よく保たれていることを踏まえると，一次感覚ニューロンの遠位軸索障害の所見と考えられる．残存する運動ニューロンの核内には，変異ARの異常集積が認められる．変異ARは，その他，後根神経節，肝臓，膵臓，腎臓，精巣，前立腺，陰嚢皮膚にも認められ，本疾患が厳密には，全身性の疾患であることが示唆される．骨格筋病理では，神経原性変化と筋原性変化が混在し，肥大線維が観察される[12]．

4 検査所見

> ── キーポイント ──
> - 遺伝子検査では，X染色体上アンドロゲン受容体遺伝子のCAG繰り返し配列の異常伸長を確認することが，確定診断に有用である．
> - 血清CK高値，血清Cr低値が特徴的である．これらの異常は，筋力低下の発症に先行してみられる可能性がある．
> - Brugada型心電図を呈する患者の割合が多く，注意を要する．
> - 針筋電図では，進行性および慢性脱神経所見が混在する．

ⓐ 遺伝子検査

確定診断のためには，遺伝子診断によりアンドロゲン受容体遺伝子内のCAGリピート数の異常伸長を調べることが有用である．正常例ではCAG繰り返し配列は9〜36であるが，本疾患患者では38以上に伸びており，確定診断に役立つ[13]．

ⓑ 血液検査

血清CK高値と血清Cr低値が特徴的である．血清Cr値は，筋萎縮を反映してほとんどの本疾患患者で低下しており，運動機能低下の程度と強く相関するバイオマーカーであることが示されている[14]．血清テストステロン値は，正常から軽度高値を示すことが多いが，内分泌学的検査では，アンドロゲン抵抗性が認められ，本疾患の女性化徴候の原因であると考えられる．その他，血液検査上，肝機能異常，耐糖能異常，脂質異常症がしばしば合併する[15]．

ⓒ 心電図

球脊髄性筋萎縮症患者144人の心電図を検討し，そのうち11.8％（17人）でBrugada型心電図を呈していたことが示されている[16]．うち2例は突然死をきたしており，注意を要する．

ⓓ 電気生理学的検査

筋電図では，陽性鋭波（PS）などの進行性脱神経所見と，高振幅・多相性運動活動電位などの慢性脱神経所見が混在する．神経伝導検査では，感覚神経の異常が目立ち，とくに腓腹神経の活動電位の低下が高率にみられる[4]．

5 診断

> ── キーポイント ──
> - 遺伝子検査が確定診断には有用である．
> - 明瞭な家族歴と，特徴的な神経所見・検査所見でも診断は可能である．

表1 球脊髄性筋萎縮症診断基準

A. 神経所見；以下の神経所見（ア）（イ）（ウ）（エ）のうち2つ以上を示す.
　（ア）球症状
　（イ）下位運動ニューロン徴候
　（ウ）手指振戦
　（エ）四肢腱反射低下
B. 臨床所見, 検査所見
　1. 成人発症で緩徐に進行性である
　2. 発症者は男性であり, 家族歴を有する
　3. アンドロゲン不全症候（女性化乳房, 睾丸萎縮, 女性様皮膚変化など）
　4. 針筋電図で高振幅電位などの神経原性変化を認める
C. 鑑別診断ができている
D. 遺伝子診断
　アンドロゲン受容体遺伝子におけるCAGリピートの異常伸長

<診断の判定>
上記のA, B, Cをすべてみたすもの, またはAとDの両方を満たすものを球脊髄性筋萎縮症と診断する.

（難病情報センター：http://www.nanbyou.or.jp/entry/234（2017年10月アクセス）をもとに著者作成）

　本疾患は, 明確な遺伝歴があり, 下位運動ニューロン徴候を中心とした明瞭な神経症候, および女性化乳房, 陰萎などのアンドロゲン不全症状を呈していれば, 比較的容易に診断可能である. 血液検査でのクレアチンキナーゼ（CK）高値, クレアチニン（Cr）低値など, 「検査所見」で示した各検査所見が参考になるが, X染色体長腕近位部（Xq11-12）に位置する, アンドロゲン受容体遺伝子第1エクソン内にあるCAGの繰り返しの延長を確認することで確定診断できる（表1）.

6 治療

― キーポイント ―

• LH-RHアゴニストであるleuprorelinが2017年8月に本邦で効能追加の薬事承認を受けた.

　SBMAモデルマウスに対する非臨床的検討結果[17, 18]に基づいて, SBMA患者に対するleuprorelinの第Ⅱ相無作為化二重盲検並行群間比較試験とオープンラベル長期継続投与試験が実施され, leuprorelinの投与によって, 病原性AR蛋白質の核内集積が, 陰嚢皮膚において有意に抑制されること, leuprorelin長期投与群において, ALSFRS-Rで評価される運動機能の経時的悪化が抑制される傾向があることが示された[19]. 第Ⅱ相臨床試験の結果に基づき, 第Ⅲ相無作為化二重盲検並行群間比較試験が, 全国14施設において実施された[20]. 対象被験者204例が, leuprorelin投与群と, プラセボ投与群に無作為に割り付けられ, 199例の患者に投薬が行われた（leuprorelin投与群100例, プラセボ投与群99例）. 主要評価項目である咽頭部バリウム残留率（嚥下機能評価の指標）の48週間での変化量は, leuprorelin群で-5.1%, プラセボ群で0.2%であり（$p = 0.062$）, leuprorelinの有効性を示唆するものであった. これらの医師主導型臨床試験の結果に基づいて, leuprorelinは世界に先駆けて「球脊髄性筋萎縮症の進行

抑制」の効能にて，薬事承認を受けた．なお，米国NIHで実施されたdutasteride（テストステロンの活性化を抑制する5α還元酵素阻害薬）の臨床試験でも，類似の結果が得られている[21]．

コラム

球脊髄性筋萎縮症における筋疾患としての側面

SBMAは，CAGの繰り返し配列数によって産生された異常アンドロゲン受容体（変異AR）蛋白質が運動ニューロン核内に蓄積し，転写障害やミトコンドリア障害などにより，運動ニューロン細胞障害を誘導し発症すると考えられていることから，一般に「運動ニューロン疾患」に分類される．しかし，SBMA患者の筋病理を確認すると，神経原性変化に加え筋原性変化も散見されること[22]，血清CK値が通常の運動ニューロン疾患に比較して非常に高値であることなどから，筋疾患としての側面も持ち合わせていることが指摘されている．SBMAモデル細胞であるC2C12細胞，ならびにSBMA患者の骨格筋のいずれにおいても，クレアチントランスポーターSLC6A8が，mRNAおよび蛋白質のいずれのレベルにおいても抑制されていること[10]，SBMA患者の骨格筋では，ミトコンドリア生成に関連する分子経路が活性化することで筋線維タイプ移行が生じ，選択的に速筋が萎縮すると推定される[23]ことなど，変異AR蛋白質が直接筋障害を起こす可能性が示唆され始めている．2017年8月に，leuprorelinが「球脊髄性筋萎縮症の進行抑制」を効能として，世界に先駆け承認されているが，これらの基礎的研究から，さらに新たな治療ターゲットを同定し，より効率的に病態の進行を抑制するcombination therapyが可能となる日が来ることが期待される．

■文 献
1) Kennedy WR, et al : Progressive proximal spinal and bulbar muscular atrophy of late onset. A sex-linked recessive trait. Neurology **18** : 671-680, 1968
2) Atsuta N, et al : Natural history of spinal and bulbar muscular atrophy (SBMA) : A study of 223 Japanese patients. Brain **129** : 1446-1455, 2006
3) Doyu M, et al : Severity of X-linked recessive bulbospinal neuronopathy correlates with size of the tandem CAG repeat in androgen receptor gene. Ann Neurol **32** : 707-710, 1992
4) Suzuki K, et al : CAG repeat size correlates to electrophysiological motor and sensory phenotypes in SBMA. Brain **131** : 229-239, 2008
5) Mano T, et al : Tongue pressure as a novel biomarker of spinal and bulbar muscular atrophy. Neurology **82** : 255-262, 2014
6) La Spada AR, et al : Androgen receptor gene mutations in X-linked spinal and bulbar muscular atrophy. Nature **352** : 77-79, 1991
7) Katsuno M, et al : Molecular pathophysiology ad disease-modifying therapies for spinal and bulbar muscular atrophy. Arch Neurol **69** : 436-440, 2012
8) Adachi H, et al : Widespread nuclear and cytoplasmic accumulation of mutant androgen receptor in SBMA patients. Brain **128** : 659-670, 2005
9) Yamanaka K, et al : Astrocyts as determinants of disease progression in inherited amyotrophic lateral sclerosis. Nat Neurosci **11** : 251-253, 2008

10) Hijikata Y, et al : Impaired muscle uptake of creatine in spinal and bulbar muscular atrophy. Ann Clin Transl Neurol 23 : 537-546, 2016

11) Katsuno M, et al ; Pathogenesis, animal models and therapeutics in spinal and bulbar muscular atrophy (SBMA). Exp Neurol 200 : 8-18, 2006

12) Sobue G, et al : X-linked recessive bulbospinal neuronopathy. A clinicopathological study. Brain 112 : 209-232, 1989

13) Tanaka F, et al : Founder effect in spinal and bulbar muscular atrophy (SBMA). Hum Mol Genet 5 : 1253-1257, 1996

14) Hashizume A, et al : Longitudinal changes of outcome measures in spinal and bulbar muscular atrophy. Brain 135 : 2838-2848, 2012

15) Finsterer J : Perspectives of Kennedy's disease. J Neurol Sci 298 : 1-10, 2012

16) Araki A, et al : Brugada syndrome in spinal and bulbar muscular atrophy. Neurology 82 : 1813-1821, 2014

17) Katsuno M, et al : Testosterone reduction prevents phenotypic expression in a transgenic mouse model of spinal and bulbar muscular atrophy. Neuron 35 : 843-854, 2002

18) Katsuno M, et al : Leuprorelin rescues polyglutamine-depedent phenotype in a transgenic mouse model of spinal and bulbar muscular atrophy. Nat Med 9 : 768-773, 2003

19) Banno H, et al : Phase 2 trial of leuprorelin in patients with spinal and bulbar muscular atrophy. Ann Neurol 65 : 140-150, 2009

20) Katsuno M, et al : Efficacy and safety of leuprorelin in patients with spinal and bulbar muscular atrophy (JASMITT study) : A multicentre, randmised, double-blind, placebo-contolled trial. Lancet Neurol 9 : 875-884, 2010

21) Fernández-Rhodes LE, et al : Efficacy and safety of dutasteride in patients with spinal and bulbar muscular atrophy : A randmised placebo-controlled trial. Lancet Neurol 10 : 140-147, 2011

22) Soraù G, et al : Spinal and bulbar muscular atrophy : skeletal muscle pathology in male patients and heterozygous females. J Neurol Sci 264 : 100-105, 2008

23) Yamada S, et al : Decreased Peak Expiratory Flow Associated with Muscle Fiber-Type Switching in Spinal and Bulbar Muscular Atrophy. PLoS One 11 : e0168846, 2016

(橋詰　淳, 勝野　雅央)

第II章　疾患各論

脊髄

C

15. 脊髄性筋萎縮症

すぐに役立つ 診療のエッセンス

- 脊髄性筋萎縮症（SMA）は脊髄の運動神経細胞（脊髄前角細胞）の変性による下位運動ニューロン病である.
- 発症年齢と最高到達運動機能により，小児発症 I，II，III 型，成人発症 IV 型に分類される.
- 体幹，四肢の近位部優位の筋力低下と筋萎縮を示し，上肢より下肢の障害が重い.
- 脱神経所見として，舌の線維束性収縮，手指の振戦を認める.
- 原因遺伝子は第5染色体長腕 5q13 に存在する *SMN1*（survival motor neuron 1）遺伝子である.
- I，II 型は，*SMN* 遺伝学的検査で，*SMN1* 遺伝子のホモ接合性欠失を示すことにより確定診断を行い，遺伝学的検査で変異の同定ができなかった場合にのみ，筋電図検査，筋生検を実施する.
- 筋電図検査では神経原性変化を，筋生検では小径萎縮筋線維の群萎縮を示す.
- I 型のほぼ全例で気管切開・人工呼吸管理が必要となり，II 型では NPPV が有効である.
- 国が指定する特定疾患（指定難病）である.
- アンチセンス核酸（ASO）製剤 nusinersen の髄腔内投与による SMA 治療が本邦でも承認された.

1 概念と疫学

─ キーポイント ─

- 脊髄の運動神経細胞（脊髄前角細胞）の変性による下位運動ニューロン病である.
- 小児期発症の I〜III 型，成人発症の IV 型に分類される.
- I 型は出生2万人に1人，有病率は I〜III 型では 10万人に 1〜2人，IV 型は ALS の 1/10〜1/20 である.

　脊髄性筋萎縮症（SMA）は脊髄前角細胞の変性による筋萎縮と進行性筋力低下を特徴とする下位運動ニューロン病である．発症年齢と臨床経過（最高到達運動機能）によって，小児発症では I，II，III 型に，成人発症は IV 型に分類される（表1）[1]．小児期発症 I〜III 型の原因遺伝子は *SMN1*（survival motor neuron 1）遺伝子であり，第5染色体長腕 5q13 に存在する[2]．IV 型の原因遺伝子は明らかでなく，Charcot-Marie-Tooth 病，筋萎縮性側索硬化症（ALS）との鑑別が重要となる．I 型は出生2万人に1人前後，本邦における I〜III 型の有病率は 10万人当たり 1〜2人といわれている．IV 型の頻度は，ALS（約 0.4〜1.9人/10万人）と比較すると，おおよそ 1/10〜1/20 とされている[3]．

230 第Ⅱ章 疾患各論

表1 SMAの分類

型	発症年齢	最高到達運動機能
0型 超重症	胎児期	
Ⅰ型 重症 Werdnig-Hoffmann病	0〜6 m	Never sit
Ⅱ型 中間 Dubowitz病	<18 m	Never stand
Ⅲ型 軽症 Kugelberg-Welander病	18 m<	Stand & walk alone
Ⅳ型 成人型	20 y<	

（文献1をもとに著者作成）

2 症状と神経学的所見

― キーポイント ―

- 体幹，四肢の近位部優位の筋力低下と筋萎縮を示す．
- 上肢より下肢の障害が重く，体幹を支持する筋力も弱い．Ⅳ型では上肢や下肢の遠位筋の筋力低下から始まる例もある．
- 舌の線維束性収縮，手指の振戦を認める．
- 上位運動ニューロン徴候がない．

　SMAの症状は下位運動ニューロン徴候としての筋力低下と脱神経である．筋力低下と筋萎縮は体幹と四肢に及び下肢に優位であり，対称性，近位筋優位である．脱神経の所見として，舌の線維束性収縮と手指の振戦を示す．腱反射は，Ⅰ型で消失，Ⅱ，Ⅲ型で減弱から消失する．そして上位運動ニューロン徴候は示さない[4]．

　以下に各型の臨床的特徴を挙げる．

a Ⅰ型：重症型，急性乳児型，Werdnig-Hoffmann（ウェルドニッヒ・ホフマン）病

　発症は生後6ヵ月まで．生涯座位保持不可能．人工呼吸器を使わずに2歳以上まで生存できることはまれ．全身性であり，フロッピーインファントを呈する．すなわち，全身の筋緊張低下を示し，筋肉はやわらかく，抗重力的に体幹・四肢を動かせない．肋間筋に対して横隔膜の筋力が維持されているため，吸気時に腹部が膨らみ胸部が陥凹する奇異呼吸を示す．定頸の獲得がなく，支えなしに座ることができず，哺乳困難，嚥下困難，誤嚥，呼吸不全を伴う．舌の線維束性収縮がみられる．深部腱反射は消失，上肢の末梢神経の障害により，上肢の水差し取っ手状の位置（jug-handle position），手の尺側偏位と手首がやわらかく掌屈する形のwrist dropが認められる．人工呼吸管理を行わない場合，死亡年齢は平均で生後6〜9ヵ月であり，2歳を超えることはまれである．

b Ⅱ型：中間型，慢性乳児型，Dubowitz（デュボヴィッツ）病

　発症は1歳6ヵ月まで．生涯起立，歩行は不可能．乳児期早期に死亡することはまれ．支えなしの起立，歩行ができず，座位保持が可能である．座位においては体幹の筋力が弱いため，脊柱後弯の円背を示す．舌の線維束性収縮，手指の振戦がみられる．腱反射の減弱または消失．次第に側弯が著明になる．Ⅱ型のうち，より重症な症例は呼吸器感染に伴い呼吸不全を示すことがある．

c Ⅲ型：軽症型，慢性型，Kugelberg-Welander（クーゲルベルグ・ウェランダー）病

　発症は1歳6ヵ月以降．自立歩行の獲得をするが，次第に転びやすい，歩けない，立てないという症状が出る．後に上肢を挙げることも困難となる．

d Ⅳ型：成人発症型

　孤発性が多く，20歳以降から老年にかけて発症する．緩徐進行性である．上肢遠位に始まる筋萎縮，筋力低下，筋線維束性収縮，腱反射低下を示す場合もある．症状は徐々に全身に広がり，運動機能が低下する．四肢の近位筋，とくに肩甲帯の筋萎縮で初発する場合もある．

3 検査所見，とくに遺伝学的検査所見

― キーポイント ―

- 血清creatine kinase（CK）は正常上限の10倍は超えない．
- 筋電図では，神経原性変化として，高振幅で持続の長い運動単位電位を示す．
- 筋生検では，大群萎縮（large groups of atrophic fibers）が特徴である．
- Ⅰ，Ⅱ型は，SMN遺伝子検査で，SMN1遺伝子のホモ接合性欠失を示すことにより確定診断を行う．
- 遺伝学的検査で変異の同定ができなかった場合に，筋電図検査，筋生検を実施する．

a 血液生化学検査

　Creatine kinase（CK）はⅠ，Ⅱ型ではむしろ低値，Ⅲ型では正常値より少し高くなることもあるが，正常上限の10倍は超えない．

b 筋電図

　正常筋では，安静時には放電が認められず，electrical silenceの状態であるが，脱神経の状態では，fibrillation potentialという25〜200 μV，持続時間0.5〜1.5 msec，2〜10 cycle/secの頻度の波，fasciculation potentialという大きい波（300 μV〜1 mV，持続時間3〜5 msec 不規則発射）がみられる．随意収縮時には，正常のNMU potentialでは持続時間が5〜15 msec，振幅が1.0〜1.5 mVであるが，神経原性筋萎縮では，NMUの減少のほかに，高振幅（3〜10 mV）の波が出現し，これをgiant spikeと呼ぶ．

c 筋生検

特徴的な筋組織所見は，小径萎縮筋線維（5〜10 μm以下）の群萎縮（group atrophy）である．萎縮筋線維は円形で，Ⅰ型，Ⅱ型線維両型からなり，未熟なタイプⅡc線維の増加も認められる．さらに，年齢，月齢相当の筋線維径より大径の肥大線維の存在も共通所見である．神経再支配の結果，肥大線維はⅠ型のみからなり，単一から大集団をなすまで，さまざまな存在形態を示す．一般に，年齢が長じ経過年数が長いほど，肥大線維は大集団化する傾向がある．またⅠ型のごく幼若例では，肥大線維が認められず，小・中径線維のみで占められることも多い．

d 遺伝学的検査

筋電図や筋生検などの小児にとって侵襲的な検査より遺伝学的検査を優先して実施し，確定診断することが可能になった[5]．SMN1遺伝子とSMN2遺伝子の配列の違いはエクソン7（エクソン＝DNAにおいて蛋白質の配列を決める重要な部分）とエクソン8における5塩基のみである．その差を利用して，遺伝子診断としては，SMA患者のDNAにおいて，SMN遺伝子のエクソン7とエクソン8をそれぞれ独立にポリメラーゼ連鎖反応（PCR）で増幅し，産物をそれぞれ制限酵素のDra ⅠとDde Ⅰで処理してSMN1遺伝子とSMN2遺伝子を区別する方法がある．近年は，multiplex ligation-dependent probe amplification（MLPA）法で診断が行われる．さらに，SMN1，SMN2遺伝子を別々に増幅して，点変異を同定することも可能となった[6]．重症なⅠ型ではホモ接合性にSMN1遺伝子のエクソン7とエクソン8の欠失を有しているが，Ⅱ型，Ⅲ型では遺伝子変換によりSMN1遺伝子特異的な配列がSMN2遺伝子特異的な配列に変換され，SMN2遺伝子コピー数が増加し，臨床症状の軽減化を示す．

4 発症機序

--- キーポイント ---

- 原因遺伝子は第5染色体長腕5q13に存在するSMN1（survival motor neuron 1）遺伝子である．同領域に向反性に重複した配列のSMN2遺伝子も存在する．
- Ⅰ型からⅣ型の臨床的重症度の幅は，SMN2遺伝子からのSMN蛋白質の発現量による．

SMAの原因遺伝子は第5染色体長腕5q13に存在するSMN1（survival motor neuron 1）遺伝子[2]である（図1）．同領域に向反性に重複した配列のSMN2遺伝子も存在する．健常児では，SMN1遺伝子からのSMN蛋白質に加えて，SMN2遺伝子からも少量のSMN蛋白質がつくられている（図2 a）[7]．SMAでは，SMN1遺伝子のホモ接合性欠失や変異により，SMN1遺伝子からのSMN蛋白質は合成されず，SMN2遺伝子からの少量のSMN蛋白質のみがつくられている（図2b）[7]．SMN1遺伝子の近傍には，NAIP遺伝子，SERF1遺伝子などが存在し，重症なほど遺伝子欠失の領域が広い傾向がある．Ⅰ型からⅣ型の臨床的重症度の幅については，SMN蛋白質の発現量，すなわちSMN2遺伝子がどの程度，SMN蛋白質を産生するかで説明できる．臨床像が軽症の場合，SMN1遺伝子欠失ではなく遺伝子変換によりSMN1遺伝子がSMN2遺伝子になる，すなわちSMN2遺伝子の遺伝子産物の量が多くなっている．正常な状態

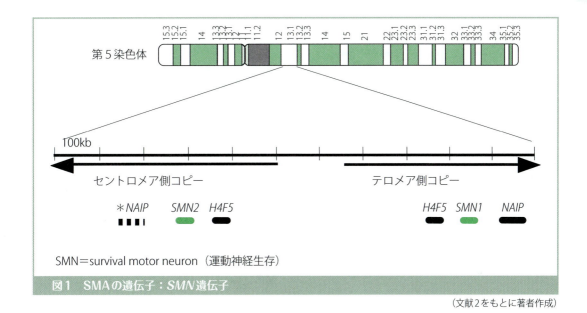

図1　SMAの遺伝子：SMN遺伝子

（文献2をもとに著者作成）

ではSMN蛋白量が100％であるとすると，Ⅰ型は20％，Ⅱ型は30％，Ⅲ型は40％と考えられ，臨床症状の重症から軽症の幅の説明となっている[8]．

5 治　療

― キーポイント ―

- Ⅰ型およびⅡ型の一部では経管栄養が必要である．
- Ⅰ型のほぼ全例で気管切開・人工呼吸管理が必要となり，Ⅱ型ではNPPVが有効である．
- 理学療法や装具の検討が必要である．
- 胃食道逆流の治療，脊柱固定術を必要に応じて実施する．
- さまざまな医薬品による治験がなされている．アンチセンス核酸医薬品が承認され，髄腔内投与として保険収載された．

　Ⅰ型およびⅡ型の一部では経管栄養が必要な場合がある．Ⅰ型のほぼ全例で，救命のためには気管内挿管，後に気管切開と人工呼吸管理が必要となる．Ⅱ型においては非侵襲的陽圧換気療法（鼻マスク陽圧換気療法：NPPV）の夜間使用は有効と考えられる．すべての型において，筋力にあわせた運動訓練，理学療法を行う．Ⅲ型では歩行機能の長期維持や関節拘縮の予防のために理学療法や装具の検討が必要である．Ⅰ型やⅡ型では胃食道逆流の治療が必要な場合もある．Ⅱ型の脊柱変形に対しては脊柱固定術が行われる．

　現在，既存薬の適応拡大や新規医薬品の治験がなされている．Sodium valproateによる小児期発症SMAの他施設共同医師主導治験，アンチセンス核酸医薬品の国際共同治験などが行われた．

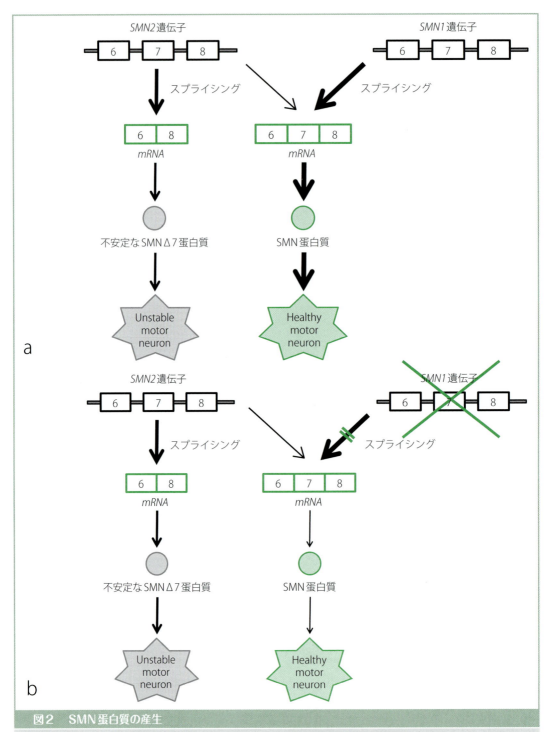

図2　SMN蛋白質の産生
a：健康な状態では，*SMN1*遺伝子からのSMN蛋白質に加えて，*SMN2*遺伝子からもSMN蛋白質が一部つくられている．
b：SMAでは，*SMN1*遺伝子からのSMN蛋白質は合成されず，*SMN2*遺伝子からの少量のSMN蛋白質のみがつくられている．
（齋藤加代子：技術革新がぬりかえる医療：ゲノム治療への発展．遺伝子診断の未来と罠，増井　徹ほか（編），日本評論社，東京，p123，2014より許諾を得て転載）

アンチセンス核酸（ASO）製剤のメカニズムについて述べる．*SMN2*遺伝子のイントロン7にはhnRNP-A1/A2依存性スプライシングサイレンサーの領域があり，pre-mRNAにおいてhnRNP-A1/A2が結合することにより，その多くはmRNAにおけるエクソン7がスキップされる[9,10]．そのため完全長の機能性SMN蛋白ではなく、不安定なΔ7蛋白質となる．ASOがpre-mRNAにおいてhnRNP-A1/A2依存性スプライシングサイレンサーの領域に結合することにより，hnRNP-A1/A2は結合できず，エクソン7のスキップは抑制される．エクソン7が読まれることにより完全長のSMN蛋白質が合成される．このような機序で，アンチセンス核酸の髄腔内投与による*SMN2*遺伝子由来の完全長SMN蛋白質合成が増加し，SMAの原因である病態に対する治療となる．

2015年から15ヵ国，36医療施設の参加にて，国際共同治験としてISIS-SMN（nusinersen）髄腔内投与による実薬：偽薬＝2：1の第Ⅲ相臨床試験が二重盲検ランダム化比較対照試験として実施され，本邦からは東京女子医科大学（治験責任医師：齋藤加代子）と兵庫医科大学（治験責任医師：竹島泰弘教授）が参加した．Nusinersenの髄腔内投与によるSMAの新規治療が，国際共同治験による有効性と安全性の検証により，米国FDA，欧州EMAに引き続き，日本PMDAにより承認された[11,12]．

ⓐ 患者サポート組織

SMAの患者をとりまく環境を快いものにして，ともに支えあう場を持つことを目的として，1999年10月に「SMA家族の会」が結成され，全国レベルの活動をしている．

コラム

脊髄性筋萎縮症の新規治療の急速な進歩

Nusinersenは髄腔内投与であるが，同様のメカニズムをもつ経口薬の開発もなされ，国際共同治験が始まっている．さらに，もっとも重症なⅠ型15例に対するAAV9をベクターとする遺伝子治療が第Ⅱ相試験として実施され，有効性の報告がなされた[13]．本邦においても遺伝子治療の治験の早期実施が計画されている．

■文　献

1) Munsat TL：Workshop report.International SMA Collaboration. Neuromusc Disord **1**：81, 1991

2) Lefebvre S, et al：Identification and characterization of a spinal muscular atrophy-determining gene. Cell **80**：155-165, 1995

3) 益子貴史ほか：成人発症SMA（Ⅳ型）の臨床症状と診断. 脊髄性筋萎縮症診療マニュアル, SMA診療マニュアル編集委員会（編）, 金芳堂, 京都, 2012

4) 難病情報センター：脊髄性筋萎縮症, http://www.nanbyou.or.jp/entry/135（2017年12月アクセス）

5) 伊藤万由里ほか：日本人の脊髄性筋萎縮症における表現型と遺伝型の関係：SMN遺伝子のDNAおよびmRNA解析. 東女医大誌 **74**：167-178, 2004

6) Kubo Y, et al：A new method for *SMN1* and hybrid *SMN* gene analysis in spinal muscular atrophy using long-range PCR followed by sequencing. J Hum Genet **60**：233-239, 2015

7) 齋藤加代子：技術革新がぬりかえる医療：ゲノム治療への発展. 遺伝子診断の未来と罠, 増井　徹ほか（編）, 日本評論社, 東京, p123, 2014

8) Wirth B, et al：Mildly affected patients with spinal muscular atrophy are partially protected by an increased SMN2 copy number. Hum Genet **119**：422-428, 2006

9) Hua Y, et al：Antisense masking of an hnRNP A1/A2 intronic splicing silencer corrects SMN2 splicing in transgenic mice. Am J Hum Genet **82**：834-848, 2008

10) Hua Y, et al：Antisense correction of SMN2 splicing in the CNS rescues necrosis in a type Ⅲ SMA mouse model. Genes Dev **24**：1634-1644, 2010

11) Finkel RS, et al：Nusinersen versus Sham Control in Infantile-Onset Spinal Muscular Atrophy. N Engl J Med **377**：1723-1732, 2017

12) Mercuri E, et al：Nusinersen versus Sham Control in Later-Onset Spinal Muscular Atrophy. N Engl J Med **378**：625-635, 2018

13) Mendell JR, et al：Single-Dose Gene-Replacement Therapy for Spinal Muscular Atrophy. N Engl J Med **377**：1713-1722, 2017

（齋藤加代子）

第Ⅱ章　疾患各論

C 脊　髄

16. 痙性対麻痺

すぐに役立つ 診療のエッセンス

- 遺伝性痙性対麻痺（hereditary spastic paraplegia：HSP）は臨床的にも遺伝学的にも多様性に富む疾患群である.
- HSPは臨床的に純粋型（pure form）と複合型（complicated form）に分けられ, 分子遺伝学的にSPG1〜SPG79に分類されている.
- HSP病型の確定には遺伝子診断が必要であり, Japan Spastic Paraplegia Research Consortium（JASPAC）では網羅的遺伝子診断サービスを行っている.
- 変性疾患としてのHSPを抽出するための診断基準（案）が作成されている.
- 常染色体優性遺伝（AD-HSP）ではSPG4が, 常染色体劣性遺伝（AR-HSP）ではSPG11がもっとも頻度が高く, 一見孤発性に見えてもHSPのことがある.
- 治療は対症療法のみであるが, 筋弛緩薬の内服, ボツリヌス毒素治療, baclofen髄注（intrathecal baclofen：ITB）療法が行われる.
- 予後は, 発症から22年で半数の症例が介助歩行となり, 37年で約1/4の症例が車椅子を必要とする.

---

1 概念・分類

― キーポイント ―

- HSPは臨床的に下肢痙縮と筋力低下を主徴とする疾患群であり, 純粋型（pure form）と複合型（complicated form）に分けられる.
- HSPは遺伝学的に常染色体優性遺伝（AD-HSP）, 常染色体劣性遺伝（AR-HSP）, X染色体連鎖性遺伝（XL-HSP）, ミトコンドリア遺伝（mt-HSP）形式をとる疾患に分けられる.
- HSPは分子遺伝学的に分類されており（SPG1〜SPG79）, 現時点で60を超える原因遺伝子が判明している.

　遺伝性痙性対麻痺（hereditary spastic paraplegia：HSP）は, 臨床的に緩徐進行性の下肢痙縮と筋力低下を主徴とし, 病理学的に脊髄の錐体路, 後索, 脊髄小脳路の系統変性を主病変とする神経変性疾患群である.

　臨床的には, 随伴症状の有無により純粋型（pure form）と複合型（complicated form）に分けられる. 前者は通常, 下肢の痙縮, 不全麻痺, 腱反射亢進, Babinski徴候などの病的反射陽性といった痙性対麻痺のみの症状を呈するが, 膀胱直腸障害, 振動覚低下, 上肢の腱反射亢進を伴ってもよいとされている. 後者はこれらの症状に加えて, ニューロパチー, 小脳失調, 脳梁の菲薄化, 精神発達遅滞, 認知症, けいれん, 難聴, 網膜色素変性症, 錐体外路症状, 魚鱗癬などの症状を伴う[1,2].

遺伝型式からは，常染色体優性遺伝（AD-HSP），常染色体劣性遺伝（AR-HSP），X染色体連鎖性遺伝（XL-HSP），ミトコンドリア遺伝（mt-HSP）が知られている．頻度は，AD-HSPが多く，AR-HSPは少なく，XL-HSPとmt-HSPはまれである．一般的に，AD-HSPでは純粋型を呈し，AR-HSPやXL-HSPでは複合型を呈する．

従来はHardingが提唱した臨床像と遺伝型式からみた分類法が受け入れられていたが[3]，今日ではHSPの分子遺伝学的に分類がなされており（SPG1〜SPG79），現時点で60を超える原因遺伝子が判明している（**表1**）．最近，AR-HSP家系のエクソームシーケンシングと蛋白機能のネットワークを組み合わせた解析により，18種類のHSPの新規原因遺伝子が同定され，SPGナンバーは一気に増加しており[4]，今後も増え続けると思われる．

表1　HSPの分子遺伝学的分類

遺伝形式	病型	遺伝子	遺伝子座
常染色体優性	SPG3A	*ATL1*	14q22
	SPG4	*SPAST*	2p22
	SPG6	*NIPA1*	15q11
	SPG8	*KIAA0196*	8q24
	SPG9A	ALDH18A1	10q24
	SPG10	*KIF5A*	12q13
	SPG12	*RTN2*	19q13
	SPG13	*HSPD1*	2q33
	SPG17	*BSCL2*	11q12
	SPG19	?	9q33
	SPG29	?	1p31
	SPG30	*ATSV*	2q37
	SPG31	*REEP1*	2p11
	SPG33	*ZFYVE27*	10q24
	SPG36	?	12q23
	SPG37	?	8p21
	SPG38	?	4p16
	SPG41	?	11p14
	SPG42	*SLC33A1*	3q25
	SPG56A	?	21q22
	SPG72	*REEP2*	5q31
	SPG73	*CPT1C*	19q13
	SIN0	*KIDINS220*	2p25
	SPG	*KCNA2*	1p13
常染色体劣性	SPG5	*CYP7B1*	8q12
	SPG7	*PGN*	16q24
	SPG9B	*ALDH18A1*	10q24

次頁につづく．

（NEUROMUSCULAR DISEASE CENTER：http://neuromuscular.wustl.edu/spinal/fsp.html（2017年10月アクセス）をもとに著者作成）

表1　HSPの分子遺伝学的分類（つづき）

遺伝形式	病型	遺伝子	遺伝子座
常染色体劣性	SPG11	*KIAA1840*	15q13
	SPG14	?	3q27-q28
	SPG15	*ZFYVE26*	14q24
	SPG18	*ERLIN2*	8p12
	SPG20	*SPG20*	13q13
	SPG21	*ACP33*	15q22
	SPG23	?	1q24
	SPG24	?	13q14
	SPG25	?	6q23
	SPG26	*B4GALNT1*	12q13
	SPG27	?	10q22
	SPG28	*DDHD1*	14q22
	SPG30	*KIF1A*	2q37
	SPG32	?	14q12
	SPG35	*FA2H*	16q23
	SPG39	*PNPLA6*	19p13
	SPG43	*C19orf12*	19q12
	SPG44	*GJA12*	1q41
	SPG45&65	*NT5C2*	10q24
	SPG46	*GBA2*	9p13
	SPG47	*AP4B1*	1p13
	SPG48	*AP5Z1*	7p22
	SPG49	*TECPR2*	14q32
	SPG50	*AP4M1*	7q22
	SPG51	*AP4E1*	15q21
	SPG52	*AP4S1*	14q12
	SPG53	*VPS37A*	8p22
	SPG54	*DDHD2*	8p11
	SPG55	*C12orf65*	12q24
	SPG56	*CYP2U1*	4q25
	SPG57	*TFG*	3q12
	SPG58	*KIF1C*	17p13
	SPG59	*USP8*	15q21
	SPG60	*WDR48*	3p22
	SPG61	*ARL6IP1*	16p12
	SPG62	*ERLIN1*	10q24
	SPG63	*AMPD2*	1p13
	SPG64	*ENTPD1*	10q24

次頁につづく.

（NEUROMUSCULAR DISEASE CENTER：http://neuromuscular.wustl.edu/spinal/fsp.html（2017年10月アクセス）をもとに著者作成）

表1	HSPの分子遺伝学的分類（つづき）		
遺伝形式	病型	遺伝子	遺伝子座
常染色体劣性	SPG66	*ARSI*	5q32
	SPG67	*PGAP1*	2q33
	SPG68	*FLRT1*	11q13.1
	SPG69	*RAB3GAP2*	1q41
	SPG70	*MARS*	12q13
	SPG71	*ZFR*	5p13
	SPG72	*REEP2*	5q31
	SPG74	*IBA57*	1q42
	SPG75	*MAG*	19q13
	SPG76	*CAPN1*	11q12
	SPG77	*FARS2*	6p25
	SPG78	*ATP13A2*	1p36
	SPG79	*UCHL1*	4p13
	SPPRS	*HACE1*	16q16
	BICD2	*BICD2*	9q22
	LYST	*LYST*	1q42
	IFIH1	*IFIH1*	2q24
	ALDH18A1	*ALDH18A1*	10q24
	ATP13A2	*ATP13A2*	1p36
	TPP1	*TPP1*	11p15
	SOG＋HSN		
	CCT5	*CCT5*	5p15
	FAM134B	*FAM134B*	5p15
	Early onset		
	Infantile onset	*ALS2*	2q33
	Childhood	*EXOSC3*	9p13
	SPOAN	*KLC2*	11q13
	Cerebral palsy	*GAD1*	2q31
X連鎖性	SPG1	*L1CAM*	Xq28
	SPG2	*PLP1*	Xq22
	SPG16	?	Xq11
	SPG22	*SLC16A2*	Xq13
	SPG34	?	Xq25
	Deafness	?	X
ミトコンドリア	MTCO3		
	mtRNA Ile		
	MTND4		
	MTATP6		

（NEUROMUSCULAR DISEASE CENTER：http://neuromuscular.wustl.edu/spinal/fsp.html （2017年10月アクセス）をもとに著者作成）

2 Japan Spastic Paraplegia Research Consortium（JASPAC）

---── キーポイント ───

- JASPACは本邦HSPの系統的な全国調査とゲノム解析をリンクさせた多施設共同研究体制である．
- JASPACではHSPの網羅的遺伝子解析サービスを提供している．

厚生労働科学研究費補助金難治性疾患克服研究事業「運動失調に関する研究班」（現班長：水澤英洋）では，2006年に立ち上げた，本邦のHSPに関する全国調査とゲノム解析をリンクさせた多施設共同研究体制を継続している[5]．JASPACの目的は，全国的なゲノムリソースの収集を行い，大規模ゲノム解析により遺伝子診断サービスを提供するとともに，本邦HSPの分子疫学と自然歴を明らかにすること，将来的に多くの研究者に幅広く活用されるシステムとしてHSPの病態機序の解明と治療法の開発を目指すことである．2016年12月1日現在，全国47都道府県，245施設からHSP 725家系が登録され，1家系につき1人のindex patient 602人の臨床情報とゲノムDNAが集積されている．

JASPAC登録の流れを図1に示す．現時点では，家族歴が明らかな症例を対象としており，主治医はまず事務局にメールで連絡を入れる（Email：jaspac-med@yamanashi.ac.jp）．連絡を受けた事務局から，①遺伝子解析研究への協力のお願いと説明文書（患者用），②遺伝子解析研究への協力についての同意書，③患者情報提供書（図2）の3つの書類がメールにて送られる．次に，SRLから採血用スピッツ（7 mL管2本）と患者匿名化番号が記載されたJASPAC用伝票が届く．採血終了後，検体と伝票をSRLが回収する．主治医は書類②と家系図を郵送で，書類③と頭部MRI画像をメールで事務局へ送る．遺伝子解の終了後，事務局から解析結果が郵送される．

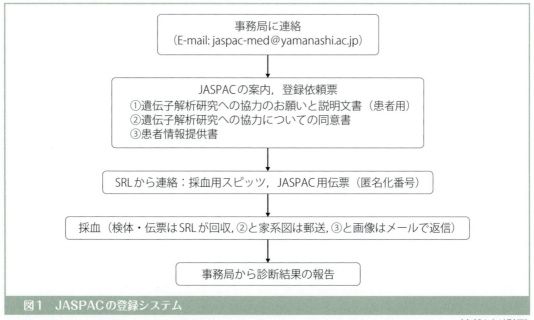

図1　JASPACの登録システム

（文献5より引用）

242 第Ⅱ章 疾患各論

痙 性 対 麻 痺　　患 者 情 報 提 供 書

患者匿名化番号 (SRL依頼書と同じ番号)

(No.　　　　　　)

(SRL依頼書の被験者 姓・名欄の11桁)

カルテ番号 または 貴院ID

(No.　　　　　　)

1.年齢, 性別　(　　　歳),　□ 男性　□ 女性

2.発症年齢　(　　　歳)

3.精神運動発達　□ (1)正常

　　　　□ (2)その他 (　　　　　　　　　)

4.家族歴　□ (1) なし　□ (3) 不明

　　　□ (2) あり (簡単な家系図を,下記の記号を用いてA4用紙に手書きし,患者匿名化番号を記載して郵送下さい)

　■,● : 患者　□,○ : 健常者　↗ : 発端者　／ : 死亡

出身都道府県　(　　　　　　　　)

両親が同郷出身　□ 1. あり　□ 2. なし

近親婚　□ 1. あり　□ 2. なし

歩行障害　□ 1. あり　□ 2. なし

mental retardation　□ 1. あり　□ 2. なし

dementia　□ 1. あり　□ 2. なし

5.初発症状

　□ (1) 起立、歩行障害(具体的に　　　　　)

　□ (2) 構音障害

　□ (3) その他 (　　　　　　　　　　　)

6.経過　□ (1) 進行性　□ (2) 進行後停止　□ (3) 軽快

7.神経学的所見

痴呆症状　□ 1. あり　□ 2. なし

HDS-RまたはMMSE　(　　　　／ 30)

注視方向性眼振　□ 1. あり　□ 2. なし

網膜有髄線維増生　□ 1. あり　□ 2. なし　□ 3. 未評価

網膜色素変性　□ 1. あり　□ 2. なし　□ 3. 未評価

小脳性構音障害　□ 1. あり　□ 2. なし

筋力低下 上肢　□ 1. あり　□ 2. なし

　　　　下肢　□ 1. あり　□ 2. なし

腱反射 上肢　□ 1. 亢進　□ 2. 正常　□ 3. 低下

　　下肢(PTR)　□ 1. 亢進　□ 2. 正常　□ 3. 低下

下肢(ATR)　□ 1. 亢進　□ 2. 正常　□ 3. 低下

下肢痙縮　□ 1. あり　□ 2. なし

Adductor Tone Rating

　□ 0=No increase in tone

　□ 1=Increased tone, hips easily abducted to 45° by one pers

　□ 2=Hips abducted to 45° by one person with mild effort

　□ 3=Hips abducted to 45° by one person with moderate eff

　□ 4=Two people required to abduct the hips to 45°

Babinski徴候　□ 1. あり　□ 2. なし

痙性歩行　□ 1. あり　□ 2. なし　□ 3. 評価不能

失調性歩行　□ 1. あり　□ 2. なし　□ 3. 評価不能

Romberg徴候　□ 1. あり　□ 2. なし　□ 3. 評価不能

感覚障害　□ 1. あり　(レベル　□ あり　□ なし)

　　　　□ 2. なし

排尿障害　□ 1. あり　□ 2. なし

錐体外路症状　□ 1. あり　□ 2. なし

手足の変形 : 手指　□ 1. あり　□ 2. なし

　　　　　凹足　□ 1. あり　□ 2. なし

　　　　内反尖足　□ 1. あり　□ 2. なし

てんかん　□ 1. あり　□ 2. なし

嚥下障害　□ 1. あり　□ 2. なし

その他付帯所見 (側弯, 小奇形, 皮膚症状など)

8.Barthel index

食事　□ 10:自立,自助具など装着可

　　　□ 5:部分介助

　　　□ 0:全介助

車いすからベッドへの移乗

　　　□ 15:自立(歩行自立も含む)

　　　□ 10:軽度の部分介助または監視を要す

　　　□ 5:座ることは可能だが,ほぼ全介助

　　　□ 0:全介助または不可能

整容　□ 5:自立(洗面,整髪,歯磨き,髭剃り)

　　　□ 0:部分介助または全介助

入浴　□ 5:自立

　　　□ 0:部分介助または全介助

トイレ動作

　　　□ 10:自立,衣服の操作,後始末を含む

図2　JASPACの患者情報提供書

次頁につづく.

患者匿名化番号	No.

□ 5:部分介助,体を支える,衣服後始末に介助を要する

□ 0:全介助または不可能

歩行 □ 15:45m以上歩行,補装具の使用の有無を問わない

□ 10:45m以上介助歩行,歩行器使用を含む

□ 5:歩行不能で,車いすにて45m以上の操作可能

□ 0:上記以外

階段昇降 □ 10:自立(手すりや杖を使用しても良い)

□ 5:介助または監視を要する

□ 0:不能

着替え □ 10:自立(靴,ファスナー,装具の着脱を含む)

□ 0:上記以外

排便コントロール □ 10:失禁なし,浣腸,座薬の取り扱いも可能

□ 5:時に失禁あり

□ 0:上記以外

排尿コントロール □ 10:失禁なし,尿器の取り扱いも可能

□ 5:時に失禁あり

□ 0:上記以外

Barthel index 合計 [　　] 点

9.検査所見

血清ビタミンB12 [　　] pg/ml

乳酸 mg/dl

ピルビン酸 mg/dl

HBs抗原 □ 陰性 □ 陽性

HCV抗体 □ 陰性 □ 陽性

抗HTLV-1抗体 □ 陰性 □ 陽性

梅毒血清反応(TPHA) □ 陰性 □ 陽性

極長鎖脂肪酸 □ 正常 □ 増加

抗核抗体 [　　] 倍

髄液細胞数 [　　]/3 (mono [　　] poly [　　])

蛋白 [　　] mg/dl

10.画像所見 (□ MRI, □ CT)

□ (1) 小脳萎縮 □ (2) 脳幹萎縮

□ (3) 脊髄萎縮 (頸髄,胸髄) □ (4) 脳梁菲薄化

□ (5) 大脳白質病変

□ (6) 頸椎症・腰椎症(程度 [　　])

□ (7) その他 ([　　])

11.脳血流シンチ

□ (1) 施行 (所見 [　　])

□ (2) 未施行

\# 脳幹より上部頸髄の矢状断MRI画像ファイルを別シート

「MRI画像ファイル」に貼り付けて下さい.

12.電気生理検査

1) 末梢神経伝導速度

(1) MCV低下 □ 1.あり □ 2.なし

SC V低下 □ 1.あり □ 2.なし

□ (2) 未施行

2) 針筋電図

(1) 神経原性変化 □ 1.あり □ 2.なし

筋原性変化 □ 1.あり □ 2.なし

□ (2) 未施行

3) SEP □ (1) 施 行(所 見 [　　])

□ (2) 未施行

13.これまでに否定された遺伝子診断 (ある場合)

□ MJD/SCA3 □ DRPLA □ SOD1 □ Alsin

□ その他 ([　　])

14.希望する遺伝子診断 (ある場合)

([　　])

その理由 [　　]

医療機関名	
医療機関所在地	
電話番号	
医師氏名	
電子メール	
記載年月日	20　年　月　日

図2　JASPACの患者情報提供書 (つづき)

244　第Ⅱ章　疾患各論

3　分子疫学

― キーポイント ―

- JASPACによる本邦HSPの分子疫学が明らかにされている.
- AD-HSPのうちSPG4がもっとも多く，本邦AD-HSPの3割では病型が未同定である.
- AR-HSPのうちSPG11がもっとも多く，本邦AR-HSPの6割では病型が未同定である.
- SPGナンバーが付いていない他の神経疾患でも痙性対麻痺を呈する.

　欧米のHSPは4.1〜7.4/10万人の有病率であると報告されている[6〜8)]. AD-HSPの有病率は，ポルトガルでは2.5/10万人[8)]，ノルウェーでは5.5/10万人である[6)]. 欧米のAD-HSPのうち70〜80%を純粋型が占め，AD-HSPの40〜45%がSPG4，10%がSPG3A，5%がSPG31，3%がSPG10である[9)]. AR-HSPの有病率は，ノルウェーでは0.6/10万人[6)]，ポルトガルでは1.7/10万人[8)]，血族婚の多いチュニジアでは5.3/10万人である[7)]. AR-HSPのうちSPG11がもっとも頻度が高く，脳梁の菲薄化と知能障害を合併するAR-HSPの60〜80%を占めている[9)].

　Ishiuraら[10)]は，純粋型HSPでは，AD-HSP 44例中，SPG 27例（61.4%），SPG3A 1例（2.9%），SPG8 2例（4.5%），SPG31 2例（4.5%），不明12例（27.3%）であり，AR-HSP 4例は全例病型が決定できなかったと報告している. また，複合型HSPでは，AD-HSP 5例中，SPG17 1例（20.0%），不明4例（80.0%）であり，AR-HSP 7例中，SPG11 3例（42.9%），不明4例（57.1%）であったと報告している.

　JASPACによる本邦HSPの分子疫学の検討では，AD-HSP 211家系中SPG4がもっとも多く，90家系（43%）を占めている. 続いて，SPG3A 11家系（5%），SPG31 11家系（5%），SPG10 4家系（2%），SPG2，SPG5，SPG9がそれぞれ3家系（1%），SPG8とSPG48がそれぞれ2家系（1%），その他の病型が10家系（あわせて5%）であり，AD-HSPの約3割では既知の原因遺伝子に変異を認めず，病型が決定できていない（**図3a**）[11)]. AD-HSPが疑われた家系の中に痙性対麻痺を呈する副腎白質ジストロフィーが3家系認められており，注意が必要である[11)].

　AR-HSPが疑われた174例の遺伝子解析の結果では，SPG11 10例（6%），SPG15 4例（2%），SPG46 4例（2%），SPG5，SPG28，SPG30，SPG35がそれぞれ2例（1%），その他の病型が23例（あわせて13%）である[11)]. SPGナンバーの付いていないもののうち，頻度が高い疾患にはphosphatase A2-associated neurodegeneration（PLAN）6例（3%），ARSACS 5例（3%），Chediak-Higashi症候群[12)]5例（3%），ALS2 2例（1%），DYT4 2例（1%）がある. AR-HSPは臨床・遺伝学的にきわめて多様性に富んでおり，AR-HSPのうち6割では病型が決定できていない（**図3b**）[11)]. JASPACでは，新規原因遺伝子として上述のChediak-Higashi症候群[12)]のほか，*C12orf65*（SPG55）[13)]，*PNPLA6*[14)]変異症例を見いだしている. また，家系図からはAR-HSPが疑われたものの，遺伝子解析ではAD-HSPであるSPG4，SPG31，SPG3Aが混在していることが判明している[11)].

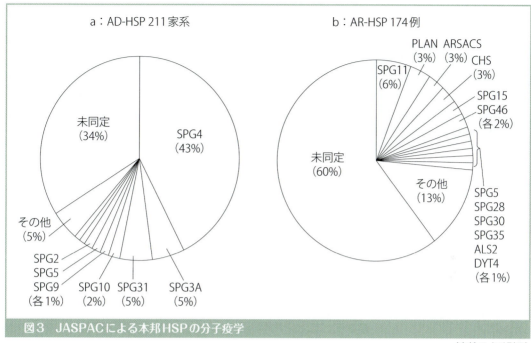

図3　JASPACによる本邦HSPの分子疫学

（文献11より引用）

4 分子病態機序

― キーポイント ―

- ミトコンドリア機能，軸索輸送，脂質代謝，DNA修復と核酸代謝，ミエリン形成，ニューロンの発達/シナプス関連，エンドソーム，小胞体ストレスと蛋白の折りたたみ，小胞体の形状など多彩な障害が分子病態に関与していると考えられる．

　HSP各病型の蛋白の機能解析からHSPの分子病態を推測すると，①ミトコンドリア機能（mt-HSP60，Opa3，ATPsyn6，C12orf65，Paraplegin），②軸索輸送（Kinesin-1-HCA5A，Kinesin3，Spastin），③脂質代謝（CYP7B1，Seipin，PAPLA1，FA2H，PNPLA6，AcoA carrier，DDHD2，CYP2U1，ARSI，PGAP1，B4GALNT1，GBA2），④DNA修復と核酸代謝（AP5Z1，AMPD2，MARS，ENTPD1，NT5C2），⑤ミエリン形成（MPLP，CX47，FA2H，MAG），⑥オートファジー（KIAA0329，Spastizin），⑦ニューロンの発達/シナプス関連（FLRT1，BICD2，RAB3GAP2，NCAM，MCT8，ARL6IP1），⑧エンドソーム（NIPA1，AP4，AP5，VSP37A，Spastizin，Spartin，Spatacsin，Soastin，Strumpellin，Maspardin，KIF1C，USP8，WDR48，TFG），⑨小胞体ストレスと蛋白の折りたたみ（NIPA1，Strumpellin，CcT5，SPFH2，ERLIN1），⑩小胞体の形状（Reticulon-2，Protrudin，Spastin，REEP1，REEP2，Atlastin）の多様な障害がHSPの発症にかかわっていると考えられている[15]．

246　第Ⅱ章　疾患各論

5　診　断

> ―― キーポイント ――
>
> ● HSPは臨床的にも遺伝学的にも多様性に富み，他の神経疾患とのオーバーラップが認められる．
> ● SPGナンバーの付いていない他の神経疾患の原因遺伝子の変異でも痙性対麻痺を呈することがあり，逆にSPGとして登録された原因遺伝子変異が他の疾患の原因となる場合がある．
> ● 一見して孤発性に見えてもHSPのことがある．

　これまで本邦では痙性対麻痺の診断基準がなかったので，2014年，筆者らは臨床の場で変性疾患としての痙性対麻痺を抽出するための診断基準（案）を作成した（**表2**）[16]．主要徴候として，①緩徐進行性の両下肢の痙縮と筋力低下，②両下肢の腱反射亢進，病的反射の出現を定め，随伴症状，遺伝性，初発症状，検査所見，鑑別診断を列記した．診断の判定として，主要徴候①，②を認め，鑑別診断で挙げた疾患を鑑別できることとした．また，HSPでは同じ病型であっても臨床像が異なることがあり，逆に，異なる病型であっても同じような臨床像を呈することがあるので，病型診断は遺伝子診断により確定すべきである．

表2　痙性対麻痺の診断基準（案）

主要徴候	1，緩徐進行性の両下肢の痙縮と筋力低下 2，両下肢の腱反射亢進，病的反射	
随伴症状	複合型では末梢神経障害，精神発達遅滞，小脳失調，てんかん，骨格異常，視神経萎縮，網膜色素変性症，魚鱗癬などを伴うことがある （純粋型でも膀胱直腸障害，下肢振動覚低下，上肢腱反射亢進を伴ってもよい）	
遺伝性	常染色体優性（最多），常染色体劣性（まれ），X連鎖性（非常にまれ）を認め，一部家族歴の明らかでない孤発例もある	
初発症状	痙性対麻痺による歩行障害や下肢痛が多く，複合型では小脳失調での発症もある （末梢神経障害，精神発達遅滞，てんかんでの発症もある）	
検査所見	MRIにて大脳萎縮，大脳白質病変，小脳萎縮，脊髄萎縮，脳梁の菲薄化，脳幹の線状病変を認めることがある	
鑑別診断	脱髄性疾患	多発性硬化症，視神経脊髄炎，急性散在性脳脊髄炎
	変性疾患	筋萎縮性側索硬化症，原発性側索硬化症，脊髄小脳変性症 家族性Alzheimer病，Alexander病 Charcot-Marie-Tooth病，dopa-responsivedystonia
	感染症	HTLV-1関連性脊髄症，HIV脊髄症，梅毒，プリオン病
	代謝性疾患	副腎白質ジストロフィー，亜急性連合変性症，ミトコンドリア異常症
	その他	膠原病関連疾患，サルコイドーシス，脊髄空洞症，脊髄腫瘍，脳脊髄血管障害，外傷性脊髄障害，脊椎疾患，Chiari奇形，Chédiak-Higashi症候群
診断の判定	主要徴候1，2を認め，上記疾患を鑑別できる （末梢神経障害を伴う場合は2を認めないこともある） 病型診断は遺伝子診断により確定する（同じ病型であっても臨床像が異なっていたり，異なる病型でも同じような臨床像がみられたりすることがある）	

（文献16より引用）

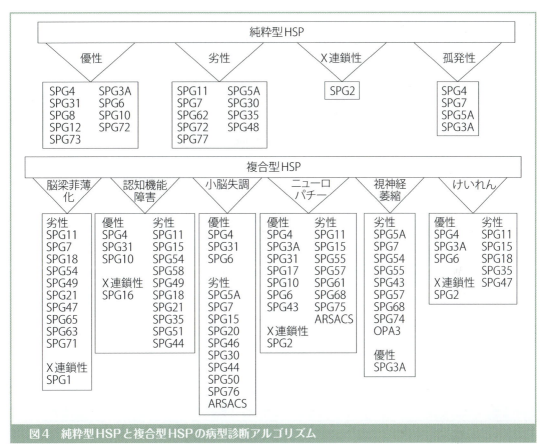

図4 純粋型HSPと複合型HSPの病型診断アルゴリズム

(文献15をもとに著者作成)

2015年，この診断基準案について臨床の現場における有用性と妥当性をJASPAC登録症例の臨床データを用いて検討した[17]が，感度は99％，特異度は93％であり，ほぼ満足のいくものであった．さらに，この診断基準（案）について今後の検討が必要であると思われる．

変性疾患としてHSPが抽出された後の純粋型HSPと複合型HSPの病型診断アルゴリズムを図4に示す．痙性対麻痺に随伴する臨床徴候と遺伝型式からHSPの病型を類推するときの参考になる．一見孤発性に見えてもAD-HSPの不完全浸透や*de novo*変異によりHSP原因遺伝子の変異を認めることがあるので注意が必要である（SPG3A，SPG4，SPG30など）[18〜20]．

HSPは，臨床的にも遺伝学的にも他の神経疾患や症候（小脳失調，ALS/Silver症候群，ニューロパチー，脳画像異常，知的障害，脳内鉄沈着症，その他の神経発達障害）とのオーバーラップが認められ（図5）[21]，病態機序を考えるうえで興味深い．前述のように，HSP以外の疾患の原因遺伝子として報告された遺伝子変異により痙性対麻痺をきたすことや，逆にSPGとして登録された疾患の原因遺伝子が他の疾患を起こすことがある（たとえばSPG3A，SPG10，SPG17，SPG30，SPG31，SPG55などは遺伝性ニューロパチーを，SPG39はBoucher-Neuhäuser症候群，Oliver-McFarlane症候群，Laurence-Moon症候群を，SPG35やSPG43は脳内鉄沈着症をきたす）ので注意が必要である．

発症年齢は一般的にAR-HSPのほうがAD-HSPよりも早い．AD-HSPの中では，10歳以下

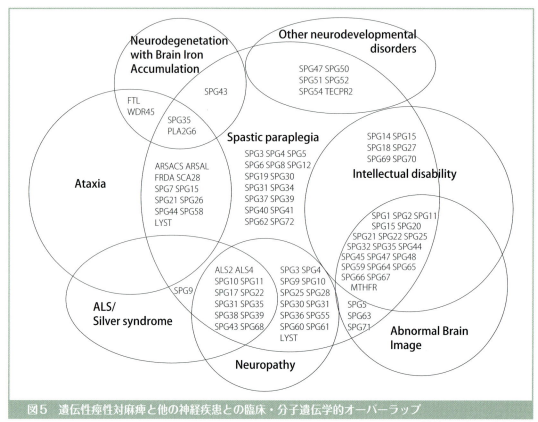

図5　遺伝性痙性対麻痺と他の神経疾患との臨床・分子遺伝学的オーバーラップ

（文献21をもとに著者作成）

の発症はSPG3Aで多く，その頻度はSPG4の2倍である[22]．同一病型の中でも発症年齢はさまざまである．たとえばSPG4では，発症年齢は0〜74歳（平均29±17歳）と幅広く，浸透率は年齢とともに上がる[23]．SPG4ではanticipationが疑われる家系が知られており，その機序の詳細は不明であるが，乳児期発症例ではspastin変異に加えてS44lやP45Q置換の関与が推測されている．

　HSPではgenotype-phenotype correlationはほとんどわかっておらず，同一家系で同じ遺伝子変異を持ちながら，純粋型と複合型の両者を呈する患者が存在する場合がある．これには何らかの修飾因子がかかわっている可能性が考えられている[24]．

6　治療と予後

―― キーポイント ――

- 治療は対症療法のみであるが，筋弛緩薬の内服，ボツリヌス毒素治療，baclofen髄注（intrathecal baclofen：ITB）療法が行われる．
- 緩やかに痙縮の悪化と廃用性筋萎縮をきたし，発症から22年で半数の症例が介助歩行となり，37年で約1/4の症例が車椅子を必要とする．

- 発症年齢の遅い症例は，発症年齢の早い症例に比し早期に介助歩行になる．
- 純粋型よりも複合型のほうがより重症な経過をとる．

　治療は，現在のところ対症療法のみである．痙縮に対して筋弛緩薬の内服を行うが，残念ながら内服薬の効果は乏しい．他にボツリヌス毒素治療やbaclofen髄注（intrathecal baclofen：ITB）療法が行われる．

　筆者らはITB療法をHSP患者5例（41〜72歳の男性，罹病期間7〜42年）に導入した（経過26〜45ヵ月，投与量34〜165μg/day）が，全例で下肢の痙縮（modified Ashworth scale評価の改善を維持できており，なかには痙縮による疼痛が緩和した例もある．ITB療法は痙縮の改善に有用な治療法であり，患者のADLやQOLの改善が期待できると考えられる．今後，疾患経過のうちどのような段階で導入すべきなのかを明らかにするとともに，導入後の長期経過の観察が必要であると思われる．

　予後については，長期に経過する例が多いものの，詳細な自然経過については判明していない．しかし，最近，ドイツからHSP 608症例（SPG4 196例，SPG7 28例，SPG11 15例，SPG5 10例，SPG3 9例，SPG15 7例，SPG10 5例，SPG31 5例，SPG17 3例，SPG21 2例，SPG35 2例，SPG39 2例，SPG1 1例，SPG2 1例，SPG8 1例，SPG28 1例，SPG46 1例，SPG58 1例，その他9例，病型不明309例）に関する横断的前向きコホート研究のベースラインのデータが報告された[25]．

　その報告によれば，HSPは緩やかに痙縮の悪化と廃用性筋萎縮をきたし，発症から22年で半数の症例が介助歩行となり，37年で約1/4の症例が車椅子を必要とするとされている[25]．加えて，高齢発症であるほど経過は重症であり，独歩不能になるまでの経過が早かった（$p < 0.001$）．疾患の重症度にもっとも強い影響を与えていたのは，罹病期間であり（$p < 0.001$），次は，発症年齢の遅さであった．さらに，認知機能障害，パーキンソニズムや末梢神経障害による運動障害，構音障害，嚥下障害などの合併症状が重症度に関連するため，重症度は病型にも依存しており，純粋型よりも複合型のほうがより重症な経過をとる（$p < 0.001$）．SPG3，SPG4，SPG5，SPG7，SPG11を比較すると，SPG11は他に比し重症であり，SPG5も比較的重症な経過をとっていた．

　もっとも頻度の高いSPG4では，発症後介助歩行となるまでに平均25年，車椅子レベルとなるまでに平均37年とされている[23]．SPG4の進行度は家系間や家系内で大きくばらつき（intrafamilial and interfamilial variability）があり，筆者らは，すべての患者が一様に発症から20年以上で介助歩行になる家系と，発症から15年で車椅子になる患者と発症から19年経っても1km以上独歩可能な患者が混在する家系を経験している[26, 27]．さらには，生涯歩行可能な症例も報告されている[28]．

> ## コラム
>
> ## 今後，HSPの原因遺伝子は次々に同定されるであろう
>
> 　前述のように，現時点でHSPは分子遺伝学的にSPG1〜SPG79に分類されており，このうち60を超える原因遺伝子が同定されている．JASPACでは，これまでに新しいHSPの原因遺伝子としてChediak-Higashi症候群やSPG55などを同定してきたが，現在も新しいHSPの原因遺伝子候補を見いだしており，家系内での共分離の確認や蛋白機能解析を行っているところである．今後，HSPの原因遺伝子は次々に同定されるものと思われ，HSPの分子病態機序の解明が進むことが期待される．

■文　献

1) McDermott CJ, et al : Hereditary spastic paraparesis. Handbook of Clinical Neurology, Vol 82, Motor neuron disorders and related diseases, Eisen AA, et al (eds.), Elsevier Science, Amsterdam, Netherlands, p327-352, 2007

2) 瀧山嘉久：遺伝性痙性対麻痺. Annu Rev 神経 **2008** : 198-211, 2008

3) Harding AE : Hereditary "pure" spastic paraplegia : a clinical and genetic study of 22 families. J Neurol Neurosurg Psychiatry **44** : 871-883, 1981

4) Novarino G, et al : Exome sequencing links corticospinal motor neuron disease to common neurodegenerative disorders. Science **343** : 506-511, 2014

5) 瀧山嘉久：痙性対麻痺：JASPAC. Brain Nerve **66** : 1210-1207, 2014

6) Erichsen AK, et al : Prevalence of hereditary ataxia and spastic paraplegia in southeast Norway : a population-based study. Brain **132** : 1577-1588, 2009

7) Boukhris A, et al : Tunisian hereditary spastic paraplegias : clinical variability supported by genetic heterogeneity. Clin Genet **75** : 527-536, 2009

8) Coutinho P, et al : Hereditary ataxia and spastic paraplegia in Portugal : a population-based prevalence study. JAMA Neurol **70** : 746-755, 2013

9) Finsterer J, et al : Hereditary spastic paraplegias with autosomal dominant, recessive, X-linked, or maternal trait of inheritance. J Neurol Sci **318** : 1-18, 2012

10) Ishiura H, et al : Molecular epidemiology and clinical spectrum of hereditary spastic paraplegia in the Japanese population based on comprehensive mutational analyses. J Hum Genet **59** : 163-172, 2014

11) Koh K, et al : Molecular epidemiology of hereditary spastic paraplegia in Japan. The 57th Annual Meeting of the Japanese Society of Neurology (Abstract), p201, 2016

12) Shimazaki H, et al : Autosomal-recessive complicated spastic paraplegia with a novel lysosomal trafficking regulator gene mutation. J Neurol Neurosurg Psychiatry **85** : 1024-1028, 2014

13) Shimazaki H, et al : A homozygous mutation of C12orf65 causes spastic paraplegia with optic atrophy and neuropathy (SPG55). J Med Genet **49** : 777-784, 2012

14) Koh K, et al : Novel mutations in the PNPLA6 gene in Boucher-Neuhä user syndrome. J Hum Genet **60** : 217-220, 2015

15) Lo Giudice T, et al : Hereditary spastic paraplegia : clinical-genetic characteristics and evolving molecular mechanisms. Exp Neurol **261** : 518-539, 2014

16) 瀧山嘉久ほか：痙性対麻痺の診断基準の提案. 運動失調症の病態解明と治療法開発に関する研究班：平成25年度総括・分担研究報告書：厚生労働科学研究費補助金難治性疾患等克服研究事業, p87-90, 2014

17) 瀧山嘉久ほか：痙性対麻痺診断基準の妥当性の検討. 運動失調症の病態解明と治療法開発に関する研究班：平成26年度総括・分担研究報告書：厚生労働科学研究費補助金難治性疾患等克服研究事業, p29-31, 2015

18) Depienne C, et al : Spastin mutations are frequent in sporadic spastic paraparesis and their spectrum is different from that observed in familial cases. J Med Genet **43** : 259-265, 2006

19) Koh K, et al : Exome sequencing reveals a novel de novo mutation in ATL1. Neurol Clin Neurosci **2** : 1-4, 2014

20) Lee JR, et al : De novo mutations in the motor domain of KIF1A cause cognitive impairment, spastic paraparesis, axonal neuropathy, and cerebellar atrophy. Hum Mutat **36** : 69-78, 2015

21) Klebe S, et al : Clinical and genetic heterogeneity in hereditary spastic paraplegias : from SPG1 to SPG72 and still counting. Rev Neurol (Paris) **171** : 505-530, 2015

22) Namekawa M, et al : SPG3A is the most frequent cause of hereditary spastic paraplegia with onset before age 10 years. Neurology **66** : 112-114, 2006

23) Fonknechten N, et al : Spectrum of SPG4 mutations in autosomal dominant spastic paraplegia. Hum Mol Genet **9** : 637-644, 2000

24) Fink JK : Hereditary spastic paraplegia : clinico-pathologic features and emerging molecular mechanisms. Acta Neuropathol **126** : 307-328, 2013

25) Schüle R, et al : Hereditary spastic paraplegia : clinicogenetic lessons from 608 patients. Ann Neurol **79** : 646-658, 2016

26) Namekawa M, et al : A large Japanese SPG4 family with a novel insertion mutation of the SPG4 gene : a clinical and genetic study. J Neurol Sci **185** : 63-68, 2001

27) Namekawa M, et al : A Japanese SPG4 family with a novel missense mutation of the SPG4 gene : intrafamilial valiability in age at onset and clinical severity. Acta Neurol Scand **106** : 387-391, 2002

28) Wharton SB, et al : The cellular and molecular pathology of the motor system in hereditary spastic paraparesis due to mutation of the spastin gene. J Neuropathol Exp Neurol **62** : 1166-1177, 2003

（瀧山　嘉久）

第II章 疾患各論

脊髄

17. 脊髄空洞症

すぐに役立つ 診療のエッセンス

- 脊髄，とくに頸髄に空洞をきたし，上肢の解離性感覚障害，筋萎縮，疼痛，下肢痙縮など，さまざまな症候をきたす．
- Chiari奇形など頭蓋頸椎骨移行部の奇形，側弯症などを伴うことが多い．
- 脊髄髄内腫瘍に伴うものは囊胞として，空洞と区別する．
- 診断には脊髄MRIによる空洞の証明が必要である．
- 経過は進行性，進行停止，まれに寛解など，さまざまである．
- 症状が進行性する場合は，空洞のシャント手術が有効である．

1 臨床疫学

キーポイント

- 脊髄空洞症は乳幼児期から高齢者まで幅広い年齢で発病するが，とくに20～30歳代での発病が多い．
- まれに家族性発病がある．
- Chiari奇形の合併は48％と高い．
- 無症候例もある．

　脊髄空洞症は乳幼児期から高齢者まで幅広い年齢で発病する．とくに20～30歳代での発病が多い．罹患率に性差はない．一部に，家族性発病があり（OMIM ％186700），Chiari奇形I型（OMIM ％118420）を伴っているものが多い．素因遺伝子は同定されていない．2009年度に「神経変性疾患に関する調査研究班（研究代表：中野今治）」により，層化無作為抽出された専門施設を対象に，1年間にわたり診療した空洞症患者について全国調査が行われ，1,215例が集計された．推定された患者数は2,505人，推定有病率は1.94/10万であった．2010年度に二次調査が行われ，回答のあった720例のうち無症候性は23％，Chiari奇形I型の合併が48％，特発性が16％であった[1]．

2 症状と神経学的所見

キーポイント

- 合併奇形として，Chiari奇形，脊髄係留症候群，側弯症などが知られている．
- 空洞の部位に対応し髄節性の温痛覚乖離，筋萎縮，皮膚栄養血管障害，錐体路障害などをきたす．
- 痛みを伴う場合がある．
- 空洞が延髄まで進展すると下位脳神経障害をきたす．

ⓐ 合併する奇形

脊髄空洞症と関連してさまざまな骨格の異常が知られている．Chiari奇形がよく知られているが，それ以外に脊髄円錐部下方固定に伴う脊髄係留症候群，側弯症などがある[2]．

ⓑ 脊髄症状と神経所見

初発症状としては上肢の重だるさ，しびれ感，痛みなどが多い．とくにくしゃみなどで誘発される，ピリッと走る痛みを伴うことがある．空洞に伴う症候は空洞の部位，大きさ，上下方向の広がりによる．空洞は灰白質に生じるので，中心灰白質を通って交叉している投射系が障害される．すなわち，髄節性の温痛覚乖離が認められる．空洞の拡大が前角に及ぶと筋萎縮，側索に及ぶと痙縮をきたす．空洞が後発する頸髄においては，両上肢の温痛覚障害，筋萎縮と腱反射減弱をきたす．空洞の拡大が側索に及ぶと痙性対麻痺をきたす．後角が障害されると，感覚障害の髄節領域に一致して自発痛を伴うことがある．

ⓒ 延髄空洞症，自律神経障害による症候

空洞が頸髄下部から上部胸髄にかけての交感神経系に障害が及ぶと，Horner症候群，瞳孔の左右差，発汗障害，上肢の皮膚栄養血管運動障害などをきたす．空洞が延髄へ及ぶと，舌萎縮などの下位脳神経障害，呼吸筋麻痺，顔面の感覚障害をきたす．顔面の感覚障害は三叉神経脊髄路核の障害による．髄内空洞の位置は左右どちらかに偏っていることが多いので，症候にも左右差のあることが多い[3,4]．

ⓓ 経　過

脊髄空洞症の経過はさまざまである．持続性進行型，間欠進行型，進行後停止，進行後寛解などが知られている．実際，Chiari奇形において小脳扁桃の下垂が軽度であった例では，成長に伴いChiari奇形が消失し，空洞も消失した例が報告されている[4]．後述するように，シャント手術により空洞の拡大進展が予防できることから，延髄まで空洞の拡大した症例を経験することは，現在ではまれとなった．

3 病理と発症機序

― キーポイント ―

- Chiari奇形Ｉ型に伴うものが約半数を占める．
- 空洞の発症機序については十分に解明されていない．
- 二次性空洞症には脊髄損傷後，癒着性くも膜炎，脊髄出血後などがある．
- 髄内腫瘍に伴う空洞はtumor cystとし，脳脊髄液の循環障害によって生じる脊髄空洞症とは区別される．
- 髄外腫瘍に伴う空洞は空洞症に含める．

脊髄空洞症とは，種々の原因によって脳脊髄液に循環障害が生じ脊髄内に脳脊髄液が貯留し，あたかも脊髄が空洞のようになってしまう疾患である．Chiari奇形Ｉ型に伴うものが約半

数を占める．それ以外の原因としては，脊髄損傷後，脊髄手術後に続発する癒着性くも膜炎，脊髄出血後などがある．なお，髄内腫瘍に伴うものはtumor cystとし，脳脊髄液の循環障害によって生じる脊髄空洞症とは区別される．

　Chiari奇形Ⅰ型に起因する脊髄空洞症の発生機序については，第4脳室のobexから脊髄中心管へ脳脊髄液が流入するとしたGardner説[5,6)]，Wiliams説[7)]，脊髄の血管周囲腔または後根進入部から脊髄実質へ脳脊髄液が流入するとしたBall & Dayan説[8)]，Aboulker説[9)]，Oldfield説がある[10)]．またGreitzは脊髄内圧とくも膜下腔の圧格差に注目した[11)]．Bernoulliの定理からChiari奇形Ⅰ型による大孔部の狭窄部位では脳脊髄液の流速は増加するが，くも膜下腔の圧は低下する．その結果，対照的に脊髄内圧は高くなり組織間液が増加して脊髄空洞を形成するとした．しかしながら，いずれの仮説も脊髄空洞の形成と空洞の拡大を一元的に説明できないのが現状である．また癒着性くも膜炎では脊髄表面の静脈系の環流障害が生じている．そのため組織間液の吸収障害が生じ，組織間液が貯留し脊髄の浮腫性変化が起こると考えられている[12)]．

　脊髄空洞形成に関する分子レベルでの研究ではHemleyらの研究がある[13)]．彼らは脊髄空洞症動物モデルを用いて，水を選択的に透過させる蛋白質であるアクアポリン4（AQP-4）と脊髄空洞の形成について検討した．その結果，動物モデルでは血液脊髄関門が破綻しており，対照群と比較して白質および灰白質のアストロサイトにAQP-4が多く発現していた．以上から血液脊髄関門の破綻とアストロサイトにおけるAQP-4が空洞形成に関与していることが示唆された．

4 画像所見

― キーポイント ―

- MRIT1強調像では，空洞は脳脊髄液と同程度の信号強度を示す．
- 脊髄空洞症の原因となる合併奇形，脊髄髄内腫瘍，脊髄癒着性くも膜炎，脊髄を圧迫する病変などを鑑別診断する．
- 空洞の形成の前段階として"presyrinx"と称される病態がある．

　脊髄空洞症の有無は，MRIで診断する[14)]（図1）．空洞の診断には，T1強調像が重要である．T1強調像で，空洞は，脊髄内の境界明瞭な脳脊髄液と同程度の信号強度を示す領域として示される．境界が不明瞭な場合や，髄液よりも高い信号を示す場合は，空洞ではない可能性が高い．ただし，空洞であっても，partial volume averagingがある撮像断面では，境界が不明瞭で，脳脊髄液よりも高い信号を示す．たとえば，空洞が小さい場合は，T1強調矢状断像では，partial volume averagingによって空洞が脳脊髄液よりも高い信号を示すことがある．このような場合は，T1強調横断像で，境界明瞭な脳脊髄液と同程度の信号強度を示す領域であることを確認する必要がある．Partial volume averagingの影響がない撮像面で，脊髄髄内病変が，T1強調像で境界不明瞭な場合や脳脊髄液よりも高い信号を示す場合は，空洞症以外の疾患を考慮しなければならない．また，T1強調横断像で空洞内に脳脊髄液よりも高い信号を認めることがある．これは，空洞内容液の拍動によるflow-related enhancementと考えられる．

　T2強調像では，多くの症例では空洞の大部分が高信号を示す．空洞内に部分的に低信号を

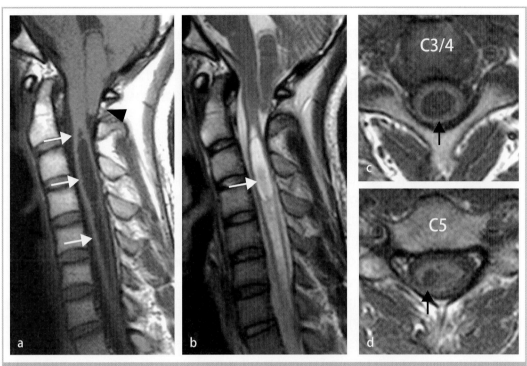

図1 Chiari奇形I型に伴う脊髄空洞症
20歳代男性．Chiari奇形I型に伴う脊髄空洞症．T1強調矢状断像（a）で，頸髄が腫大し，内部に脳脊髄液と同程度の信号を示す境界明瞭な紡錘形の領域を認め，内部に隔壁用構造を認める（矢印）．脊髄空洞症を示す．小脳扁桃が大後頭孔から下垂し，舌状の変形を示しており，Chiari奇形I型の所見（矢頭）．T2強調矢状断像（b）では空洞は高信号を示すが，内部に脳脊髄液よりも信号が低い部分がある（矢印）．また，T1強調矢状断像（a）で示される空洞よりもやや広い範囲に高信号が認められる．C3/4レベルのT1強調横断像（c）では，空洞は脊髄のほぼ中央に存在（矢印）．C5レベルのT1強調横断像（d）では，空洞は脊髄の右側に偏在している（矢印）．

認めることも多く，CSF flow-void signと呼ぶ[15]．時に，空洞内の大部分が低信号を示すことがある．この低信号は，空洞内容液の拍動によって生じると考えられている．一般に空洞が大きいほどみられることが多い．空洞症の原因によっても出現頻度に差があり，Chiari奇形I型に伴う空洞でもっとも頻度が高い．T2強調像では，T1強調像で認めた空洞の周囲にも高信号を認めることが多いが，グリオーシスや浮腫性病変などと考えられる．

脊髄空洞症では，脊髄は腫大していることが多いが，正常大の場合や，萎縮を示すこともある．脊髄腫大例では，空洞は外側凸の緊満した形態で，矢状断像では，紡錘形，楕円形，ソーセージ状，大腸のハウストラのような分葉状などを示す．横断像では，辺縁整または不整な類円形ないし楕円形のことが多い．隔壁様構造を伴うこともある．空洞は，ほぼ中央に存在することが多いが，左右対称性の場合と非対称性の場合があり，偏在する場合もある．同一症例でも，空洞の存在部位によって，形態が異なることも多い．脊髄萎縮例では空洞は虚脱し，矢状断面でスリット状となる．

CISS，FIESTAなどのsteady-state free precession（SSFP）を用いた空間解像力の高い3D-MR hydrographyは，通常のMRI撮像法と比べて，脊髄の変形，癒着部位の同定，くも膜嚢胞様病変の同定，硬膜の肥厚，神経根の形態の評価に優れる．また，T2強調像と対比して読影することで，脊髄空洞症とそれ以外の脊髄髄内病変との区別が可能である[16]．すなわち，空洞はSSFPで脳脊髄液と同程度の信号となるが，それ以外の脊髄髄内病変では脳脊髄液よりも低い信号となる．

T1強調像で，脊髄内の境界明瞭な脳脊髄液と同程度の信号強度を示す構造として，終室（terminal ventricle）や上衣嚢胞（ependymal cyst）が挙げられる[17]．終室は脊髄円錐下部から終糸上部で中心管が拡大したものである．また，終室以外でも，正常例の約1.5%で，中心管の部分的な軽度拡大が認められるので，空洞症と区別が必要である[18, 19]．

MRIで脊髄空洞症と診断した場合は，脊髄空洞症の原因となる病変の診断も必要である．これらには，Chiari奇形Ⅰ型，その他の頭蓋頸椎移行部病変，Chiari奇形Ⅱ型，その他の奇形，脊髄髄内腫瘍，脊髄癒着性くも膜炎，arachnoid web[20]，脊髄を圧迫する病変，などがある．なお，われわれは，脊髄髄内腫瘍に伴う腫瘍嚢胞（tumor cyst）は脊髄空洞症から除外しているが，腫瘍嚢胞も空洞と同様のMRI所見を呈することがあるので，画像診断では脊髄髄内腫瘍も空洞様病変の原因の鑑別に含める必要がある．

脊髄空洞症の原因としては，Chiari奇形Ⅰ型がもっとも多く[14]，Chiari奇形Ⅰ型の有無の診断がとくに重要である．われわれは，T1強調矢状断像で，小脳扁桃が大後頭孔から5mm以上下垂している場合はChiari奇形Ⅰ型とし，下垂の程度が3〜5mmでは，小脳扁桃の延長や変形を伴っている場合や脊髄空洞症を伴っている場合には，Chiari奇形Ⅰ型とみなしてよいと考えている[14]．

MRI非対応のペースメーカ装着者など，何らかの事情でMRI検査が施行できない場合には，単純CTおよび脊髄造影（ミエロ）後CTを考慮する．単純CTで，空洞が脊髄内の低吸収値域として検出できることがある．また，脊髄造影（ミエロ）後CTでは，脊髄造影検査の手法に準じてくも膜下腔に造影剤を注入すると，注入後6〜24時間後にCTで脊髄内の空洞内腔が造影される．造影剤注入後から空洞内腔の増強効果検出までの最適時間は患者ごとに異なり，予測は困難である．そのため，造影剤注入後24時間の間に，数回撮像することが多い．

Fischbeinらは，presyrinx stateという概念を発表した[21]．これは，脳脊髄液の灌流障害がある病態（Chiari奇形Ⅰ型，癒着性くも膜炎など）において，脊髄が腫大し，脊髄内にT2強調像で高信号があるが，T1強調像では明らかな空洞を示さない（境界明瞭な脳脊髄液と同程度の信号の病変を示さない）状態をいう．脊髄症状を呈することも，呈さないこともある．また，空洞がない場合と，すでに空洞が存在している場合とがある．空洞がない場合は空洞に移行する可能性がある状態，すでに空洞を有する場合には空洞がさらに拡大することを予見する所見と考えられている．可逆性の状態であり，手術などにより脳脊髄液の循環状態が改善すると，この病変は軽減ないし消失する．

C 脊 髄 17. 脊髄空洞症 *257*

5 検査所見

　MRIによる脊髄の画像検査による空洞の証明は必須事項である．尿・血液検査で特異的に異常を呈するものは知られていない．

6 診 断

　診断基準を**表1**に示す．この診断基準は，診察所見，神経放射線学的所見，鑑別診断，参考所見，空洞症の症候による分類と成因による分類からなる．臨床的に得られる情報に基づいて作成され，臨床研究にも役立つように作成されたものである[14]．

表1　脊髄空洞症診断基準

Ⅰ．診察所見
　緩徐に進行し，以下の症候から少なくとも1項目を認める．
　1）片側または両側上肢もしくは頸部や体幹の感覚障害
　2）片側または両側上肢の筋力低下および萎縮
　3）足底反射異常を伴う痙性または弛緩性対麻痺
　4）Horner症候，瞳孔不同，発汗障害，爪の発育障害，起立性低血圧，神経原性関節症，患側の手足の肥大などの自律神経障害
　5）Horner症候，瞳孔不同，眼振，顔面感覚の低下，舌萎縮および線維束性収縮，嚥下困難，嗄声，胸鎖乳突筋萎縮などの脳神経症候
　6）側弯症

Ⅱ．神経放射線所見
　空洞の証明は必須事項とする
　1）MRIで脊髄内に偏在性あるいは中心性の空洞を認める（隔壁様構造物はあってもよい）．体内金属などによってMRI検査が施行できない場合には，水溶性造影剤によるCTミエログラフィーによって空洞を確認できる[注1]．
　2）Chiari奇形，頭蓋頸椎移行部の骨奇形，脊柱側弯などを伴うことが多い[注2]．
[注1]空洞症のMRI所見
T1強調画像で辺縁が明瞭な髄液と同じ信号強度を示す髄内占拠病変が上下数節にわたり存在することをもって，脊髄空洞症と診断する．この際，胎生期中心管遺残は除外する．
[注2]Chiari奇形の定義
　1型：小脳扁桃が大後頭孔より3mm以上下垂し，原則として小脳扁桃の変形を生じているもの．延髄の下垂を伴ってもよい．
　2型：小脳下部（主に虫部）と延髄が大後頭孔より下垂し，第四脳室も下垂する．原則として腰仙骨部に脊髄瘤または脊髄髄膜瘤を伴う．

Ⅲ．鑑別診断
　以下の疾患が除外されていること．
　脳幹部・高位脊髄腫瘍，環軸椎脱臼，頸椎椎間板ヘルニア，加齢に伴う変形性脊椎症や靭帯骨化症による脊髄症および脊髄根症，運動ニューロン疾患，若年性一側上肢筋萎縮症（平山病），特発性側弯症

次頁につづく．

（原典：Caldarelli M, et al：Childs Nerv Syst **20**：332-335, 2004）
（寺江　聡ほか：Brain Nerve **63**：969-977，2011より許諾を得て転載）

表1 脊髄空洞症診断基準（つづき）

Ⅳ. 参考所見
  1) 空洞形成の急激な進行に先だって，脊髄の腫大と浮腫を伴うpresyrinxと称される状態がある．
  2) 既往に難産あるいは分娩時外傷のみられることがある．
  3) 一部に家族歴をみることがある．
  4) 時に進行停止例や自然寛解例がある．
  5) 外傷や癒着性くも膜炎などに続発する場合がある．
  6) 髄内腫瘍に伴うものは脊髄嚢胞（tumor cyst）とし，空洞とはしない．

Ⅴ. 診断と分類
  A) 症候による分類
    1) 症候性脊髄空洞症
       上記Ⅰ，Ⅱ-1），Ⅲのすべてを満たす脊髄空洞症
    2) 無症候性脊髄空洞症
       検査で偶然に見つかった脊髄空洞症で，Ⅱ-1とⅢを満たすもの．
  B) 成因による分類
    1) Chiari奇形Ⅰ型に伴う脊髄空洞症
    2) Chiari奇形Ⅱ型に伴う脊髄空洞症
        a. 開放性二分脊椎（脊髄髄膜瘤または脊髄披裂）
        b. 潜在性二分脊椎（脊髄脂肪腫，緊張性終糸，割髄症，皮膚洞，髄膜瘤，脊髄嚢胞瘤などを含む）
        c. 上記二分脊椎を伴わないもの
    3) 頭蓋頸椎移行部病変や脊柱において骨・脊髄の奇形を伴い，Chiari奇形を欠く脊髄空洞症
    4) 癒着性くも膜炎に続発した脊髄空洞症
    5) 外傷に続発した脊髄空洞症
    6) そのほかの続発性脊髄空洞症
    7) 上記のいずれにも該当しない特発性脊髄空洞症

（原典：Caldarelli M, et al：Childs Nerv Syst **20**：332-335, 2004）
（寺江　聡ほか：Brain Nerve **63**：969-977, 2011より許諾を得て転載）

7 治療と予後

― キーポイント ―

- 一部に自然緩解するものがある．
- 進行性の場合には空洞のシャント手術が有効である．

　無症状または症状があっても軽微で日常生活に支障がない症例では経過観察を行う[22]．症状が進行性の場合は手術治療を考慮する．しかしながら，脊髄空洞症が自然消失することもあり，手術適応に関しては慎重に検討する必要がある[23,24]．小児では側弯症を高率に合併し，これが初発症状であることもまれではない[25,26]．脊髄空洞が大きく，さらに側弯症の矯正術が必要な場合は脊髄空洞症に対する手術治療を優先する．癒着性くも膜炎に対する外科治療の適応は慎重にすべきである．繰り返し手術を行うことがあり，それによって症状が増悪するからである[27]．

　Chiari奇形に伴う脊髄空洞症に対する手術治療には，脊髄空洞の原因となっている大孔部の狭窄を解除する目的で行われる大孔部減圧術と[28,29]，脊髄空洞を直接縮小させる空洞―くも膜

下腔交通術がある[30,31]．大孔部減圧術には，硬膜全層を切除し硬膜形成を追加する方法と硬膜の外層のみを切除する方法がある[28]．硬膜外層のみの切除は髄液漏の発生が起こりにくいといった利点がある．空洞―くも膜下腔交通術は空洞が小さい場合や脊髄実質が厚くシャントチューブ挿入の際に脊髄を損傷する可能性がある場合には適応とはならない．また，癒着性くも膜炎に対する手術治療は，癒着の剥離，空洞の開放および腹腔や正常くも膜下腔への交通術，硬膜の拡大形成術などが行われるが，有効な手術方法は確立されていない．

1965年から2013年までに報告されたChiari奇形I型の外科治療に関するレビューでは，8,605例（成人：2,351例，小児：2,583例，不明：3,671例）に対して手術治療が行われていた[32]．全体の平均経過観察期間は43ヵ月（2～168ヵ月）であった．脊髄空洞症の合併は65%に認められ，99%で大孔部減圧術が行われていた．術後の神経症状の変化は，改善が75%，不変が17%，悪化が9%であった．また，矢野らは空洞―くも膜下腔交通術の長期成績について報告している（平均136.6ヵ月）[33]．その結果，感覚障害では73.3%，運動障害では71.4%，疼痛では62.5%で改善が得られたと報告している．

附記

本項の疫学，症候，コラムに関する項目は，佐々木秀直（北海道大学大学院医学研究院神経病態学講座神経内科学教室）が担当した．

コラム

無症候性脊髄空洞症

MRIの普及に伴い，偶然に見つかるいわゆる無症候性脊髄空洞症がある．とくに無症候性Chiari奇形に伴う空洞症においては，成長につれてChiari奇形が解消され，空洞も消褪する場合があることが知られている．無症候性Chiari奇形においてはスポーツ障害などにより急に神経症状をきたしたり，まれに突然死したりする報告例もある．患者本人や家族が事前にこのリスクについて知っておくことは大切であるが，無症候性Chiari奇形や空洞症の頻度が不明なので，一般対照群と比べてどの程度にリスクが高いのかは不明のままである．無症候性Chiari奇形や無症候性空洞症症例の前向き調査ができると，症状をきたす増悪要因の解明に役立つかもしれない．

■文　献

1) Sakushima K, et al：Nationwide survey on the epidemiology of syringomyelia in Japan. J Neurol Sci **313**：147-152, 2012

2) Ozerdemoglu RA, et al：Scoliosis associated with syringomyelia：clinical and radiologic correlation. Spine（Phila Pa 1976）**28**：1410-1417, 2003

3) 須藤和昌ほか：脊髄空洞症の症候. 脊椎脊髄 **3**：105-112, 1990

4) 須藤和昌ほか：脊髄空洞症の自然経過. 神経内科 **39**：362-367, 1993

5) Gardner WJ, et al：The varying expressions of embryonal atresia of the fourth ventricle in adults：Arnold-Chiari malformation, Dandy-Walker syndrome, arachnoid cyst of the cerebellum, and syringomyelia. J Neurosurg **14**：591-605, 1957

6) Gardner WJ, et al：The mechanism of syringomyelia and its surgical correction. Clin Neurosurg **6**：131-140, 1958

7) Williams B：Cerebrospinal fluid pressure changes in response to coughing. Brain **99**：331-46, 1976

8) Ball MJ, et al：Pathogenesis of syringomyelia. Lancet **2**：799-801, 1972

9) Aboulker J：La Syringomyélie et les liquides intra-rachidiens. Neurochirurgie 25 suppl **1**：1-144, 1979

10) Oldfield EH, et al：Pathophysiology of syringomyelia associated with Chiari I malformation of the cerebellar tonsils. Implications for diagnosis and treatment. J Neurosurg **80**：3-15, 1994

11) Greitz D：Unraveling the riddle of syringomyelia. Neurosurg Rev **29**：251-264, 2006

12) 小柳　泉：髄液循環からみた脊髄癒着性くも膜炎. 脊椎脊髄ジャーナル **28**：737-742, 2015

13) Hemley SJ, et al：Aquaporin-4 expression and blood-spinal cord barrier permeability in canalicular syringomyelia. J Neurosurg Spine **17**：602-612, 2012

14) 寺江　聡ほか：病態を考慮した脊髄空洞症の診断. Brain Nerve **63**：969-977, 2011

15) Sherman JL, et al：The MR appearance of syringomyelia：new observations. AJR Am J Roentgenol **148**：381-391, 1987

16) Hirai T, et al：Evaluation of syringomyelia with three-dimensional constructive interference in a steady state（CISS）sequence. J Magn Reson Imaging **11**：120-126, 2000

17) Sigal R, et al：Ventriculus terminalis of the conus medullaris：MR imaging in four patients with congenital dilatation. AJNR Am J Neuroradiol **12**：733-737, 1991

18) Petit-Lacour MC, et al：Visibility of the central canal on MRI. Neuroradiology **42**：756-761, 2000

19) Holly LT, et al：Slitlike syrinx cavities：a persistent central canal. J Neurosurg **97**：161-165, 2002

20) Reardon MA, et al：Dorsal thoracic arachnoid web and the "scalpel sign"：a distinct clinical-radiologic entity. AJNR Am J Neuroradiol **34**：1104-1110, 2013

21) Fischbein NJ, et al：The "presyrinx" state：a reversible myelopathic condition that may precede syringomyelia. AJNR Am J Neuroradiol **20**：7-20, 1999

22) Strahle J, et al：Natural history of Chiari malformation Type I following decision for conservative treatment. J Neurosurg Pediatr **8**：214-221, 2011

23) Klekamp J, et al：Spontaneous resolution of Chiari I malformation and syringomyelia：case report and review of the literature. Neurosurgery **48**：664-667, 2001

24) Kyoshima K, et al：Spontaneous resolution of syringomyelia：report of two cases and review of the literature. Neurosurgery **53**：762-768, 2003

25) 山本りさこほか：脊柱側弯を伴ったキアリ奇形. 中四整会誌 **15**：209-214, 2003

26) Strahle J, et al：The association between Chiari malformation Type I, spinal syrinx, and

scoliosis. J Neurosurg Pediatr **15** : 607-611, 2015

27) Guyer DW, et al : The long-range prognosis of arachnoiditis. Spine (Phila Pa 1976) **14** : 1332-1341, 1989

28) Isu T, et al : Foramen magnum decompression with removal of the outer layer of the dura as treatment for syringomyelia occurring with Chiari I malformation. Neurosurgery **33** : 845-849, 1993

29) Levy WJ, et al : Chiari malformation presenting in adults : a surgical experience in 127 cases. Neurosurgery **12** : 377-390, 1983

30) Hida K, et al : Syringosubarachnoid shunt for syringomyelia associated with Chiari I malformation. Neurosurg Focus **11** : E7, 2001

31) Iwasaki Y, et al : Reevaluation of syringosubarachnoid shunt for syringomyelia with Chiari malformation. Neurosurgery **46** : 407-412, 2000

32) Arnautovic A, et al : Pediatric and adult Chiari malformation Type I surgical series 1965-2013 : a review of demographics, operative treatment, and outcomes. J Neurosurg Pediatr **15** : 161-177, 2015

33) 矢野俊介ほか：空洞―くも膜下腔交通術（S-S shunt）. 脊椎脊髄ジャーナル **20** : 897-905, 2007

（寺江　聡, 関　俊隆）

第Ⅱ章 疾患各論

末梢神経

18. Charcot-Marie-Tooth病

すぐに役立つ 診療のエッセンス

- 発症年齢は新生児から高齢まで幅広い．
- 足に逆シャンペンボトル様筋萎縮，凹足変形（pes cavus）と槌状趾（hammer toe），手には鷲手や猿手などの変形がみられる．
- 電気生理学的に正中神経運動神経速度（motor conduction velocity：MCV）が38 m/s以下を脱髄型，38 m/s以上を軸索型に分類する．
- Charcot-Marie-Tooth病（CMT）でもっとも多いCMT1Aの原因遺伝子変異（*PMP22*遺伝子重複）は外注委託で保険適用がある．
- 原因遺伝子は100近くあり，臨床像から原因遺伝子を特定することは非常に困難である．
- 特効薬はないが，リハビリテーション，整形外科的治療，装具療法などを組み合わせてADL改善維持に努める．

1 臨床疫学

― キーポイント ―

- 自覚症状に乏しいサブクリニカルなCMTやCMTと，診断のついていない孤発性ニューロパチーも診断がつくようになり，頻度が高くなりつつある．
- 発症年齢層が幅広く，年齢でCMTを除外することはできない．

　有病率は，欧米では10万人に40人[1]とされており，本邦では10万人に10.8人という報告[2]があるが，実際はそれよりも多いとも予想されている．20歳未満の発症が多いが60歳以上の高齢発症も確認されており，発症年齢は新生児期から高齢まで幅広い．後述するX染色体遺伝性CMTの場合は男性患者が多いが，それ以外のCMTでは性差はない．

2 症状と神経学的所見

― キーポイント ―

- 筋萎縮に伴い手足にさまざまな変形を及ぼす．
- 感覚障害は軽度のことが多い．
- 深部腱反射はおおむね低下消失するが錐体路徴候を伴うCMTの場合は亢進することもある．

　症状は運動神経障害と感覚神経障害に大別される（表1）．運動神経障害による筋萎縮とさまざまな手足の変形がみられる．感覚障害は手袋靴下型の感覚鈍麻と異常感覚がみられる．感覚障害が目立つ場合もあるが，たいていのCMTでは感覚障害は軽度のことが多い[3]．下肢遠

表1　Charcot-Marie-Tooth病の症状と所見
A　運動神経障害
1．筋力低下・・・遠位優位の筋力低下
2．筋萎縮（変形*）
a．逆シャンペンボトル様下腿筋萎縮
b.pes cavus（凹足変形）
c.hammer toe（槌状趾）
d．猿手（正中神経障害）
e．鷲手（尺骨神経障害）
f．下垂手（橈骨神経障害）
B　感覚神経障害
1．感覚鈍磨（手袋靴下型）
2．異常感覚（手袋靴下型）
3．振動覚低下
C　深部腱反射低下消失**
D　鶏歩
E　末梢神経の肥大（大耳介神経・腓骨神経 etc.）***
*変形は複合的にみられることが多い.
**錐体路障害を伴ったCMTでは亢進することがある.
***体表から肥大を確認できる神経.

位筋の筋力低下により下垂足となるため，歩様はつま先が地面に当たらないように鶏歩となる．大耳介神経や腓骨神経など，体表から肥大した神経束を確認できることがある．深部腱反射は低下消失するが，錐体路徴候を伴うCMTも報告[4, 5]されており，深部腱反射亢進あるいはBabinski反射陽性所見などがみられることもある点に注意したい.

3　病型分類

─ キーポイント ─

- 電気生理学的に脱髄型，軸索型，中間型に分類される.
- 遺伝形式と電気生理学的分類からCMT1，CMT4，CMT2，CMTXに分類される.

　電気生理学的に，正中神経運動神経伝導速度において38 m/s以下を脱髄型，38 m/s以上を軸索型，左右あるいは再検において38 m/sを前後する場合を中間型に分類される．上肢では軸索型に分類されるが，下肢神経伝導検査では明らかに脱髄型と考えられる症例もあるため，総合的な病型分類が必要な場合がある.

　遺伝形式により，脱髄型CMTで常染色体優性遺伝のものはCMT1，常染色体劣性遺伝のものはCMT4に分類される．軸索型CMTは常染色体優性遺伝も劣性遺伝もCMT2に分類され，劣性遺伝のものは，とくにAR-CMT2と表記される．CMT3は幼少時期発症の重症型でDejerine-Sottas症候群（DSS）と同義的に用いられるが，DSSの表現のほうが多用されるため，CMT3という表現を用いることはほとんどない．X染色体性遺伝のものは脱髄型も軸索型も

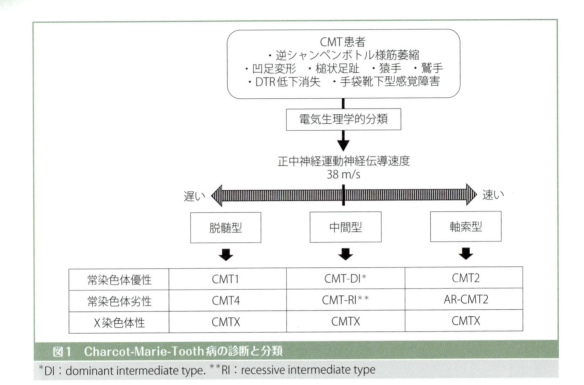

図1 Charcot-Marie-Tooth病の診断と分類
*DI：dominant intermediate type．**RI：recessive intermediate type

CMTXに分類される．CMTXの大部分を占めるCMTX1は電気生理学的に中間型に分類されることが多い．CMT1，2，4，Xでは報告された順番や原因遺伝子によりCMT1，2，4，Xの後にアルファベットをつけた病名（例：CMT1A，CMT2Bなど）で表記される．CMTの診断と分類チャートを図1に示す．

4 病理学的所見

―― キーポイント ――

- 脱髄型ではオニオンバルブ形成，節性脱髄，髄鞘の菲薄化などがみられる．
- 軸索型では有髄線維の減少がみられる．
- CMTXでは再生線維クラスターが目立つ傾向にある．

　CMTを含むニューロパチーではしばしば神経生検が行われることも多く，慢性炎症性脱髄性多発根ニューロパチー（CIDP）や中毒性ニューロパチー，アミロイドーシス，血管炎症候群などとの鑑別においても，病理学的検査の意義は高いと考える．
　脱髄性CMT（CMT1，4）においては，比較的小径な神経線維の周囲にSchwann細胞が同心円状に重なり，その様子が玉ねぎの水平断面のように見えることから，オニオンバルブ形成と言われる所見がみられる．脱髄なので障害されるのは有髄神経線維であるが，なかでも大径有髄線維がとくに障害されやすく，大径有髄神経線維密度は低下する．菲薄化した髄鞘がみられ，解きほぐし標本では節性脱髄を認める．

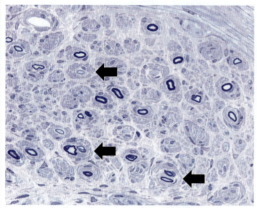
脱髄型CMT（遺伝子型不明）
矢印：オニオンバルブ形成

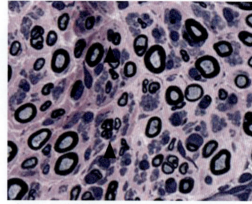
軸索型CMT（CMT2E）
矢頭：再生線維クラスター（axonal sprout）

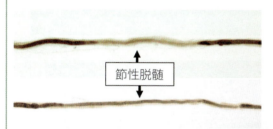
節性脱髄

図2 CMTの神経病理所見

　軸索型CMT（CMT2）では，軸索変性のため神経線維密度が低下し，再生線維クラスターがみられる．再生線維クラスターは軸索再生（axonal sprout）した小径の神経線維が集簇したもので，軸索型ニューロパチーでみられる（図2）．
　CMTXでは菲薄化した髄鞘や大径有髄線維の減少などの脱髄型の所見と，再生線維クラスターなどの軸索型の所見が混在するが，オニオンバルブ形成はみられないことが多い．また，軸索型CMTよりも再生線維クラスターの増加が目立つ[6]．

5 神経画像所見

キーポイント

- MRニューログラフィーでは脂肪抑制や拡散強調画像が有用である．
- 超音波検査は簡便で行いやすい．

　以前は末梢神経をMRIで画像化することが可能ではあったが，得られた画像の質は必ずしも良いものとは言えなかった．近年のMRI技術の進歩により，神経根から延びる末梢神経を明瞭に画像化することができるようになった．MRニューログラフィーは腕神経叢や腰仙部の神経叢を画像化する方法で，炎症や肥厚などを見るのに最適である．CMT患者においてはび

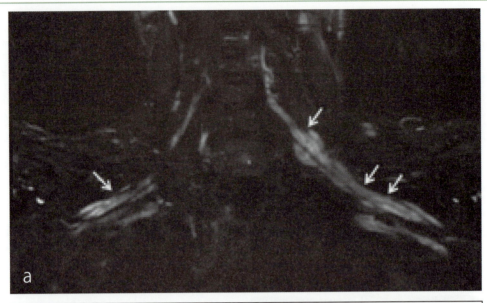

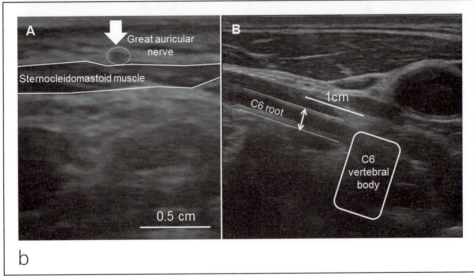

図3 MRニューログラフィーと超音波検査
a：MRニューログラフィー．脂肪抑制（STIR法）画像．（矢印）びまん性に肥厚した腕神経叢．
b：超音波検査．肥厚した大耳介神経（矢印）．

(a：Thawait SK, et al：Am J Neuroradiol 32：1365-1372, 2011より, b：Noto Y, et al：J Neurol Neurosurg Psychiatry 86：378-384, 2015より，それぞれ許諾を得て転載)

まん性に神経の肥厚所見が報告されている[7]．脂肪抑制法や拡散強調画像がMRニューログラフィーには適している．MRニューログラフィーは画像が非常に明瞭である反面，機種による違いや画像処理の熟練が必要なうえに，検査自体に時間がかかってしまう．その点，超音波検査は非常に簡便で，高解像度プローブの開発により神経根から末梢神経の肥厚を捉えることができるようになった（図3）[8,9]．

D　末梢神経　18. Charcot-Marie-Tooth病　267

6 遺伝子診断

── キーポイント ──

- 約80～100の原因遺伝子が同定されている.
- CMTの中で最多のCMT1Aの遺伝子検査は外注委託検査（保険適用）が可能である.
- 特徴的な合併症などがない限り，臨床像から原因遺伝子を同定することは非常に困難である.

　CMTの診断において，特異的な血液生化学的所見や髄液所見は存在しない．電気生理学的にニューロパチーを認め，臨床的にCMTが疑われる場合，確定診断は遺伝子診断で行われる．遺伝子解析技術の進歩，次世代シークエンサーなどのハイスループット遺伝子解析機器の開発によりCMTの原因遺伝子も爆発的に増えてきている（**表2**）．原因遺伝子蛋白の機能もさまざまで，その病態も多岐にわたっている（**図4**）[10].

表2　CMTの原因遺伝子と機能

病型	連鎖部位	遺伝子	機能
＜CMT 1型（脱髄型，AD）＞			
CMT1A	17p12	PMP22	髄鞘構造蛋白
CMT1B	1q23.2	MPZ	髄鞘構造蛋白
CMT1C	16p13.13	LITAF	蛋白分解系
CMT1D	10q21.3	EGR2	髄鞘形成の転写調節
	22q13.1	SOX10	髄鞘形成の転写調節
CMT1E	17p12	PMP22	髄鞘構造蛋白
CMT1F	8p21.2	NEFL	ニューロフィラメント関連
	14q32.12	FBLN5	弾性線維の集合
HNPP	17p12	PMP22	髄鞘構造蛋白
HNPP	16q23	KARS	アミノアシルtRNA合成
	8p23.3	ARHGEF10	細胞分化調節維持
＜CMT 4型（脱髄型，AR）＞			
CMT4A	8q21.11	GDAP1	ミトコンドリアの調節
CMT4B1	11q21	MTMR2	シグナル伝達
CMT4B2	11p15	SBF2（MTMR13）	シグナル伝達
CMT4B3	2q13.33	SBF1（MTMR5）	シグナル伝達
CMT4C	5q32	SH3TC2（KIAA1985）	髄鞘形成関連機能
CMT4D	8q24.22	NDRG1	細胞分化調節維持
CMT4E	10q21.3	EGR2	髄鞘形成の転写調節
CMT4F	19q13.2	PRX	髄鞘形成維持
CMT4G	10q22.1	HK1	グルコース代謝
CMT4H	12p11.21	FGD4	髄鞘形成維持
CMT4J	6q21	FIG4	ホスファジジルイノシトール代謝
CMT4K	9q34.2	SURF1	ATP産生　ミトコンドリア関連

次頁につづく.

268 第Ⅱ章 疾患各論

表2 CMTの原因遺伝子と機能（つづき）

病型	連鎖部位	遺伝子	機能
＜CMT X連鎖型＞			
CMTX1	Xq13.1	*GJB1*	髄鞘と軸索の結合
CMTX2	Xp22.2		
CMTX3	Xq26		
CMTX4	Xq26	*AIFM1*	ミトコンドリア関連
CMTX5	Xq22.3	*PRPS1*	プリン・核酸代謝
CMTX6	Xp22.11	*PDK3*	ミトコンドリア関連
＜CMT 2型（軸索型，AD）＞			
CMT2A1	1p36.22	*KIF1B*	軸索輸送
CMT2A2	1p36.22	*MFN2*	ミトコンドリアの調節
CMT2B	3q21.3	*RAB7*	細胞内物質輸送
CMT2C	12q24.11	*TRPV4*	カチオンチャンネル
CMT2D	7p14.3	*GARS*	アミノアシルtRNA合成
CMT2E	8p21.2	*NEFL*	ニューロフィラメント関連
CMT2F	7q11.23	*HSP27（HSPB1）*	熱ショック蛋白，細胞内輸送
CMT2G	12q12-13.3		
CMT2H	8q13-q23		
CMT2I/J	1q23.3	*MPZ*	髄鞘構造蛋白
CMT2K	8q21.11	*GDAP1*	ミトコンドリアの調節
CMT2L	12q24.23	*HSP22（HSBP8）*	熱ショック蛋白，細胞内輸送
CMT2M	19p13.2	*DNM2*	細胞分裂融合の調節
CMT2N	16q22.1	*AARS*	アミノアシルtRNA合成
CMT2O	14q32.31	*DYNC1H1*	後方的軸索輸送
CMT2P	9q33.3-q34.1	*LRSAM1*	細胞接着分子
CMT2Q	10p14	*DHTKD1*	ミトコンドリア関連
CMT2T	3q35.2	*MME*	蛋白質合成調節
CMT2U	12q13.3	*MARS*	アミノアシルtRNA合成
CMT2V	17q21.2	*NAGLU*	ヘパラン硫酸の分解
CMT2W	5q31.3	*HARS*	アミノアシルtRNA合成
CMT2Y	9p13.3	*VCP*	オートファジー関連
CMT2Z	22q12.2	*MORC2*	脂肪酸代謝関連
CMT2CC	22q12.2	*NEFH*	ニューロフィラメント関連
HMSN-P	3q12.2	*TFG*	小胞体-Golgi体間輸送
＜CMT 2型（軸索型，AR）＞			
AR-CMT2A	1q22	*LMNA*	核膜蛋白
AR-CMT2B	19q13.33	*MED25*	RNAポリメラーゼ関連
AR-CMT2R	4q31.3	*TRIM2*	軸索の発達調節
AR-CMT2S	11q13.3	*IGHMBP2*	RNA代謝関連
AR-CMT2T	3q25.2	*MME*	アミロイドβ分解
GAN1	16q23.2	*GAN*	細胞形態の調節

次頁につづく．

表2 CMTの原因遺伝子と機能（つづき）

病型	連鎖部位	遺伝子	機能
＜CMT 2型（軸索型，AR）＞			
ACCPN	15q14	KCC3	イオンチャネル
	2q37.3	ATSV（KIF1A）	小胞体輸送関連
ARAN-NM	5q23.2	HINT1	RNA代謝関連
HMSN6B	5q22.1	SLC25A46	ミトコンドリア関連
＜CMT intermediate（中間型，AD）＞			
CMT DIA	10q24.1-q25.1		
CMT DIB	19p13.2	DNM2	細胞分裂融合の調節
CMT DIC	1p35.1	YARS	アミノアシルtRNA合成
CMT DID	1q23.3	MPZ	髄鞘構造蛋白
CMT DIE	14q32.33	INF2	細胞骨格の改造
CMT DIF	3q26.33	GNB4	シグナル伝達
＜CMT intermediate（中間型，AR）＞			
CMT RIA	8q21.11	GDAP1	ミトコンドリアの調節
CMT RIB	16q23.1	KARS	アミノアシルtRNA合成
CMT RIC	1p36.31	PLEKHG5	NFkB細胞の活性化
CMT RID	12q24.31	COX6A1	ミトコンドリア関連
＜CMT intermediate（中間型，X染色体性）＞			
CMT-XI	Xq22.1	DRP2	髄鞘形成維持

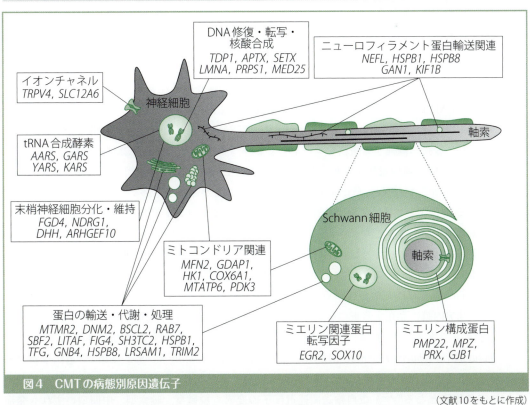

図4 CMTの病態別原因遺伝子

（文献10をもとに作成）

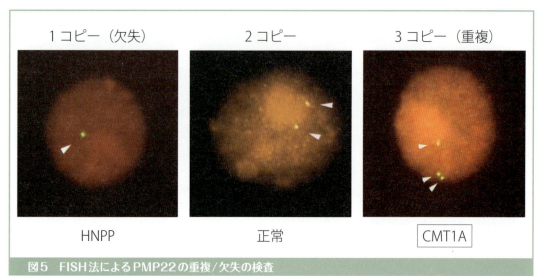

図5　FISH法によるPMP22の重複/欠失の検査
PMP22遺伝子を3コピー認める場合はCMT1A，1コピーしか認めない場合はHNPPと診断される．

　脱髄型CMTの中でもっとも多いものはperipheral myelin protein 22（PMP22）遺伝子の重複によって発症するCMT1Aである．CMT1の中で70〜80％がCMT1Aであるともいわれている[11,12]．PMP22重複の診断は，蛍光 in situ ハイブリダイゼーション法（FISH法）にて診断できる．通常2コピーあるはずのPMP22が3コピー認められればCMT1Aの確定診断となる．反対に1コピーしか認められなかった場合はPMP22遺伝子の欠失であり，遺伝性圧脆弱性ニューロパチー（HNPP）の確定診断となる（図5）．HNPPは圧ストレスにより脱髄性ニューロパチーを繰り返す遺伝性ニューロパチーで，CMTには分類されていないがCMT関連疾患である．PMP22遺伝子のFISH法検査による重複・欠失の検査は外注委託（保険適用）で検査可能なため，CMT1Aを疑った場合，まずこの検査を提出するべきである．他にはmyelin protein zero（MPZ）遺伝子やearly growth response 2（EGR2）遺伝子などは髄鞘の構成や髄鞘関連蛋白の転写・維持に関連する蛋白をコードしており，変異により脱髄型CMTを発症させる．

　軸索型CMTの原因遺伝子は現在も特定できないことが多いが，原因を特定できたものの中ではmitofusin 2（MFN2）遺伝子変異によるCMT2A2がもっとも多い[10,13]．Mitofusin蛋白は細胞内でミトコンドリアの融合を調整する蛋白で，ミトコンドリア機能異常を引き起こすため，軸索障害を引き起こすと考えられる．MFN2蛋白は中枢神経にも発現するため，MFN2変異による錐体路徴候を伴うCMTも報告されている[4]．ミトコンドリア関連遺伝子でCMTの原因となる遺伝子は他にも多数あり，必ずしも軸索型CMTを発症させるとは限らない．Cytochome C Oxydase 6A11（COX6A）遺伝子やsurfeit-1（SURF1）遺伝子などはいずれもミトコンドリア内膜に存在する蛋白をコードしているが，それぞれ中間型CMT・脱髄型CMTの原因遺伝子である[14,15]．CMTの原因遺伝子に蛋白輸送に関連する遺伝子も非常に多い．Myotubularin related protein 2（MTMR2）遺伝子とSET binding factor 2（SBF2）遺伝子がコードする蛋白は複合体を形成し，ミエリン形成に関するシグナル伝達に関与しているため脱髄型CMTの原因となる[16,17]．蛋白輸送関連遺伝子の変異も脱髄型，軸索型，中間型いずれも発症

しうる．その他，ニューロフィラメント蛋白輸送関連遺伝子，DNA修復・転写・核酸合成に関連する遺伝子，イオンチャネル関連遺伝子，アミノアシルtRNA合成酵素遺伝子などがCMTの原因遺伝子として挙げられる．*Heat shock protein family B member 1*（*HSPB1*）遺伝子は低分子熱ショック蛋白をコードし，蛋白のフォールディングを制御する分子シャペロンとして機能する．細胞骨格維持のための中間フィラメントに重要な遺伝子で，CMT2Fの原因遺伝子と報告されて以降，本邦でも多く見つかっている[10, 18]．軽鎖ニューロフィラメントをコードする *neurofilament light*（*NEFL*）遺伝子変異は脱髄型CMT1F[19]，軸索型CMT2E[20]のどちらの原因でもある．さらに，ニューロフィラメントは中枢神経にも存在するため錐体路徴候を伴うCMTとしても報告された．アミノアシルtRNA合成酵素はアミノ酸を特定のtRNAに結合させ，tRNAをアミノアシル化させる酵素だが，各アミノ酸を表現するアルファベット1文字に-ARSをつけた名前となっているグリシンと結合するGARS[21]を皮切りに，次々とCMTの原因遺伝子として同定されている．今後もこの仲間の遺伝子がCMT原因遺伝子として同定されると予想される．これらの遺伝子の中には*MPZ*や*NEFL*のように変異によって脱髄型にも軸索型にもなりうる遺伝子が決して少なくない．疾患に特異的な合併症の存在がない限りは，発症年齢や臨床像から原因遺伝子を特定することは非常に困難である．

7 治療と予後

― キーポイント ―

- 症状を改善させるあるいは進行を抑制する治療薬は現時点ではない．
- 筋力低下に対するリハビリテーションはある程度有効である．
- 変形に対する整形外科的治療が必要となる場合がある．
- ロボットスーツなど，自立動作支援ロボットなどが研究中である．

a 治療薬の研究

　現時点では症状を改善あるいは進行を抑制すると証明された治療薬はない．しかし，*PMP22*遺伝子発現抑制物質の開発，神経栄養因子を用いた治療，遺伝子治療などの治療研究が進められている．CMTの中で最多のCMT1Aに関してはPMP22重複によりPMP22が過剰に発現するため，Schwann細胞の分化制御に問題が生じていると考えられる．アスコルビン酸は後根神経節–Schwann細胞の培養においてミエリン化に必須なため，治療薬になりうる物質として注目を集めた．安全性は担保されていることより，海外でランダム化比較対照試験が実施されたが，CMT1Aにおいて有用性は確認されなかった[22]．Baclofen・naltrexone・sorbitolの合剤であるPXT3003はラットにおいて*PMP22*遺伝子発現を抑制したことが報告され，第2相試験で安全性と有効性が確認されている[23]．他にも複数の*PMP22*遺伝子発現抑制物質が前臨床試験段階で研究されているが，まだ実用に至ったものはない．

　クルクミンはCMT1AとCMT1BにおいてSchwann細胞のアポトーシスを減少させる[24]．通常のクルクミンは吸収効率が悪く，吸収効率を改善させた低分子クルクミンを用いた治療研究が計画されている．

表3　CMTに投与を避けるべき薬剤			
一般名	効能	一般名	効能
amiodarone	抗不整脈	metronidazole	抗原虫
bortezomib	抗腫瘍	nitrofurantoin	抗菌
cisplatin	抗腫瘍	笑気ガス	麻酔
carboplatin	抗腫瘍	perhexiline	冠血管拡張
oxaliplatin	抗腫瘍	stavudine	抗HIV
colchicine	抗炎症	suramine	抗原虫
diaphenylsulfone	抗菌・免疫抑制	tacrolimus	免疫抑制
didanosine	抗HIV	paclitaxel	抗腫瘍
disulfiram	抗酒癖	docetaxel	抗腫瘍
金製剤	抗リウマチ	thalidomide	（抗腫瘍）
leflunomide	抗リウマチ	zalcitabine	抗HIV

ⓑ 投与を避けるべき薬剤

　抗腫瘍薬のvincristineやcisplatin，paclitaxelなどは末梢神経障害を悪化させる場合がある．CMT患者において，vincristineの投与を契機に，無症状であった末梢神経障害が表在化した報告[25]もみられる．抗不整脈薬，HIV治療薬の一部にもCMTの症状を悪化させる恐れがある[26]．CMTの症状を悪化させる恐れのある薬剤一覧を（表3）にまとめる．

ⓒ 外科的治療

　CMTでは足の内在筋の筋力低下と筋萎縮により外在筋とのバランスが悪くなり，凹足変形（pes cavus）が特徴的に認められる．さらに内反変形が加わり，足の外側に過度な荷重がかかり，胼胝や皮膚潰瘍の原因となる．整形外科的手術を繰り返す症例も存在する[27]．変形の予防のために装具を装着することは症状軽減には有効である．変形が複雑に絡み合うため，複数の手術を組み合わせて施行する（表4）．

ⓓ リハビリテーション

　CMTを含む末梢神経疾患において，減少した末梢神経に対する過度な負担が神経変性を助長するといった過用性筋力低下は常に議論となる．CMTに対する運動療法の効果のレビューによると，筋力の改善や機能の改善がみられるが，過用性筋力低下などはみられず，運動療法の有効性が示唆された[28]．運動療法の注意点としては，過度な負荷により腱や筋肉を損傷した結果，CMTの病状が進行し，ADLの低下を招くことである．CMT患者は疲れやすく，適切な運動量を見極める必要がある．

　CMTの装具療法としては短下肢装具が一般的である．足の変形や下垂足のため，足首を固定するような装具を用いる．装具の材質や重さ，機能など，さまざまな違いがあるため，リハビリテーション医，理学療法士，作業療法士などとよく相談して装具療法を実施する．適切な装具は変形や病状の進行を遅くしてADL維持につながると考える．

D　末梢神経　18. Charcot-Marie-Tooth病　**273**

表4　CMTの外科的治療	
術式	対象となる変形および症状
＜足に対する外科的治療＞	
足底解離術	凹足
長腓骨筋腱の短腓骨筋腱への移行術	内反
後脛骨筋腱背側移行術	下垂足
Jones法	母趾鉤爪変形
ヒッブス法	2〜5趾鉤爪変形
アキレス腱延長術	尖足
踵骨骨切り術	凹足
中足骨骨切り術	凹足
中足部骨切り術	凹足
三関節固定術	凹足
足関節固定術	尖足
＜股関節に対する外科的治療＞	
骨盤骨切り術	臼蓋形成不全
＜手に対する外科的治療＞	
腱移行術	変形による母指対立機能障害など
軟部組織解離術	指節関節拘縮
神経除圧術	しびれなどの感覚障害
＜脊椎に対する外科的治療＞	
側弯矯正手術	側弯
脊椎後方固定術	脊椎変形

（文献27をもとに著者作成）

e　ロボットスーツ

　自立動作支援ロボットとして，下肢装着型補助ロボット（HAL-HN01）の難治性神経疾患に対する臨床研究が進行している．CMTもその対象疾患となっている．

　CMTには特効薬がなく末梢神経障害が進行していくが，筋萎縮性側索硬化症と異なり，呼吸筋障害はきたしにくい．そのため，生命予後は比較的よいが，進行していく症状のため，機能予後は決して良いとは言えない．今後の治療薬開発に期待しつつ，リハビリテーションや装具療法，整形外科的治療などを組み合わせて機能予後の改善に努める．

274　第Ⅱ章　疾患各論

> **コラム**
>
> ## Charcot-Marie-Tooth病治療薬開発は近い？ 遠い？
>
> 　CMTに特効薬はない．原因遺伝子が多彩すぎるためでもあるが，CMTの約50％は CMT1Aと予測され，*PMP22*遺伝子の重複が原因と判明して以来，CMT1Aに対する治療研究は数多く実施されてきた．前述のアスコルビン酸・PXT3003・クルクミンなどは，動物モデルでは有効性が確認されているが，ヒトではなかなか有効性が確認されていない．ウイルスベクターを用いた遺伝子治療も動物モデルでは病理的な改善をみせているが，ヒトへの応用はまだ時間がかかるだろう[29]．現在はCMT患者由来のiPS細胞作成に成功しており，CMTの病態解明が進んでいる[30]．今後，iPS細胞を用いた治療薬開発に期待したい．

■文　献

1) Rossor AM, et al : Clinical implications of genetic advances in Charcot-Marie-Tooth disease. Nat Rev Neurol **9** : 562-571, 2013

2) Kurihara S, et al : An epidemiological genetic study of Charcot-Marie-Tooth disease in western Japan. Neuroepidemiology **5** : 246-250, 2002

3) Shy ME, et al : Hereditary motor and sensory neuropathies : An overview of clinical, genetic, and electrophysiological features. Peripheral Neuropathy, 4th ed, Dyck PJ, et al (eds.), Elsevier Saunders, Philadelphia, Pennsylvania, 2005

4) Zhu D, et al : Charcot-Marie-Tooth with pyramidal signs is genetically heterogeneous : families with and without MFN2 mutations. Neurology **65** : 496-497, 2005

5) Hashiguchi A, et al : Neurofilament light mutation causes hereditary motor and sensory neuropathy with pyramidal signs. J Peripher Nerv Syst **19** : 311-316, 2014

6) Vallat JM : Dominantly inherited peripheral neuropathies. J Neuropathol Exp Neurol **62** : 699-714, 2003

7) Thawait SK, et al : High-resolution MR neurography of diffuse peripheral nerve lesions. Am J Neuroradiol **32** : 1365-1372, 2011

8) 能登祐一 : シャルコー・マリー・トゥース病の超音波診断. Brain Nerve **66** : 237-246, 2014

9) Noto Y, et al : Nerve ultrasound depicts peripheral nerve enlargement in patients with genetically distinct Charcot-Marie-Tooth disease. J Neurol Neurosurg Psychiatry **86** : 378-384, 2015

10) 橋口昭大ほか : CMTの遺伝子診断の現況—多様な原因遺伝子. Brain Nerve **68** : 7-19, 2016

11) Mersiyanova IV, et al : Screening for mutations in the peripheral myelin genes PMP22, MPZ and Cx32 (GJB1) in Russian Charcot-Marie-Tooth neuropathy patients. Hum Mutat **15** : 340-347, 2000

12) Fridman V, et al : CMT subtypes and disease burden in patients enrolled in the Inherited Neuropathies Consortium natural history study : a cross-sectional analysis. J neurol Neurosurg Psychiatry **86** : 873-878, 2015

13) Szigeti K, et al : Molecular diagnostics of Charcot-Marie-Tooth disease and related peripheral neuropathies. Neuromolecular Med **8** : 243-54, 2006

14) Tamiya G, et al : A mutation of COX6A1 causes a recessive axonal or mixed form of Charcot-Marie-Tooth disease. Am J Hum Genet **95** : 294-300, 2014

15) Echaniz-Laguna A, et al : SURF1 deficiency causes demyelinating Charcot-Marie-Tooth

disease. Neurology **81** : 1523-1530, 2013

16) Berger P, et al : Loss of phosphatase activity in myotubularin-related protein 2 is associated with Charcot-Marie-Tooth disease type 4B1. Hum Mol Genet **11** : 1569-1579, 2002

17) Senderek J, et al : Mutation of the SBF2 gene, encoding a novel member of the myotubularin family, in Charcot-Marie-Tooth neuropathy type 4B2/11p15. Hum Mol Genet **12** : 349-356, 2003

18) Zhai J, et al : Disruption of neurofilament protein : a common pathway leading to motor neuron degeneration due to Charcot-Marie-Tooth disease-linked mutations in NFL and HSPB1. Hum Mol Genet **16** : 3103-3116, 2007

19) Jordanova A, et al : Mutations in neurofilament light chain gene (NEFL) cause early onset severe Charcot-Marie-Tooth disease. Brain **126** : 590-597, 2003

20) De Jonghe P, et al : Further evidence that neurofilament light chain gene mutations can cause Charcot-Marie-Tooth disease type 2E. Ann Neurol **49** : 245-249, 2001

21) Sivakumar K, et al : Phenotypic spectrum of disorders associated with glycyl-tRNA synthetase mutations. Brain **128** : 2304-2314, 2005

22) Pareyson D, et al : Ascorbic acid in Charcot-Marie-Tooth disease type 1A (CMT-TRIAAL and CMT-TRAUK) : a double blind randomized trial. Lancet Neurol **10** : 320-328, 2011

23) Attarian S, et al : An exploratory randomized double-blind and placebo-controlled phase 2 study of a combination of baclofen, naltrexone and sorbitol (PXT3003) in patients with Charcot-Marie-Tooth disease type 1A. Orphanet J Rare Dis **9** : 199, 2014

24) Khajavi M, et al : Curcumin treatment abrogates endoplasmic reticulum retention and aggregation-induced apoptosis associated with neuropathy-causing myelin protein zero-truncating mutants. Am J Hum Genet **77** : 841-850, 2005

25) Nakamura T, et al : Vincristine exacerbates asymptomatic Charcot-Marie-Tooth disease with a novel EGR2 mutation. Neurogenetics **13** : 77-82, 2012

26) Weimer LH, et al : Medication-induced exacerbation of neuropathy in Charcot-Marie-Tooth disease. J Neurol Sci **242** : 47-54, 2006

27) 渡邉耕太 : CMTの治療─整形外科の立場から. Brain Nerve **68** : 51-57, 2016

28) Sman AD, et al : Systematic review of exercise for Charcot-Marie-Tooth disease. J Peripher Nerv Syst **20** : 347-362, 2015

29) Sargiannidou I, et al : Intraneural GJB1 gene delivery improves nerve pathology in a model of X-linked Charcot-Mrie-Tooth disease. Ann Neurol **78** : 303-316, 2015

30) Kitani-Mori F, et al : Analysis of neural crest cells from Charcot-Marie-Tooth disease patients demonstrates disease-relevant molecular signature. Neuroreport **28** : 814-821, 2017

(橋口　昭大, 髙嶋　博)

第Ⅱ章　疾患各論

E 筋

19. 筋ジストロフィー

すぐに役立つ 診療のエッセンス

- 筋ジストロフィーは「骨格筋の壊死・再生を主病変とし，進行性の筋力低下を呈する遺伝性疾患」の総称である．
- 病型ごとに特徴的な筋力低下の分布を示すことが多い．
- 病型ごとに特徴的な合併症（関節拘縮，心筋障害，中枢神経障害，内分泌代謝異常など）を呈する．
- 病型ごとに病理学的変化の程度が異なり，同一遺伝子の変異でも表現型が異なる場合がある．
- 遺伝子変異により発症する疾患のため，現時点で根治的治療はないが，内服治療・リハビリテーション介入などによる，最善の支持的ケアと考えられる医療体制を理解し構築することが重要である．

1 臨床疫学

― キーポイント ―

- 筋ジストロフィーの分類には臨床症状による分類と原因遺伝子による分類がある．
- 有病率に人種差の目立つ病型と，人種差のほとんどない疾患がある．
- 病型ごとに特徴的な症状があり，とくに不整脈・心不全および呼吸不全が重要な予後因子となる．

　筋ジストロフィーは臨床症状によってDuchenne型（Duchenne muscular dystrophy：DMD），Becker型（Becker muscular dystrophy：BMD），肢帯型（limb-girdle muscular dystrophy：LGMD），先天性（congenital muscular dystrophy：CMD），顔面肩甲上腕型（facioscapulohumeral muscular dystrophy：FSHMD），眼咽頭型（oculopharyngeal muscular dystrophy：OPMD），Emery-Dreifuss型（Emery-Dreifuss muscular dystrophy：EDMD）および筋強直性ジストロフィー（myotonic dystrophy：DM）に分類される[1]．

　遺伝子解析の進歩により，類似した臨床症状を呈する疾患の中でも，異なる遺伝子変異が病因であることが示されてきた．一方で共通の遺伝子変異があっても，臨床症状が異なることも示されている．現在までに知られている単一遺伝子変異により筋ジストロフィーをきたす遺伝子による分類と臨床症状による分類の関連を表1に示す[2]．

　表2に示すとおり，本邦ではジストロフィン異常症（dystrophinopathy）であるDMDとBMDおよびDMの有病率が高い．ジストロフィン異常症のうち，歩行能力喪失年齢が15歳未満の場合をDMD，15歳以上の場合をBMDという．したがって，本邦において若年ではDMDが，成人ではDMがもっとも頻度の高い筋ジストロフィーである[3,4]．

　DMは1型と2型があるが，本邦ではほとんどの症例が1型（myotonic dystrophy 1：DM1）である．DM1は症状の個人差が大きく，軽症の場合には生涯にわたって自覚症状を呈さない

E 筋　19. 筋ジストロフィー　**277**

表1　主な筋ジストロフィーの分類

臨床症状による分類		遺伝形式	遺伝子座	原因遺伝子	遺伝子産物
Duchenne型/Becker型			Xp21.2	*DMD*	dystrophin
Emery-Dreifuss型	EDMD1	X染色体劣性	Xq28	*EMD*	emerin
	EDMD6		Xq26.3	*FHL1*	four and a half LIM domains 1
	EDMD2	常染色体優性	1q22	*LMNA*	lamin A/C
	EDMD3	常染色体劣性	1q22	*LMNA*	lamin A/C
	EDMD4		6q25.2	*SYNE1*	spectrin repeat containing, nuclear envelope 1 (nesprin 1)
	EDMD5		14q23.2	*SYNE2*	spectrin repeat containing, nuclear envelope 2 (nesprin 2)
	EDMD7		3p25.1	*TMEM43*	transmembrane protein 43
顔面肩甲上腕型	FSHD1	常染色体優性	4q35.2	*DUX4*	double homeobox 4
	FSHD2		18p11.32	*SMCHD1*	structural maintenance of chromosomes flexible hinge domain containing 1
肢帯型	LGMD1A		5q31.2	*MYOT*	myotilin
	LGMD1B		1q22	*LMNA*	lamin A/C
	LGMD1C		3p25.3	*CAV3*	caveolin 3
	LGMD1D		7q36.3	*DNAJB6*	HSP-40 homologue, subfamily B, number 6
	LGMD2A	常染色体劣性	15q15.1	*CAPN3*	calpain 3
	LGMD2B		2p13.2	*DYSF*	dysferlin
	LGMD2C		13q13.12	*SGCG*	gamma sarcoglycan
	LGMD2D		17q21.33	*SGCA*	alpha sarcoglycan
	LGMD2E		4q12	*SGCB*	beta sarcoglycan
	LGMD2F		5q33.2-q33.3	*SGCD*	delta sarcoglycan
	LGMD2G		17q12	*TCAP*	telethonin
	LGMD2H		9q33.1	*TRIM32*	tripartite motif containing 32
	LGMD2I		19q13.32	*FKRP*	fukutin related protein
	LGMD2J		2q31.2	*TTN*	titin
	LGMD2K		9q34.13	*POMT1*	protein-O-mannosyltransferase 1
	LGMD2L		11p14.3	*ANO5*	anoctamin 5
先天性	福山型		9q31.2	*FKTN*	fukutin
	メロシン欠損型		6q22.33	*LAMA2*	laminin, alpha 2
	Ullrich型		21q22.3	*COL6A1*	collagen, type VI, alpha 1
	ラミン欠損型	常染色体優性	1q22	*LMNA*	lamin A/C
眼咽頭筋型	OPMD	常染色体優性または劣性	14q11.2	*PABPN1*	polyadenylate-bindin protein nuclear 1
筋強直性	DM1	常染色体優性	19q13.32	*DMPK*	myotonic dystrophy protein kinase
	DM2		3q21.3	*ZNF9*	CCHC-type zinc finger, nucleic acid binding protein

（文献2をもとに著者作成）

表2　筋ジストロフィーの有病率			
	秋田県[3]	鹿児島県[4]	Northern England[5]
Duchenne型	4.99	5.64	8.29
Becker型	0.77	1.63	7.76
Emery-Dreifuss型	0.09		0.13
顔面肩甲上腕型	0.45	0.29	3.95
肢帯型	1.17	0.47	2.27
先天性	0.81	0.41	0.89
筋強直性	5.86	1.41	10.57
合計	14.14	9.85	33.86

ことがある．このため正確な有病率は明らかではないものの，より頻度が高いと推定される．またDMの母親から出生した先天性筋強直性ジストロフィー患者は，フロッピーインファントで出生することが多く，新生児や乳児期に診断されないまま死亡している例があると考えられ，有病率はより高い可能性がある．

　他の神経変性疾患同様に筋ジストロフィーは全病型ともに有病率が低く，さらに一部の疾患では人種差があるため，疫学調査の結果は報告ごとに大きく異なっている[5]．

2　症状と神経学的所見

― キーポイント ―

- 筋線維の壊死・再生による四肢・体幹の筋萎縮と筋力低下により，日常生活動作制限・嚥下障害・呼吸不全を呈する．
- 病型により筋力低下を示す筋の分布が異なる．
- 心不全・不整脈などの致死的合併症や，多臓器症状を呈する病型がある．

　問診では，遺伝性疾患であることから，家族歴の詳細な聴取が重要である．家族歴がある場合には，筋ジストロフィーを疑うことは比較的容易かもしれない．しかしながら，DMDにおいては約20％が孤発例であることが知られている．また常染色体劣性遺伝形式で血族婚のない場合には，家族歴が有用でないことがしばしばある．

　病型ごとに特徴的な筋力低下の分布や合併症があるため，症状と神経学的所見を病型ごとに示す．

　DMD/BMDでは骨格筋症状として日常生活動作制限・傍脊柱筋の筋力低下に伴う脊柱側彎症・呼吸不全があり，一方で心筋症状として心不全や心伝導障害を呈することがある．進行性の筋力低下・運動後の筋痛・巨舌・下腿の仮性肥大が特徴的である．

　LGMDは近位筋優位の筋力低下を示す筋ジストロフィーの総称である．前述のとおり原因遺伝子が多数報告されており，罹患筋の分布は原因遺伝子ごとに異なる．表では割愛したが，2017年末の時点で，LGMD1A~1H（常染色体優性遺伝）およびLGMD2A~2Y（常染色体劣性遺伝）と多岐にわたる．

　CMDは生後1年未満に筋力低下で発症する筋ジストロフィーの総称である．本邦では古典

的に福山型先天性筋ジストロフィー（Fukuyama congenital muscular dystrophy：FCMD）と非福山型先天性筋ジストロフィーに分類されてきた．近年，非福山型筋ジストロフィーの原因遺伝子が多数報告され，臨床症状も多岐にわたることが明らかにされつつある．本邦で代表的なFCMDは，フロッピーインファントで出生し，著明な運動発達遅滞があるため，歩行を獲得することはまれである．また，精神発達遅滞やてんかんを合併することが多い．

FSHMDは顔面，肩甲および上腕筋優位に筋力低下を示す．顔面筋力低下による閉瞼障害と下口唇の肥大と下垂により特徴的な顔貌を呈する．肩甲骨周囲の筋萎縮による翼状肩甲や，前腕萎縮に比して著明な上腕萎縮による「ポパイの腕」を示すことがある．また，筋力低下に左右差が目立つことも特徴的である．

OPMDは中年以降に発症することが多く，緩徐進行性の眼瞼下垂と構音障害および嚥下障害が特徴的な症状である．四肢の筋力低下が緩徐に進行し，近位筋優位の筋力低下を示すことが多い．また眼瞼下垂が目立つが，外眼筋麻痺は軽度であることが多い．

EDMDは筋力低下，関節拘縮および心伝導障害を特徴とする筋ジストロフィーで，現在までに7つの原因遺伝子が報告されている．筋萎縮は上肢帯や下腿に目立つことが多いが，同一の遺伝子変異でも筋萎縮の分布に違いがあり，筋力低下の発症時期や進行の程度にも個人差が大きい．

DM1の症状は疾患名のとおり，筋強直（ミオトニア）が特徴的である．ミオトニアは収縮した筋が弛緩しにくい現象のことをいうが，患者が自覚的に困っていないために病歴として表出しない場合がある．具体的には電車などの吊り革につかまった後や，ドライバーなどの工具を使った後に手が開きづらい（把握性ミオトニア）といったことが起きる．他覚的には母指球の叩打により母指が対立する（叩打性ミオトニア）．DM1の筋力低下は，頭部では側頭筋と咬筋の萎縮および高口蓋による斧様顔貌を呈する．体幹では胸鎖乳突筋の萎縮がみられ，患者は仰臥位からそのまま起き上がることができない．進行すると後頸部筋群の筋力低下により首下がりを呈する．咽頭の筋群は比較的早期から障害され，嚥下障害が進行する．上肢では前腕の筋群がもっとも障害されやすく，上腕や手内筋は前腕より障害が軽い傾向がある．下肢では大腿の筋群に比較して，下腿の筋群（前脛骨筋や腓腹筋など）の障害が強い傾向がある．

3　病理と発症機序

― キーポイント ―

- 骨格筋の脆弱性により，筋生検で筋線維の壊死・再生がみられることが特徴である．
- 原因遺伝子は骨格筋の細胞膜や基底膜の構造蛋白，核膜関連蛋白，サルコメア関連蛋白など，さまざまな骨格筋関連蛋白をコードしている．
- 筋強直性ジストロフィーの遺伝子変異は，さまざまな蛋白生成におけるスプライシング異常をきたすことから，さまざまな合併症を呈する．

筋ジストロフィーの定義に示したとおり，病理学的には筋線維の壊死・再生がみられる特徴がある（図1）．共通の病態として，①筋線維の壊死・再生→②筋萎縮と筋の脂肪置換・筋の線維化→③筋力低下，という発症機序で説明される．

筋ジストロフィーの原因遺伝子は図2に示すように骨格筋の構造蛋白（dystrophin,

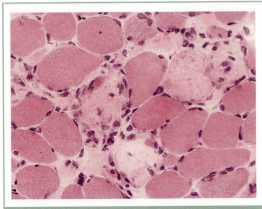
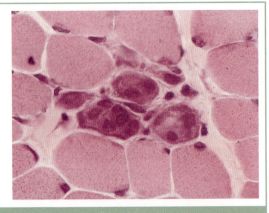

図1　壊死線維と再生線維

壊死線維はHematoxylin & Eosin染色では，染色性が低下し淡い桃色に染色される．一方で，再生線維は好塩基性を示すため，紫色に染色される．

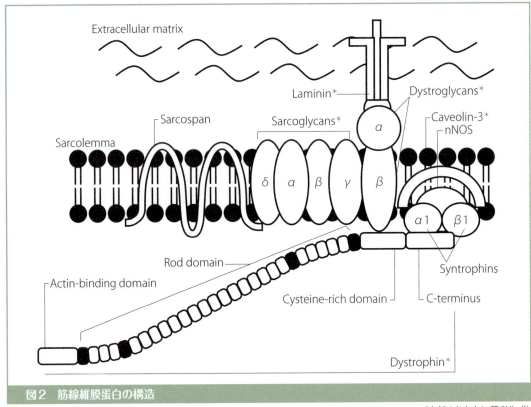

図2　筋線維膜蛋白の構造

（文献6をもとに著者作成）

sarcoglycan, alpha-dystroglycanなど）をコードするものや核膜関連蛋白（emerin, laminA/Cなど）およびサルコメア関連蛋白（actin, titin, calpain-3）をコードする[6]．これらの蛋白の発現異常により，筋線維の構造安定性が低下し，筋線維の壊死・再生をきたすことで，臨床的

に筋力低下を示すと考えられている．すなわち，DMD/BMD，LGMD，CMDおよびEDMD
の病態はこのような機序で説明される[7,8]．

FSHMDは4q35に存在するD4Z4配列の短縮とD4Z4配列内にある*DUX4*遺伝子の発現により筋線維の壊死を起こすと考えられているが，詳細はいまだ不明な点が多い[9]．

OPMDは*PABPN1*遺伝子のGCG反復配列が伸長することにより発症すると考えられている．GCG反復配列が翻訳されるとポリアラニンが生成される．伸長したポリアラニンが細胞毒性を持つ核内封入体を形成し，筋線維の壊死が起こると考えらえているが詳細はわかっていないことが多い．

DM1は*DMPK*（dystrophia myotonica protein kinase）遺伝子の3'-非翻訳領域のCTG反復配列が50回以上に伸張することにより発症する．CTG反復配列が転写されたpre-mRNAにおけるCUG反復配列が，MBNL1（muscleblind-like protein 1）の作用を阻害することによりさまざまな蛋白生成におけるスプライシング異常を起こすことがわかってきた．このため，中枢神経（認知機能障害など），内分泌（耐糖能機能異常など）および眼症状（白内障など）を合併すると考えられている[10]．

4 画像所見

― キーポイント ―

- 進行性の筋萎縮と筋力低下の分布は病型により異なるため，筋CTで病型診断できる場合がある．
- 筋萎縮が成長の途中で進行する場合には単純X線撮影により，脊柱側弯症の評価をすることがある．
- 心筋症状を呈する病型では，心臓超音波検査やBMIPP心筋シンチグラフィーや心プールシンチグラフィーによる心機能障害の画像評価が重要である．
- FCMDやDM1では頭部CTまたはMRIで特徴的な変化を示すことが多い．

DM1の筋力低下は遠位筋優位である特徴があり，筋CTでも筋力低下と一致した筋組織の脂肪置換が示される（図3）．

心不全の評価のため，心臓超音波検査により左室駆出率（ejection fraction：EF）を測定したり，BMIPP（^{123}I-β-methyl-P-iodophenyl-pentadecanoic acid）心筋シンチグラフィーにより心筋異常を検出したりすることが重要である（図4）．

FCMDは頭部MRIで多少脳回がしばしばみられる．一方でDM1の頭部CTでは頭蓋骨の肥厚がみられることが多いことから，頭部の画像検査が診断に有用となることがある．

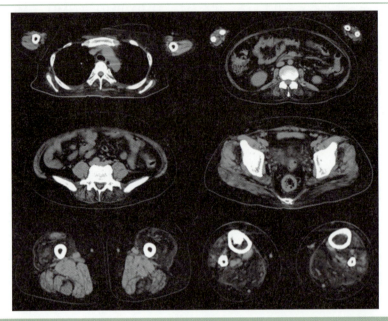

図3 筋強直性ジストロフィーの骨格筋CT
胸部（左上）では気管に接して食道の拡張がしばしばみられる．
上腕より前腕（右上）に筋萎縮が目立つ傾向がある．
腹部（左中）では腹直筋や傍脊柱筋の萎縮があり，内臓脂肪が増加している．
殿筋群（右中）の脂肪置換があり，しばしば左右差がある．
大腿（左下）と比較して下腿（右下）の筋群に萎縮が強い傾向がある．

5 検査所見

― キーポイント ―

- 血液生化学検査では筋線維の壊死を反映して血清 creatine kinase（CK）上昇がみられることが多い．
- 筋電図検査は筋原性変化を示すことが多いが，病型により特徴的なパターンがある．
- 心筋障害を呈する病型では，心電図やHolter心電図による不整脈検出が重要である．
- 遺伝子検査では病型により遺伝子の欠失・重複変異や特定の塩基反復配列が伸長する変異を示すことがある．
- 筋生検では筋ジストロフィーの定義にもあるように，骨格筋の壊死・再生所見が特徴的だが，病型によりその程度はさまざまである．
- 骨格筋の免疫染色で蛋白発現の低下を示すことで，診断できる場合がある．

a 血液生化学検査

　血清CKはDMDでは歩行可能な時期には高値だが，筋萎縮の進行により徐々に低下傾向となる．本邦で有病率の高いLGMD2BやFCMDではCKが1,000 IU/L以上に増加することが多い一方で，FSHMDやDM1では1,000 IU/L以下にとどまる．
　DM1では耐糖能異常が高頻度にみられ，合併症評価のために血糖値・HbA1cの測定が有用

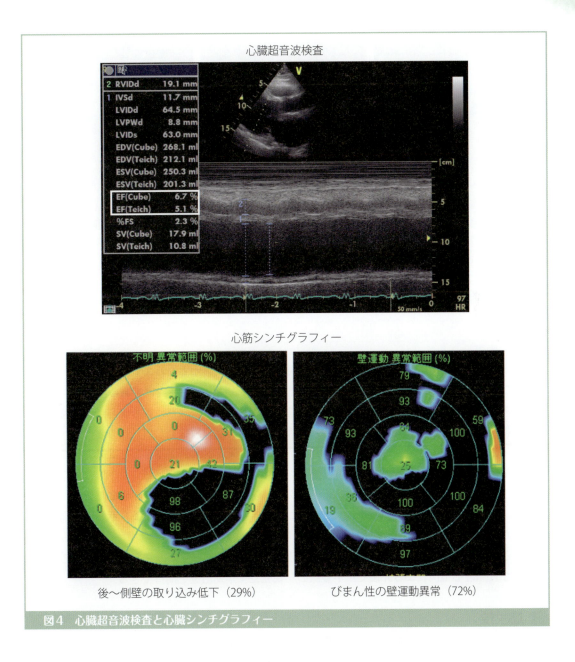

図4 心臓超音波検査と心筋シンチグラフィー

である．さらに経口グルコース負荷試験により，高血糖の出現やインスリン分泌遅延がみられる特徴がある．

　心不全がある場合には，血清BNP（brain natriuretic peptide：脳性ナトリウム利尿ペプチド）・hANP（human atrial natriuretic peptide：ヒト心房性ナトリウム利尿ペプチド）により心不全の評価を行う．

ⓑ 筋電図

　随意収縮では筋線維の減少による，早期動員・低振幅電位などのいわゆる筋原性変化がみら

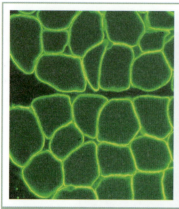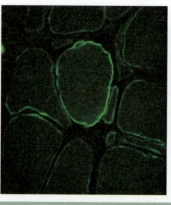

図5　dystrophin免疫染色
左：正常コントロールでは筋線維周囲にジストロフィン蛋白が発現している．
中：BMDでは染色性が薄くてまだらなfaint and patchy patternを示す．
右：DMDでは蛋白発現がほとんどみられない．

れる．病型ごとに随意収縮時に特徴的な所見があるかは明らかとなっていない．
　DM1では安静時に検査針の刺入時に誘発される持続性の高頻度放電であるミオトニー放電がみられることが多い．ミオトニー放電は急降下爆撃音とも呼ばれ，数秒から十数秒持続し，電位・周波数ともに漸減して終了する．陽性鋭波や複合反復放電もしばしばみられる．

c 心電図・Holter心電図
　DMDでは慢性心不全が進行することが多く，心電図の変化は病態の評価に重要である．一方，DM1やEDMDでは骨格筋の筋力低下にかかわらず，心伝導障害による不整脈が高頻度にみられ，突然死の原因となっていると考えられる．DM1ではⅠ度房室ブロックがもっとも多いとされるが，心房細動や心房粗動および致死的な心室性不整脈がみられることがある．定期的なHolter心電図による評価で，不整脈の早期発見・早期治療を期待できる．

d 筋生検
　遺伝子検査が一般的となり確定診断されることが多くなったため，筋生検が行われることは少なくなった．大半の筋ジストロフィー患者の筋生検では筋線維の大小不同・壊死再生および筋線維間の結合組織増生といった，ジストロフィー変化（dystrophic change）がある[11]．さらに免疫染色により特定の蛋白質の発現異常が示されれば，診断にきわめて有用である（図5）．
　DM1によくみられる病理学的所見に，内在核の増加・nuclear chains（縦断面で核が連なって見える）・輪状線維・タイプ1線維萎縮・sarcoplasmic mass（筋形質塊）があるが，特異的な変化ではない．

e 遺伝子検査
　現在，*DMD*遺伝子検査（multiplex ligation-dependent probe amplification：MLPA法によ

るエクソン欠失・重複）と*DMPK*遺伝子検査（3'-非翻訳領域のCTG反復配列の異常伸長）および*FKTN*遺伝子検査（3'-非翻訳領域のSVA：SINE-VNTR-*Alu*レトロトランスポゾン挿入）が保険収載されており，それぞれDMDとDM1およびFCMDの遺伝子診断が可能となっている．その他の遺伝子検査に関しては，大学などの研究室レベルにとどまっている．

f その他の検査

1）呼吸機能検査・SpO₂モニタリング・動脈血液ガス分析

呼吸筋障害は予後に直接的に影響するため，定期的な評価が重要である．中枢性呼吸障害を呈する場合には，夜間SpO₂モニタリングによるSpO₂低下や動脈血液ガス分析での高炭酸ガス血症を認めることが多い．

2）嚥下造影検査

症状の進行に伴い，嚥下機能障害が高率に出現する．造影剤の喉頭進入や気管への流入がしばしばみられるが，咳嗽反射が出現しないことがある．胸部CTで食道の拡張がみられることが多い．誤嚥により肺炎・窒息の危険性が高まるため，嚥下造影による評価を踏まえた適切な食形態の調整が重要である．

6 診断

― キーポイント ―

- 臨床症状・筋病理所見・遺伝子検査が診断に重要である．
- 病型ごとに特徴的な症状・検査所見があり，診断の参考となる．

筋ジストロフィーの定義は「骨格筋の壊死・再生を主病変とし，進行性の筋力低下を呈する遺伝性疾患」である．したがって，診断のためには，①臨床症状としての進行性の筋力低下，②病理学的な骨格筋の壊死・再生，③遺伝子検査による原因遺伝子の変異同定が重要である．

しかしながら，臨床症状の解析や遺伝子レベルでの研究の進歩により，全例で侵襲を伴う検査である筋生検が必要というわけではなくなった．実際にDMDは筋生検組織においてジストロフィン蛋白に対する免疫染色を行い，発現低下を示すことで診断されることが多かった．*DMD*遺伝子検査（MLPA法）が2006年4月より保険収載されるようになって，DMDは主に臨床症状と遺伝子検査によって診断されるようになっている．

現在も病型あるいは目的（疫学調査や臨床治験のため）により，さまざまな診断基準が使われている．本邦では2015年7月1日に筋ジストロフィーが厚生労働省の指定難病になった．指定難病の認定を受けるための診断基準と重症度分類も診断の参考とされたい［www.nanbyou.or.jp/entry/4523（2017年10月アクセス）］．

実際に病歴と臨床症状から筋ジストロフィーを疑った場合には，血液検査・心機能検査・筋CTなどにより病型の予測を行う．遺伝子検査可能な病型が疑われる場合には，遺伝子検査で診断できる場合がある．遺伝子検査が困難な病型や，遺伝子検査で異常がない場合には，筋生検により診断する．

表3	筋ジストロフィーの鑑別診断
分類	代表的疾患
代謝性ミオパチー	ミトコンドリア病・糖原病・脂質代謝異常症
炎症性ミオパチー	多発筋炎・皮膚筋炎・封入体筋炎・サルコイドーシス
筋強直性症候群	周期性四肢麻痺・ミオトニー症候群
筋無力症症候群	重症筋無力症・先天性筋無力症症候群
内分泌性ミオパチー	甲状腺ミオパチー・低カリウム血症
薬剤性ミオパチー	悪性症候群・ステロイドミオパチー・スタチンミオパチー
先天性ミオパチー	ネマリンミオパチー・セントラルコア病・先天性筋タイプ不均等症
筋原線維ミオパチー	
遠位型ミオパチー	GNEミオパチー・三好型遠位型ミオパチー
壊死性ミオパチー	抗SRP抗体陽性ミオパチー・抗HMGCR抗体陽性ミオパチー
神経原性疾患	脊髄性筋萎縮症・球脊髄性筋萎縮症など

鑑別診断として，あらゆるミオパチーは考慮されるべきである．具体的には表3に示すとおりミオパチーだけでなく類似した症状を呈する神経原性疾患の除外が重要となる場合がある．

個別の病型における診断として，DMDは乳児期には筋力低下が明らかでないことがしばしばあり，医療機関を受診した際に偶然，肝逸脱酵素高値・CK高値が明らかとなり，DMD診断の端緒となることがある．

遺伝子検査に関しては，MLPA法では*DMD*遺伝子の微小変異を検出することができないため，DMD患者の約70％しか遺伝子診断ができない．すなわち，DMD患者の30％はMLPA法で診断できない可能性がある．このような場合には筋生検組織の免疫染色でジストロフィン蛋白の発現パターンを検索し，ジストロフィン蛋白が発現している場合には，その他の筋ジストロフィーの鑑別を要する．

DM1は特徴的な顔貌と筋力低下の分布，ミオトニアおよび白内障や耐糖能異常などの多臓器障害の合併がある場合には，本症を強く疑う．先天性筋強直性ジストロフィーでは*DMPK*遺伝子のCTG反復配列は著明な延長（1,000回以上）を示すことが多い．本疾患は有病率が高いこと，特徴的な症状を示すこと，遺伝子検査が保険適用となっていることから確定診断できることが多い．

7 治療と予後

― キーポイント ―

- 根治的治療である遺伝子治療は病態の一部を修飾できる可能性にとどまっている．
- 遺伝子変異による詳細な発症機序・病態は不明な点が多く，さらに希少疾患のため適切な治療方針や予後が明らかでない点が多い．
- 最善の支持療法（best supportive care）のさらなる充実のため，臨床での多職種連携による予後の改善・QOLの向上を目指した臨床研究はきわめて重要である[12]．

E 筋 19. 筋ジストロフィー　*287*

　一般的に筋ジストロフィーの症状は骨格筋の筋力低下・心筋障害による日常生活動作制限・嚥下障害・脊柱変形・呼吸不全・心不全と多彩である．このため，治療も症状の数だけ検討されるべきである．さらに幼少時から発症する病型では，本人だけでなく家族を含めた心理・社会的なケアを要する場合も少なくない．

　遺伝子変異により発症する疾患であるため，根治的治療としては遺伝子治療が重要である．さまざまな遺伝子治療が開発中であるが，現状では対症療法が中心となる．すなわち，生命予後にかかわる，嚥下機能障害への対応（経管栄養の使用など）・呼吸筋障害への対応（喀痰排出介助や吸引器具・人工呼吸器の使用）がとくに重要である．また骨格筋の筋力低下に伴うADL制限に対しては，食事補助具や移動補助具（杖・車椅子）の使用を検討する．

　DMDは比較的患者数が多いため，これまでの臨床研究の蓄積により自然歴や治療に関する多数のエビデンスが得られている．一方，その他の筋ジストロフィーはさらに希少疾患であるため確立した治療方法がない場合が多く，現状ではDMDの診療ガイドラインを参考に対症療法が行われている[13]．

　DMDにおいては約80％の割合で，患者の母親が保因者であることが知られている．保因者でも高CK血症・骨格筋の筋力低下・心不全を示すことがある．現時点では保因者の発症に関する自然歴の蓄積が少ないため見落とされがちであるが，患者の母親は主介護者となることが多く，その健康状態にも十分配慮する必要がある．

　DM1の平均寿命は55歳前後とされるが，個人差が大きく，軽症の場合には発症に気付かないことがあると考えられる．本邦の統計では肺炎と呼吸不全が死因の6割近くを占め，不整脈・心不全および突然死がそれぞれ1割程度だった．先天性筋強直性ジストロフィー患者は新生児期に呼吸不全で死亡することが多いが，生存した場合には精神発達遅滞を呈するものの青年期まで順調に成長する．青年期以降は通常の成人型と同様の経過をとる[14]．

ⓐ 骨格筋症状と日常生活動作制限

　主にリハビリテーション介入により，関節可動域の維持が図られる．DMDの薬物療法としては副腎皮質ステロイド内服にて，全般的な筋力低下や日常生活動作制限の進行を抑制することが知られている．Prednisolone 0.75 mg/kg/dayあるいはステロイドの副作用予防の点から少量とする場合は，prednisolone 0.3 mg/kg 連日内服を考慮する．

　DM1の骨格筋の筋力低下に対する治療法は確立していない．関節拘縮は強くないが，日常生活動作制限の進行に伴い出現することがあり，関節可動域訓練は行ったほうがよい．車椅子の作成や生活環境の調整などの総合的なケアが重要である．

　ミオトニアに対してはphenytoin，carbamazepineまたはdantroleneが効果的である．Quinidineやprocainamideは心伝導障害をきたしやすく，伝導ブロックがある場合には使用を避けるべきである．前述のとおり，患者の自覚症状が少ないためミオトニアに対する治療希望がないことがある．

ⓑ 脊柱側彎症

　傍脊柱筋の筋力低下に伴い，脊椎の不安定性が進行する．脊柱側彎により胸郭変形をきたすため，呼吸不全の増悪因子となる．このような場合には外科的手法による脊椎固定術が行われることがある．

c 呼吸不全

呼吸筋（肋間筋および横隔膜）の筋力低下により，呼吸不全を呈する．論理的には延命のみを目的とした場合には，呼吸困難感や排痰困難などの自覚症状が出現する前に侵襲的人工呼吸療法（TIV：気管切開による人工呼吸器管理）が推奨される．実際にはTIVは言語による意思疎通ができないなど，生活の質を犠牲にしなければならないため，肺活量または動脈血液ガス分析により，導入時期を決定する．

一般的には肺活量を目安に導入される場合が多く，%VCが20%を下回る時期に非侵襲的陽圧呼吸（non-invasive positive pressure ventilation：NIPPV）が導入される．夜間睡眠不足による日中の傾眠を呈することが多いため，当初は夜間のみ導入することが多い．進行した場合には24時間装着する必要がある．さらに呼吸不全が進行する場合には，TIVに切り替える場合がある．一方，人工呼吸療法を導入した場合には，誤嚥性肺炎を含む肺炎になると排痰困難となる．パーカッショネアにより排痰を促したり，カフアシストによる排痰介助を行ったりする場合がある[15]．

1980年代以降，人工呼吸療法による呼吸不全治療によりDMDの平均寿命はおよそ10年延長していることからも，大変有用な治療法であると考えられる．

DM1の呼吸不全は，呼吸筋病変と中枢性低換気によって起こる．夜間にはとくに呼吸筋力低下が著明となる場合があり，人工呼吸療法を行うことがある．本症では自覚的な呼吸困難感が少ないことや認知機能障害があることから，導入が難しいことがある．

d 心不全

DMDでは病理学的には左室後壁と側壁外側を中心とした線維化がみられ，徐々に進行すると拡張型心筋症と類似した病態を呈する．心臓超音波検査・心筋シンチグラフィーおよび血清BNP（brain natriuretic protein：脳性ナトリウム利尿ペプチド）測定により評価することが多い．心臓超音波検査は前述のとおり胸郭変形の影響を受けやすく，単独での評価は困難な場合がある．心臓超音波検査で左室駆出率が40%以下になった場合や，血清BNPが60 pg/mL以上になった場合に，内服治療を開始することが多い．

一般的には慢性心不全に対し，β遮断薬とACE阻害薬の有効性が確立している．DMDの慢性心不全に対しては以前よりACE阻害薬の有効性が示唆されていたが，近年，β遮断薬が予後を改善する可能性が示唆された．

e 心伝導障害

特殊心筋（刺激伝導系）の障害により不整脈が発生すると考えられている．DM1ではしばしば不整脈がみられ，突然死の主な原因と考えられている．Holter心電図により評価し治療を行う．一部の患者では心臓ペースメーカや植え込み型除細動器の適応となる．

多く進行期のDMD症例では，上室性期外収縮や心室性期外収縮がみられることがある．しかしながら，その他の多彩な不整脈を呈する場合も知られており，Holter心電図による評価が重要である．心不全を合併することが多く，不整脈は心不全の増悪因子であることから，治療を行う．不整脈に対しaprindineやmexiletineが使われることが多いが，難治性の不整脈や心室頻拍に対しては，amiodaroneが使われることもある．さらに完全房室ブロックや洞不全症候群に対し，ペースメーカ植え込み術が行われる場合がある．

f 嚥下障害

嚥下障害の進行により嚥下性肺炎を発症することが多く，呼吸不全の増悪により予後不良となることがある．このため定期的な嚥下機能評価を行い，機能低下に応じた食形態の調整（きざみ・ペースト食の使用やとろみ剤の付加など）を要する．

g 遺伝子治療

DMDは*DMD*遺伝子変異によるジストロフィン蛋白合成異常であるため，さまざまな遺伝子治療による根本治療も検討されている．DM1モデルマウスにおいて，アンチセンスオリゴヌクレオチドを使用して異常mRNAの分解を促すとMBNL1の機能が回復し，スプライシング異常を改善できる可能性が示された．今後はヒトでの臨床応用が期待される[16]．

h 中枢神経症状

ジストロフィン蛋白は脳でも発現することが知られており，DMDでは精神発達遅滞を呈する場合がある．FCMDでは効率に精神発達遅滞やけいれんを合併する．けいれんに対しては抗てんかん薬が必要となることが多い．

i 生活指導

前述のとおり呼吸不全・心不全の治療方法が検討されているが，心不全の進行予防が重要な予後因子である．心不全の増悪因子として，生活指導で改善できる可能性のあるものとして，過度の肉体活動・塩分および水分バランス・栄養管理・排泄管理・感染予防が挙げられる．

過度の肉体活動は頻脈や血圧上昇をもたらし，心不全の増悪因子となる．一方で適度な運動により心機能改善を図ることができる．

栄養管理では，筋量の減少による基礎代謝の低下や人工呼吸器導入後の呼吸エネルギー必要量の減少を考慮する必要がある．塩分および水分過剰により循環血液量が増加すると，左心不全が増悪する場合がある．

長期臥床や心不全による消化管血流低下により便秘を発症する場合がある．食物繊維の摂取・浣腸や緩下薬による排泄管理は便秘やイレウス予防に有用である．

感染症自体は炎症反応による全身へのストレスとなるが，とくに呼吸器感染症は低酸素血症により心不全を増悪させる．呼吸不全が進行する病型では排痰困難を生じやすく，肺炎の危険性が高まる．

j その他

消化器症状として，胃拡張や腸管拡張および便秘を呈することがある．緩下薬や腸管蠕動促進薬および浣腸による対症療法を行う．

DM1の耐糖能異常と高脂血症：初期には，食後に遅れてインスリン過剰分泌が起こる特徴がある．進行するとインスリンの分泌低下が起こる．高脂血症や内臓脂肪の目立つ患者が多く，食事療法が重要である．しばしば糖尿病を発症し，経口糖尿病治療薬やインスリン注射を要する．さらにDM1では良性および悪性腫瘍の発生頻度が高いことが知られている．女性では子宮筋腫がしばしばみられる．CT検査などで定期的なスクリーニングが推奨される．麻酔薬による悪性高熱の出現や呼吸抑制が遷延しやすいため，手術適応については慎重な判断を要する．

> **コラム**

人生を考える医療

　筋ジストロフィー医療研究の進歩による生命予後の改善は，主に呼吸不全に対する人工呼吸管理と，心不全・不整脈に対する心筋保護治療・不整脈治療によってもたらされた．これらの「最善の支持療法：best supportive care」に加え，近年は根治的治療アプローチとしての遺伝子治療が注目されている．

　一方，生命予後が20年程度改善したことに伴い，この期間を，より「充実した生活」とすることへの関心が高まっている．しかしながら，筋ジストロフィーでは病型により，さまざまな程度の発達障害や認知機能障害などの中枢神経系合併症があるため，「充実した生活」の定義が，患者ごとに異なる可能性がある．また遺伝性疾患であることから，本人だけでなく家族も含めた心理・社会的ケアが重要である．

　これからの筋ジストロフィー医療は，予後改善に向けた取り組みだけでなく，遺伝性疾患とともに生きていくという「人生を考える医療」の視点が重要となる．

■ 文　献

1) Engel AG, et al (eds.)：Myology, 3rd ed, McGraw-Hill, New York, New York, p961-1256, 2004

2) Kaplan JC, et al：The 2017 version of the gene table of monogenic neuromuscular disorders (nuclear genome). Neuromuscul Disord **26**：895-929, 2016

3) Kobayashi M, et al：Prevalence of myopathic diseases in Akita prefecture in Northern Japan. J Akita National Hosp **1**：23-26, 2012

4) 園田至人：遺伝性神経・筋疾患における患者登録システムの構築値電子診断システムの確立に関する研究，平成23-25年度総括研究報告書，p25-28, 2006

5) Norwood FLM, et al：Prevalence of genetic muscle disease in Notrhern England：in-depth analysis of a muscle clinic population. Brain **132**：3175-3186, 2009

6) 辛　鎮洪ほか：筋ジストロフィーの治療戦略. Brain and Nerve **59**：415-424.2007

7) Astejada MN, et al：Emerinopathy and Laminopathy Clinical, pathological and molecular features of muscular dystrophy with nuclear envelopathy in Japan. Acta Myol **26**：159-164, 2007

8) Taniguchi-Ikeda M, et al：Pathogenic exon-trapping by SVA retrotransposon and rescue in Fukuyama muscular dystrophy. Nature **478**：127-131, 2011

9) Geng LN, et al：DUX4 activates germline genes, retroelements, and immune mediators：implications for facioscapulohumeral dystrophy. Dev Cell **22**：38-51, 2012

10) 門間一成ほか：筋強直性ジストロフィー1型. 骨格筋症候群：その他の神経筋疾患を含めて　上，別冊日本臨牀　新領域別症候群シリーズ No.32，日本臨牀社，大阪，p181-187, 2015

11) 埜中征哉：臨床のための筋病理，第4版増補，日本医事新報社，東京，2014

12) 川井　充ほか（訳）：筋強直性ジストロフィー：患者と家族のためのガイドブック，改訂第2版，ピーター・ハーパー（原著），診断と治療社，東京，2015

13) 日本神経学会，日本小児神経学会，国立精神・神経医療研究センター（監修）：デュシェンヌ型筋ジストロフィー診療ガイドライン2014, 南江堂，東京，2014

14) 松岡幸彦ほか：筋強直性ジストロフィーの予後と死因. 医療 **50**：547-550, 1996

15) 石川悠加ほか：非侵襲的人工呼吸器療法ケアマニュアル〜神経筋疾患のための〜，日本プランニングセンター，東京，2004
16) Wheeler TM, et al：Targeting nuclear RNA for in vivo correction of myotonic dystrophy. Nature **488**：111-115，2012

（門間　一成，川井　　充）

第II章　疾患各論

E 筋

20．ミオパチー

すぐに役立つ 診療のエッセンス

[遠位型ミオパチー]

- 遠位型ミオパチーには，主にGNEミオパチー（縁取り空胞を伴う遠位型ミオパチー），三好型遠位型ミオパチー，眼咽頭型遠位型ミオパチーの3疾患がある．
- 障害筋の分布は各疾患に特徴的で，診断の手がかりとなるため，骨格筋画像の評価は重要である．
- 縁取り空砲を伴う遠位型ミオパチー，三好型遠位型ミオパチーは，それぞれGNE遺伝子，DYSF遺伝子変異が原因で発症することが知られており，遺伝子診断が可能である．
- 現時点では根治治療は確立されておらず，QOLを保つための対症療法が治療の中心となる．進行期には呼吸機能，心機能障害を起こす可能性があり，定期的に心肺機能の評価が必要である．

[自己貪食空胞性ミオパチー]

- 自己貪食性空胞性ミオパチーは，筋線維内に筋鞘膜の特徴を持つ自己貪食空胞（autophagic vacuoles with unique sarcolemmal features：AVSF）が出現することを特徴とする．
- Danon病は，LAMP2遺伝子変異によるX染色体優性遺伝性疾患で，男性では精神発達遅滞，心筋症，ミオパチーを，女性では心筋症を主徴とする．しばしば心伝導障害を合併し，突然死の原因となるため，植え込み型除細動器やペースメーカ埋め込みが必要となる．根治治療は心臓移植である．
- 過剰自己貪食を伴うX連鎖性ミオパチーは，VMA21遺伝子の変異によるX連鎖性劣性遺伝性疾患で，ミオパチーを主徴とし，心筋症は通常伴わない．生命予後は良好である．

[先天性ミオパチー]

- 先天性ミオパチーは，通常，生下時からの筋緊張低下，顔面筋罹患，狭高口蓋などを特徴とするが，発症年齢，重症度は非常に多様である．筋病理所見に基づいて，いくつかの亜群に分類される．
- 40以上の原因遺伝子が報告されているが，原因がわからない例も多い．また，原因遺伝子が同じであっても異なる筋病理所見を呈することがある．
- 心肺機能障害や脊柱変形などの合併症を呈する場合がある．原因遺伝子の検索は合併症，予後の予測にも有用である．
- 特徴的な障害筋の分布が診断の手がかりになる可能性があるため，骨格筋画像の評価は重要である．
- 現時点では，いずれの疾患においても根本的な治療法はない．

[ベスレムミオパチー]

- COL6A1遺伝子，COL6A2遺伝子，COL6A3遺伝子変異が原因で発症する，常染色体優性遺伝性疾患である．
- 近位筋優位の筋力低下や手指，肘関節，足関節などの関節拘縮を認め，大腿部の骨格筋画像では特徴的な所見を呈する．

- 筋病理所見は非特異的なことが多く，臨床症状，免疫組織化学，遺伝子検査などをあわせて，総合的に診断する必要がある．

遠位型ミオパチー

　遠位型ミオパチーは，遠位筋優位の筋力低下を呈する遺伝性筋疾患の総称でいくつかの疾患が含まれるが，本邦で報告されているのは，GNEミオパチー（縁取り空胞を伴う遠位型ミオパチー），三好型遠位型ミオパチー，眼咽頭型遠位型ミオパチー（oculopharyngodistal myopathy：OPDM）の3疾患が主である．その他，Welander型遠位型ミオパチー，脛骨筋ジストロフィー，Laing型遠位型ミオパチー，声帯および咽頭麻痺と伴う遠位型ミオパチーなどがある．

1 臨床疫学

― キーポイント ―

- 本邦での罹患者は，GNEミオパチーが400人，三好型遠位型ミオパチーが400人，眼咽頭型遠位型ミオパチーが50人程度と推測される．

　GNEミオパチー：本邦での患者数は150〜400人程度と推測されている．世界的にはイスラエルを含む中東や米国に患者が多いが，東南アジアやインドでも報告がある．当初，縁取り空胞を伴う遠位型ミオパチーとして報告された．
　三好型遠位型ミオパチー：本邦での患者数は400人前後と推測されている．初期の報告は本邦に多かったが，その後，さまざまな人種で報告されている．
　眼咽頭型遠位型ミオパチー：本邦での患者数は50人前後と推測されている．アジア，欧米などからも報告されている．

2 症状と神経学的所見

― キーポイント ―

- GNEミオパチーでは前脛骨筋，中殿筋，内転筋，三好型遠位型ミオパチーでは下腿後面屈筋群の筋力低下が目立ち，特徴的な歩行障害を呈する．
- 眼咽頭型遠位型ミオパチーでは，眼瞼下垂，嚥下障害などを合併する．

　GNEミオパチー：多くは10歳代後半〜30歳代後半に発症し，性差はない．筋力低下は前脛骨筋から始まり，つまずきやすさや歩行障害が初発症状になることが多い．その後，中殿筋，内転筋の筋力低下も加わり，lordosisを伴った特徴的な歩行を呈するようになる．一方で，大

腿四頭筋は比較的よく保たれる．進行すると，手指や近位筋，胸鎖乳突筋の筋力低下も出現する．発症後20年程度で歩行不能になることも多いが，かなり個人差がある．重症例では呼吸機能低下を認めることがある．

　三好型遠位型ミオパチー：10歳代後半〜20歳代で発症し，性差はない．筋萎縮，筋力低下は下腿後面屈筋群から始まり，初発症状としてつま先立ち困難を自覚することが多い．その後，大腿四頭筋，縫工筋などが障害され，起座障害，歩行障害を認めるようになる．発症10年でも歩行可能な例が多いが，進行すると歩行不能となる．進行例の一部では呼吸機能が低下し，人工呼吸管理が必要となる．心機能障害はまれである．

　眼咽頭型遠位型ミオパチー：常染色体優性遺伝形式をとるOPDMでは，40歳代に，眼瞼下垂や複視などで発症することが多い．眼症状（高度の眼瞼下垂，外眼筋麻痺，斜視），球症状（嚥下障害，構音障害，舌萎縮），顔面筋や頸部筋の筋力低下，四肢遠位筋優位の筋力低下（とくに小手筋，小足筋）が緩徐に進行する．また，拡張型心筋症を合併することがある．一方，常染色体劣性遺伝形式をとるOPDMでは，30〜40歳代に，四肢遠位筋優位の筋力低下で初発することが多く，その後，眼症状，球症状などが加わる．常染色体優性OPDMより進行が速い．

3 病　因

― キーポイント ―
- 縁取り空砲を伴う遠位型ミオパチーは*GNE*遺伝子，三好型遠位型ミオパチーは*DYSF*遺伝子の変異により発症する．

　GNEミオパチー：シアル酸合成に関係するUDP-GlcNAc2-epimeraseとManNAc kinaseをコードする*GNE*遺伝子の変異によるシアル酸合成量低下が原因である[1]．多くがミスセンス変異であり，日本人ではp.V572L，p.D176Vがとくに多い．

　三好型遠位型ミオパチー：*DYSF*遺伝子変異により，細胞膜に存在し，細胞膜修復やTチューブの形成に関与すると考えられているdysferlinが欠損することで発症する[2]．日本人では，p.Tyr522X，p.Trp999Cys，p.Glu1125Lysfs8，p.Phe1499LeufsX3が多い．

　眼咽頭型遠位型ミオパチー：不明．

4 筋病理所見

― キーポイント ―
- GNEミオパチー，眼咽頭型遠位型ミオパチーでは，縁取り空胞を伴った筋線維が特徴的である．
- 三好型遠位型ミオパチーでは，免疫組織化学でジストロフィンの完全または部分欠損を認める．

GNEミオパチー：当初，「縁取り空砲を伴う遠位型ミオパチー」と報告されたことからも分かるように，縁取り空胞を伴った筋線維の出現を特徴とする．縁取り空胞は，HE染色で好塩基性に，ゴモリ・トリクローム変法（mGT染色）で赤色に染色される顆粒状の構造物が，筋線維細胞質の白く抜けた空胞を縁取るようにして存在している構造を指す．電子顕微鏡では，同部位には層状のミエリン小体や自己貪食空胞，アミロイド沈着などがみられる．また，核内に10〜15 nmの小管状フィラメント様封入体を認める．

　三好型遠位型ミオパチー：筋線維の大小不同，壊死・再生線維，筋内鞘の線維化，脂肪浸潤など，筋ジストロフィーの所見を呈する．また，しばしば炎症細胞浸潤を認める．ジストロフィンの免疫組織化学では，ジスフェルリンの完全または部分欠損を認める．

　眼咽頭型遠位型ミオパチー：mGT染色で縁取り空胞線維を認める．壊死・再生所見は乏しい．電子顕微鏡では，縁取り空胞の近傍に15〜18 nmのフィラメント様封入体，また，核内に8.5 nmの小管状フィラメント様封入体を認める．

5 検査所見

― キーポイント ―

- いずれの疾患でもCK値が上昇するが，とくに三好型遠位型ミオパチーでは著明高値を呈することが多い．

　GNEミオパチー：血清CK値は1,000前後まで上昇する．骨格筋画像では，前脛骨筋，大腿内転筋群，大腿屈筋群，中臀筋などで筋萎縮，脂肪置換を認める．大腿四頭筋は比較的保たれるのが特徴的である．

　三好型遠位型ミオパチー：血清CK値が正常の20〜150倍と，著明な高値を示す．骨格筋画像では，下腿後面の筋群に変化が強く，また，固有背筋や小殿筋も早期から障害されやすい．

　眼咽頭型遠位型ミオパチー：血清CK値は，常染色体優性OPDMでは正常もしくは軽度上昇，常染色体劣性OPDMでは中等度に上昇する．

6 診　断

― キーポイント ―

- 診断基準を参考に診断するが，臨床症状，検査所見などから総合的に判断する必要がある．

　厚生労働省希少難治性筋疾患に関する調査研究班から診断基準が示されている［http://www.nanbyou.or.jp/entry/4003（2017年10月アクセス）］．臨床症状，筋病理，遺伝子検査，合併症の有無などから総合的に判断する必要がある．

7 治療と予後

--- キーポイント ---

- 確立した根本治療法はなく，対症療法が主体となる．
- 縁取り空胞を伴う遠位型ミオパチーに対する治療として，シアル酸製剤を用いた治験が進行している．
- 一部の進行例で呼吸機能障害を呈することがあるため，定期的な心肺機能評価が必要である．

GNEミオパチー：現時点では確立した根本治療はなく，対症療法のみである．病期に応じて，リハビリテーションや補助具の使用を考慮する．動物モデルでシアル酸投与の有用性が示されており[3]，現在，シアル酸製剤を用いた治験が進められている．呼吸機能障害を呈する例があるが比較的軽度であり，一般的に生命予後は良好である．

三好型遠位型ミオパチー：根本的な治療法はなく，必要に応じてリハビリテーションや装具の使用を考慮する．生命予後は一般的に良好である．進行例では呼吸機能が低下し，呼吸器管理が必要になる可能性があるため，定期的な評価が必要である．

眼咽頭型遠位型ミオパチー：根本的な治療法はなく，筋力低下に対するリハビリテーションや眼瞼下垂に対する眼瞼挙上術などの対症療法のみである．生命予後は比較的良好であるが，嚥下障害が徐々に進行するため，嚥下機能評価を定期的に行い，必要に応じて胃瘻造設などを考慮する．

Ⓑ 自己貪食空胞性ミオパチー

自己貪食空胞性ミオパチーは，筋線維内に筋鞘膜の特徴を持つ自己貪食空胞（AVSF）が出現する疾患であり，Danon病，過剰自己貪食を伴うX連鎖性ミオパチー（XMEA），先天性/乳児型自己貪食性ミオパチー，成人型自己貪食空胞性ミオパチーが含まれる．

1 臨床疫学

--- キーポイント ---

- いずれも非常にまれな疾患であり，これまで少数例の報告があるのみである．

Danon病：非常にまれな疾患である．「自己貪食空胞性ミオパチー」研究班の報告では，これまで国内で12家系が確認されている．

過剰自己貪食を伴うX連鎖性ミオパチー：非常にまれな疾患である．「自己貪食空胞性ミオパチー」研究班の報告では，これまで国内では1家系のみが確認されている

乳児型/先天型自己貪食空胞性ミオパチー，成人型自己貪食空胞性ミオパチー：少数例の報告があるのみである．

E 筋 20. ミオパチー **297**

2 症状と神経学的所見

― キーポイント ―

- Danon病の男性では精神発達遅滞，心筋症，ミオパチー，女性では心筋症を主徴とする．
- 過剰自己貪食を伴うX連鎖性ミオパチーはミオパチーのみを呈し，精神発達遅滞，心筋症は合併しない．

Danon病：男性では10歳代で発症し，精神発達遅滞，心筋症，ミオパチーを主徴とする．精神発達遅滞は約2/3の患者に認められるが，軽度である．肥大型心筋症は必発で，高率に心伝導障害を合併する．ミオパチーは，近位筋優位の筋力低下，筋萎縮を呈するが，あったとしても軽度である．CK値は無症候の時期から高値を示す．30歳前後で死亡することが多い．女性では中年期以降に発症し心筋症を主徴とする．

過剰自己貪食を伴うX連鎖性ミオパチー：乳児期に発症し，下肢近位筋優位の筋力低下と筋萎縮を呈する．進行は緩徐で，中年期頃まで補助具なしで歩行可能な例が多い．精神発達遅滞や心筋症は認めない．

乳児型/先天型自己貪食空胞性ミオパチー：生下時から筋緊張低下，呼吸障害，哺乳障害を認め，運動発達は遅滞する．歩行を獲得する例もあるが，筋力低下や関節拘縮などが進行し，10歳代後半には歩行不能となる．

成人型自己貪食空胞性ミオパチー：成人で，脳，心，肺，肝，腎など多臓器が障害され，骨格筋内にAVSFを認めた例が報告されている．

3 病　因

― キーポイント ―

- Danon病は*LAMP2*遺伝子，過剰自己貪食を伴うX連鎖性ミオパチーは*VAM21*遺伝子の変異による．

Danon病：ライソゾーム膜の主要な糖蛋白質であるライソゾーム関連膜蛋白2型をコードする*LAMP2*遺伝子の変異による．ライソゾームの機能異常が想定されている[4]．X連鎖性優性遺伝形式をとるが，半数が*de novo*変異と考えられている．

過剰自己貪食を伴うX連鎖性ミオパチー：ライソゾーム腔内の酸性化に重要な役割を果たすvacuolar ATPaseのアセンブリ因子をコードする*VMA21*遺伝子の変異による[5]．X連鎖性劣性遺伝形式をとる．保因者は発症しない．

乳児型/先天型自己貪食空胞性ミオパチー：これまで報告されている例では，全例に*VMA21*遺伝子の変異が見つかっている．

成人型自己貪食空胞性ミオパチー：原因は不明である．

4 筋病理所見

─── キーポイント ───

- 筋線維内に筋鞘膜の特徴を持つ自己貪食空胞（AVSF）が出現するのが特徴的である.
- 過剰自己貪食を伴うX連鎖性ミオパチーでは，上記に加え，筋線維周囲への膜侵襲複合体（MAC）沈着が認められる.

Danon病：筋細胞内に小空胞を持つ線維が散在する．小空胞の膜にはアセチルコリンエステラーゼ，非特異性エステラーゼが発現しており，また，筋鞘膜の構成蛋白で染色される[6]．電子顕微鏡では，基底膜を持ち内部にグリコーゲン顆粒などを含む自己貪食空胞を筋線維内部に多数認める．この自己貪食空砲をAVSFと呼んでいる.

過剰自己貪食を伴うX連鎖性ミオパチー：Danon病と同様にAVSFを持つ線維が散在する．一方，免疫組織化学では，AVSFを伴う筋線維の周囲にmembrane attack complex（MAC）が沈着しており，本疾患に特異的な所見である[7]．電子顕微鏡では，筋線維の内部の自己貪食空胞に加えて，筋細胞膜の一部で基底膜が重層化し，その間に多数の自己貪食空胞が観察される.

乳児型/先天型自己貪食空胞性ミオパチー：XMEAと同様の特徴がみられる.

5 診　断

─── キーポイント ───

- 診断基準を参考に診断するが，臨床症状，検査所見などから総合的に判断する必要がある.

厚生労働省希少難治性筋疾患に関する調査研究班から診断基準が示されている［http://www.nanbyou.or.jp/entry/3824（2017年10月アクセス）］．臨床症状，筋病理，遺伝子検査，合併症の有無などから総合的に判断する必要がある.

6 治療と予後

─── キーポイント ───

- Danon病では，心筋症，心伝導障害が生命予後を左右する．心臓移植が有効である.
- 過剰自己貪食を伴うX連鎖性ミオパチーの根本治療はない．生命予後は比較的良好である.

Danon病：心筋症に対しては，心臓移植が根本的な治療となる[8]．対症療法として，心筋症や不整脈に対する薬物治療，ペースメーカ植え込み，植え込み型除細動器などが用いられる．心筋症が生命予後を左右する．突然死の可能性があるため，注意が必要である.

過剰自己貪食を伴うX連鎖性ミオパチー：根本的な治療法はない．筋力低下に対して，リハ

ビリテーションを行う．生命予後は良好である．

乳児型/先天型自己貪食空胞性ミオパチー：根本的な治療法はない．乳児期に呼吸器感染症で死亡することがある．

C 先天性ミオパチー

先天性ミオパチーは，特徴的な筋病理所見に基づき，ネマリンミオパチー，セントラルコア病，マルチミニコア病，ミオチュブラーミオパチー，中心核ミオパチー，先天性筋線維タイプ不均等症，先天性全タイプ1線維ミオパチー，タイプ1線維優位を示す先天性ミオパチーなどに分類される．

1 臨床疫学

--- キーポイント ---

• 有病率は10万人対3.5〜5人である．

本邦での正確な頻度は不明であるが，欧米からの報告では，発症率は1,000出生対0.06人，有病率は10万人対3.5〜5人と報告されている．

2 症状と神経学的所見

--- キーポイント ---

• 一般的には，新生児期もしくは乳幼児期からの筋緊張低下，筋力低下，顔面筋罹患を特徴とするが，症例ごとに発症年齢や重症度はかなり多彩である．
• 心肺機能障害，関節拘縮，脊椎変形，外眼筋麻痺などを合併する例もある．

通常，新生児期もしくは乳幼児期からの筋緊張低下，顔面筋を含む全身の筋力低下，運動発達遅滞，深部腱反射減弱，狭高口蓋などを認め，また，疾患によっては，呼吸障害，関節拘縮，脊椎変形などを合併する．主な疾患について下記に述べる．

ネマリンミオパチー：発症年齢，重症度はさまざまである．重症例では，出生時から重度の筋緊張低下，筋力低下をきたす．胎動減少，羊水過多を認めることもある．呼吸筋障害により呼吸不全を呈し，人工呼吸管理を必要とする例も少なくない．その他，細長い顔貌，無表情，狭高口蓋，下顎後退などを認める．心筋障害はまれである．中間発症型，典型先天型，小児期発症型では，運動発達の遅れはあるものの，多くの例では最終的には歩行を獲得する．呼吸障害は比較的軽度なことが多いが，時に呼吸不全が急速に進行することがあり，注意が必要である．

セントラルコア病：乳幼児期からの近位，下肢筋優位の筋力低下，筋緊張低下を認め，運動発達は遅延するが，多くの例では歩行を獲得する．顔面筋罹患や高口蓋はないか，あったとしても軽度である．先天性股関節形成不全，脊椎変形などの関節層状を呈することもある．心筋

障害，呼吸不全はまれである．

マルチミニコア病：乳幼児期から近位筋の筋力低下，筋緊張低下，細長い顔貌，狭高口蓋を認める．また，強直性脊椎症，脊椎側弯，呼吸不全，外眼筋麻痺，多関節拘縮，遠位筋筋力低下などを伴うこともある．

ミオチュブラーミオパチー：出生時から重度の筋緊張低下，筋力低下，呼吸不全を認め，出生直後から人工呼吸管理が必要となることが多い．また，顔面筋罹患，狭高口蓋，眼瞼下垂，外眼筋麻痺，関節拘縮，小顎，鳩胸，細い肋骨，停留精巣などが合併する．

中心核ミオパチー：発症年齢は新生児期〜若年成人期まで幅広い．筋力低下，筋緊張低下，運動発達遅延，顔面筋罹患，狭高口蓋を呈する．その他，外眼筋麻痺，眼瞼下垂，斜視などを認めることが多く，中心核ミオパチーに特徴的である．重症例では呼吸不全をきたし，人工呼吸管理が必要となる．小児期発症の例では，筋力低下は遠位筋に優位である．精神発達遅滞を認めることがある．

先天性筋線維タイプ不均等症：多くは，乳児期から筋緊張低下，近位筋優位の筋力低下，運動発達の遅れ，顔面筋罹患，狭高口蓋などを呈する．また，脊椎変形，関節拘縮をしばしば合併する．重症例では，出生時から重度の筋力低下，呼吸障害を呈することがある．心筋障害の合併はまれである．

3 病　因

─── キーポイント ───

- 疾患ごとにいくつかの原因遺伝子が報告されているが，原因不明のものもいまだ多い．
- セントラルコア病では*RYR1*が，ミオチュブラーミオパチーでは*MTM1*が大部分を占める．

　先天性ミオパチーの原因として，これまで40以上の遺伝子が報告されているが[9]，半数程度の例では原因が不明である．また，発症機序が十分に解明されていないものも多い．

ネマリンミオパチー：*ACTA1*，*NEB*，*TPM2*，*TPM3*，*TNNT1*，*CFL2*，*KBTBD13*，*KLHL40*，*KLHL41*，*LMOD3*，*NFFL*などが原因遺伝子として報告されているが，日本人では，*ACTA1*，*NEB*，*KLHL40*の頻度が高く，その他の遺伝子変異によるものはまれである．なお，半数近くの例で原因遺伝子が不明である．*ACTA1*は骨格筋のアクチンフィラメントの主要構成蛋白質であるα-actinを，*NEB*はアクチンフィラメントの長さ，重合を調整すると考えられているnebulinをそれぞれコードする．また，*KLHL40*はNEBやLMOD3蛋白質の安定に寄与していると考えられている．その他，いずれの遺伝子も骨格筋フィラメントの構造や機能にかかわる蛋白質をコードしている．*ACTA1*は通常常染色体優性遺伝形式をとるが，時に常染色体劣性遺伝形式をとることもある．*NEB*，*KLHL40*は常染色体劣性遺伝形式をとる．

セントラルコア病：リアノジン受容体遺伝子である*RYR1*の変異が90％以上の症例で認められる．RYR1は骨格筋においてL型電位依存性カルシウムチャネルであるジハイドロピリジン受容体と相互作用し，筋小胞体からのカルシウム放出に関与している．変異の多くはC末側に存在する[10]．常染色体優性遺伝形式をとる．

マルチミニコア病：原因遺伝子として*RYR1*，*SEPN1*が報告されている．いずれも常染色体劣性遺伝形式をとる．*SEPN1*は筋小胞体の糖蛋白であるセレノプロテインNをコードし，筋線維内のカルシウム恒常性の維持，筋衛星細胞の調節などに関与すると考えられている．

　　ミオチュブラーミオパチー：*MTM1*，*DNM2*，*SPEG*が原因遺伝子として報告されているが，*MTM1*が大部分を占める．*MTM1*はホスファチジルイノシトール3-リン酸とホスファチジルイノシトール3,5-二リン酸の脱リン酸化に関与するミオチュブラリンをコードしており，その機能喪失によりtriadの構造異常，筋小胞体からのカルシウム放出障害が引き起こされると考えられている．*MTM1*はX連鎖性劣性遺伝形式をとるが，まれにキャリアでも発症することがある．

　　中心核ミオパチー：原因遺伝子として*DNM2*，*BIN1*，*MTM1*，*TTN*，*CCDC78*が報告されている．DNM2はGTP結合蛋白質であり，エンドサイトーシス，細胞膜輸送，アクチン重合，中心体の機能などに重要な役割を担っていることが知られている．また，BIN1は膜のリモデリングやTチューブの形成に関与している．前者は常染色体優性遺伝形式，後者は常染色体劣性遺伝形式をとることが多いが，優性遺伝形式をとるものもある．

　　先天性筋線維タイプ不均等症：原因遺伝子として*ACTA1*，*SEPN1*，*TPM3*，*RYR1*，*MYH7*などが報告されているが，原因が不明であることも多い．

4 検査所見

― キーポイント ―

• いくつかの疾患では，骨格筋画像で特徴的な筋障害の分布を示すことがあり，診断に有用である．

　　ネマリンミオパチー：*NEB*変異例では，軽症例では前脛骨筋，ヒラメ筋に選択的な，また，より進行した例では，前脛骨筋，ヒラメ筋に加えて，大腿直筋，外側広筋，ハムストリング，前脛骨筋にも萎縮や信号異常が報告されているが，一方で，外側広筋，中間広筋，半膜様筋，ヒラメ筋，腓腹筋の異常があったものの，大腿直筋，縫工筋，薄筋，長内転筋，半腱様筋が保たれていたとする報告もあり，筋障害の分布には多様性があると考えられる．

　　セントラルコア病：*RYR1*変異例では，内側広筋，外側広筋，中間広筋，縫工筋，大内転筋，腓腹筋，ヒラメ筋が優位に障害され，大腿直近，長内転筋，ハムストリングは比較的保たれる．

　　マルチミニコア病：*SEPN1*変異例では，大内転筋，大腿二頭筋，半膜様筋，縫工筋，腓腹筋，ヒラメ筋，傍脊柱筋，頸部筋の萎縮，信号変化が強い．*RYR1*変異例での筋障害の分布はセントラルコア病と同様である．

　　中心核ミオパチー：*DNM2*変異例では，軽症例では腓腹筋内側頭が，その後，ヒラメ筋，腓腹筋外側頭，大腿二頭筋，小殿筋などが障害される．縫工筋，薄筋，大腿直筋は比較的保たれる．

5 筋病理所見（図1）

─ キーポイント ─

- 先天性ミオパチーは特徴的な筋病理所見に基づいて分類されるため，診断のためには筋生検が必要である．

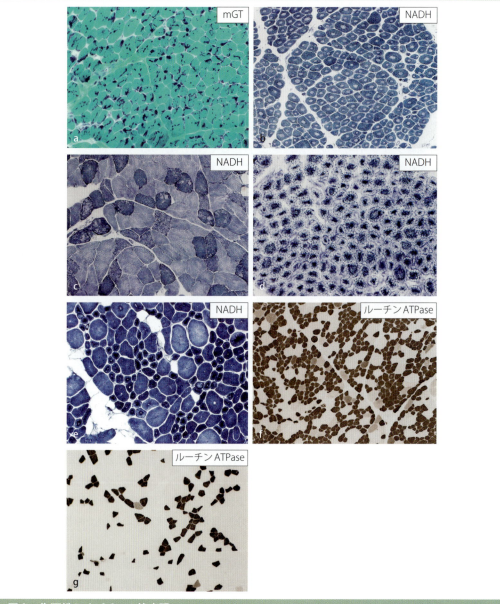

図1　先天性ミオパチーの筋病理

a：ネマリンミオパチー，b：セントラルコア病，c：マルチミニコア病，d：ミオチュブラーミオパチー，e：中心核ミオパチー，f：先天性筋線維タイプ不均等症，g：タイプ1線維優位を示す先天性ミオパチー

ネマリンミオパチー：mGT染色にて，紫〜黒赤色に染色されるネマリン小体を認める．ネマリン小体は，タイプ1線維，タイプ2線維にかかわらず存在し，筋鞘膜下に集積することが多い．ネマリン小体の大きさや数は症例ごとにばらつきがあるが，臨床症状や発症年齢との相関はない．その他，筋線維の大小不同，筋線維径の2峰性分布，タイプ1線維優位，小径のタイプ1線維，タイプ2線維欠損，タイプ2B線維欠損などを認める．

　セントラルコア病：酸化酵素染色で，筋線維の中心部が染色されず，コアのように見える．コアはタイプ1線維のみに認められ，筋線維の全長にわたり存在する．その他，筋線維の大小不同，筋線維の円形化，タイプ1線維優位，タイプ2線維欠損などを認める．

　マルチミニコア病：酸化酵素染色で筋線維内に複数の小さなコア構造（ミニコア）を認める．ミニコアは筋線維のタイプに関係なくみられ，また，筋線維長軸方向に数筋節程度の長さで認められる．その他，筋線維の大小不同，小径のタイプ1線維，タイプ1線維優位などが認められる．

　ミオチュブラーミオパチー：酸化酵素染色で，筋線維中心部での酸化酵素活性上昇，周辺部での低活性を認める（peripheral halo）．その他，筋線維径が非常に小さく，また，中心核線維の増加などを認める．

　中心核ミオパチー：ヘマトキシリン・エオジン染色で多数の中心核線維，酸化酵素染色で中心核から放射状に分布する筋原線維（radial sarcoplasmic strands）を認める．また，タイプ1線維優位，小径のタイプ1線維，タイプ2B線維欠損なども認められることがある．

　先天性筋線維タイプ不均等症：タイプ1線維の平均線維径がタイプ2の平均線維径より12%以上小さいことが診断基準となっている．タイプ1線維優位，タイプ2B欠損などを認めることが多い．

　先天性全タイプ1線維ミオパチー：99%以上の筋線維がタイプ1線維である．

　タイプ1線維優位を示す先天性ミオパチー：タイプ1線維が全筋線維の55%以上を占める．筋線維タイプの比率は筋束ごとに異なる．タイプ2B線維欠損を伴う．

6　診　断

― キーポイント ―

- 診断基準を参考に診断するが，臨床症状，検査所見などから総合的に判断する必要がある．

　厚生労働省希少難治性筋疾患に関する調査研究班から診断基準が示されている［http://www.nanbyou.or.jp/entry/4727（2017年10月アクセス）］．臨床症状，筋病理，遺伝子検査，合併症の有無などから総合的に判断する必要がある．

304 第Ⅱ章 疾患各論

7 治療と予後

--- キーポイント ---

・根本治療はなく，対症療法が主体となる．心肺機能障害が生命予後を左右するため，定期的な評価が必要である．

　現在，先天性ミオパチーに対する根本的な治療法はない．廃用や関節拘縮を予防し，活動性を少しでも維持するためにリハビリテーションを行う．脊椎変形や関節拘縮などはQOLの低下を招くため，整形外科的な処置も考慮する．また，一部の例では呼吸機能障害や心機能障害を認める可能性があり，定期的な心肺機能のモニタリングが必要である．

Ⓓ ベスレムミオパチー

　ベスレムミオパチーは，緩徐進行性，近位筋優位の筋力低下，筋萎縮，手指，手首，肘，足関節の屈曲拘縮などを特徴とする疾患である．

1 臨床疫学

--- キーポイント ---

・本邦での報告はまれであるが，見逃されている症例が多いと考えられている．

　北イングランドの疫学調査では10万人当たり0.77人とされているが，平成22年度厚生労働科学研究費補助金難治性疾患克服研究事業「ベスレムミオパチーとその類縁疾患の実態調査（西野班）」では，本邦での患者は100人未満と報告されている．多数の未診断例がいると考えられる．

2 症状と神経学的所見

--- キーポイント ---

・近位筋優位の筋力低下と関節拘縮が主体で，緩徐進行性である．

　10〜20歳代に発症し，屈筋群より伸筋群に強い近位筋優位の筋力低下や筋萎縮，手指，肘関節，足関節などの関節拘縮を認める．緩徐進行性で，50歳代で半数から2/3の患者が歩行補助具や車椅子を必要とする．呼吸機能障害はまれであるが，時に進行例で認めることがある．

E 筋 20. ミオパチー **305**

③ 病　因

— キーポイント —

- *COL6A1*遺伝子，*COL6A2*遺伝子，*COL6A3*遺伝子の変異により発症するが，その機序はまだ解明されていない．

　間質に広範囲に発現する細胞外マトリックス蛋白であるⅥ型コラーゲンをコードする*COL6A1*遺伝子，*COL6A2*遺伝子，*COL6A3*遺伝子の変異による[11]．多くは常染色体優性遺伝形式をとるが，*de novo*変異や常染色体劣性遺伝形式をとることもあるため，家族歴がなくても本症を否定できない．Ⅵ型コラーゲンの異常が筋力低下や関節拘縮を引き起こす機序は明らかになっていない．

④ 筋病理所見

— キーポイント —

- 筋病理，免疫組織化学は非特異的所見のみであることが多い．

　筋線維の大小不同，筋内鞘の間質増生などを認めるが，特異的な所見ではない．Ⅵ型コラーゲンの抗体を用いた免疫組織化学でも，正常もしくは軽微な変化のみであることが多い．

⑤ 検査所見

— キーポイント —

- 骨格筋画像で大腿四頭筋，ハムストリングで特徴的な所見がみられ，診断に有用である．

　血清CK値は正常もしくは軽度上昇する．大腿部の骨格筋画像では，外側広筋，ハムストリングの辺縁部が障害され中心部が保たれる（tigroid signまたはsandwich sign），また，大腿直筋の前方中心部が障害される特徴的な所見を呈する（central shadowまたはtarget sign）．

6 診　断

― キーポイント ―

• 診断基準を参考に診断するが，臨床症状，検査所見などから総合的に判断する必要がある．

　　厚生労働省希少難治性筋疾患に関する調査研究班から診断基準が示されている［http://www.nanbyou.or.jp/entry/4006（2017年10月アクセス）］．臨床症状，筋病理，遺伝子検査，合併症の有無などから総合的に判断する必要がある．

7 治療と予後

― キーポイント ―

• 根本的な治療法はなく，対症療法が主体となる．生命予後は良好であることが多い．

　　根本的な治療法はない．筋力低下，関節拘縮予防のためのリハビリテーション，関節拘縮に対する外科的治療などの対症療法を行う．生命予後は一般的に良好である．まれに呼吸機能障害により人工呼吸管理を必要とすることがあるため，とくに進行例では定期的な呼吸機能の評価が必要である．

コラム

筋生検は診断に必要？

　近年，簡便かつ迅速に遺伝子検査が可能となり，筋疾患の診断に大きく寄与している．しかしながら，遺伝性筋疾患において，特徴的な臨床像を呈する一部の疾患を除き，遺伝学的検査のみで診断可能な例は3割にも満たない．次世代シークエンサーを用いた遺伝学的解析では多くの候補遺伝子バリアントが検出されるが，その病的意義の判定は困難なことも多い．免疫染色を含む筋病理診断は，それらのバリアントの病的異意義の決定に，時に非常に有用な情報を提供する．また筋病理診断で，臨床的に遺伝性筋疾患の合併が明らかになることもある．筋病理診断は侵襲的ではあるものの，遺伝学的検査と組み合わせることで，より正確な診断，ひいては適切な治療方針の決定，正確な予後予測を可能にするため，筋疾患が疑われる患者では早期に積極的に行うべくであろう．

文献

1) Eisenberg I, et al : The UDP-N-acetylglucosamine 2-epimerase/N-acetylmannosamine kinase gene is mutated in recessive inclusion body myopathy. Nat Genet **29** : 83-87・2001
2) Liu J, et al : Dysferlin, a novel skeletal muscle gene, is mutated in Miyoshi myopathy and limb girdle muscular dystrophy. Nat Genet **20** : 31-36, 1998
3) Malicdan MC, et al : Prophylactic treatment with sialic acid metabolites precludes the development of the myopathic phenotype in the DMRV-hIBM mouse model. Nat Med **15** : 690-695, 2009
4) Nishino I, et al : Primary LAMP-2 deficiency causes X-linked vacuolar cardiomyopathy and myopathy (Danon disease) . Nature **406** : 906-910, 2000
5) Ramachandran N, et al : VMA21 deficiency prevents vacuolar ATPase assembly and causes autophagic vacuolar myopathy. Acta Neuropathol **125** : 439-457, 2013
6) Sugie K, et al : Autophagic vacuoles with sarcolemmal features delineate Danon disease and related myopathies. J Neuropathol Exp Neurol **64** : 513-522, 2005
7) Chabrol B, et al : X-linked myopathy with excessive autophagy : a clinicopathological study of five new families. Neuromuscul Disord **11** : 376-388, 2001
8) Echaniz-Laguna A, et al : Novel Lamp-2 gene mutation and successful treatment with heart transplantation in a large family with Danon disease. Muscle Nerve **33** : 393-397, 2006
9) Kaplan JC, et al : The 2016 version of the gene table of monogenic neuromuscular disorders (unclear genome) . Neuromuscular Disordv **25** : 991-1020, 2015
10) Wu S, et al : Central core disease is due to RYR1 mutations in more than 90% of patients. Brain **129** : 1470-1480, 2010
11) Jöbsis GJ, et al : Type VI collagen mutations in Bethlem myopathy, an autosomal dominant myopathy with contractures. Nat Genet **14** : 113-115, 1996

（西川　敦子，西野　一三）

第II章　疾患各論

E　筋

21. 遺伝性周期性四肢麻痺

すぐに役立つ 診療のエッセンス

- 遺伝性周期性四肢麻痺は，遺伝性高カリウム性周期性四肢麻痺（hyperkalemic periodic paralysis：HyperPP），遺伝性低カリウム性周期性四肢麻痺（hypokalemic periodic paralysis：HypoPP）とAndersen-Tawil症候群（ATS）の3つに分類される.
- HyperPPは*SCN4A*遺伝子，HypoPPは*SCN4A*遺伝子または*CACNA1S*遺伝子，ATSは*KCNJ2*遺伝子または*KCNJ5*遺伝子の変異によって起こる.
- 鑑別診断には，血液検査などにより二次性周期性四肢麻痺を除外のうえ，①ミオトニーの有無，②麻痺発作の誘因・発作時間，③臨床神経生理検査（針筋電図・exercise test），④心電図による不整脈の検索・骨格小奇形の有無が重要である.
- 治療は「急性期治療」と「予防治療」とに分けて考える.
- 周術期に使用する麻酔薬による悪化など，二次的なリスクがあるため，他科との連携が重要である.

1 臨床疫学

― キーポイント ―

- 本邦で確認されている数は少なく，大規模に調べられた疫学データはない.
- 欧米の報告では，およそ1人/10万人である.

　　周期性四肢麻痺は，骨格筋に発現するイオンチャネルの機能異常により起こる「筋チャネル病」と呼ばれる疾患群に属する.

　　本邦の臨床現場で遭遇する頻度がもっとも高い周期性四肢麻痺は，甲状腺中毒性周期性四肢麻痺（thyrotoxic periodic paralysis：TPP）である.

　　遺伝性周期性四肢麻痺は，遺伝性高カリウム性周期性四肢麻痺（HyperPP）[1]，遺伝性低カリウム性周期性四肢麻痺（HypoPP）[2]とAndersen-Tawil症候群（ATS）[3]の3つに分類される. HyperPPは骨格筋型電位依存性ナトリウムチャネル（Nav1.4）をコードする*SCN4A*遺伝子，HypoPPは*SCN4A*遺伝子または骨格筋型電位依存性カルシウムチャネル（Cav1.1）をコードする*CACNA1S*遺伝子の変異による. ATSは内向き整流性カリウムチャネル（Kir2.1）をコードする*KCNJ2*遺伝子，またはG蛋白共役型内向き整流性カリウムチャネル（Kir3.4）をコードする*KCNJ5*遺伝子の変異による. いずれも常染色体優性遺伝である. いずれも麻痺発作は女性のほうが軽症である傾向がある.

　　本邦で確認されている数は数十家系と少なく，大規模な疫学データはない. 症状が軽く未診断である家系や，不整脈のみのATSなど，潜在症例は多いと考えられる. 欧米の報告では，

10万人当たり，HyperPPは0.17～0.5人，HypoPPは0.13～1人，ATSは0.08人とされている[1~4]．

2 症状と神経学的所見

― キーポイント ―

- HyperPPとHypoPPとは，発作極期の血清K値だけでなく，麻痺の特徴が違う．
- ATSは，麻痺発作のほか，不整脈・骨格小奇形を合併する．

HyperPPは，ミオトニーと高K血症を伴う弛緩性麻痺発作を特徴とする．発作間欠期に，眼瞼・手指に軽いミオトニーを有することがある．麻痺症状は，通常10歳以下から生じ，初老期以降発作回数は減少する．下肢に強い傾向があり，呼吸不全は通常生じない．果物の摂取，運動後の安静，寒冷や妊娠が発作・増悪の誘因となる．典型的な発作エピソードは，「朝食前に生じ15分から1時間ほど持続した後，消失する」といったものである．慢性進行性のミオパチーの合併が時に認められる．

HypoPPは，低K血症を伴う弛緩性麻痺発作を特徴とする．ミオトニーは認めない．麻痺発作は，思春期頃に初発し，発作回数はさまざまだが，中年以降は減る．発作持続時間は，数時間から半日程度，長い場合は数日持続することもある．下肢に強く，呼吸障害や嚥下障害は出現しにくい．激しい運動，高炭水化物食の多量摂取，精神的ストレスなどが誘引となる．典型的な発作エピソードは「夜にお酒と炭水化物をたくさん食べて就寝したら，翌朝起き上がりにくい」というものである．発作間欠期には無症状である．約25％に緩徐進行性の下肢筋力低下を示すミオパチー型が存在する．

ATSは，四肢麻痺発作，不整脈・心電図異常，骨格小奇形の3徴を特徴とするが，3徴がそろわない例も多い．10歳前後に，心症状（失神）または麻痺発作で発症する．心電図検診で発見されることも多い．麻痺発作は低K性が多いが，正K性・高K性を示すこともある．呼吸筋は通常，障害されない．心症状では失神の頻度が高い．ATSは，QT延長症候群7型とも呼ばれることがあるが，心電図上の特徴としては，むしろ心室性不整脈や増高U波の頻度が高い．突然死に留意すべきである[5]．奇形としては小顎，両眼間隔の開大，耳介低位，低身長，第5指彎曲の頻度が高い．精神症状や発達障害の合併は認めない．

3 発症機序

― キーポイント ―

- HyperPPもHypoPPもともに脱分極性麻痺がその本態であることは共通するが，それに至る発症機序のプロセスは異なる．

HyperPPの原因となる変異Nav1.4の多くは，「Persistent currentの増大などの速い不活化の

障害」と「遅い不活化の障害」という機能異常を有する．その結果，変異Nav1.4の発現した筋細胞膜は興奮性が亢進した状態となり，脱分極性麻痺に至ると考えられている[6]．

　HyperPPに比べてHypoPPの発症機序は不明な点が多い．近年，HypoPPの原因となる変異Nav1.4と変異Cav1.1には共通の漏洩電流，Gating pore電流が生じることが示された[7]．しかし，Gating pore電流の存在により，どのような細胞内環境変化が生じて脱分極性麻痺をもたらすのかは不明である[6]．

4 病理・画像所見

― キーポイント ―

- 筋生検の機会は少なく，特異的な所見に欠ける．
- 筋MRIによる細胞内環境変化を検出する研究が進んでいる．

　筋生検をされる機会自体が少ない．HypoPPの筋病理では，空胞形成やtubular aggregatesがみられる報告がある[2]．ミオパチー型では筋線維の大小不同や壊死再生を認めることがある．
　筋MRIにおいて，ミオパチーを伴うHyperPPでは，筋萎縮や筋組織への脂肪浸潤などを認める[8]．また，7テスラMRIでは，健常者に比してHypoPPは筋浮腫が強く，筋細胞内のNaイオンおよびClイオンの蓄積がみられたとの報告がある[9]．

5 検査所見

― キーポイント ―

- 血液検査では，血清K値，CK，甲状腺機能，酸塩基平衡，レニン・アルドステロン，血中マグネシウム値，腎機能，血中副腎皮質ホルモンの確認が鑑別に有用である．
- 生理検査では，心電図，針筋電図，exercise testが鑑別に有用である．

a 血液検査

　血清K値の測定は重要で，「発作極期」において，HyperPPは高K血症を，HypoPPは低K血症を示す．実際には，「発作極期」の血液検査施行は困難である．来院時に弛緩性麻痺を認めていても，筋細胞内ではすでに回復機転へ向かっている可能性が否定できず，その場合，HypoPPでも血清K値は高値を示すこともある．血清K値のみを根拠にした臨床診断には注意が必要である．

　HyperPPでは，発作間欠期に高CK血症を呈することがある．

　甲状腺機能の評価はTPPとの鑑別ならびに治療方針にもかかわる．

　Bartter症候群やGitelman症候群といった先天性尿細管機能障害に伴う二次性の低K性周期性四肢麻痺の除外には，血中の酸塩基平衡，レニン・アルドステロン，血中マグネシウム，尿中カルシウムの測定が有用である．腎不全やAddison病など二次性高K血症の除外には，腎

機能評価，血中副腎皮質ホルモン（コルチゾール，アルドステロン，アンドロゲン）の測定が有用である．

ⓑ 生理学的検査

ATSの鑑別として，心電図による心室性不整脈や増高U波の確認は重要である．

原因遺伝子予測に有用な神経生理学的検査として，針筋電図とexercise testとがある．

針筋電図では，ミオトニー放電の有無を判定する．ミオトニー放電の電気生理学的証明はHyperPPを支持するが確認できない場合や，確認できても持続の短い軽度のミオトニー放電しか確認できない場合がしばしばある．HypoPPの患者ではミオトニー放電を認めない．HyperPPやHypoPPに慢性進行性ミオパチーを合併した病型では筋原性変化を認める．

Exercise testは，麻痺症状の再現を電気生理学的に捉える検査であり，short exercise test（SET），prolonged exercise test（LET），被検筋を氷嚢などで冷やした状態でSETを行うmuscle cooling testがある．SETは「運動負荷直後に麻痺が出現すること」を，muscle cooling testは「寒冷刺激によって麻痺が出現すること」を，LETは「運動後，しばらくしてから麻痺が出現すること」を再現することを目的としている．

針筋電図・SET・LETを組み合わせて5つのパターン（Ⅰ～Ⅴ）に分類する（Fournier分類）[10]．典型的な場合，HyperPPはパターンⅣ（ミオトニー放電なし，またはまれ，SETで漸増傾向，LETで一過性上昇ののち，後期で明らかな低下）を，HypoPPはパターンⅤ（ミオトニー放電なし，SET正常，LETで一過性上昇はなく，後期で明らかな低下）をとる．Fournier分類の検査感受性・特異性は必ずしも高くないが，臨床症状の客観的評価・確認として重要である．

6 診　断

― キーポイント ―

•確定診断には，遺伝子解析が必要だが，遺伝子変異の同定できない原因不明例も存在する．

診断基準に準ずる（**表1**）[1]．診断確定には，遺伝子検査が必要だが，各疾患で頻度の高い変異が知られている（**表1**）．一方，検索しても，遺伝子変異が同定できない症例がかなりの数存在する．

表1　診断基準

遺伝性高カリウム性周期性四肢麻痺

ほぼ確実　①②③④を認める（①の項目を一部しか満たさない場合，⑤を認めること）

確実　①②③に加え⑥あるいは⑦を認めること（①の項目を一部しか満たさない場合，⑤を認めること）

①以下のすべての特徴を持つ麻痺（筋力低下）発作を呈する

　意識は清明

　発作時血清カリウム濃度が高値あるいは正常を示す

　呼吸筋・嚥下筋は侵されない

　発作持続は数十分から数時間程度

　寒冷，果物など高カリウム食の摂取，空腹あるいは安静（不動）が誘因となった発作がある

②発症は15歳まで

③発作間欠期には通常筋力低下を認めない

④ミオトニーを認める1）あるいは2）

　1）臨床的にミオトニー現象（筋強直現象）を認める

　2）針筋電図でミオトニー放電を認める

⑤発作間欠期にprolonged exercise test（運動試験）で振幅の漸減現象を認める

⑥常染色体性優性遺伝の家族歴がある

⑦骨格筋型Naチャネルのαサブユニットの遺伝子に本疾患特異的な変異を認める

　（SCN4A遺伝子：I693T，T704M，M1592Vなど）

【除外診断】 二次性高カリウム性周期性四肢麻痺の原因（カリウム保持性の利尿薬，Addison病，腎不全など）および他のミオトニーを呈する疾患（筋強直性ジストロフィーや先天性ミオトニーなど）

遺伝性低カリウム性周期性四肢麻痺診断基準

ほぼ確実　①②③④を認めること（①の項目を一部しか満たさない場合，⑤を認めること）

確実　①②③に加え⑥あるいは⑦を認めること（①の項目を一部しか満たさない場合，④⑤を認めること）

①以下のすべての特徴を持つ麻痺（筋力低下）発作を呈する

　意識は清明

　発作時血清カリウム濃度が著明な低値を示す

　呼吸筋・嚥下筋は侵されない

　発作持続は数時間から1日程度

　発作は夜間から早朝に出現することが多い

　激しい運動後の休息，高炭水化物食あるいはストレスが誘因となった発作がある

②発症は5〜20歳

③発作間欠期には，筋力低下やCK上昇を認めない

④針筋電図でミオトニー放電を認めない

⑤発作間欠期にprolonged exercise test（運動試験）で振幅の漸減現象を認める

　（麻痺発作時の臨床的観察ができていない場合には有用）

⑥常染色体性優性遺伝の家族歴がある

⑦骨格筋型CaあるいはNaチャネルαサブユニットの遺伝子に本疾患特異的な変異を認める

　（CACNA1S遺伝子：R528H/G，R897S，R900G/S，R1239H/G，V876E，H916Qなど）

　（SCN4A遺伝子：R222W，R669H，R672H/G/S/C，R1129Q，R1132Q，R1135H/Cなど）

【除外診断】 二次性低カリウム性周期性四肢麻痺の原因となる下記疾患の鑑別が必須

甲状腺機能亢進症，アルコール多飲，カリウム排泄性の利尿薬，カンゾウ（甘草）の服用，原発性アルドステロン症，Bartter症候群，腎細尿管性アシドーシス，慢性下痢・嘔吐

（文献11をもとに著者作成）

E 筋 21. 遺伝性周期性四肢麻痺 **313**

7 治療と予後

───── キーポイント ─────

- 周期性四肢麻痺の治療は，発作時の急性期治療と，発作間欠期における予防とからなる.
- 発作急性期の治療では，不整脈の発生など生命予後にかかわりうる血清K値の管理を含めたバイタルの安定が最重要である.
- 周術期などにおける二次的リスクには注意し，各関連診療科との連携が重要である.

a 発作急性期における治療

　HypoPPでは，徐放性でないカリウム製剤25〜50 mEqを経口内服させる．嘔吐があるときには，経静脈投与を行うが，血管痛により十分な投与ができないこともある．血清K値をモニターしながら数時間おきにカリウム投与を繰り返す．当初は筋への取り込みのため血清K値がなかなか上昇しないことも多いが，回復機転に移行すれば筋からのカリウムの流出が生じ，リバウンドの高K血症が生じるので注意する．筋力の回復や血清K値の上昇の兆しがみられれば投与を中止し，慎重に血清K値をモニターする.

　HyperPPの麻痺発作は軽く，短い時間で自然軽快することが多いため，麻痺に対し急性期治療を要することは少ない．高K血症による心停止の可能性に留意する．必要時には，グルコン酸カルシウムやループ利尿薬の経静脈投与を行う.

b 発作間欠期の予防治療

　HypoPPでは，高炭水化物食の過量摂取，アルコール多飲や激しい運動を避ける．ナトリウム摂取の制限も有効である．予防としてacetazolamideが有効な例もあるが，全例ではない．徐放性カリウム製剤もしくは抗アルドステロン薬（spironolactone）なども使用される．また，発作の予兆を感じたときにカリウム製剤を多めに服用することも，時に有効である.

　HyperPPでは，寒冷を避け保温すること，長時間の安静・座位を避けて途中で身体を動かすことなどが有効である．acetazolamide，サイアザイド系利尿薬，ループ利尿薬が予防薬として用いられるが，有効性は症例による．食事，とくに炭水化物の摂取も麻痺発作の予防になる．ミオトニーが強い場合には，mexiletineの服用を考慮する.

c 二次的リスク

　いずれでも，周術期の合併症・症状の悪化がありうるとされる．悪性高熱のリスクの上昇，麻酔前後の筋力低下などの報告があり，いずれの場合も慎重な管理を要する．ミオトニーを増悪させる可能性があるため，HyperPPには，脱分極性の麻酔薬，suxamethonium，コリンエステラーゼ阻害薬は使用禁忌である.

d 予後

　生命予後は悪くない．麻痺発作のみの病型では機能予後も良好である．ミオパチー型では要介助，さらに重症例では車椅子生活となる場合がある.

314　第Ⅱ章　疾患各論

> **コラム**
>
> ## 新生児・乳幼児の重篤な呼吸障害とNaチャネル異常症
>
> 　*SCN4A*遺伝子の変異で発症するNaチャネル異常症として，前述のHyperPP，HypoPP以外にもナトリウムチャネルミオトニー（SCM），先天性パラミオトニー（PMC），先天性筋無力症候群が知られている．近年，新生児・乳幼児で非常に強いミオトニーが原因で呼吸障害を示した症例の報告が散見され，*SCN4A*遺伝子変異によるSCMまたはPMCであることが示されている[12]．一方，先天性筋無力症候群は，神経筋接合部分子の先天的な欠損および機能異常により，筋力低下や易疲労性をきたす疾患で，2015年1月1日より指定難病に指定されている[13]．原因となる遺伝子は19種類が知られており，そのうち*SCN4A*遺伝子変異例は長らく1例のみの報告であった[14]．近年になり，*SCN4A*遺伝子のホモ変異の新規変異症例が続けて報告された[15, 16]．Naチャネル異常症は新生児・乳幼児の重篤な呼吸障害例の一部を形成している可能性も否定できず，小児神経領域も含め，同疾患の理解を深めることは重要である．

■文　献

1) Weber F, et al : Hyperkalemic Periodic paralysis, GeneReviews®, https://www.ncbi.nlm.nih.gov/books/NBK1496/（2017年10月アクセス）

2) Vicart S, et al : Hypokalemic Periodic paralysis, GeneReviews®, https://www.ncbi.nlm.nih.gov/books/NBK1338/（2017年10月アクセス

3) Statland JM, et al : Andersen-Tawil Syndrome, GeneReviews®, https://www.ncbi.nlm.nih.gov/books/NBK1264/（2017年10月アクセス）

4) Horga A, et al : Prevalence study of genetically defined skeletal muscle channelopathies in England. Neurology **80** : 1472-1475, 2013

5) Peters S, et al : Sudden cardiac death in Andersen-Tawil syndrome. Europace **9** : 162-166, 2007

6) Cannon SC : Channelopathies of skeletal muscle excitability. Compr Physiol **5** : 761-790, 2015

7) Sokolov S, et al : Gating pore current in an inherited ion channelopathy. Nature **446** : 76-78, 2007

8) Lee YH, et al : Whole-body muscle MRI in patients with Hyperkalemic periodic paralysis carrying the SCN4A mutation T704M : Evidence for Chronic progressive myopathy with selective muscle involvement. J Clin Neurol **11** : 331-338, 2015

9) Weber MA, et al : 7-T ^{35}Cl and ^{23}Na MR Imaging for detection of mutation-dependent alterations in muscular edema and fat fraction with sodium and chloride concentrations in muscular periodic paralyses. Radiology **281** : 326, 2016

10) Fournier E, et al : Electromyography guides toward subgroups of mutations in muscle channelopathies. Ann Neurol **56** : 650-661, 2004

11) 難病情報センター：遺伝性周期性四肢麻痺，http://www.nanbyou.or.jp/entry/4529（2017年10月アクセス）

12) Lion-Francis L, et al : Severe neonatal episodic laryngospasm due to de novo SCN4A mutations : a new treatable disorder. Neurology **75** : 641-645, 2010

13) 難病情報センター：先天性筋無力症候群，http://www.nanbyou.or.jp/entry/3997（2017年12月アクセス）
14) Tsujino A, et al：Myasthenic syndrome caused by mutation of the SCN4A sodium channel. Proc Natl Acad Sci U S A **100**：7377-7382, 2003
15) Arnold WD, et al：Defective fast inactivation recovery of Nav 1.4 in congenital myasthenic syndrome. Ann Neurol **77**：840-850, 2015
16) Habbout K, et al：A recessive Nav1.4 mutation underlies congenital myasthenic syndrome with periodic paralysis. Neurology **86**：161-169, 2016

（久保田智哉，高橋　正紀）

第Ⅲ章

神経変性疾患に対する
免疫系・脳血管障害のかかわり

第III章　神経変性疾患に対する免疫系・脳血管障害のかかわり

 神経変性疾患と炎症・免疫のかかわり

理解のためのエッセンス

- 活性化グリア細胞の増加は神経変性疾患に共通してみられる所見であり，長く瘢痕としてのグリオーシスと考えられてきたが，近年，神経炎症として捉えられている．
- 神経炎症の主役はミクログリアであり，種々の免疫細胞も神経炎症に関与している．
- 神経炎症は神経変性疾患の慢性進行性の機序に関与している．
- 神経炎症または中心となるミクログリアの機能制御が新たな治療標的として注目されている．
- 免疫細胞浸潤の抑制も神経変性の治療戦略になりうるかもしれない．

　神経変性疾患には本書各項で詳細に解説されているように，多種多様な疾患が含まれている．いまだに原因は不明で，ある特定の神経細胞群が変性脱落していくことに対応して，それぞれの疾患が特異な症状，徴候を呈する．これらの疾患の共通点は，発症後一定の速度で進行していく点である．すなわち，神経変性疾患の本態を解明するには各疾患の部位特異性と慢性進行性それぞれの機序を明らかにする必要がある．多くの神経変性疾患では家族性の亜群があり，それらの解析から種々の遺伝子異常が明らかにされている．それらの異常遺伝子に由来する異常蛋白あるいは遺伝子異常により欠損する因子（蛋白）が各疾患の発症に重要な役割を果たしていると考えられ，現在も精力的に研究されている．実際に，Alzheimer病におけるβ-アミロイド（Aβ），Parkinson病におけるα-シヌクレインなど，神経変性疾患には種々の異常蛋白（misfolded protein）の沈着が古くから知られており，これらの異常蛋白が部位特異性の病態発現に関与していると考えられ，これらの蓄積を防止する試みが新規治療法になりうることも示されている．異常蛋白の蓄積が徐序に進行し，神経傷害を徐々に引き起こしていくことは慢性進行性の経過を説明しうるかもしれない．しかしながら，異常蛋白の沈着の程度と認知症などの臨床症状の程度が比例しないこと，アミロイドワクチンでアミロイドの沈着が抑制されたにもかかわらず，認知症は進行したという臨床治験の成績などは，これらの遺伝子異常や異常蛋白の蓄積でのみでは神経変性疾患に共通する慢性進行性の経過を十分説明できないことを示唆している．慢性進行性の経過を説明する機序として最近になって注目されているのが炎症（神経炎症）である．非ステロイド系抗炎症薬がモデル動物やヒトでの臨床研究でAlzheimer病（AD）の進行を抑制する可能性が示唆されていること，筋委縮性側索硬化症（ALS）でラジカルスカベンジャーの有効性が示されたことなどの事実から，種々の神経変性の過程に炎症が関与していると考えられるようになってきた．さらに，変性神経周囲に増加しているグリア細胞が活発に炎症性因子を産生しており，従来は静的な瘢痕と考えられていたグリオーシスがより活発なグリア炎症であることも明らかになっている．炎症による神経傷害因子の持続的な産生は慢性進行性の経過を説明しうるかもしれないし，さらには傷害因子と神経保護因子のせめぎ合いが，より慢性化の機序に関与しているかもしれない．本節では神経変性

A　神経変性疾患と炎症・免疫のかかわり　**319**

疾患における神経炎症や免疫因子のかかわりを紹介し，神経炎症がどのように神経変性疾患の慢性化の機序へ関与しているかを考察する．さらに，神経炎症の抑制が新たな治療戦略になりうるかについても紹介する．

1　神経炎症

── キーポイント ──

- 神経炎症とは活性化グリア細胞による炎症である．
- 神経変性疾患では発症前から神経炎症が起こっている．
- 神経炎症には末梢からの免疫細胞の浸潤も関与している．
- 神経炎症の中心はミクログリアであり，さまざまな機序で活性化される．
- 傷害神経細胞はミクログリアに向けてhelp-meシグナルを出し，自身を保護する．

a　神経変性疾患と神経炎症

　神経炎症とは，広義には多発性硬化症をはじめとする免疫性の慢性炎症と，神経変性疾患などでみられるグリアの活性化によるグリア炎症を含んでおり，狭義には後者を指している．免疫性の神経炎症に対しては近年さまざまな治療法が開発されているが，神経変性疾患におけるグリア炎症については治療の開発は緒に就いたところである．神経変性疾患に共通する所見として，病変部位に活性化されたミクログリアやアストロサイトの集積がみられ，さらには種々のT細胞やB細胞の浸潤もみられる．Parkinson病（PD）やADなどで変性神経細胞の周囲には腫瘍壊死因子（TNFα），インターロイキン-1（IL-1）βやインターフェロン（IFN）γ陽性のミクログリアが認められており，グリア細胞由来の炎症性サイトカインが神経変性の本態に関与している可能性が示唆されている．しかも，これらグリア細胞の活性化は発症以前から認められており[1]，神経変性の結果というよりは，積極的に病態発現に関与している可能性を示唆している．脳内に直接リポ多糖を注入してグリア細胞を活性化すると，周囲の神経細胞が死滅すること，培養系ではα-シヌクレイン凝集体やA-βがミクログリアを活性化し，炎症性サイトカインを誘導して神経細胞を傷害することも明らかになっている．したがって，神経変性疾患におけるグリア細胞の集簇を，瘢痕形成としての静的なグリオーシスとして捉えるのではなく，より活発な慢性炎症，neuroinflammation（神経炎症）として捉える見方が一般化している．さらに，ALSのモデル動物などの解析から，神経細胞自体の異常よりも，神経細胞以外（グリア細胞）の異常によって神経細胞死に至ることが明らかにされ，これは非細胞自律性細胞死（non-cell autonomous cell death）と呼ばれ，神経変性に対する反応性グリア細胞の重要性を示している[2]．したがって，グリア細胞の活性化による神経炎症がさまざまな神経変性疾患の病態に関与している可能性があり，これらの調節が治療に結び付く可能性も想定される．

b　神経炎症における免疫系の関与

　従来，免疫性疾患とはまったく関連がないと考えられていた神経変性疾患においても前述のごとく，病変部位での免疫性サイトカインが上昇していること，CD4陽性のヘルパーT細胞（Th）やB細胞，マクロファージなどの免疫細胞の浸潤がみられることが明らかにされている．

さらに，T細胞の脳内への浸潤のみではなくAD患者末梢血のT細胞がAβに反応すること[3,4]，髄液中に活性化したCD8陽性T細胞が存在すること[5]なども明かにされており，アミロイドβ-特異的CD4陽性細胞が炎症やシナプス障害，認知症の進行に関与していることも示唆されている[6,7]．神経変性疾患では，調節性T細胞（Treg）の浸潤も明らかになっている．TregはTh細胞のエフェクター機序を抑制し，IL-10やTGFβなどの抑制性サイトカインを介して免疫寛容に関与する細胞である．神経変性疾患においても，抑制性サイトカインによりTh細胞由来の炎症性サイトカインを抑制するほか，活性化ミクログリアをアポトージスにより死滅させる機序，脳由来神経栄養因子（BDNF）やグリア由来神経栄養因子（GDNF）などの神経栄養因子を産生して神経細胞を保護する機序などが明らかになっており，神経変性に対しても抑制的に働いている可能性が示唆される．実際に，筋委縮性側索硬化症のモデルマウスにTregを移入することにより発症を遅らせることも明らかになっている[8]．これらの免疫性細胞と神経炎症の詳細な関連はいまだ不明であるが，Th細胞のうちTh1やTh17は神経傷害性に働き，Th2とTregは炎症抑制，神経保護的に働くようである[9]．

　最近，tau沈着のADモデル（THY-Tau22マウス）や，前頭葉側頭葉認知症モデル（P301Ltau変位マウス）で海馬や大脳皮質にケモカインの一種であるCCL3を分泌するCD8陽性細胞がみられることが示され，神経変性の発現に対するT細胞の役割が再認識されている．さらに興味深いことに，これらのモデルマウスでは抗CD3抗体で末梢のT細胞を枯渇させると，脳内のCD8陽性T細胞の浸潤がなくなり，認知症の発症も抑制された[10]．このことは神経細胞傷害にCD8陽性細胞傷害性T細胞が関与している可能性，あるいはそれら由来のCCL3がその受容体であるCCR3を表現しているグリア細胞（主にはミクログリア）を活性化して神経細胞傷害を引き起こしている可能性を示唆している．PDのモデルマウスにおいてもCD4，CD8陽性細胞が血液脳関門を潜り抜け，黒質のドパミン神経を攻撃している所見[11]とともに，T細胞を枯渇させることによりParkinson病の症候が改善することが明らかにされている[12]．

　反対に，T細胞由来のIL-10がアストロサイトを介して神経保護に働いていることを示した研究も報告されている[13]．したがって，神経変性疾患における免疫細胞浸潤は直接炎症を増強し，神経傷害性に働く以外にもグリア細胞を介して保護的に働く側面も存在すると考えられている．

ⓒ 神経炎症におけるミクログリアの役割

　ミクログリアは活性化に伴い神経傷害因子，神経保護因子ともに産生することから，神経炎症において重要な役割を担うと考えられてきた[14]．Aβがミクログリアを活性化して，さまざまな炎症因子を産生すること，α-シヌクレインがミクログリアを活性化してドパミン神経を傷害することなどから，神経変性疾患において各疾患に特異的な異常蓄積蛋白がミクログリアを活性化させ，神経傷害を誘導する可能性が示されていた．さらに，培養系で変異ハンチンチンを発現させた神経末端に接しているミクログリアのみが増殖，活性化されていることも明らかにされ[15]，各種神経変性疾患に固有の異常蓄積蛋白のほとんどがミクログリアを活性化し，非特異的な炎症を惹起し神経傷害因子を産生しうること，その機序が異常蛋白とToll様受容体（TLR）などの受容体との結合による可能性が示唆されている（図1）．

A 神経変性疾患と炎症・免疫のかかわり　　321

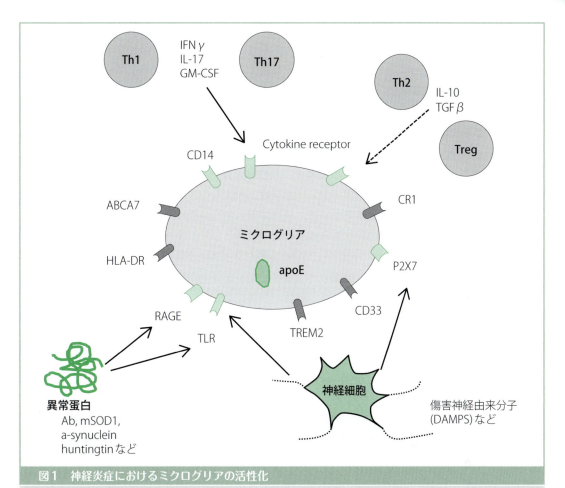

図1　神経炎症におけるミクログリアの活性化

神経変性疾患で蓄積する異常蛋白や浸潤Th1, Th17はミクログリアを活性化（実線）して炎症因子を産生させ，炎症を誘導する．傷害神経からのアデノシン三リン酸（ATP），HMGB1（High Mobidity Group Box 1），熱ショック蛋白（HSP70），マイクロRNA（miRNA）などのdamage associated molecular patterns（DAMPs）はTLRを介してミクログリアを活性化する．Th2, Tregは炎症に対しては抑制性（破線）に働く．緑色はADのGWASでSNP頻度の増加が認められたミクログリア活性化関連分子．

　最近の国際コンソーシアムによるゲノムワイド関連解析（genome-wide association study：GWAS）の結果ではApoE4，TREM-2（the triggering receptor expressed on myeloid cells-2），CD33，補体受容体1（CR1），Clusterin（CLU），ATP-biding cassette, subfamily A member 7（ABCA7），HLA-DRB1, DRB5, Inositol polyphosphate-5-phosptatase（INPP5D）など，ミクログリアの活性化に関連する多様な一塩基多型（SNP）の頻度がADで増加しており，従来想定されていた以上にミクログリアの病態への関与の重要性が指摘されている[15〜18]．このうち免疫グロブリンスーパーファミリーのTREM-2はミクログリアの活性化のシグナルを伝達する重要な受容体であるが，骨異常と認知症を呈するNasu-Hakola病において，このTREM-2の変異が認められており，ミクログリアの活性化が神経変性に関与し，認知症の発症に何らかの役割を果たすことを示唆している．

1）ミクログリアの活性化の機序

　ミクログリアはさまざまな受容体を表現しており，脳の感染や外傷などの際には第一の防御機構として働く．この際には，細菌の外膜成分であるリポ多糖，ペプチドグリカンやウイルスの糖蛋白などがTLRに結合しミクログリアを活性化する．その他，ミクログリアはadvanced glycation end products（RAGE）を表現しており，Aβやさまざまな凝集蛋白も同様にミクログリアを活性化させる．近年，傷害神経からのさまざまな因子（damage associated molecular patterns：DAMPs）がTLRを介してグリア細胞を活性化することも明らかになっている（図1）．ミクログリアは「諸刃の剣」と呼ばれ，活性化に伴い炎症性サイトカイン，一酸化窒素，活性酸素，興奮性アミノ酸，アデノシン三リン酸（ATP）などの神経傷害因子を産生すると同時に，さまざまな抗炎症性サイトカイン，神経栄養因子，神経保護因子などの神経保護に働く因子をも産生する．これらの相反する機能の発現機序として，サブポピュレーションに起因する可能性が挙げられる．マクロファージで炎症性に働くM1と抗炎症性に働くM2が同定されたことから，ミクログリアにも同様のサブポピュレーションが想定され，いくつかの研究がそれを支持している．一方，同一の細胞が刺激の種類によって，傷害因子や保護因子を別々に産生する可能性も考えられる．TLR4のリガンドで刺激されたミクログリアは傷害，保護因子ともに産生するが，TLR9のリガンドでミクログリアを刺激すると，傷害因子は産生せず，保護因子のみを産生することは後者の可能性を支持している[19]．

2）ミクログリアによる神経傷害因子の産生

　TNFαなどの炎症性サイトカイン，一酸化窒素，活性酸素，ヌクレオチドなどが直接あるいは間接的に神経傷害を誘導することが示されている．しかしながら，われわれはこれらの因子は単独での神経傷害性は軽度で，ミクログリア由来のもっとも強い神経傷害因子はグルタミン酸であること，その産生，放出機序が生理的なものとは異なり非常に特異であることを明らかにした．すなわち，生理的にはグルタミン酸はトランスアミナーゼの作用により産生され，グルタミン酸トランスポーターを介して出し入れされるのに対し，活性化ミクログリアでは細胞外のグルタミンを基質としてグルタミナーゼによって産生され，ギャップ結合から放出される．したがって，グルタミナーゼ阻害，あるいはギャップ結合阻害により，生理的なグルタミン酸産生系に影響を及ぼさず，病的な活性化ミクログリア由来のグルタミン酸産生，放出のみを阻害することが可能であると考えられる[20]．アストロサイトもギャップ結合からグルタミン酸をはじめとするさまざまな傷害因子を放出することも明らかになっており，ギャップ結合阻害薬の有効性が示されている[21]．

3）傷害神経細胞からミクログリアへのシグナル

　一方，神経細胞はただ単に傷害刺激を甘受して死滅するだけではなく，自身を保護すべく周囲のグリア細胞にシグナルを送ることが明らかになっている．神経細胞が傷害を受けるとケモカインの1つであるフラクタルカイン（FKN）を産生，放出し，これがミクログリアに作用して，抗酸化酵素の産生を誘導して自身に対して保護的に作用する[22]．FKNは同時に，ミクログリアによる死滅神経細胞の貪食を亢進させ，残った神経の生存を助ける．FKNの受容体はミクログリアのみに発現しており，この受容体をノックアウトすると，ミクログリアの神経保護作用が失われ，神経毒性のみに作用することから[23]，フラクタルカインの神経保護作用は，ミクログリアを介していると考えられる．IL-34は全身臓器にくまなく存在し，マクロファー

ジ系細胞の最終分化に働くコロニー刺激因子（CSF）-1と同じ受容体（CSF-1R）を介して作用する．神経系では神経細胞のみがIL-34を産生し，しかも，傷害を受けるとその産生が亢進する．その受容体はミクログリアに強く表現されていることから，傷害神経からミクログリアへのhelp-meシグナルと考えられる．実際に，IL-34はミクログリアの増殖，抗酸化酵素の産生を促進し，さらにアミロイド分解酵素の1つであるインスリン分解酵素の産生を高め，ミクログリアの存在下でAβによる神経細胞傷害を軽減した[24]．ADの大脳で神経細胞のIL-34が減少していること，IL-34の投与によりADモデル動物の認知能の改善がみられたことは，傷害の進行とともにhelp-meシグナルも減少する可能性，IL-34の補充療法の有用性を示唆している．さらに，線維芽細胞増殖因子（FGF-2）も同様に傷害神経細胞が産生し，ミクログリアの遊走，保護因子産生を促進することからhelp-meシグナルとして作用していると考えられる[25]．

2 慢性化の機序としての神経炎症

― キーポイント ―

- 異常蛋白によるミクログリアの活性化が炎症を進行させる．
- ミクログリアには炎症性サイトカインを持続的に産生させる機序がある．
- 傷害された神経は自身を守るシグナルをミクログリアに送る．
- これらが相まって慢性進行性の経過をとる．

前述のごとく，各種神経変性疾患で認められる異常蛋白はミクログリアを活性化させる．進行に伴ってこれら異常蛋白が増加し，慢性的にミクログリアを活性化し，神経炎症が進行することも慢性進行性の1つの機序と推測される．神経炎症ではグリア細胞，免疫細胞が傷害性因子と保護因子の相反する因子を産生することも慢性の経過に関与しているかもしれない．ミクログリアから分泌されたTNFαは自身の受容体を介してさらにTNFαを産生させるautocrine loopが存在する．培養系では，一度TNFαで刺激されたミクログリアは数週に及びTNFαを産生し続けることから，このTNFαのautocrine loopの存在も慢性進行性の1つの機序と考えられる（図2）．TNFαは自身が傷害性に働く以外にも周囲のグリア細胞に神経毒であるグルタミン酸産生を誘導することから，この産生が持続性に続けば，持続的な神経傷害が引き起こされると考えられる．

さらに，傷害神経細胞はさまざまなhelp-meシグナルを出して自身を傷害から守ろうとしている．これらの傷害因子の産生と傷害神経からのhelp-meシグナルに反応してミクログリアが保護因子を産生することにより，傷害因子，保護因子がせめぎ合うことも神経変性疾患の慢性化の一因になっている可能性も推測される（図2）．

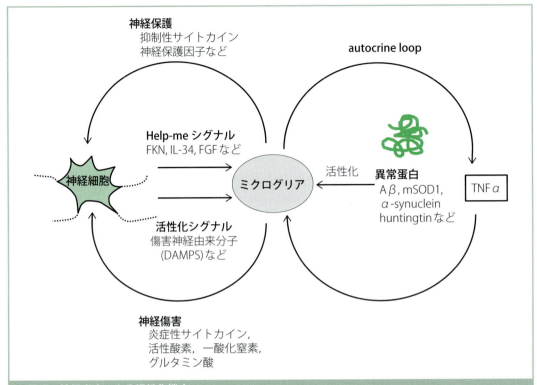

図2　神経炎症による慢性化機序

異常蓄積蛋白の慢性的な増加は慢性的なミクログリアの活性化を引き起こす．
ミクログリアは活性化によりTNFαを産生する．TNFαはミクログリアのTNF受容体を介してさらにTNFα産生を誘導し（autocrine loop），慢性的にTNFα産生が持続する．
傷害神経からのDAMPsはTLRを介してミクログリアを活性化し，神経傷害をさらに進行させる．一方で，傷害神経は自身を保護するために，さまざまなhelp-meシグナルを出してミクログリアの神経保護作用を増強させる．このミクログリアの傷害と保護の二面性も炎症蔓延化に関与していると考えられる．

3　ミクログリアの機能抑制による神経炎症の制御

── キーポイント ──

- ミクログリアが新たな神経変性疾患の治療標的となる．
- ミクログリアの傷害因子の産生抑制，保護因子の産生誘導は神経変性を抑制する．

　最近，ミクログリアを標的としたAD治療の可能性が注目されている[26]．ミノサイクリンはミクログリアの炎症因子を抑制するため，治療薬の候補として挙げられたが，臨床治験での効果は得られなかった．同様に，炎症性サイトカインに対する抗体（抗TNFα抗体など）も神経系の炎症には無効であった．抑制性サイトカインを投与あるいは抑制性サイトカインを誘導する薬剤も検討対象と考えられている．しかしながら，ADモデルマウスではTGFβやIL-10などの抑制性サイトカインをノックアウトすると，Aβの貪食が亢進し，Aβ沈着が有意に減

少して，発症後の認知能も有意に軽減させることが明らかになっている．これは抑制性サイトカインがAβの貪食を活性化しうることを示しており，抑制性サイトカインを安易に神経変性疾患治療に用いるには問題がある可能性を示唆している．

　前述のごとく，ミクログリア由来のもっとも強い神経傷害因子はグルタミン酸であり，ミクログリアはそれをギャップ結合から放出する．われわれは脳移行性のギャップ結合阻害薬（INI0602）を作成し，ALSやADを含めたさまざまな神経変性疾患のモデル動物の病態を抑制することを確認している[20]．脳移行性を付与したギャップ結合阻害薬はミクログリア由来の神経傷害因子のみを抑制し，多様な神経変性疾患の革新的な治療薬になりうると考えられる．

　反対に，ミクログリアの神経保護因子の産生を増強することも神経変性を抑制する可能性も推測される．われわれはTLR9のリガンドであるCpG DNAでミクログリアを刺激すると傷害因子を産生することなく，保護因子のみを産生することを明らかにした．実際に，脳移行性を付加したCpGはADモデルマウスの病態を改善させたことから，他の神経変性疾患においても神経炎症を抑制する治療戦略となりうると考えられる[19]．

おわりに
　神経変性疾患ではグリア細胞が神経炎症を引き起こし，慢性進行性の神経傷害を起こしている．したがって，これら神経炎症の制御が近未来の神経変性疾患の治療標的として重要である．

■文　献
1) Hirsch EC, et al : Neuroinflammation in Parkinson's disease : a target for neuroprotection? Lancet Neurol **8** : 382-397, 2009
2) Yamanaka K, et al : Astrocytes as determinants of disease progression in inherited amyotrophic lateral sclerosis. Nat Neurosci **11** : 252-253, 2008
3) Togo T, et al : Occurrence of T cells in the brain of Alzheimer's disease and other neurological diseases. J Neuroimmunol **124** : 83-92, 2002
4) Monsonego A, et al : Increased T cell reactivity to amyloid beta protein in older humans and patients with Alzheimer disease. J Clin Invest **112** : 415-422, 2003
5) Lueg G, et al : Clinical relevance of specific T-cell activation in the blood and cerebrospinal fluid of patients with mild Alzheimer's disease. Neurobiol Aging **36** : 81-89, 2015
6) Ethell DW, et al : Abeta-specific T-cells reverse cognitive decline and synaptic loss in Alzheimer's mice. Neurobiol Dis **23** : 351-361, 2006
7) Monsonego A, et al : Abeta-induced meningoencephalitis is IFN-gamma-dependent and is associated with T cell-dependent clearance of Abeta in a mouse model of Alzheimer's disease. Proc Natl Acad Sci U S A **103** : 5048-5053, 2006
8) Banerjee R, et al : Adaptive immune neuroprotection in G93A-SOD1 amyotrophic lateral sclerosis mice. PLos ONE **3** : e2740, 2008
9) Appel SH : CD4＋T cells mediate cytotoxicity in neurodegenerative diseases. J Clin Invest. **119** : 13-15, 2009.
10) Laurent C, et al : Hippocampal T cell infiltration promotes neuroinflammation and cognitive decline in a mouse model of tauopathy. Brain **140** : 184-200, 2017
11) Odoardi F, et al : T cells become licensed in the lung to enter the central nervous system. Nature **488** : 675-679, 2012
12) Wheeler CJ, et al : T-Lymphocyte Deficiency Exacerbates Behavioral Deficits in the

6-OHDA Unilateral Lesion Rat Model for Parkinson's Disease. J Neurol Neurophysiol **5**：209, 2014

13) Jones KJ, et al：CD4＋T Cells and Neuroprotection：Relevance to Motoneuron Injury and Disease. J Neuroimmune Pharmacol **10**：587-594, 2015

14) Suzumura A：Neuron-microglia interaction in neuroinflammation. Curr Protein Pept Sci **14**：16-20, 2013

15) Kraft AD, et al：Activated microglia proliferate at neuritis of mutant huntingtin-expressing neurons. Neurobiol Aging **33**：621 e17-33, 2012

16) Mhatre SD, et al：Microglial malfunction：the third rail in the development of Alzheimer's disease. Trends Neurosci **38**：621-636, 2015

17) Colonna M, et al：TREM2 variants：new keys to decipher Alzheimer disease pathogenesis. Nat Rev Neurosci **17**：201-207, 2016

18) Walter J：The Triggering Receptor Expressed on Myeloid Cells 2：A Molecular Link of Neuroinflammation and Neurodegenerative Diseases. J Biol Chem **291**：4334-4341, 2016

19) Doi Y, et al：Microglia activated with toll-like receptor 9 ligand CpG attenuate oligomeric amyloid-β neurotoxicity in vitro and in vivo models of Alzheimer's disease. Am J Pathol **175**：2121-2132, 2009

20) Takeuchi H, et al：Blockade of gap junction hemichannel suppresses disease progression in mouse models of amyotrophic lateral sclerosis and Alzheimer's disease. PLoS One **6**：e21108, 2011

21) Burkovetskaya M, et al：Evidence for Aberrant Astrocyte Hemichannel Activity in Juvenile Neuronal Ceroid Lipofuscinosis (JNCL). PLoS One **9**：e95023, 2014

22) Noda M, et al：Fractalkine attenuates exito-neurotoxicity by microglial clearance of damaged neurons and production of antioxidant HO-1. J Biol Chem **286**：2308-2319, 2011

23) Cardona AE, et al：Control of microglial neurotoxicity by the fractalkine receptor. Nat Neurosci **9**：917-924, 2006

24) Mizuno T, et al：Interleukin-34 selectively enhances the neuroprotective effects of microglia to attenuate oligomeric amyloid-β neurotoxicity. Am J Path **179**：2016-2027, 2011

25) Noda M, et al：FGF-2 released from degenerating neurons exerts microglial-induced neuroprotection via FGFR3-ERK signaling pathway. J Neuroinflammation **11**：76, 2014

26) Wes PD, et al：Targeting microglia for the treatment of Alzheimer's Disease. Glia **64**：1710-1732, 2016

（錫村　明生）

第III章　神経変性疾患に対する免疫系・脳血管障害のかかわり

神経変性における小血管病変のかかわり

理解のためのエッセンス

- 中枢神経系における小血管病変と神経変性の密な関連が明らかになってきた．
- 周皮細胞はneurovascular unit（NVU）の構成細胞であり，blood-brain barrier（BBB）やblood-spinal cord barrier（BSCB）維持の役割を担い，その機能破綻は神経変性につながる．
- 脳小血管病変がAβ沈着に寄与し，Alzheimer病の発症にかかわるとする説が注目されている．
- 筋萎縮性側索硬化症（ALS）の病態にも小血管病変の関与が示されている．
- 神経変性疾患の治療戦略には，神経保護，血管保護，両者への着目が必要である．

　変性とは，特定の細胞群が緩徐進行性に脱落する病態を指す用語である．全身諸臓器で変性が起こりうるが，神経系ではとくに多く，また侵されるシステム，細胞腫の選択性が高く，神経変性疾患と総称される．その病態として，従来，蛋白の産生や分解にかかわる機序が注目されてきた．一方，脳・脊髄の小血管は，特殊な解剖学的特徴を持ち，脳に特異的な機能を持つ．その障害は神経変性疾患と類似の症状をもたらす．両者は異なる病態とされてきたが，近年になって小血管病変と神経変性疾患との間には深い関連があることが示唆されるようになってきている．本節では，まず脳・脊髄小血管の特殊性を概観し，さらに血管病変と密に関連する神経変性疾患であるAlzheimer病，および病態の一部に血管病変が関連することが明らかとなってきた筋萎縮性側索硬化症（ALS）を例に，血管病変と神経変性の関係について言及する．

1　脳小血管の構造と機能

キーポイント

- 周皮細胞もしくは血管平滑筋細胞が，微小循環系の血流制御を担っている．
- 内皮細胞は接着構造によりBBBを形成し，周皮細胞はその機能を維持する．
- 周皮細胞の減少により，接着構造の構成蛋白や細胞間シグナルの低下を介し，BBB脆弱性が生じる．
- 周皮細胞は，脳実質の不要分子を除去し，微小環境の恒常性を保つ機能がある．

　脳は他臓器と比較して代謝量が多く，常時，酸素やグルコースなどの栄養素の供給と二酸化炭素や各種代謝産物の排出を要する．この役割を担うのは脳血流であり，ヒトの脳は全体重の2％未満の重量にもかかわらず，心拍出量の20％が灌流している[1]．さらに，脳の各部位に神経活動依存性に血流を供給している．この局所の血液需要に対応するのは小血管である．
　脳小血管とは脳軟膜動脈から遠位の頭蓋内血管の総称である．脳軟膜動脈はくも膜下腔を走行し，脳内に細動脈を分枝する．細動脈は脳深部へ向かいながら，さらに径の細い毛細血管と

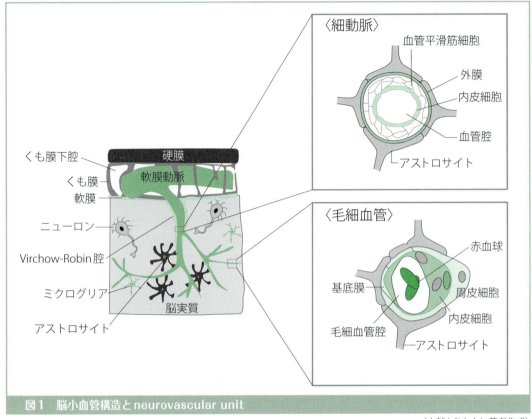

図1 脳小血管構造とneurovascular unit

(文献1をもとに著者作成)

なる．毛細血管は血管平滑筋細胞を欠き，血管壁は内皮細胞と周皮細胞によって構築されている．周皮細胞は基底膜に包まれ，内皮細胞を外側から覆う．毛細血管では小血管壁を構成する内皮細胞と周皮細胞に加え，血管周囲のグリア細胞と神経細胞からなるneurovascular unit（NVU）という機能単位を形成している（図1）[1]．この小動脈から毛細血管にかけての微小循環系は，神経活動依存性の脳血流調節を担っている．その中心となるのは，周皮細胞，もしくは小動脈の平滑筋細胞と考えられている[2~4]．

また，毛細血管はblood-brain barrier（BBB）と呼ばれる物質の選択的透過システムを担っている[5]．このような選択的透過システムは，脊髄にもblood-spinal cord barrier（BSCB）という形で存在する．BBBは赤血球や白血球，血漿成分の脳内への侵入を制限するだけでなく，神経機能やシナプス機能に必要なエネルギー源および栄養素を脳内に供給する「輸送」のうえでも重要な役割を果たす[1]．BBBの機構には，内皮細胞間のtight junctionやadherence junctionという接着構造が重要である．加えて，周皮細胞もBBBの機能に関与している．周皮細胞が欠損するとtight junction構成蛋白の発現が減少し，BBBが脆弱になる．実際，周皮細胞と内皮細胞間の細胞シグナルであるplatelet-derived growth factor β（PDGFβ）シグナルの低下により，周皮細胞は減少し，BBBが脆弱になる[1,5]．BBBの脆弱化は，血漿中を循環する多様な分子の脳実質内への侵入を許し，神経毒性をもたらす（図2）[1]．

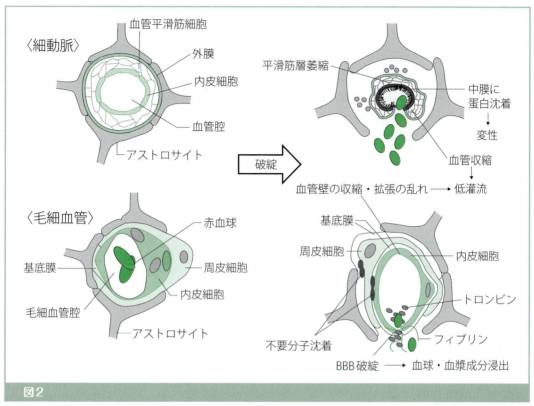

図2

(文献1をもとに著者作成)

　一方，近年になって明らかとなった機構として，周皮細胞，平滑筋細胞や基底膜との間隙を介した不要分子の排泄機構がある[6]．また，周皮細胞は，phagocytosisによって，直接，不要な細胞外小分子を取り込み，ライソソームで消化することにより除去する．さらに，周皮細胞はlipoprotein receptor protein-1（LRP1）受容体を介し，脳実質からのamyloid-β（Aβ）の除去や[7]，基底膜の形成にも寄与する[8]．これらの機能により，脳小血管は，脳実質の不要分子を除去し，微小環境の恒常性を維持している．

2 中枢神経系の小血管病変とAlzheimer病のかかわり

― キーポイント ―

- 脳血管障害やその危険因子はAlzheimer病の危険因子にもなる.
- APOE4はamyloid-β（Aβ）沈着のみならず，BBB破綻とも関連が示されている.
- Alzheimer病では，接着構造の障害やマトリックスメタロプロテアーゼ活性亢進により，BBB破綻をきたす.
- 脳血管病変は，Aβの排泄障害を起こし，低灌流に伴うAβ産生亢進と相まって，脳内のAβ沈着を生じ，血管毒性および神経毒性をきたす.

Alzheimer病は，認知症でもっとも頻度の高い疾患であり，病理学所見ではAβ沈着による老人斑とアミロイドアンギオパチー，神経原線維変化，神経細胞脱落が特徴である．従来，Aβの代謝と，その蓄積過程を中心に研究が進められてきたが，近年では脳小血管の障害がAβ沈着に寄与しているとする説が提唱されている[5]．実際のところ，疫学的にも，脳血管障害やその危険因子（高血圧，糖尿病，肥満や遺伝的素因）は，Alzheimer病の危険因子となる[9]．加えて，認知機能低下や脳萎縮に先行して，脳血流量の低下や血流調節障害を認める[10]．また，APOE4はAlzheimer病発症の強力な危険因子であるが，APOE4を有するAlzheimer病患者では，認知機能低下に先行し，血管の機能障害やBBB障害を認める[11]．さらに，Alzheimer病のモデルマウスでは，虚血や低灌流状態によりAβの産生が亢進し，脳実質や脳血管におけるAβ沈着が促進する[12]．これらの事実から，小血管病変はAlzheimer病の形成にかかわると考えられてきている.

この機序として，小血管病変によるBBBの機能障害と，小血管を介したAβクリアランスの障害という機序が唱えられている．BBBの機能障害として，Alzheimer病ではマトリックスメタロプロテアーゼの活性が亢進し，tight junctionの構成蛋白の発現が低下し，BBBの機能障害が引き起こされる[5]．BBBの機能障害は，赤血球由来のヘモグロビンやプラスミン，トロンビン，フィブリン，アルブミンなどの血漿由来成分の血管外漏出を引き起こす．プラスミンやトロンビンは直接的な神経毒性を，ヘモグロビンから生じる鉄は活性酸素を生成し，間接的な神経毒性をもたらす．フィブリンは神経変性および血管病変を加速する．加えて，アルブミン漏出は間質の浮腫を生じ，微小循環の圧迫，脳血流量の減少をもたらし，神経変性を引き起こす（図3）[5]．また，ヒトAPOE4トランスジェニックマウスでは，周皮細胞に発現するLRP1を介したcyclophilin A - metalloproteinase-9（MMP-9）経路が亢進する．これは，tight junctionや基底膜の変性を誘導し，BBB破綻につながる[13].

Aβクリアランスの障害という側面からは，周皮細胞のLRP1を介した機構や小血管周辺の壁細胞間隙，小血管周辺空間を介した機構の障害が唱えられている[7]．脳血管病変は，これらの障害により，脳実質からのAβの排泄障害をもたらし，低灌流によるAβの産生亢進と相まって，脳実質や脳小血管へのAβ蓄積に寄与し，血管毒性，神経毒性をきたすと想定される（図3）[5]．これらの知見は，Alzheimer病の病理が脳小血管変性と神経変性の両者に影響を及ぼしながら進展することを示唆する.

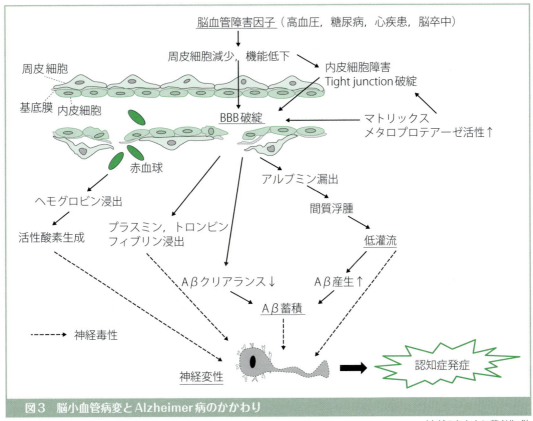

図3 脳小血管病変とAlzheimer病のかかわり

(文献5をもとに著者作成)

3 中枢神経系の小血管病変と筋萎縮性側索硬化症のかかわり

─ キーポイント ─

- ALSではBSCB破綻が示されており，これは神経毒性分子の中枢神経系への侵入もしくは低灌流による運動ニューロン変性とつながる．
- 孤発性ALSとvascular endothelial growth factor (VEGF) との関連については，今後さらなる検討が必要である．
- ALSの原因遺伝子angiogeninは，内皮細胞における血管新生やアストロサイトにおけるRNAプロセッシングに関与する．
- ストレス下では，angiogeninの分泌やアストロサイトにおける取り込みが亢進し，運動ニューロンに対して防御的に作用する可能性がある．

　筋萎縮性側索硬化症（ALS）でも血管病変との関連が着目されている[1]．孤発性，家族性ALS症例では，頸髄前角で血管壁周囲にヘモグロビン，IgG，血漿由来のフィブリン，トロンビンの沈着が報告され，BSCBの破綻が示唆されている[14]．また頸髄前角組織では，周皮細胞の減少が示されている[14]．さらに，毛細血管径の減少，微小循環血流の減少も想定されてい

る[15]. 動物モデルでは，遺伝性ALSの原因であるSOD1の変異マウスにて，tight junctionの構成蛋白であるZO-1，occludinおよびclaudin-5の発現の低下を認めている[16]. これらのことから，BSCBの破綻により，神経毒性をもたらす分子や血球・血漿成分の侵入，もしくは微小循環系の異常による低灌流が，運動ニューロン死の背景にある可能性がある.

実際，ALSにおける血管病変のかかわりについて，分子面では血管新生にかかわるvascular endothelial growth factor（VEGF）やangiogeninの関与が注目されている. VEGFは，*VEGF*遺伝子のプロモーター領域の一部を欠乏した遺伝子改変マウスがALS類似の運動ニューロン死をきたしたことから注目された. 実際に血清および髄液中のVEGF-Aが孤発性ALSで増加すると報告された. しかし，減少しているとの報告もあり，この関連についてはさらなる検討が必要である. また遺伝子面でも，変異や強いリスク多型は同定されていない[17].

一方，angiogeninをコードする*ANG*遺伝子は家族性および孤発性ALSの関連遺伝子として変異や多型が報告されている[18]. Angiogeninは，RNase Aスーパーファミリーの1つであり，リボソームRNA（rRNA）の転写を介し，血管新生にかかわる[19]. Angiogeninは運動ニューロンに豊富に発現しており，発達段階では，樹状突起の伸展，移動，分化に関与する[20]. 成熟段階では，運動ニューロンから分泌されたangiogeninは内皮細胞に作用し，rRNAの転写，RNAプロセッシング，翻訳制御を介し血管新生を促す[20]. また，angiogeninはアストロサイトにも取り込まれ，RNAプロセッシングを介して，翻訳を制御し，運動ニューロン死に防御的に働く[20]. ストレス下ではangiogeninの転写，分泌が亢進し，各細胞での同蛋白の取り込みも亢進する[20].

以上のことから，angiogeninは障害運動ニューロンからの"help me"シグナルであり，アストロサイトと内皮細胞を介し，運動ニューロンに対して，保護的に働いていると推測される. 実際ALS症例で同定された*ANG*遺伝子変異の1つ，K40I[18]では，アストロサイトにおけるRNAプロセッシングの障害が示されている. またALSでは，防御的に血管が新生され，供給血流量が増加している可能性も推定される[20]. これらのことから，angiogeninの機能低下は，この保護機構の破綻による運動ニューロン障害を介し，ALSの発症や病態の進行に寄与する可能性がある.

> コラム
>
> ## 中枢神経系における血管病変と神経変性のクロストーク
>
> 近年，脳・脊髄の小血管病変が神経変性の進展に影響を及ぼす可能性が明らかとなってきた. 本節で述べたように，Alzheimer病やALSでは，両者が密接に関連している. このことは，神経変性疾患の治療を考える場合，神経保護のみならず，血管保護の側面からのアプローチが可能であることを示唆する. 中枢神経系における小血管病変の研究の進展は，血管病変と神経変性のクロストークの解明につながり，血管病変の治療のみならず，神経変性疾患の治療にも大きなインパクトを与える可能性がある.

■文　献

1) Zlokovic BV : The blood-brain barrier in health and chronic neurodegenerative disorders. Neuron **57** : 178-201, 2008

2) Hall CN, et al : Capillary pericytes regulate cerebral blood flow in health and disease. Nature **508** : 55-60, 2014

3) Hill RA, et al : Regional blood flow in the normal and ischemic brain is controlled by arterior smooth muscle cell contractility and not by capillary pericytes. Neuron **87** : 95-110, 2015

4) Onodera O, et al : Emerging molecular mechanism for cerebral small vessel disease : Lessons from hereditary small vessel disease. Neurol Clin Neurosci **3** : 7-13, 2015

5) Winkler EA, et al : The pericyte : A forgotten cell type with important implications for Alzheimer's disease? Brain Pathol **24** : 371-386, 2014

6) Waller RO, et al : White matter changes in dementia : role of impaired drainage of interstitial fluid. Brain Pathol **25** : 63-78, 2015

7) Tarasoff-Conway JM, et al : Clearance systems in the brain-implications for Alzheimer disease. Nat Rev Neurol **11** : 457-470, 2015

8) Bonkowski D, et al : The CNS mocrovascular pericyte : pericyte-astrocyte crosstalk in the regulation of tissue survival. Fluids Barriers CNS **8** : 8, 2011

9) Li J, et al : Vascular risk factors promote conversion from mild cognitive impairment to Alzheimer disease. Neurology **76** : 1485-1491, 2011

10) Iadecola C : The pathobiology of vascular dementia. Neuron **80** : 844-866, 2013

11) Halliday MR, et al : Accerated pericyte degeneration and blood-brain barrier breakdown in apolipoprotein E4 carriers with Alzheimer's disease. J Cereb Blood Flow Metab **36** : 216-227, 2016

12) Bink DI, et al : Mouse models to study the effect of cardiovascular risk factors on brain structure and cognition. J Cereb Blood Flow Metab **33** : 1666-1684, 2013

13) Bell RD, et al : Apolipoprotein E controls cerebrovascular integrity via cyclophilin A. Nature **485** : 512-516, 2012

14) Winkler EA, et al : Blood-spinal cord barrier breakdown and pericyte reductions in amyotrophic lateral sclerosis. Acta Neuropathol **125** : 111-120, 2013

15) Sasaki S : Alterations of the blood-spinal cord barrier in sporadic amyotrophic lateral sclerosis. Neuropathology **35** : 518-528, 2015

16) Zhong Z, et al : ALS-causing SOD1 mutants generate vascular changes prior to motor neuron degeneration. Nat Neurosci **11** : 420-422, 2008

17) Pronto-Laborinho AC, et al : Roles of vascular endothelial growth factor in amyotrophic lateral sclerosis. BioMed Res Int **2014** : 947513, 2014

18) Greenway MJ, et al : ANG mutations segregate with familial and 'sporadic' amyotrophic lateral sclerosis. Nat Genet **38** : 411-413, 2006

19) Tello-Montoliu A, et al : Angiogenin : a review of the pathophysiology and potential clinical applications. J Thromb Haemost **4** : 1864-1874, 2006

20) Aparicio-Erriu IM, et al : Molecular mechanisms in amyotrophic lateral sclerosis : the role of angiogenin, a secreted RNase. Front Neurosci **6** : 167, 2012

（小池　佑佳，野崎　洋明）

第Ⅳ章

神経変性疾患に対する
新規治療の可能性

第IV章　神経変性疾患に対する新規治療の可能性

A バイオマーカーの開発

理解のためのエッセンス

- バイオマーカー（BM）はその方法によりさまざまなmodalityが存在するが，神経変性疾患のBMでもっとも開発が進んでいるのは画像BMと生化学BMである．
- 画像BMと生化学BMは相互に補完しうるものであるが，画像検査の進歩により，生化学的BMの開発において，画像検査が対象患者の病理診断（gold standard）の代用となりうる．
- 神経変性疾患の生化学BMの開発は，今後はより侵襲が少なく効率がよい血液BMの開発を目指すべきである．
- BMの目的としては，診断（発症前診断）BM，重症度判定BM，治療効果判定BM，予後判定BMなどが考えられる．
- BMに求められる条件としては，「その疾患の神経病理の本質的な特徴を検出できること」という項目が，とくに重要な条件である．
- 生化学BMの探索方法としては，すでに報告されている疾患関連分子がBMとして有用性であるか検討する手法（候補分子の解析：targeted analysis）とOmics解析を応用した網羅的なBM探索（網羅的解析：unbiased profiling）とが考えられる．
- BMの開発から実臨床への応用までには，順次必要なステップがあるが，最終的な検証を行うための多施設共同研究においては，厳密に標準化されたプロトコールの作成が必須である．
- 今後，神経変性疾患の領域でこれまで以上に重要性が増してくる先制医療の実現のためには，診断能力に優れ，かつ侵襲性の低い，診断BMおよび重症度/予後判定BMの開発が不可欠である．

1 バイオマーカーの定義とその分類

キーポイント

- 神経変性疾患の発症前診断を実現するうえで，BMは不可欠なツールである．
- 神経変性疾患の生化学的BMの開発において疾患特異的な異常構造物を検出する画像診断BMは，病理診断にかわって対象患者における診断の正確性を担保する．

a 定義と分類

　広い意味でのバイオマーカー（BM）は次のように定義される．「正常な生理学的過程，病的な過程，あるいは治療的な介入に対する薬理学的反応の指標として，客観的に測定・評価された特徴[1]」．この広義の定義によれば，図1[2]に示した多種多様な項目がBMになりうる．これらの広義のBMの中で，神経変性疾患領域で開発が進んでいるのは，画像診断BMと生化学的BMである．たとえば，Alzheimer病（AD）では，アミロイドPETおよびタウPETなどによって，疾患特異的な異常凝集蛋白の脳内への蓄積を検出することが可能になってきている[3,4]．画像診断BMと生化学的BMは相互に補完的なものであると考えられるが，生化学的

```
1) 生理学的検査/感覚検査
    （1）嗅覚検査
    （2）電気生理学的検査
2) 画像検査                    画像バイオマーカー
    （1）MRI（structural MRI）
    （2）PET/SPECT
    （3）ドパミン機能画像（18F-fluorodopa PET/123-β-CIT SPECT）
    （4）Amyloid imaging（PIB-PET）
    （5）MIBG心筋シンチグラフィー
3) 遺伝子検査
4) 生化学的検査：髄液，血液など    生化学的バイオマーカー
    （1）候補分子（蛋白）：CSF，blood
        ①amyloid β-protein，tau；②α-synuclein，DJ-1，H-FABP
    （2）網羅的解析（オミックス）
        ①Genomics；②metabolomics；③proteomics
```

図1　バイオマーカーのmodality：方法

（文献2をもとに著者作成）

BMの探索・開発において対象患者を正しく選定するうえで，現在では神経機能画像あるいは疾患特異的な異常構造物を検出できる画像検査がgold standard，すなわち病理診断の代用となりうることは強調されるべきである[5]．ただ，一般的にBMといわれた場合には，「血液・髄液などの生体試料中に存在する定量可能な分子」という生化学的BMを意味することが多いと考えられる．本節でも，主として神経変性疾患の生化学的BMについて概説する．

ⓑ 髄液 BM vs. 血液 BM

神経変性疾患の生化学BMの開発において，対象とする試料，すなわち実際的には血液なのか髄液なのか，ということは重要な問題である．これまでの神経変性疾患の生化学的BM開発は，主として髄液中の候補分子を探索するという形で展開されてきた．髄液は中枢神経系に接していて脳の細胞外液と化学的組成が近似しているので，BM探索の合理的な対象であるが，腰椎穿刺を必要とするのでその採取に侵襲を伴い，簡便性・効率性の点でも問題がある．血液は非侵襲的で，また簡便で繰り返し測定することのハードルも低いという利点はあるが，血液中のBM候補分子が脳内の病態を正確に反映しているのかが不明であるという根本的な問題点がある．長所と短所がそれぞれに存在するのである．たとえばADの領域では確かに多くの大規模研究で検証された「国際標準」ともいえる髄液BMがすでに存在するが[6,7]，最近では侵襲を伴う髄液検査の同意が患者から得られにくくなっていることもあり，それらの「国際標準」BMが実際の臨床にはほとんど普及していない．一方では脳内のアミロイドやタウの蓄積を検出しうるほぼ非侵襲的な画像診断の臨床応用が進んでいる．こうした状況を考えれば，今後の神経変性疾患の生化学BMの開発研究は，血液BMの開発・確立を目指すべきではないか，

というのがこれまで20年以上AD/Parkinson病（PD）の髄液BMの開発研究に携わってきた筆者の考えである．ただ前述のように，「血液中のBM分子が脳内の病態を正確に反映するのか」という問題があるので，たとえば画像診断がもっとも進歩しているADを例にとって考えると，「これまでに検証を受けた多項目の髄液BMを，血液由来サンプル中で検出する定量系を開発すること」が王道であると，筆者は考えている．また，現時点では画像診断BMが開発されていないPDや筋萎縮性側索硬化症（ALS）などの疾患においても，疾患特異的な異常蓄積蛋白とその病変分布などはすでに明らかにされており，今後の画像診断BM研究の進展は十分に期待できると考えられるので，上記のような方針で血液BMを開発することを目指すべきではないだろうか．

c BMの目的

ここまで，BMの種類について，主としてその対象物による分類を述べてきたが，BMはその使用目的によっても，以下のように分類できる．

（Ⅰ）　診断BM（ex. 重症筋無力症における抗アセチルコリン受容体抗体など）

（Ⅱ）　重症度/治療効果判定BM（ex. 筋疾患でのCKなど）

（Ⅲ）　予後判定BM（ex.PDの認知症発症を予測する嗅覚障害など）

近年，AD/PDをはじめとする神経変性疾患のBM開発研究が注目を集めている背景には，神経変性疾患では，患者のADLを障害する神経症状が出現するよりも，数年から数十年先行して疾患特異的な神経病理がすでに出現しており，このような時期（preclinical/ prodromal stage）こそが根本治療薬による介入に最適な時期であることが明らかになってきたことがある[8～11]．このようなpreclinical stageは，臨床症状では診断ができず，またマクロ的な形態学的変化を検出するMRIなどの方法では初期の病理変化を捉えられないことが多いので，この段階での診断には異常蓄積蛋白を検出するPET検査あるいは生化学的BMが必須である（**図2**）．とくに，ADのように認知症発症期にはすでに脳構造の不可逆的な破壊が進行しており，それ以前のアミロイド沈着の時期に治療的介入をすることが必要な疾患においては，発症前診断のためのBMの意義はとくに大きい．

疾患の重症度・活動度および治療に対する反応性を評価できる重症度/治療効果判定BMは臨床上きわめて重要であり，とくに根本治療薬の開発には不可欠のものである．現在，このようなBMを確立する目的でAD領域ではADNI（Alzheimer's Disease Neuroimaging Initiative）研究など，PD領域ではPPMI（Parkinson's Progression Markers Initiative）などの大規模な国際共同研究が進行中である．

A　バイオマーカーの開発　339

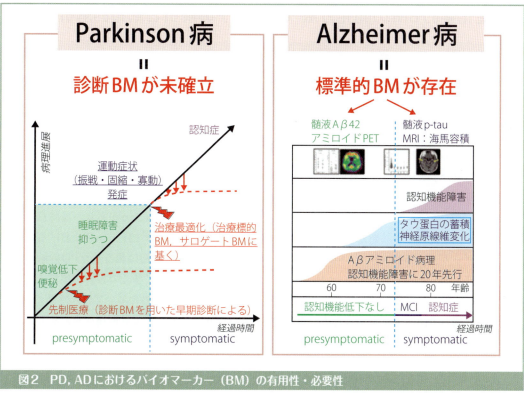

図2　PD，ADにおけるバイオマーカー（BM）の有用性・必要性

（順天堂大学神経内科服部信孝先生作成の図をもとに著者作成）

2　BM（とくに診断BM）に求められる条件

― キーポイント ―

- 神経病理の本質的な特徴を検出できることはBMに求められる特徴である．

　BM，とくに診断BMにはどのような条件が求められているのであろうか？ADにおいては理想的な診断BMとして以下の条件が求められる[12]．（ⅰ）ADの神経病理の本質的な特徴を検出できること，（ⅱ）神経病理学的に確定診断されたAD患者によって実証（validated）されていること，（ⅲ）AD検出の感度＞85％で他の認知症との鑑別の特異度＞85％（陽性予測値＞80％），（ⅳ）信頼性が高い，（ⅴ）再現性がよい，（ⅵ）非侵襲的，（ⅶ）簡便に施行できる，（ⅷ）高価ではない．しかし，神経変性疾患で，これらの条件を満たす理想的なBMはいまだ存在しない．上記のような条件の中でも，（ⅰ）の「その疾患の神経病理の本質的な特徴を検出できること」という項目が，BMにはとくに重要な条件であると考えられる．非常に多くのBM候補分子がこれまでに報告されているが，それらの候補分子がその疾患の神経病理あるいは病態発現機序とどのような関連を有するかは必ずしも明らかではない．このように，上記（ⅰ）の条件を満たさないBMは，再現性が低いか，あるいはその疾患に対する特異度が低い可能性がある．

3 生化学的BMの開発方法（候補分子の解析と網羅的解析：図3）

> ── キーポイント ──
> ・生化学的BMの開発アプローチは疾患関連分子ないし標的組織関連分子を対象とする候補分子解析とOmics解析に代表される網羅的解析に大別される.

　疾患BMの探索研究においては，すでに報告されている特定の疾患関連分子あるいは標的組織の関連分子がBMとして有用性であるか検討する手法（候補分子の解析：targeted analysis）が主流であり，筆者らもAD/PDなどの髄液BMについて報告してきた[13〜15]．ただ通常は，単独のBM候補分子の解析では患者群と対照群との間にかなりのoverlapがあり，現時点では単独で神経変性疾患の診断ができるBMはほとんど存在しない．例外的に，ADにおけるコアバイオマーカー（髄液Aβ42, t-tau, p-tau），そしてわれわれが最初に報告したPD診断における髄液α-synuclein（α-syn）オリゴマーについては，これまでに多くの報告が集積され，高い診断能を有していることがある程度実証されている．これら以外の場合では，単独のBMでの診断能力の問題を克服するため，複数の疾患BMを同時に測定して診断精度を高めることも行われている[16]．

1. Targeting（candidate）protein approach
疾患特異的な異常構造物（＝病理の本質的な特徴）を構成する蛋白質
→（バイオマーカー候補蛋白質）
　　ex. AD（Aβ, tau），PD（α-synuclein），ALS（TDP-43）

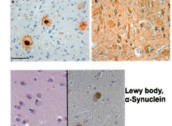

2. Unbiased profiling（Comprehensive approach：網羅的な解析）
Proteomics, Metabolomics, Genomics
①新規のバイオマーカー蛋白の同定
②統計学的なアルゴリズムで2群を弁別

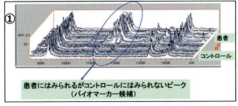
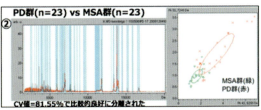

図3　生化学的診断マーカーの探索

さらに，上記のように個別の候補分子に捉われることなく，サンプル中の分子を網羅的に解析して，疾患群と対照群の比較を行う手法もBM探索には有用である．とくに，進歩が著しいtranscriptomics，proteomics，metabolomicsなどの技術（Omics解析と総称される）を応用した網羅的なBM探索も，近年では報告が増加している（網羅的解析 / unbiased profiling）．筆者らも，ClinProt™ system（Bruker Daltonics社）と呼ばれるMagnetic beads/MALDI-TOF質量分析法と統計学的な解析アルゴリズムを組み合わせた解析システムにより，早期PD患者群と多系統萎縮症（MSA）患者群を，それぞれの質量分析スペクトルの分子イオンピークプロファイルにより弁別できることを報告した[17]．

4 BMの開発から実臨床への応用までに必要なステップ

― キーポイント ―

- 実臨床へ応用するうえで，BMの実証（validation）と標準化は不可欠なプロセスである．
- 現時点での生化学BMにおける標準化プロセスは，施設間誤差を完全に解消するには至っていない．

Washington大学（Seattle）のMontineらは，BMの開発ステップとして，表1のような5段階のレベルを設定している[18]．このようなBMのstep by stepの開発レベルが存在しているが，注釈すべき点としていくつかのポイントを述べる．第一には，たとえば髄液α-synのPDBMとしての開発においても，報告されたほとんどの研究は「病理学的に確定診断された」PD患者ではなく，存命中のPD患者を対象にした研究である．これは前述した「理想のBMの条件」の（ii）「神経病理学的に確定診断されたAD患者によって実証（validated）されていること」を満たしてはおらず，そういう意味では不完全である．ただ，この条件をクリアするためには大規模なブレインバンクを整備する必要があり，そのハードルは非常に高い．しかし，今後はAD研究におけるアミロイドPETなどのように，病理診断の代替となりうる画像診断が患者の選定において強力なツールとなるので，BM開発研究も加速されることが期待される．第二のポイントとしては，BMの開発においては，その検証を多施設共同研究によって行うためにも，厳密に標準化されたプロトコールの作成が必須である，ということを強調したい．現在進行中のADNI研究およびPPMI研究でも，検体採取前の患者に対する指示・検体の採取方法・採取後の処置・保存・アッセイ方法などについて詳細な共通プロトコールが設定されている．ただ，ADのBMについては，同じプロトコールを用いて測定方法を統一しても，コアBM（髄液Aβ42，t-tau，p-tau）の実測値における施設間誤差が無視できないことが指摘されている．

表1　バイオマーカーの開発レベル

Level 1：あるバイオマーカーとある疾患の関連性が初めて報告される．
Level 2：同じアッセイ方法によって，異なるコホートで，そのバイオマーカーと疾患の関連性が確認される．
Level 3：別のアッセイ法を用いて，異なるコホートで，バイオマーカーのvalidationがなされる．
Level 4：多施設での臨床研究で，標準化された方法によりバイオマーカーが検討される．
Level 5：バイオマーカーの実臨床への組み込みがなされる．

Blennow らは，The Alzheimer Association QC Program for CSF biomarkers（QC program）を立ち上げ，コア BM 測定の世界的な標準化を進めた．現時点までに84測定施設が参加してこれまでに使用されてきた標準的な3種類の測定手法を用いて検証作業が行われたが，どの方法を用いた場合でも変動係数（標準偏差 / 平均値）で20〜30％程度の誤差が，測定施設間の測定値に存在することが明らかとなった[19]．この結果を受けて，QC program は「コア BM 測定値の変動は国際的な cut-off 値を設定するには大きすぎる」こと，「個々の施設が測定における経時的な安定性を確保して，それぞれが確認した cut-off 値を使用すべきである」と結論している[20]．現在，AD 研究の領域では，測定を完全自動化することによって施設間誤差を解消しようとする試みが進められている[20]．

　今後，神経変性疾患の領域では，これまで以上に先制医療の重要性が増大してくると考えられる．AD/PD をはじめとする神経変性疾患の先制医療の実現のためには，1）臨床症状発症前の診断を行う的確な BM（スクリーニングとして使用されることから侵襲が少なく，安価である必要があり，そのためには血液（・尿）を対象とした生化学 BM が必要），2）疾患の進行を抑制する疾患修飾薬（発症前の患者を対象にするので侵襲性が低いことが望ましい）の確立が不可欠である．AD 領域においては，NIH および米国 Alzheimer 病協会によって2011年に発表された新しい AD 診断基準では，早期の治療的介入を目的にして，認知障害の発症前の段階である "preclinical AD" の段階を規定しており，それは生化学的 BM および画像診断マーカーに基づいて診断されるカテゴリーとなっている[21]．さらに，国際的な大規模多施設共同研究である ADNI 研究や PPMI 研究も着々と進行しており，神経変性疾患の BM が，実際の診断および経過観察あるいは発症リスクの評価と発症予防のための指標として広く一般臨床に用いられるようになる日が，AD や PD の領域においてはもうすぐそこに来ていると言っても過言ではない．このような BM 研究の進展により，これまで根本治療開発を妨げていた臨床診断のあいまいさや確定診断の遅れなどの問題が克服され，神経変性疾患の根本治療薬開発にも大きく貢献することが期待される．

■文　献

1) Biomarkers Definitions Working Group : Biomarkers and surrogate endpoints : preferred definitions and conceptual framework. Clin Pharmacol Ther **69** : 89-95, 2001

2) Shi M, et al : Biomarkers for cognitive impairment in Parkinson disease. Brain Pathol **20** : 660-671, 2010

3) Teipel S, et al : Multimodal imaging in Alzheimer's disease : validity and usefulness for early detection. Lancet Neurol **14** : 1037-1053, 2015

4) Villemagne VL, et al : Tau imaging in the study of ageing, Alzheimer's disease, and other neurodegenerative conditions. Curr Opin Neurobiol **36** : 43-51, 2015

5) Mollenhauer B, et al : Biochemical premotor biomarkers for Parkinson's disease. Mov Disord **27** : 644-650, 2012

6) Blennow K, et al : Clinical utility of cerebrospinal fluid biomarkers in the diagnosis of early Alzheimer's disease. Alzheimers Dement **11** : 58-69, 2015

7) Olsson B, et al : CSF and blood biomarkers for the diagnosis of Alzheimer's disease : a systematic review and meta-analysis. Lancet Neurol **15** : 673-684, 2016

8) Jack CR Jr, et al : Hypothetical model of dynamic biomarkers of the Alzheimer's

pathological cascade. Lancet Neurol **9** : 119-128, 2010

9) Jack CR Jr, et al : A/T/N : An unbiased descriptive classification scheme for Alzheimer disease biomarkers. Neurology **87** : 539-547, 2016

10) Braak H, et al : Staging of brain pathology related to sporadic Parkinson's disease. Neurobiol Aging **24** : 197-211, 2003

11) Sperling RA, et al : Testing the right target and right drug at the right stage. Sci Transl Med **3** : 111cm33, 2011

12) Consensus report of the Working Group on : "Molecular and Biochemical Markers of Alzheimer's Disease". The Ronald and Nancy Reagan Research Institute of the Alzheimer's Association and the National Institute on Aging Working Group. Neurobiol Aging **19** : 109-116, 1998

13) Tokuda T, et al : Decreased alpha-synuclein in cerebrospinal fluid of aged individuals and subjects with Parkinson's disease. Biochem Biophys Res Commun **349** : 162-166, 2006

14) Tokuda T, et al : Detection of elevated levels of alpha-synuclein oligomers in CSF from patients with Parkinson disease. Neurology **75** : 1766-1772, 2010

15) Shahnawaz M, et al : Biochemical diagnosis of Parkinson's disease by detection of α-synuclein misfolded aggregates in cerebrospinal fluid. JAMA neurol **74** : 163-172, 2017

16) Hall S, et al : Accuracy of a Panel of 5 Cerebrospinal Fluid Biomarkers in the Differential Diagnosis of Patients With Dementia and/or Parkinsonian Disorders. Arch Neurol **69** : 1445-1462, 2012

17) Ishigami N, et al : Cerebrospinal fluid proteomic patterns discriminate Parkinson's disease and multiple system atrophy. Mov Disord **27** : 851-857, 2012

18) Montine TJ : Parkinson disease : PD biomarkers-use of α-synuclein reaches newlevels. Nat Rev Neurol **7** : 308-309, 2011

19) Mattsson N, et al : Alzheimer's Association QC Program Work Group.CSF biomarker variability in the Alzheimer's Association quality control program. Alzheimers Dement **9** : 251-261, 2013

20) Bittner T, et al : Technical performance of a novel, fully automated electrochemiluminescence immunoassay for the quantitation of β-amyloid (1-42) in human cerebrospinal fluid. Alzheimers Dement **12** : 517-526, 2016

21) Sperling RA, et al : Toward defining the preclinical stages of Alzheimer's disease : Recommendations from the National Institute on Aging-Alzheimer's Association workgroups on diagnostic guidelines for Alzheimer's disease. Alzheimers Dement **7** : 280-292, 2011

（徳田　隆彦，笠井　高士）

第Ⅳ章　神経変性疾患に対する新規治療の可能性

B　再生治療の展望

理解のためのエッセンス

- 神経変性疾患の多くが不可逆的であり，かつ対症療法にとどまる難治性のものがほとんどである．
- iPS細胞は患者の遺伝的背景を保持しているため，疾患特異的iPS細胞を標的細胞へ分化させることで疾患病態を培養皿上で再現することができる．
- 疾患特異的iPS細胞を用いた創薬研究も行われており，そこからヒトでの治験へと進んだ例も存在する．
- 遺伝性神経変性疾患の原因遺伝子は複数存在する場合があるが，それらの保有患者は最終的に同じ病態を呈する場合が多く，その共通病態をiPS細胞で再現し創薬ターゲットとする必要がある．

　神経変性疾患は中枢神経系における特定の神経細胞が障害を受けることにより細胞死を起こし脱落してしまう疾患群であり，代表的なものにAlzheimer病（Alzheimer's disease：AD）や筋萎縮性側索硬化症（amyotrophic lateral sclerosis：ALS），Parkinson病（Parkinson's disease：PD）などが含まれる．神経変性疾患の多くは不可逆的であり，かつ有効な治療法がなく対症療法にとどまってしまっているものがほとんどである．これら難治性神経変性疾患に対して，幹細胞などを用いた再生治療（再生医療）の活用が求められている．

　2006年に山中らによって人工多能性幹細胞（iPS細胞）が報告され[1,2]，以降，種々の神経変性疾患患者由来iPS細胞を用いた神経変性疾患モデルの構築，および病態解析結果が報告されてきている．つまり，これまで疾患モデルが存在せず病態解析が進んでいなかった遺伝性疾患に対して，iPS細胞が有用な解析ツールとなったのである．また，それら疾患モデルに対する薬剤スクリーニングも進められており，近年ではiPS細胞を用いた薬剤スクリーニングから臨床試験へと進展した例も存在する．本節では家族性ALS患者由来iPS細胞を例に挙げ，神経変性疾患に対する再生治療の展望について概説する．

1　疾患モデルとしてのiPS細胞について

― キーポイント ―

- iPS細胞は疾患患者の皮膚や血液などから作製される．
- iPS細胞は分化多能性を有しており，さまざまな組織・細胞へ分化可能である．
- これまで複数の神経変性疾患患者由来iPS細胞の樹立が行われている．

　疾患の病態解析研究において，一般的に動物モデルや株化細胞などがよく用いられる．また，それらのみでは有効な病態解析を進めることができない場合，患者自身から得た細胞を病

態モデルとして用いることは有効な手段である．一方で病変組織や細胞によっては，患者自身への侵襲性の高さや採取できる細胞数の少なさなどの理由から，解析自体が困難である疾患も存在する．また剖検組織では，採取時の病態進行程度により，病態発症の初期段階を観察することが困難であることが多い．それらの問題に対して，皮膚[3]や血液[4]など，侵襲性の低い組織から作製することが可能であるiPS細胞の活用は，非常に有効な手段である．

iPS細胞は神経，筋肉，心臓，膵臓など，あらゆる組織細胞へ分化できる分化多能性を有している．また，由来となる患者の遺伝的背景を保存しており，分化させることによって患者病変組織と同一の病態を呈すると考えられ，その分化過程を観察することによって，病態発症機構の経時的解析が可能となる．

われわれはこれまで中枢神経疾患を中心として，Alzheimer病[5,6]，Parkinson病[7,8]，Pelizaeus-Merzbacher病[9]，統合失調症[10,11]，Dravet症候群[12]，滑脳症[13]，Pendred症候群[14]など，複数の疾患特異的iPS細胞を樹立，解析してきた．2016年には家族性ALS患者2人からのiPS細胞を樹立し，誘導した神経細胞において患者病態を再現することに成功した[15]．

2 ヒトiPS細胞を用いた *in vitro* 家族性ALS病態モデルの作製と病態解析

― キーポイント ―

- iPS細胞を用いた研究の流れは患者検体の採取，iPS細胞の樹立，標的細胞への分化誘導，誘導細胞を用いた病態解析，病態モデルに対しての創薬スクリーニングという流れで行われる．
- ALS患者由来iPS細胞より誘導された運動ニューロンでは蛋白質の異常局在，ストレスへの脆弱性などのALS病態を呈した．
- ALS患者由来iPS細胞を用いてALS病態再現モデルを作製し，今後はこれらを用いて薬剤スクリーニングを行う．

おおよそiPS細胞を用いた疾患解析は，患者生検（血液，皮膚）の入手，iPS細胞の樹立，iPS細胞から標的細胞への分化誘導，誘導細胞を用いた病態解析という流れで行われることが多い（**図1**）．その中で健常者由来iPS細胞との比較解析，ゲノム編集技術による遺伝子改変株を用いた比較解析も行われる．また，解析された病態に対する薬剤スクリーニングを行うことで，iPS細胞を用いた創薬が可能となる．

a 家族性ALS患者からのiPS細胞の樹立と運動ニューロン誘導

ALSは急速な四肢の筋力低下などの症状を呈する進行性の運動ニューロン変性疾患である．患者の10％は家族歴を有し[16]，その原因遺伝子として *SOD1*，*TARDBP*，*FUS* などが知られている[17]．これまでの動物モデルや細胞モデルによる研究から，運動ニューロンにおける蛋白質分解不全，酸化ストレスによる神経炎症，ミトコンドリア機能不全など，さまざまな要因からの神経細胞死誘導が病態メカニズムとして提唱されている[18~21]．しかし，その詳細は完全には明らかになっておらず，臨床現場においても病態進行を遅らせる対症療法にとどまり，有効な治療法は確立されていない．そこでわれわれは *FUS* 遺伝子上に点変異を有する遺伝性ALS

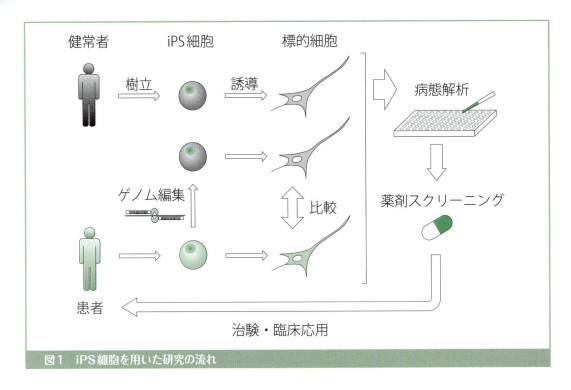

図1　iPS細胞を用いた研究の流れ

　家系の兄弟患者2人より皮膚生検を取得し[22]，iPS細胞をそれぞれ3株ずつ，計6株を樹立した（FALS-e46，FALS-e48，FALS-e54，FALS-2e2，FALS-2e3，FALS-2e23；FALS-iPS細胞）．また対象群として，健常者由来iPS細胞を3株用いた（409B2，414C2，YF-E-16；Control-iPS細胞）[23, 24]．FUS蛋白質はTDP-43と同様，DNA/RNA結合蛋白質であり，C末端に核移行シグナルを持つ．これまでに報告のある家族性ALS患者におけるFUS遺伝子変異の多くは核移行シグナル配列周辺に集中している[25]．われわれの樹立したFALS-iPS細胞においても，FUS遺伝子の核移行シグナル上にc.1550C＞G, p.H517Dという変異を有する（図2）．
　これら計9株のiPS細胞を浮遊培養し，運動ニューロン前駆細胞（MPCs）を形成させた．その後MPCを接着培養し，最終的に運動ニューロンへと分化させた．誘導したMPCおよび運動ニューロンにおいて，種々のマーカー蛋白質の免疫染色を行ったところ，すべての細胞株において同等の陽性細胞が観察され，いずれのiPS細胞も同等の運動ニューロン分化能を有していることが確認された（図3）．

b 家族性ALS患者由来iPS細胞を用いた病態解析

　FUS遺伝子における核移行シグナル上の変異は，FUS蛋白質の局在変化をもたらすことが報告されている[26〜28]．そこでわれわれの細胞においてFUS蛋白質を染色したところ，FALS群ではHB9陽性運動ニューロンにおいてFUS蛋白質の異常局在，つまり本来核内に局在するFUS蛋白質の細胞質への漏出が確認された（図4）．
　また，既報において変異型FUS蛋白質は，熱や酸化ストレスに応じて細胞質に形成されるストレス顆粒という構造体に局在することが報告されている．そこで運動ニューロンを酸化ストレス惹起剤である亜ヒ酸ナトリウムで処理したところ，FALS群においてFUS蛋白質のスト

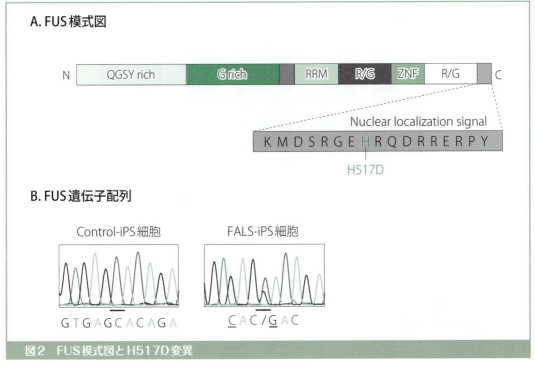

図2 FUS模式図とH517D変異

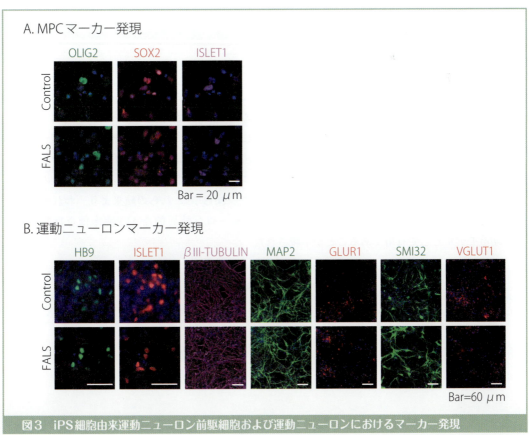

図3 iPS細胞由来運動ニューロン前駆細胞および運動ニューロンにおけるマーカー発現

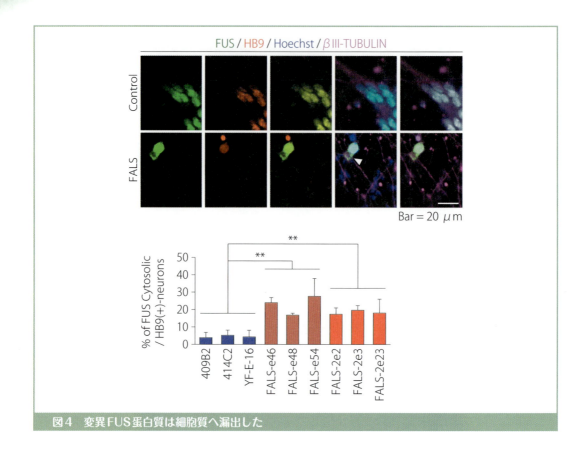

図4　変異FUS蛋白質は細胞質へ漏出した

レス顆粒への異常局在が確認された（図5）．

　ALSは神経細胞の中でもとくに運動ニューロンが特異的にアポトーシスを起こす疾患であると考えられている．そこでわれわれはiPS細胞より誘導した運動ニューロンに対しストレスを負荷した際のアポトーシス細胞陽性率を解析した．ストレス惹起成分として亜ヒ酸ナトリウム（arsenite），およびグルタミン酸（glutamate）を運動ニューロンに添加した．その結果，HB9陽性運動ニューロンにおいて，アポトーシスマーカーであるCleaved-Caspase3の陽性率が，control群に比べてFALS群で有意に増大した（図6）．これらの結果より，われわれの作製した家族性ALS患者由来iPS細胞が，運動ニューロン特異的なALS臨床像を反映した*in vitro*モデルとして有用であることが示唆された．

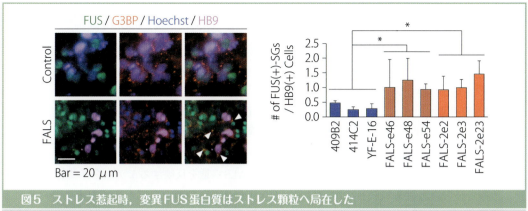

図5 ストレス惹起時，変異FUS蛋白質はストレス顆粒へ局在した

G3BP：ストレス顆粒（SG）マーカー
HB9：運動ニューロンマーカー

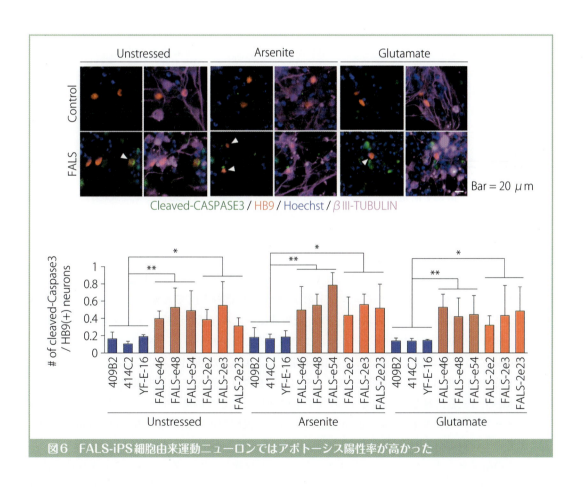

図6 FALS-iPS細胞由来運動ニューロンではアポトーシス陽性率が高かった

350 第Ⅳ章 神経変性疾患に対する新規治療の可能性

3 ALS患者由来iPS細胞を用いた薬剤スクリーニングと臨床試験

― キーポイント ―

- 異なる変異遺伝子を有する複数のALS患者より作製したiPS細胞由来運動ニューロンを用いて，同一の病態を再現した．
- 複数の患者運動ニューロンに共通する病態に対して，一律に効果を示す薬剤を選出した．
- 選出した薬剤を用いて，ヒトに対する第Ⅱ相介入試験を実施した．

　前項のようにALS患者由来iPS細胞を樹立し，ALS病態を反映するモデルを作製した次には，それらを用いた創薬が望まれる．2016年現在，われわれの研究室でも本細胞を用いた薬剤スクリーニングによって，ALS治療に有用だと思われる薬剤の絞り込みに成功しており，今後はヒトでの治験を行う予定としている．本項では同様にALS患者由来iPS細胞を用いて治験実施にたどり着いた他の例を紹介する．

　ハーバード大学のKevin EgganらはSOD1遺伝子にA4Vヘテロ変異を持つ家族性ALS患者よりiPS細胞を作製し，さらにそれらiPS細胞に対してゲノム編集技術を用いてSOD1変異を野生型に修復した株を作製した．そこに健常者由来iPS細胞を加え，それぞれより誘導した運動ニューロンを用いて病態を解析した[29, 30]．その結果，SOD1変異株ではIslet1陽性運動ニューロンの誘導効率減少，ミトコンドリアなどの細胞内小器官の形態異常，小胞体ストレス異常が生じていた．一方でゲノム編集株ではそれら病態の回復が認められた．さらに細胞外多電極アレイを測定すると，健常者iPS細胞由来運動ニューロンは刺激のない状態では神経発火を起こさなかったが，SOD1変異株は自発的な神経発火を起こした．またパッチクランプによってイオンチャネル活動を測定したところ，健常者株やゲノム編集株に比較して，SOD1変異株で発火回数の異常増大が解析された．その際に外向きの遅延整流性カリウム電流と内向きの一過性ナトリウム電流とを測定したところ，SOD1変異株でカリウム電流の減衰がみられたが，ナトリウム電流はゲノム編集株と同様であった．このことから，SOD1変異株ではカリウムチャネルに異常をきたし過剰興奮性になっていることが示唆された．そこでEgganらは，電位依存性カリウムチャネルKv7サブユニットのアゴニストである抗てんかん薬retigabineを運動ニューロンに添加した．その結果，SOD1変異株における遅延整流性カリウム電流の発火回数が，健常者株やゲノム編集株と同程度にまで収まることがわかった．さらに，SOD1 A4V変異iPS細胞だけでなくD90A，G85S変異iPS細胞，またC9orf72蛋白質のGGGGCCリピート数異常を持つALS患者由来iPS細胞やFUS M511FS，H517Q変異ALS患者由来iPS細胞など，複数のALS iPS細胞に対してretigabineの効果を検討した．その結果，いずれのiPS細胞由来運動ニューロンにおいても，retigabine添加によって発火回数の抑制がなされ，retigabineがALS患者由来iPS細胞の過剰興奮性抑制に広く有用であることを示した．

　この結果を受け，ハーバード大はマサチューセッツ総合病院やグラクソスミスクライン社，米国ALS協会と共同でALS患者に対するretigabineの第Ⅱ相介入試験を開始した（ClinicalTrials.gov identifier：NCT02450552）．18〜80歳の男女のALS患者および健常者を対象に，retigabine 600 mg/day，900 mg/day，プラセボ投与の3群で，計192人の二重盲検試験を設定した．2015年6月より開始し，投与期間は約10週間で，試験完了が2018年2月を予

定している．主要評価項目は経頭蓋磁気刺激法（TMS）による短潜時皮質内抑制（SICI）の測定であり，被験者スクリーニング時，投与前ベースライン，投与後4，6，8，12週目に実施する．副次評価項目は複数あるが，特筆すべき項目として*in vitro*運動ニューロン発火とretigabineのEC50測定が設定されている．これは投与試験と並行して被験者の血液よりiPS細胞を樹立し，それらから誘導した運動ニューロンに対してretigabineを作用させ，運動ニューロンの自然発火を測定するとともに，retigabineのEC50（50%効果濃度）を測定するというものである．これにより，どの被験者がretigabineの効果を受ける可能性があるかを予測することができる．本治験は2016年現在も推進中であり，結果の報告が待ち望まれる．われわれが今後予定しているALS治験においても，本例と同様に患者由来iPS細胞を複数株用いて薬効を評価していかなければならないなど，参考となる点は多い．

本例のように幹細胞を用いて薬剤スクリーニングを行い，ヒト臨床試験へと展開できた事例はまだ多くはない．それには幹細胞試験段階における患者検体数の少なさによる網羅性の確保の難しさ，疾患モデルとしてのiPS細胞の難しさが関係している．遺伝性疾患の多くは，複数の遺伝子変異から最終的には共通の病態，たとえばALSであれば運動ニューロンの細胞死を呈する．それゆえ疾患に共通の病態をiPS細胞で再現し，かつ複数の患者細胞において同様に病態抑制を示す薬剤を探索する必要がある．病態再現自体も容易ではなく，運動ニューロンのみならずアストロサイトなどのグリア細胞との関連，またニューロンと筋肉との結合部である神経筋接合部の解析も必要となる可能性も考えられる．さらに，多くの疾患は遺伝性とともに，孤発性患者も存在する．特定の遺伝子変異を有しない孤発性疾患における病態解析，薬剤スクリーニングこそ，複数患者検体における解析結果の平均化が必要であると思われる．これらクリアすべき問題を乗り越えて初めて，培養皿からヒト試験へと研究のステージを進めることができる．一方で，iPS細胞を用いることで特定の組織細胞を作製可能であり，しかもマウスを用いた試験よりも短時間で評価可能である．また，ゲノム編集により特定の遺伝子変異を作製することで，網羅性を確保することもできると考える．

こうした再生治療は多くの難治性疾患患者のQOL改善に福音をもたらす可能性を秘めており，今後も基礎から臨床までの包括的な研究を進めていかなければならない．

■文 献

1) Mattis VB, et al：Induced pluripotent stem cells：a new revolution for clinical neurology? Lancet Neurol **10**：383-394, 2011

2) Okano H, et al：iPS cell technologies：significance and applications to CNS regeneration and disease. Mol Brain **7**：22, 2014

3) Takahashi K, et al：Induction of pluripotent stem cells from adult fibroblasts by defined factors. Cell **131**：861-872, 2007

4) Okita K, et al：An efficient nonviral method to generate integration-free human-induced pluripotent stem cells from cord blood and peripheral blood cells. Stem Cells **31**：458-466, 2013

5) Yagi T, et al：Modeling familial Alzheimer's disease with induced pluripotent stem cells. Hum Mol Genet **20**：4530-4539, 2011

6) Imaizumi K, et al：Controlling regional identity of human pluripotent stem cell-derived neurons：a novel approach to uncover neuronal subtype specificity of neurological disease

phenotypes. Stem Cell Reports **5**：1010-1022, 2015

7) Imaizumi Y, et al：Mitochondrial dysfunction associated with increased oxidative stress and α-synuclein accumulation in PARK2 iPSC-derived neurons and postmortem brain tissue. Mol Brain **5**：35, 2012

8) Ohta E, et al：I2020T mutant LRRK2 iPSC-derivedneurons in the Sagamihara family exhibit increased Tau phosphorylation through the AKT/GSK-3. Hum Mol Genet **24**：4879-4900, 2015

9) Numasawa-Kuroiwa Y, et al：Involvement of ER Stress in Dysmyelination of Pelizaeus-Merzbacher Disease with PLP1 Missense Mutations Shown by iPSC-Derived Oligodendrocytes. Stem Cell Reports **2**：648-661, 2014

10) Bundo M, et al：Increased L1 Retrotransposition in the neuronal genome in Schizophrenia. Neuron **81**：306-313, 2014

11) Toyoshima M, et al：Analysis of induced pluripotent stem cells carrying 22q11.2 deletion. Translational Psychiatry **6**：e934, 2016

12) Higurashi N, et al：A human Dravet syndrome model from patient induced pluripotent stem cells. Mol Brain **6**：19, 2013

13) Bamba Y, et al：In vitro characterization of neurite extension using induced pluripotent stem cells derived from lissencephaly patients with TUBA1A missense mutations. Mol Brain **9**：70, 2016

14) Hosoya M, et al：Cochlear cell modeling using disease-specific iPSCs unveils a degenerative phenotype and suggests treatments for congenital progressive hearing loss. Cell Reports **18**：68-81, 2017

15) Ichiyanagi N, et al：Establishment of In Vitro FUS-Associated Familial Amyotrophic Lateral Sclerosis Model Using Human Induced Pluripotent Stem Cells. Stem Cell Reports **6**：495-510, 2016

16) Gros-Louis F, et al：Genetics of familial and sporadic amyotrophic lateral sclerosis. Biochim Biophys Acta **1762**：956-972, 2006

17) Chen S, et al：Genetics of amyotrophic lateral sclerosis：an update. Mol Neurodegener **8**：28, 2013

18) Lanson NA Jr, et al：FUS-related proteinopathies：lessons from animal models. Brain Res **1462**：44-60, 2012

19) Nishimoto Y, et al：The long non-coding RNA nuclear-enriched abundant transcript 1_2 induces paraspeckle formation in the motor neuron during the early phase of amyotrophic lateral sclerosis. Mol Brain **6**：31, 2013

20) Robberecht W, et al：The changing scene of amyotrophic lateral sclerosis. Nat Rev Neurosci **4**：248-264, 2013

21) Tsao W, et al：Rodent models of TDP-43：recent advances. Brain Res **1462**：26-39, 2012

22) Akiyama T, et al：Genotype-phenotype relationships in familial amyotrophic lateral sclerosis with FUS/TLS mutations in Japan. Muscle Nerve **54**：398-404, 2016

23) Okita K, et al：A more efficient method to generate integration-free human iPS cells. Nat Methods **8**：409-412, 2011

24) Shimojo D, et al：Rapid, efficient, and simple motor neuron differentiation from human pluripotent stem cells. Mol Brain **8**：79, 2015

25) Lattante S, et al：TARDBP and FUS mutations associated with amyotrophic lateral sclerosis：summary and update. Hum Mutat **34**：812-826, 2013

26) Dormann D, et al：Fused in sarcoma（FUS）：an oncogene goes awry in neurodegeneration. Mol Cell Neurosci **56**：475-486, 2013

27) Suzuki N, et al : FUS/TLS-immunoreactive neuronal and glial cell inclusions increase with disease duration in familial amyotrophic lateral sclerosis with an R521C FUS/TLS mutation. J Neuropathol Exp Neurol **71** : 779-788, 2012

28) Vance C, et al : ALS mutant FUS disrupts nuclear localization and sequesters wild-type FUS within cytoplasmic stress granules. Hum Mol Genet **22** : 2676-2688, 2013

29) Wainger B, et al : Intrinsic membrane hyperexcitability of amyotrophic lateral sclerosis patient-derived motor neurons. Cell Rep **7** : 1-11, 2014

30) Kiskinis E, et al : Pathways disrupted in human ALS motor neurons identified through genetic correction of mutant SOD1. Cell Stem Cell **14** : 781-795, 2014

（一柳　直希，岡野　栄之）

第IV章　神経変性疾患に対する新規治療の可能性

C 遺伝子治療の展望

理解のためのエッセンス

- 遺伝子治療は神経疾患を含めた種々の慢性疾患など幅広い分野で応用されている.
- Parkinson病や他の神経変性疾患においても, 現在さまざまな臨床試験が進行中であり, 遺伝子治療が現実のものとなりつつある.
- 遺伝子から転写されたmRNA, mRNAから翻訳された蛋白, さらにその過程にかかわっているさまざまなnon-coding RNAを標的とした核酸医薬の発展が目覚ましい.
- Duchenne型筋ジストロフィーや脊髄性筋萎縮症において, 2016年に核酸医薬がFDAに認可された.
- ベクターに組み込んだ遺伝子の発現のみならず, 遺伝子修正が可能な人工ヌクレアーゼを用いたゲノム編集技術も広く応用されるようになっており, 今後の進展が期待される.

　　遺伝子治療は, 遺伝子, または遺伝子を導入した細胞をヒトの体内に導入して疾患を治療する治療法である. 遺伝子を治療するのではなく, 遺伝子を用いて治療する方法であり, ベクターに組み込んだ遺伝子を発現させる遺伝子導入と, 核酸を用いて疾患に関係するメッセンジャーRNA（mRNA）, micro RNAや蛋白などを標的とした核酸医薬に大きく分類される. ここでは, 遺伝子導入による治療をいわゆる「遺伝子治療」, 核酸医薬による治療を「核酸医薬」と分類する.

　　本節では, 遺伝子治療, 核酸医薬の一般的な概論とそれぞれの開発状況, 神経疾患における現状と今後の展望について概説する.

1 遺伝子治療について

― キーポイント ―

- 遺伝子治療は遺伝性疾患のみならず, 神経疾患を含めた種々の慢性疾患など幅広い分野が対象となっている.
- 遺伝子治療の方法には, *ex vivo* 遺伝子治療と *in vivo* 遺伝子治療があり, それぞれ最適なベクターがある.
- とくに神経疾患では, AAVベクターが用いられることが多い.

　　遺伝子治療は元来, 遺伝性疾患を対象として1970年代頃から開発されてきた. 1975年には組み換えDNA分子に関する研究に対しての議論がアシロマ会議で行われている. 1990年に重度の免疫不全症を起こすアデノシンデアミナーゼ（adenosine deaminase：ADA）欠損症患者に対して, 米国で初めてヒトに対しての遺伝子治療が実施され[1], 本邦でも1995年に北海道大学にて同疾患患者に対して遺伝子治療が施行された[2]. その後, 遺伝子治療による死亡事故,

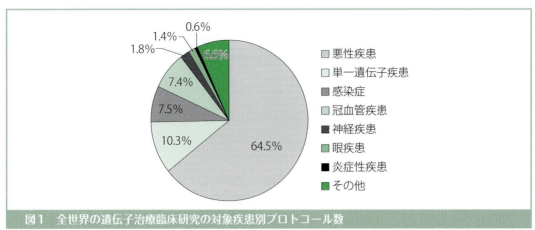

図1 全世界の遺伝子治療臨床研究の対象疾患別プロトコール数

(文献3をもとに著者作成)

白血病などの重篤な副作用の報告がなされたが，最近では安全なウイルスベクターの開発などに伴い，がん，心血管系疾患，神経疾患などの慢性疾患に対しても遺伝子治療が広く研究対象となってきている（図1）[3]．

遺伝子治療の方法は大きく2つあり，目的の細胞を体外に取り出し治療遺伝子を導入した細胞を体内に投与する方法（ex vivo 遺伝子治療）と，治療遺伝子を直接体内に投与する方法（in vivo 遺伝子治療）がある．

ex vivo 遺伝子治療では，取り出した細胞を培養し，治療遺伝子をレトロウイルス，レンチウイルスベクターなどを用いて導入・培養し，再び患者に投与する．主に造血幹細胞に対し用いられることが多く，その場合は基本的には造血幹細胞移植と同一の治療概念であるため，造血幹細胞移植の適応となる疾患に対しての造血幹細胞遺伝子治療は考慮されうる．対象疾患としては前述のADA欠損症のほか，副腎白質ジストロフィーや異染性白質ジストロフィーなどに対する遺伝子治療でも効果が得られている．

in vivo 遺伝子治療では治療遺伝子を組み込んだアデノウイルスベクター，アデノ随伴ウイルス（adeno-associated virus：AAV）ベクター，プラスミドベクターなどを直接ヒトの体内に導入する．とくに神経疾患を対象とした遺伝子治療にはAAVベクターが用いられることが多い．AAVベクターの特徴としては，非病原性ウイルスのAAVに由来するため安全性が高く，とくに非分裂細胞においては長期間の目的遺伝子発現が可能である．また，さまざまな血清型が存在し，血清型によって組織指向性が異なり，タイプごとに神経細胞，筋細胞，肝細胞などの終末分化した非分裂細胞に効率よく遺伝子導入が可能である．一方，小型ウイルスに由来するベクターであるため，挿入できる遺伝子のサイズに限界があるといった問題点もある．

このようなウイルスベクターを中心としたベクターの改良に伴い，より安全で有効な遺伝子治療が現実のものとなってきている[4]．

356　第Ⅳ章　神経変性疾患に対する新規治療の可能性

2 核酸医薬について

― キーポイント ―

- 核酸医薬は，mRNA，non-coding RNAや蛋白など，多種の分子標的が可能であり，現在盛んに開発が進められている．
- 標的となる分子や，核酸の構造によりアンチセンスオリゴヌクレオチド，siRNA，アプタマー，デコイ核酸などに分類される．

　核酸医薬とは天然型または非天然型の核酸（DNAやRNAなど）を基本骨格とし，それ自体が機能を持つ医薬品の総称である．遺伝子治療薬はベクターに組み込んだ遺伝子を発現させることで効果を示すが，核酸医薬は特定の塩基配列，蛋白を認識し，遺伝子発現を制御，蛋白の機能の阻害を行うことで効果を発揮する．核酸医薬のターゲットとなるのは，mRNAや蛋白をコードしないnon-coding RNA（micro RNA，long non-coding RNAなど），また蛋白と直接結合する核酸医薬など多種の分子標的が可能であり，その応用性から，現在盛んに開発が進められている．標的となる分子や，核酸の構造によりアンチセンスオリゴヌクレオチド（antisense oligonucleotide：ASO），siRNA，アプタマー，デコイ核酸などに分類される．

　ASOは12〜30塩基の1本鎖核酸で，標的RNAに特異的に結合し立体障害によってその翻訳を阻害したり，DNA/RNA二重鎖を認識するRNase Hと呼ばれるエンドヌクレアーゼによって標的mRNAを切断，分解してその発現を抑制したりする．ASOで重要なのは，標的RNAに対する二重鎖形成能や生体内での安定性，標的器官へのデリバリーである．近年，LNA（locked nucleic acid），PMO（phosphodiamidate morpholino oligonucleotide），2'-OMe（2'-O-methyl）RNAといったさまざまな人工核酸が開発され，その有効性や安定性は飛躍的に進歩している．

　siRNAは21〜30塩基の2本鎖RNAで，生体内にあるRNA干渉（RNA interference：RNAi）機構によって標的のmRNAを切断，分解する方法である．2本鎖RNAが細胞質内でRISC（RNA-induced silencing complex）と呼ばれる複合体に取り込まれて1本鎖となり標的のmRNAに結合して，argonate 2（Ago2）蛋白によって標的mRNAを切断する．アプタマーは15〜40塩基の1または2本鎖核酸で，細胞外の蛋白と結合し蛋白の機能を阻害する．デコイ核酸は20塩基前後の2本鎖DNAで，転写因子をトラップして転写を阻害する．

C 遺伝子治療の展望 *357*

3 遺伝子治療の開発状況と神経疾患への応用

― キーポイント ―

- さまざまな疾患に対する遺伝子治療の有効性が報告されており，現時点で欧米にて認可された遺伝子治療薬は，リポ蛋白リパーゼ欠損症に対するalipogene tiparvovec（Glybera®）と，ADA欠損による重症免疫不全症に対するStrimvelis®の2種類である．
- Parkinson病は，遺伝子治療の実用化が近いとされる対象疾患Target10に含まれており，本邦でも臨床試験が行われている．
- 他の多数の神経変性疾患においても遺伝子治療が臨床試験中であり，実用化が期待される．

a 遺伝子治療の開発状況

　現在，遺伝子治療の有効性が報告されている疾患として，ADA欠損症，X連鎖免疫不全症，Wiscott-Aldrich症候群，副腎白質ジストロフィー，β-サラセミア，Leber先天性黒内症，血友病B，B細胞性腫瘍，Parkinson病などがあり[4]，リポ蛋白リパーゼ欠損症（lipoprotein lipase deficiency：LPLD）に対するAAVベクター製剤であるalipogene tiparvovec（Glybera®：*LPL*遺伝子を搭載したAAV1ベクターを筋注）が2012年に欧米で遺伝子治療薬として初めて認可された[5]．その後，2016年3月にADA欠損症に対する*ex vivo*遺伝子治療であるStrimvelis®（ADA遺伝子を搭載したレトロウイルスベクターを造血幹細胞へ導入）が欧州で認可された[6]．2012年に米国遺伝子細胞治療学会（ASGCT）が，今後実用化が期待される対象疾患Target10をNIHに提唱し，その中に神経変性疾患としてはParkinson病が含まれており，遺伝子治療が大きく期待される．遺伝子治療の実現が近いParkinson病と，その他の疾患についての現状を以下に述べる．

b Parkinson病

　Parkinson病は中脳黒質のドパミン神経細胞の変性，細胞死を主体とし，ドパミン欠乏によって運動症状が引き起こされる神経変性疾患である．現在，L-dopaを中心とした薬物療法が主体であるが，薬物療法のみではまだ不十分であり，遺伝子治療の開発が進められている．Parkinson病の遺伝子治療にはウイルスベクターが用いられており，現在では大きく3つの方法がある．①ドパミンの生合成酵素に関与する遺伝子を被殻に導入する，②GABAの合成に必要なグルタミン酸脱炭酸酵素（glutamic acid decarboxylase：GAD）の遺伝子を視床下核に導入する，③神経栄養因子の遺伝子を被殻に導入する，といった方法に分けられる．

　①の方法に関しては，本邦では2006年に自治医科大学で初めてParkinson病患者にヒトaromatic L-amino acid decarboxylase（*AADC*）遺伝子を，AAVベクター（AAV-hAADC-2）を用いて被殻に遺伝子導入する第I相臨床試験が行われた[7]．6人の患者に投与され，有効性，安全性が確認されている．また，米国でも同様の試験が10人の患者に行われ，運動機能の改善を得ている[8]．ドパミン合成酵素のtyrosine hydroxylase，GTP cyclohydrolase I，AADCの3種の遺伝子をレンチウイルスの一種であるequine infectious anemia virus（EIAV）ベクターを用いて両側の被殻に導入する第I，II相臨床試験がフランスで行われ，運動機能の改善がみられている[9]．

358 第Ⅳ章　神経変性疾患に対する新規治療の可能性

表1　主な神経疾患の遺伝子治療

対象疾患	導入遺伝子	導入方法	ベクター	Phase
筋萎縮性側索硬化症	*CNTF*：ciliary neurotrophic factor	*ex vivo*（BHK）（IT）	Naked/Plasmid DNA	Ⅰ/Ⅱ
	EAAT2：glutamate transportor	*in vivo*（IT）	AAV	Ⅰ
	zing finger DNA binding protein	*in vivo*（IM）	Naked/Plasmid DNA	Ⅱ
Alzheimer病	Nerve growth factor	*ex vivo*（fibroblast）（IC）	レトロウイルス	Ⅰ
		in vivo（IC）	AAV	Ⅱ
多発性硬化症	*hMBP*：myelin basic protein	*in vivo*（IM）	Naked/Plasmid DNA	Ⅰ/Ⅱ
		ex vivo（SC）	レトロウイルス	Ⅰ/Ⅱ
Huntington病	*CNTF*：ciliary neurotrophic factor	*ex vivo*（BHK）（IT）	Naked/Plasmid DNA	Ⅰ
	BNDF：Braon-derived neurotrophic factor	*in vivo*（IC）	レンチウイルス	Ⅰ
側頭葉てんかん	*NPY*：Human neuropeptide Y	*in vivo*（IC）	AAV	Ⅰ
重症筋無力症	oligodeoxynucleotide against acetylcholonesterase		Naked/Plasmid DNA	Ⅱ
	Human Nicotinic Ach R α chain receptor	*ex vivo*（IM）	Naked/Plasmid DNA	Ⅰ/Ⅱ

（文献3をもとに著者作成）

　②の方法では，米国でAAVベクター（AAV-GAD 65/67）を用いて行われた第Ⅰ相臨床試験で有効性，安全性が確認された．二重盲検試験も実施され，6ヵ月後の評価で運動機能の改善がみられた[10]．

　③の方法に関しては，神経栄養因子であるneuturinやグリア細胞株由来神経栄養因子（glial cell line-derived neurotrophic factor：GDNF）の遺伝子をAAVベクターに搭載し投与する方法が行われている．neuturin遺伝子に関しては両側被殻または被殻と黒質緻密部へ注入する治療の第Ⅱ相二重盲検試験が行われたが，いずれも対照群と有意差を認めなかった[11]．また，GDNF遺伝子に関しては，被殻，黒質緻密部に投与する第Ⅱ相二重盲検試験が現在実施中である[12]．

ⓒ　その他の神経疾患

　これまでに，さまざまな神経疾患に対する遺伝子治療の臨床研究が行われている．

　上記疾患を除く，これまで臨床研究が行われ主な神経疾患について**表1**に一覧を示す．

4 核酸医薬の開発状況と神経疾患への応用

― キーポイント ―

- これまで核酸医薬として，CMV性網膜炎に対するfomivirsen（vitravene），滲出性加齢黄斑変性症に対するpegaptanib（macugen®），ホモ接合型家族性高コレステロール血症に対するmipomersen（kynamro®）が承認されていた．
- 2016年にDuchenne型筋ジストロフィーに対するであるeteplirsen（Exondys 51®），脊髄性筋萎縮症に対するnusinersen（spinraza®）がFDAに認可された．

ⓐ 核酸医薬の開発状況

　これまでに承認されている核酸医薬は，AIDS患者におけるCMV性網膜炎（すでに販売中止）の治療薬であるfomivirsen（vitravene：CMV遺伝子IE2をターゲットとしたアンチセンス，硝子体内局注）[13]，滲出性加齢黄斑変性症の治療薬であるpegaptanib（macugen®：vascular endothelial growth factor（VEGF）165をターゲットとしたアプタマー，硝子体内局注）[14]，ホモ接合型家族性高コレステロール血症の治療薬であるmipomersen（kynamro®：ApoB100をターゲットとしたアンチセンス，皮下注）[15]であった．2016年に新たに承認された核酸医薬として，Duchenne型筋ジストロフィーで初の治療薬となるeteplirsen（Exondys 51®）[16, 17]，脊髄性筋萎縮症治療薬であるnusinersen（spinraza®）[18]がFDAに認可された．以下に，Duchenne型筋ジストロフィーおよび脊髄性筋萎縮症に関して述べる．

ⓑ Duchenne型筋ジストロフィー（Duchenne muscle dystrophy：DMD）

　DMDはX染色体短腕（Xp21.2）上にあるジストロフィン遺伝子の異常により生じる遺伝性の筋疾患である．原因となるジストロフィン遺伝子であるが，79のエクソンから構成されるヒト最長の遺伝子で，cDNAは全長14 kbとなり，18種のスプライシングアイソフォームを生じる．完全長の分子量427 kDaのジストロフィン蛋白は主に骨格筋と心筋の細胞膜直下に発現し，膜を安定に保っている．DMDではジストロフィンの欠損により筋細胞膜のダメージを受けやすく，筋変性・壊死が徐々に進行する．DMDには有効な治療法がなかったが，2016年9月にアンチセンス核酸を用いたエクソンスキッピング治療薬のeteplirsenがDMDで初の治療薬としてFDAに認可された[16]．

　エクソンスキッピング療法のメカニズムであるが，ジストロフィン遺伝子変異は，欠失が60〜70%，重複が10%，点変異が30%であり，とくに欠失変異においてはアミノ酸の読み枠が3の倍数ではなくなる（アウト・オブ・フレーム）と早期にストップコドンが生じ，ジストロフィン蛋白を合成することができない．エクソンスキッピング療法とは，3の倍数となるように塩基を読み飛ばす（イン・フレーム）ようにエクソンのスプライシングを阻害することで，除かれた分のmRNAから短縮型ジストロフィン蛋白がつくられる．たとえば，エクソン52は118塩基であるため，エクソン52に欠失変異があるとストップコドンが生じてしまうが，212塩基であるエクソン53をスキップさせると，読み飛ばされる塩基数が3の倍数となるためストップコドンが生じずに，やや短縮型ジストロフィンが産生される．ジストロフィン蛋白は，中間に位置するロッドドメインの繰り返し構造からなるため，繰り返し数が少なくても多

表2　臨床試験が行われているエクソンスキッピング治療薬

標的となるエクソン	名称	製剤	phase
51	エテプリルセン（AVI-4658）	PMO	Accelerated Approval
	ドリサペルセン（GSK 2402968）	2'-OMe	Declined
53	NS-065/NCNP-01	PMO	Ⅰ/Ⅱ
	SRP-4053	PMO	Ⅱ
	PRO053	2'-OMe	Ⅰ/Ⅱ
45	SRP-4045	PMO	Ⅲ
	PRO045	2'-OMe	Ⅱ
	DS-5141b	ENA	Ⅰ/Ⅱ
44	PRO044	2'-OMe	Ⅱ

くは機能が保たれると考えられる．これ以外の臨床試験中のアンチセンス核酸医薬を**表2**に示す．エクソンスキッピング療法は，AAVベクターを用いた遺伝子治療でも応用されているが，欠失部位ごとに人工核酸の配列をデザインすることが必要であり，多くの症例では適応とならないのが現状である．変異の種類によらない治療法として，ジストロフィン遺伝子や重要な部分のみを集めた小型化したマイクロジストロフィン遺伝子を搭載したウイルスベクターを投与する遺伝子治療が開発されており，他にも多くの治療が臨床試験中である[19]．

c 脊髄性筋萎縮症（spinal muscular atrophy：SMA）

　SMAは第5染色体長腕（5q13）上にあるsurvival motor neuron（*SMN*）*1*遺伝子の欠失，変異により脊髄前角細胞に変性が生じ，筋萎縮と進行性の筋力低下きたす下位運動ニューロン疾患である．発症年齢や臨床経過から，Ⅰ型（6ヵ月までに発症し，座位未獲得），Ⅱ型（1歳6ヵ月までに発症し，立位未獲得），Ⅲ型（1歳6ヵ月から20歳までに発症し，歩行可能），Ⅳ型（20歳以上で発症し，運動機能は正常）に分類される．運動ニューロンの維持に必要なSMN蛋白が*SMN1*遺伝子の欠失，変異により十分に産生されずに運動ニューロンが脱落するが，SMN蛋白の量とSMAの重症度には相関がある．同じSMN蛋白をコードしている*SMN2*遺伝子からは，大部分がエクソン7がスキップされることで完全な蛋白が産生されないが，SMA患者では*SMN2*遺伝子は残存している．今回承認されたnusinersenは，脊髄に発現する*SMN2*遺伝子のpre-mRNAを標的とし，SMN2のスプライシングを変化させるようにデザインされたASOである．Nusinersenの髄腔内投与によってSMN2のエクソン7のスキップを回避することで，本来はmRNAから排除されるエクソンをmRNAに組み込み，完全に機能するSMN蛋白の発現を増やす．第Ⅲ相試験であるENDEAR試験では，乳児期発症型SMA患者を対象として無作為化・二重盲検試験が行われ，nusinersenの投与を受けた群では，投与を受けなかった群と比較して運動マイルストーンの達成，死亡率の低下を有意に認めた[17]．SMAの唯一の治療薬として本邦でも承認された．

表3 神経疾患対する主な核酸医薬品の開発状況

対象疾患	薬剤名	標的	作用	投与経路	Phase
家族性アミロイドポリニューロパチー	IONIS-TTR$_{Rx}$	*TTR*	ASO（RNase H）	皮下投与	III
家族性アミロイドポリニューロパチー	Patisiran	*TTR*	SiRNA	皮下投与	III
筋強直性ジストロフィー	IONIS-DMPK-2.5$_{Rx}$	*DMPK*	ASO（RNase H）	皮下投与	II
Huntington病	IONIS-HTT$_{Rx}$	*HTT*	ASO（RNase H）	髄腔内投与	II
筋萎縮性側索硬化症	IONIS-SOD$_{Rx}$	*SOD1*	ASO（RNase H）	髄腔内投与	II
多発性硬化症	ATL1102	*VLA-4*	ASO（RNase H）	皮下投与	II

ⓓ その他の神経疾患

これまでに，さまざまな神経疾患に対する核酸医薬の臨床研究が行われている．

上記疾患を除く，これまで臨床研究が行われ主な神経疾患について**表3**に一覧を示す．

5 ゲノム編集への期待

― キーポイント ―

- DNAの修復応答には主にNHEJ経路とHR経路の2種類の経路がある．
- ゲノム編集には現在，ZFN，TALEN，CRISPR/Cas9といった方法があり，とくにCRISPR/Cas9の出現によってさらに広く応用されている．
- 現在臨床試験が行われているのは，ZFNを用いたHIV治療がある．

従来の遺伝子治療では目的の遺伝子を導入することはできるが，異常な遺伝子はそのまま残り，異常遺伝子の発現産物が疾患の原因となる場合は治療ができなかった．近年は遺伝子導入のみでなく，遺伝子修復が可能な人工ヌクレアーゼを用いたゲノム編集技術も治療応用されている．人工ヌクレアーゼは人為的に設計されたDNA配列認識部位をガイドとして，標的遺伝子にDSB（double-strand break）を誘導して，ターゲットDNAの切断する．ゲノムDNAが損傷されると，主に2種類の経路，非相同末端結合（non-homologous end joining：NHEJ）と相同組み換え（homologous recombination：HR）でDNA修復応答が誘導される．この修復メカニズムを利用してゲノム改変を行う（**図2**）．NHEJ経路では，繰り返しDSBを導入することで修復エラーを誘導し，欠失・挿入などの変異によってフレームシフトを引き起こし遺伝子のノックアウトが生じる．またHR経路は，もともとはDNAの複製で生じた同じ配列を持つ姉妹染色分体を利用して正確なDNA修復を行う機構であり，DSBが生じると相同な配列を探し，そこを鋳型にしてDNA合成が行われ，元の鎖と連結してDNAが修復される．これを利用し，目的の遺伝子の上流，下流に元の遺伝子と相同した配列を組み込んだ外来遺伝子を人工ヌクレアーゼと共導入させることで切断部位に目的の遺伝子を挿入することが可能となる（**図3**）．ただし，ターゲットDNAと類似した別の部位に変異が導入されることで本来のターゲット遺伝子以外の遺伝子を切断する，「オフターゲット効果」が問題点となる．また，目的とする配列が得られるかどうかは細胞の修復機構によるため，効率は低い．

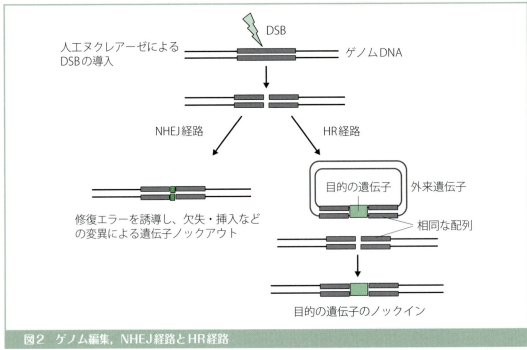

図2 ゲノム編集，NHEJ経路とHR経路

（文献20をもとに著者作成）

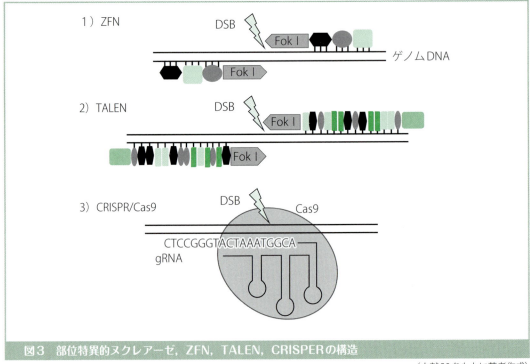

図3 部位特異的ヌクレアーゼ，ZFN，TALEN，CRISPERの構造

（文献20をもとに著者作成）

ゲノム編集には現在，ZFN（Zink finger nuclease），TALEN（transcription activator-like effector nuclease），CRISPR/Cas9（clustered regularly interspaced short palindromic repeats/CRISPER-associated protein[20]といった方法がある．ZFN，TALENは任意のDNA結合ドメイン（ZFモジュール，TALE）にFok I のDNA切断ドメインを付加させたキメラ蛋白質である．DNA結合ドメイン蛋白にDNAが特異的に認識され，一組のZFNまたはTALENのFok I が二量体を形成するとDSBが導入され，遺伝子の切断が生じる．一方，CRISPR/Cas9は標的配列を決めるguide RNA（gRNA）が約20塩基のDNAを認識し，エンドヌクレアーゼであるCas9が2本鎖を切断する（図3）．ZFNやTALENが蛋白とDNAの結合であるのに対し，CRISPR/Cas9はRNAとDNAの結合によるDNAの特異的な認識であるため，デザイン，作成が簡便であり，効率もよく，現在は広く応用されている．

　現時点では，臨床応用されているゲノム編集を用いた治療法で認可されているものはまだないが，ZFNによるゲノム編集を用いた方法で，HIV患者を対象とした臨床試験が開始されている[21]．今後，幅広い分野での応用が期待される．

　また，前述したDMDに対しても，根本的な治療として遺伝子の異常を修復するCRISPR/Cas9システムなどを用いたゲノム編集が注目されており，2016年1月にDMDモデルマウス（mdxマウス）での有効性が報告され[22~24]，今後の期待がもたれている．

　最後に，これまで神経変性疾患は根本的な治療法がなく，治らない病気であったが，ゲノム医学の進歩による病態の解明や，遺伝子治療，核酸医薬，ゲノム編集技術の発展によって根本治療が現実になりつつある．今後のさらなる発展に期待したい．

謝辞

　本節の作成にあたり，さまざまな助言を賜りました東京医科歯科大学脳神経病態学分野の永田哲也先生に深謝いたします．

■**文　献**
1) Blaese RM, et al：T lymphocyte-directed gene therapy for ADA- SCID：initial trial results after 4 years. Science **270**：475-480, 1995
2) Onodera M, et al：Successful peripheral T-lymphocyte-directed gene transfer for a patient with severe combined immune deficiency caused by adenosine deaminase deficiency. Blood **91**：30-36, 1998
3) The Journal of Gene Medicine, www.wiley.co.uk/genmed/clinical（2017年12月アクセス）
4) Naldini L：Gene therapy returns to centre stage. Nature **526**：351-360, 2015
5) Gaudet D, et al：Efficacy and long term safety of alipogene tiparvovec（AAV1LPLS447X）gene therapy for lipoprotein lipase deficiency：an open label trial. Gene Ther **20**：361-369, 2013
6) Cicalese MP, et al：Update on the safety and efficacy of retroviral gene therapy for immunodeficiency due to adenosine deaminase deficiency. Blood **128**：45-54, 2016
7) Muramatsu S, et al：A phase I study of aromatic L-amino acid decarboxylase gene therapy for Parkinson's disease. Mol Ther **18**：1731-1735, 2010
8) Christine CW, et al：Safety and tolerability of putaminal AADC gene therapy for Parkinson disease. Neurology **73**：1662-1669, 2009
9) Palfi S, et al：Long-term safety and tolerability of ProSavin, a lentiviral vector-based gene

therapy for Parkinson's disease : a dose escalation, open-label, phase 1/2 trial. Lancet **383** : 1138-1146, 2014

10) LeWitt PA, et al : AAV2-GAD gene therapy for advanced Parkinson's disease : a double-blind, sham-surgery controlled, randomised trial. Lancet Neurol **10** : 309-319, 2011

11) Warren Olanow C, et al : Gene delivery of neurturin to putamen and substantia nigra in Parkinson disease : A double-blind, randomized, controlled trial. Ann Neurol **78** : 248-257, 2015

12) Lang AE, et al : Randomized controlled trial of intraputamenal glial cell line-derived neurotrophic factor infusion in Parkinson disease. Ann Neurol **59** : 459-466, 2006

13) Marwick C : First "antisense" drug will treat CMV retinitis. JAMA **280** : 871, 1998

14) Gragoudas ES, et al : Pegaptanib for Neovascular Age-Related Macular Degeneration. N Engl J Med **351** : 2805-2816, 2004

15) Raal FJ, et al : Mipomersen, an apolipoprotein B synthesis inhibitor, for lowering of LDL cholesterol concentrations in patients with homozygous familial hypercholesterolaemia : a randomised, double-blind, placebo-controlled trial. Lancet **375** : 998-1006.2010

16) Mendell JR, et al : Eteplirsen for the Treatment of Duchenne Muscular Dystrophy. Ann Neurol **74** : 637-647.2013

17) Mendell JR, et al : Longitudinal effect of eteplirsen versus historical control on ambulation in Duchenne muscular dystrophy. Ann Neurol **79** : 257-271, 2016

18) SPINRAZA™ (nusinersen) Approved in U.S.to Treat Broad Range of Patients with Spinal Muscular Atrophy.Ionis Pharmaceuticals, Inc. http://ir.ionispharma.com/news-release-details/spinrazatm-nusinersen-approved-us-approved-us-treat-broad-rauge-patients（2017年12月アクセス）

19) Bengtsson NE, et al : Progress and prospects of gene therapy clinical trials for the muscular dystrophies. Hum Mol Genet **25** : R9-17, 2016

20) Kim H, et al : A guide to genome engineering with programmable nucleases. Nat Rev Genet **15** : 321-334, 2014

21) Maeder ML, et al : Genome-editing Technologies for Gene and Cell Therapy. Mol Ther **24** : 430-446, 2016

22) Long C, et al : Postnatal genome editing partially restores dystrophin expression in a mouse model of muscular dystrophy. Science **351** : 400-403, 2016

23) Nelson CE, et al : In vivo genome editing improves muscle function in a mouse model of Duchenne muscular dystrophy. Science **351** : 403-407, 2016

24) Tabebordbar M, et al : In vivo gene editing in dystrophic mouse muscle and muscle stem cells. Science **351** : 407-411, 2016

（長谷川樹里，横田　隆徳）

第IV章 神経変性疾患に対する新規治療の可能性

D 海外で用いられている治療薬

> **理解のためのエッセンス**
> - ドラッグラグは小さくなっている．
> - Levodopa動態を改善してウェアリングオフへ対応する酵素阻害薬，徐放剤の承認（Parkinson病）．
> - 免疫抑制薬を用いた再発抑制によるDMT（disease modifying therapy）の進歩（多発性硬化症）．
> - 抗体薬の臨床応用の開発研究（片頭痛，Alzheimer型認知症，Parkinson病）．
> - アンチセンスオリゴヌクレオチド（antisense oligonucleotide：ASO）を用いた遺伝性神経変性疾患治療の実用化（脊髄性筋萎縮症）．

　神経系を含めて，多くの治療薬は海外，とくに北米，欧州を中心に開発され，承認後に本邦での治験が行われてきた．新薬情報が増えてからの国内開発で実施しやすいものの，本邦での承認は遅くなり，世界的には広く用いられる治療薬が国内では未承認薬であることが多くなった（図1）．国内は約1億2,000万人の人口であるが，世界の人口は約70億人であり，薬品の市場規模では本邦が8.3％で，北米が38.1％，欧州が25.2％となっており，欧米での開発が先行されることはある程度やむをえないことであろう（厚生労働省「平成26年薬事工業生産動態統計調査」，日本製薬工業協会「DATABOOK2016」より）．しかし，一部の治療薬では海外から輸入して未承認薬を用いることが増え，また海外で治療を受けて帰国するものの，その後の

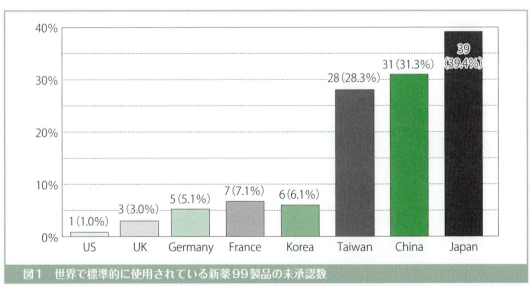

図1　世界で標準的に使用されている新薬99製品の未承認数

（島谷克義ほか：医療と社会 15：43-51, 2005 より引用）

治療がうまくいかない例が出てくるようになり，いわゆる「ドラッグラグ」として取り上げられるようになった．神経疾患では，とくにてんかん治療薬で顕著であった．その後の対策により北米，欧州と同時に，あるいはアジア地域で開発を進める国際共同治験が行われるようになり，開発における国内と海外の時間的差は小さくなっている．本節では，本邦では現時点で未承認であり，海外で市販中あるいは開発中の治療薬について概説したい．

1 Parkinson病治療薬

キーポイント

- 徐放剤の併用によるウェアリングオフの改善．
- COMT，MAO-B，NMDA-Rの阻害薬/拮抗薬によるParkinson病の治療．
- アゴニストの持続皮下注射．
- iPS細胞，抗体薬によるDMTの研究．

Parkinson病は治療薬の研究がもっとも活発な疾患の1つである．重要な治療薬の開発は国内外での大きな時間差なく本邦でも使えるようになっているが，開発中の治療薬を含めて取り上げる．

a Levodopa徐放剤（IPX066：rytary®）（図2）

Levodopaはもっとも効果の大きな治療薬であるが，半減期が1時間程度で，効果の持続時間が短いためにウェアリングオフが生じる．これに対してlevodopaの徐放剤が開発されている．1つのカプセルの中に，速放粒と徐放粒を混在させ，血中のlevodopa動態を平均化させるものである．95 mg錠，14 mg錠，195 mg錠，245 mg錠〔IPX066 95（carbidopa 23.75 mg / levodopa 95 mg），IPX066 145（carbidopa 36.25 mg / levodopa 145 mg），IPX066 195（carbidopa 48.75 mg / levodopa 195 mg），IPX066 245（carbidopa 61.25 mg / levodopa 245 mg）〕が市販されている．これまでにも本邦では腸内溶解剤を含めて徐放剤は開発されているが，効果の立ち上がりが遅いために発売が中止されている．IPX066は同じカプセルに速放粒を入れて血中濃度の立ち上がりを平均化させるように製剤設計されたもので，進行期

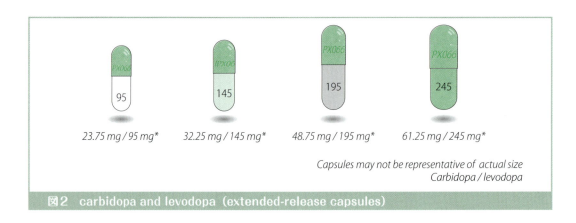

図2 carbidopa and levodopa (extended-release capsules)

Parkinson病治療におけるウェアリングオフ症状への効果が期待できる．本邦での治験は開始されていない．

b Apomorphine持続皮下注射（図3）

速効性のParkinson病治療薬で，国内ではレスキュー用の皮下注射で用いられている．海外では主に持続皮下注射薬として用いられている．症状にあわせて1時間当たり1～4 mgとし，活動する昼間に用いる．夜間には投与しない．ウェアリングオフ症状の強い例にとくに有効である．レスキュー用の皮下注射では消毒や注射準備などの作業をオフ時に行うことになり，巧緻運動障害の起こるPD患者では課題となる．なお，apomorphineの舌下投与も検討中である．1回量の調整や製剤が課題となるが，皮下投与に比べて投与の準備が容易であり期待される．

c ドパミン受容体作動薬
1）Lisuride（図4）

麦角系ドパミン受容体作動薬であり，欧州の一部で市販されている．本邦ではParkinson病に対して治験を行ったが，有意な効果を確認できず開発されていない．

d COMT阻害薬
1）Tolcapone（tasmar®）（図5）

Tolcaponeは強力なCOMT阻害薬で1997年に欧州で，1998年に米国で承認された．しかし，

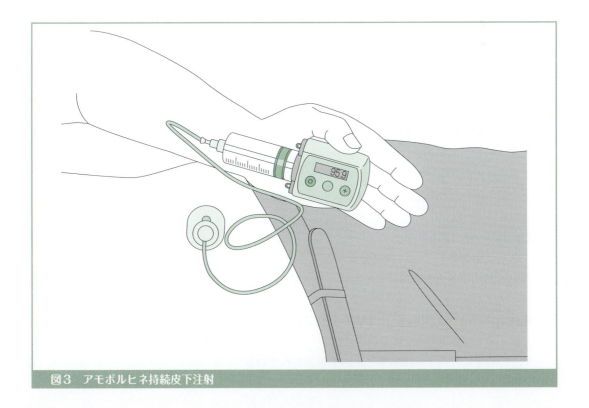

図3　アモポルヒネ持続皮下注射

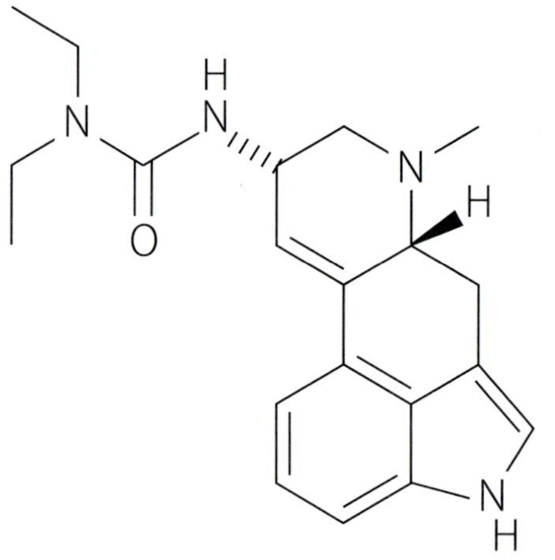

図4 Lisuride

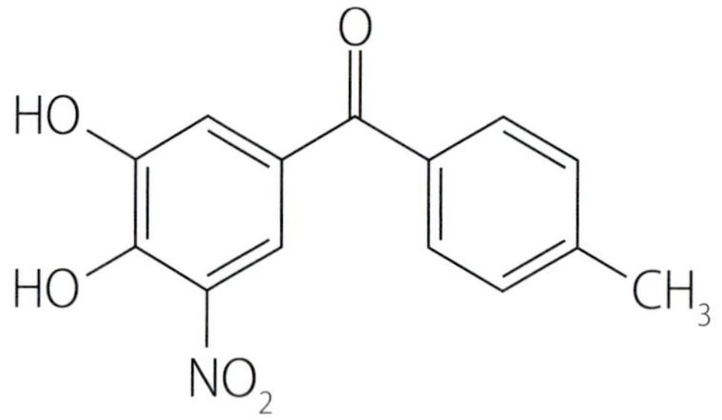

図5 Tolcapone

重篤な肝障害のために3人が亡くなったため発売が一時中止となったが，リスクよりも効果が大きいとして2004年から使用が再開されている．現在は他の治療では治療不十分な症例で，肝機能障害に注意して用いられている．本邦では治験が進められ承認申請されていたが，海外での副作用のため申請が取り下げられている．なお，本邦での治験では肝障害を起こした例は認められていない．

2）Opicapone（図6）

COMT阻害薬で，1日1回就寝前の服用で検討され，2016年5月に欧州で承認された．血中のlevodopa濃度を持続的に上昇させる．本邦では現在，治験が進められている．

ⓔ Rasagiline（azilect®，TVP-1012）（図7）

モノアミン酸化酵素を可逆性的に阻害してドパミンの脳内濃度を高めるParkinson病治療薬で，2005年に欧州で，2006年に米国で承認されている．

国際的にはパテントが終了してジェネリック薬となりつつあるが，本邦では治験が終了し

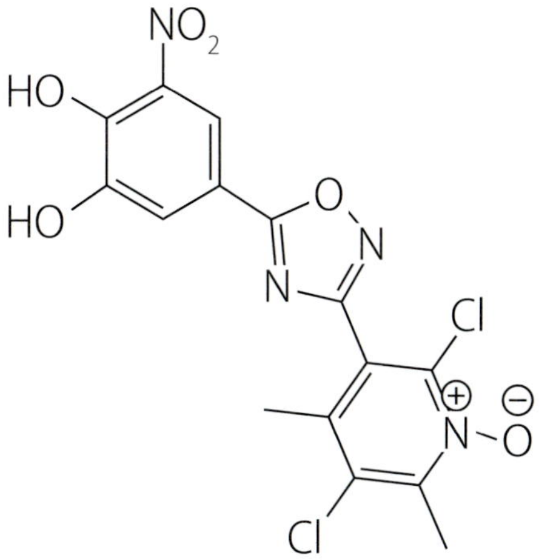

D　海外で用いられている治療薬　　**369**

図6　Opicapone

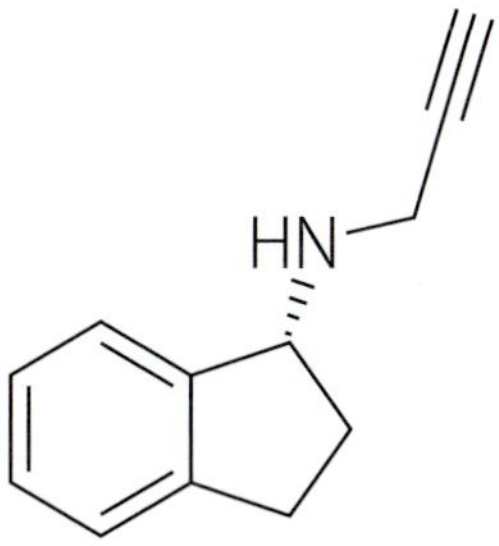

図7　Rasagiline

た．ブリッジング試験により治験が進められている．

f Safinamide（図8）

モノアミン酸化酵素阻害薬阻害薬作用とNMDA受容体拮抗薬の作用を併せ持つ治療薬で，2015年2月に欧州で承認されている．1日1回の服用で用いられており，本邦では現在治験中である．

g 抗α-シヌクレイン薬

神経変性が不溶蛋白質の凝集蓄積が引き金になることから，Alzheimer病ではAβに対する抗体の点滴による治験が進められている．また，Aβの合成酵素であるβセレクターゼに対する阻害薬も治験中である．Parkinson病ではα-シヌクレインが蓄積することが確認され，その抗体薬をParkinson病に対して治験として海外で検討中である．安全性，効果を含めて今後の検討課題である．

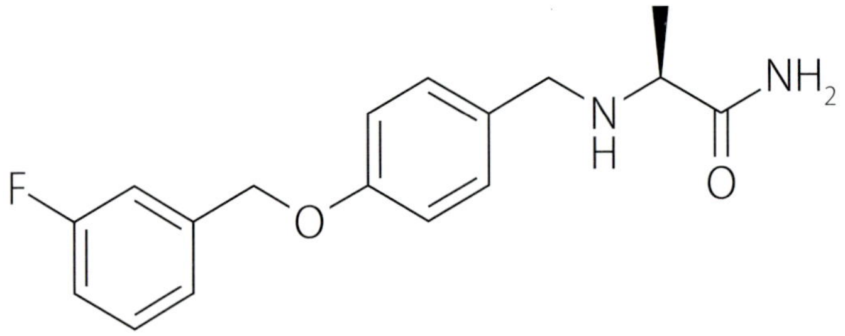

図8　Safinamide

ⓗ iPS 細胞

　細胞療法としてiPS（induced pluripotent stem cells）が研究開発中である．本邦では網膜変性症に対して自家細胞移植として，また他家細胞移植として実施されている．後者は治験として実施されている．Parkinson病についても他家細胞移植としてiPSが研究され，本邦では治験申請が予定されている．他家細胞移植ではHLAなどを検討して治療細胞として供給できる体制を目指しており，広く治療として普及する可能性があり治療の大きな進歩として期待される．

② 認知症治療薬

― キーポイント ―

- アミロイドβに対する抗体薬によるDMT.
- Beta secretase cleaving enzyme（BASE）阻害薬によるDMT.

ⓐ アミロイドβ抗体薬

　アセチルコリンエステラーゼ阻害薬のdonepezil，galantamine，rivastigmine，NMDA受容体拮抗薬のmemantineが承認されている．海外でも同様である．開発中の治療薬には，Alzheimer病の原因として注目されている異常凝集蛋白のアミロイドベータ（Aβ）蛋白に対する治療薬である．現在，Aβに対する抗体薬（aducanumabなど），またAβの合成酵素（beta secretase cleaving enzyme：BASE）阻害薬（AZD3293など）が治験中である．Aβ抗体薬として初めて有意な効果を認めたsolanezumabは，十分な効果ではないとして開発が中止された．

③ 脊髄性筋萎縮症（spinal muscular atrophy：SMA）

― キーポイント ―

- アンチセンスオリゴヌクレオチド（antisense oligonucleotide：ASO）を用いたsurvival motor neuron（SMN）蛋白質の産生.

a　Nusinersen（spinraza®）髄腔内投与

　SMAは主に小児期に発症し，第5染色体長腕5q13に存在する*SMN*（*survival motor neuron*）遺伝子の欠失する劣性遺伝性疾患である．Nusinersenはアンチセンスオリゴヌクレオチド（antisense oligonucleotide：ASO）で，染色体5qの変異により引き起こされる蛋白合成の障害を治療する．2016年12月に米国で承認された．SMAは発症年齢，臨床経過に基づき，Ⅰ型（OMIM #253300），Ⅱ型（OMIM #253550），Ⅲ型（OMIM #253400），Ⅳ型（OMIM #27115）に分類される．Ⅰ，Ⅱ型の95％に*SMN*（*survival motor neuron*）遺伝子欠失が認められ，Ⅲ型の約半数，Ⅳ型の1～2割において*SMN*遺伝子変異を認める．成人発症のSMAⅣ型では複数の成因の混在が考えられている．*SMN*遺伝子には*SNM1*と*SNM2*があり，*SMN1*遺伝子からのSMN蛋白質に加えて，*SMN2*遺伝子からもSMN蛋白質が一部つくられている．SMAでは，*SMN1*遺伝子からのSMN蛋白質は合成されず，*SMN2*遺伝子からの少量のSMN蛋白質のみが合成される．SMA患者へのAON薬投与によりスプライシングに変化を起こして*SMN1*遺伝子由来のmRNAと同様のmRNAとなり，SMN蛋白質が合成されるようになる．Nusinersenは*SMN2*遺伝子から機能的なSMN蛋白質をより多く産生させる治療法である（図9）．

　なお，筋ジストロフィー症（Duchenne型）でもアンチセンスヌクレオチドを用いてジストロフィンの欠損を補う治験が実施中である（図10）．

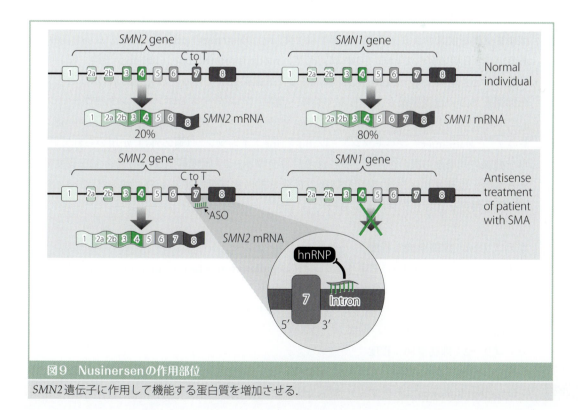

図9　Nusinersenの作用部位
*SMN2*遺伝子に作用して機能する蛋白質を増加させる．

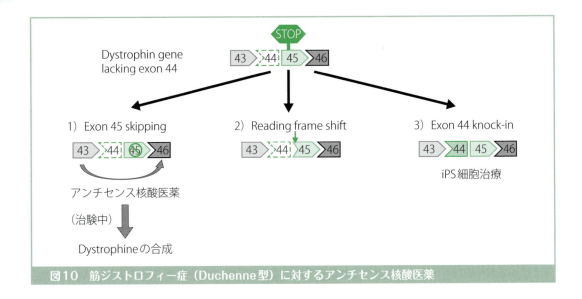

図10 筋ジストロフィー症（Duchenne型）に対するアンチセンス核酸医薬

参 考

a 多発性硬化症治療薬

多発性硬化症（MS）は，その有病率において10万人当たり10人（難病センターより）で，急性期の治療と再発の抑制が薬物治療の中心となる．現在はdisease modifying therapy（DMT）として再発予防薬の研究開発が進んでいる．MSの急性期治療では副腎皮質ホルモン，あるいは血漿交換が検討される．現在，本邦では1日1回，1,000 mgのprednisoloneの点滴を3日間，あるいは5日間実施している．これに対して，methylprednisolone（100 mg）5錠，朝1回，5日間，自宅/外来で行う方法も，英国のNHSでは推奨されている．再発予防はDMTとして再発抑制薬あるいは調整薬が用いられている．現在，インターフェロン（インターフェロンβ-a：アボネックス®，インターフェロンβ-b：ベタフェロン®）と免疫抑制薬［fingolimod：ジレニア®，glatiramer：コパキソン®，azathioprine：イムラン®（適応外）］が用いられている．再発抑制の効果から次の3群に分類される．カテゴリー1：軽度抑制薬：再発を30％程度抑制するもの，カテゴリー2：中等度抑制薬：再発を50％程度抑制するもの，カテゴリー3：強力抑制薬：再発を70％程度抑制するもの．

カテゴリー1：抑制率30％程度

インターフェロンβ-1a（アボネックス®，peginterferon beta-1 a，plegridy®，rebif®）．
インターフェロンβ-1b（ベタフェロン®）．
Glatiramer acetate（コパキソン®）1日1回，皮下注．
Teriflunomide（aubagio®）錠剤．

カテゴリー2：抑制率50％程度

Fingolimod（ジレニア®）1日1回，経口薬．
Dimethyl fumarate（テクフィデラ®）1日2回，経口薬．

カテゴリー3：抑制率70％程度

Natalizumab（タイサブリ®）4週に1回，点滴投与．

Alemtuzumab（lemtrada®）1日1回，点滴投与5日間．12ヵ月後に1日1回，3日間点滴投与．

以下に，本邦では未承認薬について述べる．

1）Peginterferon beta-1 a（plegridy®）2週に1回，皮下注．2014年承認．

2）Teriflunomide（aubagio®）30％，1日に1回，経口薬，錠剤．2013年承認．

3）Alemtuzumab（lemtrada®）70％の再発抑制率，CD52に対するモノクローナル抗体，1日1回，5日間連続で点滴投与（1日に12 mg/4時間，5日間で60 mg）．12ヵ月後に1日1回，3日間連続（3日間で36 mg）で点滴投与．

4）Mitoxantrone（novantrone）進行例のみ，使用は限られる，現在は心毒性のためほとんど使われない．2000年効能追加，抗腫瘍薬，1987年承認．

5）Ampyra（dalfampridine®）カリウムチャネルブロッカー，1日2回，経口投与．歩行の改善に対して2010年承認．

ⓑ 片頭痛

片頭痛はtriptanの開発により，大きな発展を遂げた．また，発症の機序についても血管に分布する三叉神経の関与が明らかにされた．三叉神経からカルシトニン遺伝子関連ペプチド（calcitonin gene-related peptide：CGRP）が放出され血管周囲の炎症や疼痛の発生に関与する．このことからCGRPに対する抗体，またCGRP受容体に対する拮抗薬が片頭痛予防薬として開発中である．

（野元　正弘）

第IV章　神経変性疾患に対する新規治療の可能性

リハビリテーションの現状と課題

理解のためのエッセンス

- 標準化された疾患特異的尺度と，歩行や移動能力，バランス機能，上肢機能，ADL，QOLなどを評価する共通尺度を組み合わせ，患者の障害や機能・心理状態などを把握する．
- 疾病・障害の病態や予後，生活環境，社会的背景などを考慮しながら，リハビリテーション（リハ）の3つの機能（予防，回復，代償）をバランスよく発揮させ，リハチームの協働により患者の機能，生活，QOLの向上を図る．
- リハの実施にあたり，疾患の特徴の理解，リスク管理，廃用症候群の予防，QOLの向上，介護負担の軽減，医療体制の整備がポイントとなる．
- 嚥下障害，コミュニケーション障害，認知障害，運動障害，筋緊張亢進，歩行・移動障害，痛み，overwork weakness，廃用症候群，排尿障害，呼吸不全などに対応する．
- 新たな治療法としてbrain machine interfaceやロボットが登場し，今後の発展が期待される．

　リハとは，障害を持った人々が持てる能力を最大限に発揮し，人権が尊重され，生き甲斐を持った生活を送れるよう，対象者を中心に，共通目標に向かってチームで援助する活動である．医学的，教育的，職業的，社会的リハの4分野に分けられ，それぞれの有機的な結び付きが大切となる．医学的リハには，障害の予防，回復，代償という3つの機能がある．対象者の抱える疾病・障害の病態や予後，生活環境，社会的背景などを考慮しながら，3つの機能をバランスよく発揮させ，リハチームの協働により患者の機能，生活，QOLの向上を図る[1]．

1 効果研究の現状と課題

キーポイント

- リハ効果研究には，対象や介入の複雑さ，盲検化の困難さおよび帰結尺度の問題がある．
- さらに，神経変性疾患においては，希少疾患が多く症例集積が困難，自然歴が不明確，個別化された介入が多いという問題点がある．
- 質の高いエビデンス創出のためには，評価尺度の確立と普及，リハ介入内容・量の測定手法の開発，リハ臨床に適した研究デザインの工夫，疾患データベースの構築と多施設共同研究の推進が必要である．

　治療効果の検証には，誰に（対象），何を行い（介入），いかに効果を測定するか（帰結）を明確にする必要がある．この観点からリハ医療における効果研究を整理すると，まず，対象の複雑性がある．すなわち，主要疾患や障害以外にも，とくに高齢者では複合的疾患や障害の併存が多く，障害の重症度や機能レベルも多様である．さらに生活環境などの社会的要因や心理的要因もかかわるため，効果研究を行うにあたり，対象の選択と交絡因子の調整が問題とな

る．一方，対象の条件をそろえすぎると得られたエビデンスが実臨床から乖離し，目の前の症例に適用しがたいという問題が生じる[2]．

リハ介入には以下の特徴がある．1）薬物療法やブロックだけでなく，物理的手段，補装具，学習などが用いられ，介入が複雑で定量化しにくい．2）療法士，時間，訓練の場の違いなどの要因が，何が効果をもたらしたかの判断を困難にする．3）介入群における特別な注意がプラセボ効果をもたらす．4）介入の実施状況の確認が難しい（治療の各段階の記録などの工夫が必要）．5）運動療法，心理療法，教育的介入などは盲検化が難しく，ランダム化比較試験（RCT）の実施が困難なことが多い[2]．

帰結測定に関しては，標準化された尺度が限られていることに加え，機能の向上を目標とするリハにおいては，病理または機能障害レベルでの介入の効果を能力低下または社会的不利のレベルで測ることが少なくないという問題がある[3]．介入と帰結測定のレベルが一致する場合には高い感度で効果を捉えやすいが，介入の上のレベルで効果を判定する場合には同レベルで効果がみられたとしても無効と判定されうる（感度が低い）．たとえば，可動域訓練（機能障害）の効果を歩行能力向上（能力低下）で判定した場合，歩行障害の原因が可動域制限にあれば有効と捉えられるが，他の原因であれば無効と判定される．したがって，障害のどのレベルで帰結を測定するかを考慮する必要がある．

神経変性疾患では，さらに以下の問題がある．1）希少疾患が多く，症例の集積が困難なため，交絡因子を考慮した解析が難しい．2）自然歴が十分に明らかでない場合もあり，症例ごとのバリエーションもあるため，効果判定が難しい．3）個別化された介入になることが多く，リハ介入の標準化が難しい．今後，質の高いエビデンス創出のためには，1）障害のレベルに対応した尺度の確立と普及，2）リハ介入の内容・量の測定手法の開発，3）リハ臨床に適した研究デザインの工夫，4）疾患データベースの構築と多施設共同研究の推進が必要とされる．

2 評価の現状と課題

― キーポイント ―

- 評価尺度には疾患や障害を問わず用いられる共通尺度と，個別の疾患や障害に特異的な尺度がある．
- 標準化された疾患特異的尺度と，歩行，移動能力，バランス機能，上肢機能，ADL，QOLなどを評価する共通尺度を組み合わせ，患者の障害や機能・心理状態などを把握する．
- テクノロジーを活用した客観的評価への関心も高まりつつある．

a リハ評価の特徴

リハ対象者が抱える問題は複雑かつ多岐にわたることが多く，適切なリハの提供には，疾病の結果としてもたらされた障害，対象者の潜在能力，生活環境などの把握が不可欠となる．各種尺度により障害像を総合的に評価するが，尺度には疾患や障害を問わず用いられる共通尺度と，個別の疾患や障害に特異的な尺度がある[1]．共通尺度は，異なった疾患や障害を共通の物差しで比べてそれぞれの特徴を抽出したり，施設や地域の障害者全体を捉えたりする際に有用である．一方，特異的尺度は，疾患特有の障害状況を詳細かつ鋭敏に捉えられる利点がある．評価の目的，実用性，尺度の計量心理学的特性などを考慮して適切な尺度を選択する．

ⓑ 神経変性疾患におけるリハ評価

主な神経変性疾患用の疾患特異的尺度を**表1**に示す[4,5]．運動，感覚，嚥下，コミュニケーションなどの障害に関する項目が含まれる評価も多く，リハ評価にも有用である．目的に応じ，疾患特異的尺度に歩行や移動能力，バランス機能，上肢機能，ADL，QOLなどを評価する共通尺度を組み合わせ，患者の障害や機能・心理状態などの把握に努める．多様な尺度を日常臨床や効果研究に活用するためのガイドラインが求められるが，『パーキンソン病理学療法診療ガイドライン』[6]では，論文における使用頻度と計量心理学的特性をもとに推奨レベルがまとめられており，参考になる（**表2**）．

テクノロジーを活用した客観的評価への関心も高まっている．Godinhoら[7]は，Parkinson病（PD）におけるモニタリング技術に関する系統的レビューにおいて，各機器をwearable，non-wearable，hybridの3つに分け，1）PDでの使用，2）開発者以外による使用，3）計量心理学的特性の検証の観点から，臨床での活用に関する推奨を示している．

表1　神経変性疾患において用いられる主な疾患特異的尺度

疾患	評価尺度	概要
Parkinson病	Hoehn & Yarhの重症度分類	症状の重症度を0〜5の6段階に分類．
	改定版版Hoehn & Yarhの重症度分類	ステージ1.5と2.5を追加し，8段階に分類．
	UPDRS (unified Parkinson's disease rating scale)	治療全般を詳細に評価．Part 1：精神機能，行動および気分，Part 2：日常生活活動作，Part 3：運動能力検査，Part 4：治療の合併症の4部門から構成．内的整合性，信頼性，妥当性が報告．治療効果の判定に頻用．
	MDS-UPDRS (Movement Disorder Society-sponsored revision of the UPDRS)	Part 1において，非運動症状の評価が増加．
	Schwab and England activities of daily living scale	0%（植物状態）〜100%（完全自立）までを10%ずつの段階で評価．多くの研究で標準的な評価指標として使用．中等度以上の信頼性と妥当性．
	PDQ-39 (Parkinson's disease questionnaire)	健康関連 quality of life（QOL）を測定する質問票．内的整合性，信頼性，妥当性が報告．日本語版もあり．
	self-reported disability scale in patients with parkinsonism	ADL と instrumental activity of daily living（IADL）を含む評価指標．内的整合性，妥当性が報告．
脊髄小脳変性症	ICARS (International Cooperatigve Ataxia Rating Scale)	運動失調の重症度を評価．19項目（姿勢および歩行障害7項目，動的機能7項目，発話の障害2項目，眼球運動障害3項目．0（正常）〜100（重度）．
	SARA (Scale for the Assessment and Rating of Ataxia)	8項目（歩行，立位，座位，言語障害，指追い試験，鼻ー指試験，手の回内・回外運動，すね試験）．0（正常）〜32（重度）．ICARSの1/3程度の時間（4分間）で評価可能．

次頁につづく．

（文献4，5をもとに著者作成）

E　リハビリテーションの現状と課題　　*377*

表1　神経変性疾患において用いられる主な疾患特異的尺度（つづき）

疾患	評価尺度	概要
多系統萎縮症	UMSARS（United Multiple System Atrophy Rating Scale）	MSAの総合的評価．Part 1：Hitorical Review（過去2週間の平均的機能）12項目，Part 2：Motor Examination Scale 14項目，Part 3：Autonomic Examination　4項目，Part 4：Global Disability Scaleから構成．Part 1〜3は，0（正常）〜4（重度障害）の5段階で評価．Part 4は，1（完全に自立）〜5（全介助）の5段階で評価．評価所要時間は30〜45分．
筋萎縮性側索硬化症	ALFRS-R（ALS functional rating scale, revided）日本語版	12項目（言語，唾液分泌，嚥下，書字，摂食動作，更衣・身の回りの動作，寝床での動作，歩行，階段をのぼる，呼吸困難，起座呼吸，呼吸不全），0-4の4段階で評価．0（最重度）〜48点（正常）．外来での問診で評価可能．障害の経時的評価に有用．
	Norris　Scale日本語版	基本動作，移動，ADLに関する四肢症状尺度21項目，球症状尺度13項目からなり，それぞれ0-3の4段階で評価．0（最重度）〜102点（正常）．
	ALSAQ-40（ALS-Assessment Questionnaire-40）	5領域（身体活動，日常生活動作，摂食，コミュニケーション，情動），計40項目を5段階で評価．信頼性，妥当性が報告．
	ALSAQ-5（ALS-Assessment Questionnaire-5）	ALSAQ-40の5領域から1つずつの質問を抽出．日本語版あり．
	TQNE（Tufts Quantitative Neuromuscular Exam）	肺機能（2項目），口腔咽頭の機能（2項目），時間内で行う運動機能（5項目），等尺性筋力（20項目）の4部門，29項目．
多発性硬化症	EDSS（Expanded Disability Scatus Scale of Kurtzke）	歩行障害がない段階（500m以上歩行可能）（EDSS≦3.5）：Functional System（FS）：錐体路機能，小脳機能，脳幹機能，感覚機能，膀胱直腸機能，視覚機能，精神機能，その他の8項目）で評価．歩行障害がある段階（EDSS≧4.0）：日常生活動作のみで規定．0（神経学的に正常）〜10（MSにより死亡まで）の20段階．
	GNDS（The Guy's Neurological Disability Scale	ADLの尺度，12領域（記憶・集中力，気分・感情，視覚，発話・コミュニケーション，嚥下，腕・手の使用，移動，排尿，排便，疲労，性機能，その他）．はい，いいえで回答し，各領域を0（問題なし）〜5（最も問題ある）にスコア化．0（良好）〜60（重度）．
	多発性硬化症の日常生活障害度評価	16項目（階段昇降，歩行，トイレ・椅子・ベッドへの移動，直腸機能，膀胱機能，入浴，着衣，身づくろい，食事，視覚，言語・聴力，身体的問題，社会活動，疲労，精神機能，性機能）を5段階で評価（0：正常，4：全介助または重度）．
多発性ニューロパチー	INCAT（Inflammatory Neuropathy Cause and Treatment）Disability Scale	上肢および下肢の障害をそれぞれ0〜5の6段階で評価し，合計点で全体の障害度を測定．
	Overall Neuropathy Limitation Scale	上肢と下肢に分けて，日常的な動作や歩行の状況を評価．
Guillain-Barré症候群	Hughesの機能グレード	0：正常〜6：死亡の7段階で評価．
	EGOS（Erasmus GBS Outcome Scale）	発症年齢，下痢の先行，入院2週時の身体機能（Hughesのグレード）をスコア化し，6ヵ月後の歩行レベルを予測．

次頁につづく．

（文献4，5をもとに著者作成）

表1 神経変性疾患において用いられる主な疾患特異的尺度（つづき）

疾患	評価尺度	概要
筋ジストロフィー	Swinyardの分類	Duchenne型進行性筋ジストロフィーの障害の進行度を8段階に分類.
	筋ジストロフィー機能障害度の厚生省分類（新分類）	Swinyardの分類をもと和式生活の要素（四つ這い，いざり這行）を取り入れて8段階に分類.
	上肢運動機能障害度分類（9段階法）	近位筋から遠位筋に筋力低下が進行していく際に可能な動作の推移を9段階に分類.
	MDQoL-60	筋ジストロフィー関連疾患のQOLを構成する11領域，60項目の質問で多面的に評価. 性別，療養形態（在宅，入院）を問わず，歩行可能な段階から車椅子使用，臥床に至るまでのさまざまな障害段階の患者に対し適用可能. 12歳以上で理解可能な内容.

（文献4，5をもとに著者作成）

表2 Parkinson病の効果研究に使用されている評価指標（1990〜2010）

番号	評価指標	論文数	使用率
	総数	116	100.0%
1	Hoehn & Yahr stage	85	73.3%
2	UPDRS	45	38.8%
3	歩行速度（最適，最速）	44	37.9%
4	歩幅	36	31.0%
5	ケイデンス	23	19.8%
6	Parkinson's disease questionnaire（PDQ-39）	17	14.7%
7	timed up & go（TUG）	15	12.9%
8	重心動揺・重心移動距離	12	10.3%
9	両脚支持時間	11	9.5%
10	Berg balance scale	10	8.6%
11	6分間歩行	8	6.9%
12	10m歩行	8	6.9%
13	筋力	8	6.9%
14	反応時間	5	4.3%
15	座位から立位の時間	5	4.3%
16	EuroQol-5D	5	4.3%
17	Webster rating scale for Parkinsonnian disabilities	4	3.4%
18	Beck's depression inventory（scale）	4	3.4%
19	肺活量	4	3.4%
20	最大酸素摂取量・最高酸素摂取量	4	3.4%
21	functional independence measure（FIM）	4	3.4%
22	hospital anxiety and depression scale（HADs）	4	3.4%
23	functional reach	4	3.4%

次頁につづく.
（望月　久ほか：パーキンソン病理学療法診療ガイドライン，日本理学療法士学会，http://www.japanpt.or.jp/upload/jspt/obj/files/guideline/14_parkinsons_disease.pdfより許諾を得て記載）

番号	評価指標	論文数	使用率
24	Nottingham extended activities of daily living index	4	3.4%
25	falls efficacy scale	4	3.4%
26	転倒数・転倒頻度	4	3.4%
27	ステップ（1歩）長	3	2.6%
28	2分間歩行	3	2.6%
29	柔軟性・ROM	3	2.6%
30	関節運動速度	3	2.6%
31	SF-36	3	2.6%
32	片足立ち	3	2.6%
33	freesing of gait questionnaire（FOG）	3	2.6%
34	geriatric depression scale	3	2.6%

表2　Parkinson病の効果研究に使用されている評価指標（1990～2010）（つづき）

3編以上の文献で評価指標として採用されているものを記載した.

（望月　久ほか：パーキンソン病理学療法診療ガイドライン，日本理学療法士学会，http://www.japanpt.or.jp/upload/jspt/obj/files/guideline/14_parkinsons_disease.pdfより許諾を得て記載）

3 リハ治療の現状と課題

― キーポイント ―

- リハの実施にあたり，疾患の特徴の理解，リスク管理，廃用症候群の予防，QOLの向上，介護負担の軽減，医療体制の整備がポイントとなる.
- 嚥下障害，コミュニケーション障害，認知障害，運動障害，筋緊張亢進，歩行・移動障害，痛み，overwork weakness，廃用症候群，排尿障害，呼吸不全などへの対応が重要である.
- いくつかの神経変性疾患のリハについてはガイドラインが発表されているが，高いレベルのエビデンスはまだ限られている.

　神経変性疾患におけるリハのポイントを表3に，主な問題点と対応のポイントを表4に示す[8].　まず全体に共通する問題として，overwork weakness，嚥下障害，コミュニケーション障害について解説し，次に代表的疾患のリハに関するエビデンスの現状と課題について述べる.　なお，呼吸リハについてはガイドライン[9]を参照されたい.

a Overwork weakness

　神経変性疾患において筋力低下の進行がみられた場合には，1）疾病自体の進行，2）活動性低下に伴って起こる廃用性変化，3）過度の身体活動に伴って起こるoverwork weakness（OW）の3つの可能性がある.

　1）は，他の神経症状の増悪の有無や進行マーカーとなる検査所見などを参考に鑑別する.2）は，①筋電図や血清CK値の異常がない，②筋力増強訓練により改善，③他の廃用性変化を示唆する所見が併存，から鑑別する.3）のOWは，過度の身体活動により惹起された筋力低下の総称で，当初はポリオで注目されたが，Charcot-Marie-Tooth病，多発性硬化症，筋ジ

表3 神経変性疾患におけるリハビリテーションのポイント

	ポイント	内容
1	疾患の特徴の理解	• 原疾患に関する情報：病態，病期，治療法，予後など • リスク管理に必要な情報：全身状態，併存疾患など
2	標準化された尺度による障害の評価	• 妥当性，信頼性，反応性，実用性を備えた尺度 • 疾患特異的評価と共通尺度による評価 • 疾病，機能障害，能力低下，社会的不利，心理面の評価
3	障害の予防	• 予測に基づいた障害の予防 • 二次的障害（廃用症候群）による障害の重度化の予防 • 運動障害の悪循環の予防
4	QOLの向上	• 十分な説明と同意 • 治療手段の選択（呼吸管理法，栄養法など）における本人の意思の尊重 • 機能代替手段の活用 • 心理面への配慮
5	介護負担の軽減	• 日々の介護負担，被介護者との関係 • 経済的不安，社会参加機会の制約など
6	医療体制の整備	• 在宅での医療的管理の支援（気管切開，胃瘻，人工呼吸器など） • 日常の健康管理体制（クリニック，訪問看護） • 神経変性疾患の専門的医療提供体制 • 緊急時の対応体制

表4 神経変性疾患のリハビリテーションにおいてみられる主な問題点と対応

問題点	対応のポイント
嚥下障害	嚥下スクリーニング，ビデオ嚥下造影，ビデオ内視鏡，摂食・嚥下機能訓練，食形態・姿勢の工夫，リスクの回避，胃瘻，口腔ネラトン法の適応判断
構音障害	タイプと重症度の評価，構音訓練，代償的コミュニケーション手段の工夫
失語症	タイプと重症度の評価，コミュニケーション能力向上の工夫と介護者への教育
認知障害	神経心理学的評価，障害像にあわせた認知リハビリテーション
運動障害	評価と障害状況にあわせた機能訓練，補装具の処方，薬物療法，介護指導，環境調整
筋緊張亢進	伸張運動，抗痙縮剤の処方，温熱療法，電気療法，ボツリヌス毒素療法，フェノールブロック，補装具，手術など
座位保持障害	座位バランス訓練，適切な車椅子や座位保持装置の工夫
歩行障害	病態の評価とそれに基づく薬物療法，機能訓練，補装具の処方など
痛み	痛みの原因評価，薬物療法，温熱療法，電気療法，ブロック療法，心理的支持
overwork weakness	疲労・CPKなどのモニター，運動負荷量の調整
廃用症候群	
変形・拘縮	伸張運動，シリアルキャスティング，補装具，手術療法などにより動作障害を改善
筋力低下	動作の鍵となる筋群の筋力増強訓練，代償運動の指導，補装具の処方
体力低下	段階的な持久力訓練による体力向上，エネルギー節約の方法の指導
起立性低血圧	段階的座位，深呼吸訓練，弾性包帯・腹帯の処方，薬物療法
代謝症候群	活動性低下に伴うインスリン抵抗性の評価，活動量増加の工夫
排尿障害	尿路の器質的疾患，神経因性膀胱の評価，病態にあわせた薬物療法，排尿管理法の工夫
呼吸不全	タイプと重症度の評価，増悪因子の除去，気道感染の予防，呼吸管理法の選択（侵襲的・非侵襲的）

（里宇 明元：神経学的リハビリテーション総論．臨床神経内科学，改訂第5版，平山惠造（編），南山堂，東京，p796-799，2006より許諾を得て転載）

ストロフィー，多発性筋炎などでも報告され，神経変性疾患のリハにおいて留意すべき問題である[10]．筋力増強訓練で改善しない点で廃用性筋力低下と区別されるが，両者が併存することもあり，鑑別は容易ではない．新たに生じた筋電図上の脱神経所見や血清CK値の上昇を認めた場合には，OWが示唆される．

筋力増強訓練を処方するうえで，疾病の進行やOWによる筋力低下であれば，負荷は慎重に行うことが望ましいが，廃用性筋力低下の場合には一定強度の負荷により改善しうる．OWの場合には低負荷・高頻度の等張性運動が推奨されるが，適切な強度についてのコンセンサスはない[10]．OWの機序について，ポストポリオ症候群では酸化ストレスの関与が示唆されているが，疾患により単一ではないと考えられ，その解明は今後の課題である．

ⓑ 嚥下障害

神経変性疾患における摂食嚥下障害の病態は，嚥下関連筋の麻痺や神経調節機構の障害に加え，上肢・手指・体幹機能障害に伴う摂食動作障害，認知障害に伴う先行期障害など，多彩である[11]．個々の病態を理解したうえで，水飲み試験などのスクリーニングおよびビデオ嚥下造影，ビデオ内視鏡による評価を行って安全な摂食法や栄養法を検討し，食物を用いない間接訓練，食形態や姿勢を工夫しながら食物を用いて行う直接訓練へと段階的に進める．経口摂取困難となった場合には，患者や家族の意思を尊重しながら，胃瘻を含めた栄養手段の適応を判断する．

患者のマネジメントにおいて，障害の進行に伴い変化する摂食状況の把握も重要である．この目的で開発されたNeuromuscular Disease Swallowing Status Scale（NdSSS）は，既存尺度にはない補助栄養食品を経口摂取する段階を有し，また唾液嚥下能力の喪失を反映する（表5）[12]．Duchenne型筋ジストロフィーと筋萎縮性側索硬化症（ALS）において信頼性，妥当性，反応性が検証され，神経変性疾患全体に広く活用できる可能性がある．

ⓒ コミュニケーション障害

多くの神経変性疾患で，経過とともにコミュニケーション障害が問題となる．疾病により，また，症例により障害状況は多様であり，さまざまな観点から評価する必要がある．日本リハ工学協会作成の『「重度障害者用意思伝達装置」導入ガイドライン』[13]を参考に，評価すべき項目を表6にまとめた．

表5　Neuromuscular Disease Swallowing Status Scale (NdSSS)
Level 1　唾液の嚥下ができず，唾液の吸引が必要
Level 2　すべて代替栄養
Level 3　代替栄養が主体，楽しみレベルの経口摂取をしている
Level 4　栄養剤・食品を主体として経口摂取しており，代替栄養を併用していない
Level 5　3食の嚥下食の経口摂取が主体で，不足分を補助的に栄養剤・食品で摂取している
Level 6　3食の嚥下食を経口摂取している．補助的な栄養剤・食品を摂取していない
Level 7　特別に食べにくいものを除いて，3食を経口摂取している
Level 8　食物の制限はなく，3食を経口摂取している
*代替栄養：経口摂取ではなく，経管栄養もしくは経静脈栄養によるもの

（文献12より和訳して引用）

表6　意思伝達装置の導入にあたって評価すべきポイント

1. 導入にあたっての評価項目
   - コミュニケーション障害の原因となった疾患
   - 身体障害者手帳の有無・等級
   - 支援者の状況（家族構成，主な介護者，パソコンに詳しい人の有無，保健師などによる定期的サポートの有無など）
   - 希望機種の有無
   - 誰に勧められたか
   - PT・OT・STなどによる評価
   - 主治医
   - 身体状況（理解・認知障害，聴覚障害，音声・言語機能障害，視力・視野障害，運動障害，経管栄養・気管切開・人工呼吸器の有無と具体的内容など）
   - 現在のコミュニケーション手段（発声，筆談，読唇，文字盤，50音読み上げ，呼び鈴，瞬き・指差しによるYes-Noなど）
   - コミュニケーション能力（問いかけに対する意思表示，主にコミュニケーションをとっている人，多い伝達内容，困っていることなど）
   - 機器使用に対するニーズ（本人，家族）と使用目的（日常使用文，会話，文書機器操作，テレビ，ビデオ，呼び出しなど）
   - 使用場所（ベッド臥位，ベッド座位，車椅子座位，その他）
   - 意思伝達装置の試用状況または評価情報（試用の有無，本人の試用希望，操作に関する理解力，試用時の姿勢，試用スイッチの種類・設定方法・操作部位・操作状況，介助者の状況など）
   - 利用する運動機能（操作部位：頭頚部，顔面，上肢・手指，下肢，呼吸，その他）
   - 操作の可能性の有無
   - 固定具の必要性の有無
2. 適応評価のポイント
   - 意思伝達の実用性
   - 操作の理解力
   - 機器の管理能力
3. 適合判定のポイント
   - 処方との合致
   - 操作能力（本人，家族）
   - 使用感・満足度（本人，家族）
   - 使用環境
   - 操作困難時などの使用支援者の有無
   - 総合評価
   - 継続フォロー事項（スイッチ交換の見通し，操作方法の習得，その他の課題，次回調査）
4. フォローアップのポイント
   - 使用開始日
   - 使用頻度（1日当たり，週当たり）
   - 使用状況（思っていたように使えているか）
   - 使用内容（日常用件，遠方の人とのやりとり，日記，その他）
   - 使用していない場合は，その状況と理由
   - 身体機能の変化と操作への影響
   - 支援の必要性・有無，支援機関・支援者
   - 継続的フォロー事項（スイッチ交換の見通し，その他の課題，次回調査）

（文献13をもとに著者作成）

E　リハビリテーションの現状と課題　　***383***

4 主な疾患におけるリハ

ⓐ Parkinson病（PD）

　『パーキンソン病治療ガイドライン2011』[14]では，運動療法は身体機能，健康関連QOL，筋力，バランス，歩行速度の改善に有効とされ，重要な治療手段として位置づけられている．ただし，要素別にみると，複合的運動とトレッドミル歩行以外のエビデンスレベルは高くない（**表7**）[6]．さらに，運動療法の具体的内容（構成要素，量）についてのコンセンサスは得られておらず，転倒予防や抑うつに対する効果，長期効果に関するエビデンスも不十分である[15]．今後，方法論的に厳密で十分な追跡期間を有し，特異的効果と非特異的効果を区別しうる研究が求められる．

　最近，LSVT（Lee Silverman Voice Treatment）®が注目され[16]，本邦でも普及しつつある．PDでは発声や動作を小さく行う傾向があるが，この誤った感覚情報の自己修正を目的とした再教育プログラムとして，大きな声を出すことに重点を置いたLSVT8LOUDと運動の大きさに力点を置いたLSVT8BIGが開発され，RCTにより効果が示されている．

　しばしば認められる認知機能低下に対する認知リハの効果に関しても，系統的レビューが発表されている[17]．ワーキングメモリー，処理速度，遂行機能の改善が認められたが，全般的知能，記憶，視空間スキル，抑うつ，注意，QOL，IADLにおける効果はみられなかった．

ⓑ 脊髄小脳変性症（SCD）-多系統萎縮症（MSA）

　SCDのマネジメントに関するコンセンサスペーパーによると，薬物療法の効果は一部を除き証明されておらず，治療の核はリハとされている[18]．本邦では患者会から実践的なリハマニュアルが刊行されているが[19]，内外を含めエビデンスに基づいたガイドラインはまだ見受けられない．従来のリハ介入研究の多くは少数例での検討で，重症度や疾患も多様であり，効果の持続も不明であった．さらに，SCDでは小脳が関与する運動学習の障害が示唆されているが，リハ介入への影響は明らかでない[18]．最近，多数例での集中リハ介入研究が報告され，短期効果のみならず自主練習の継続による長期効果も示されている[20,21]．

表7　Parkinson病に対するリハビリテーション介入の効果

介入	推奨グレード	エビデンスレベル
理学療法全般（複合的運動）	A	1
筋力増強運動	B	2
バランス運動	B	2
エアロビック運動	B	2
トレッドミル歩行	A	1
ホームプログラム	B	2
感覚刺激	B	2
太極拳	C1	2
ダンス	B	2

（文献6をもとに著者作成）

今後の課題として，1）重症例やParkinson症状合併例における効果，2）効果を長期間維持するためのプログラム，3）脳刺激，薬物，ニューロフィードバックの併用効果，4）効果機序および効果の予測因子解明のための神経イメージング研究，5）上肢機能障害や言語障害に対する介入効果の検証が必要である[18]．

筋萎縮性側索硬化症（ALS）

『筋萎縮性側索硬化症診療ガイドライン』[22]におけるリハ関連項目の推奨を表8に示す．いずれも根拠となるエビデンスのレベルは低く，今後の研究が待たれる．以下，いくつかの系統的レビューを紹介する．

早期のALS患者では中等度の強度の筋力増強により，疾病の進行や生存期間に悪影響を与えることなく筋力が改善する[23]．限られたエビデンスではあるが，作業療法士は緩和ケアチームの中で体位・座位保持のニーズへの対応，家族やスタッフに対する可動域訓練の指導などの役割を果たしうる[24]．吸気筋訓練により吸気筋の筋力改善が認められたものの，効果はわずかであった[25]．機能低下の予測因子に関するレビューでは，医師の判断より優れた予測ツールを作成するにはエビデンスは不十分で，国際共同研究の推進が提案されている[26]．

表8　筋萎縮性側索硬化症におけるリハビリテーション

項目	推奨の概要	グレード
リハの目的	心身機能・ADLを可能な限り維持改善，社会参加を促進，患者と家族のQOLを維持・向上	-
四肢・体幹運動機能障害に対するリハ	ストレッチ・ROM維持訓練	C1
	軽度・中等度の筋力低下の筋：適度の筋力増強訓練が一時的に有効な可能性	C1
	過剰な運動負荷は，筋力低下を悪化させる可能性	C1
構音機能障害に対するリハ	筋疲労を起こさない程度の口腔周囲筋・舌筋の運動療法，顎関節のROM維持：QOL向上に有用な可能性	C1
ADL維持・向上に使われる補装具	四肢体幹に装着して機能を補助するものとADLや移動の介助を軽減する機器	-
QOLの考え方	生活に対する主観的評価で，進行性疾患であるALSにおいては，患者・介護者のQOL改善が診療の目的	-
QOLの評価尺度	評価目的に合った評価尺度を選択（治療・ケア介入の有効性，臨床症状，健康状態，生活の満足度に関するQOL）	-
QOL向上効果	多専門職種チームケア，非侵襲的陽圧換気（NPPV）はQOLを向上	C1
介護者のQOL	診断時点から行う多専門職種チームによる患者ケアと介護者へのアプローチにより介護者のQOLは向上	C1
性生活の制限	性生活を制限すべきというエビデンスはなし．妊娠・出産は可能だが，母体や胎児への影響，人工呼吸器装着の可能性を念頭に対応	C1

（文献22をもとに著者作成）

E　リハビリテーションの現状と課題　*385*

5 新たな治療法の開発

― キーポイント ―

- 新たな治療法としてbrain machine interface（BMI）やロボットが注目される.
- BMIは，喪失機能の代償により外界への働きかけを可能にする手段として発展するとともに，システムとしての脳に直接働きかけ，回復を促す治療手段としての活用が期待される.
- 多彩な障害像を呈し，進行経過も多様な神経変性疾患に対するロボットの適応や効果に関するエビデンスの蓄積は今後の課題である.

a Brain machine interface（BMI）

　BMIは脳機能の一部と機械を融合させ，障害を軽減する技術で，臨床応用が実現すれば障害者にとって大きな福音になる. 感覚系を介し外界の情報を脳に取り込む入力型BMIと，脳活動を解読し外界に働きかける出力型BMIがある. さらに，脳に直接電極を刺入して信号を読み取る侵襲型BMI，脳表上の硬膜下電極により脳活動を計測する低侵襲型BMI，頭皮上から脳波などを計測する非侵襲型BMIに大別される[27].

　侵襲型BMIは米国を中心に研究され，四肢麻痺患者によるカーソルやロボットアームの制御[28, 29]が報告されている. ただし，刺入電極が惹起する炎症反応により，数ヵ月単位で計測効率が低下するという問題がある. 吉峰ら[30]は，硬膜下電極を用いて中心溝内運動野の皮質脳波による運動内容推定の有用性を明らかにし，γ帯域活動を用いたロボットハンド制御に成功した. 現在，ALS患者での臨床試験に向け準備が進められている.

　非侵襲型BMIでは，運動企図時の頭皮脳波などの変化を読み取り，家電やパソコンを制御する. われわれは頭皮脳波BMIシステムを開発し，重度筋ジストロフィー患者によるSECOND LIFE®内のアバターの操作を可能にした[31]. さらに，継続使用によりBMI操作のための脳波反応が顕在化し，BMIにより脳の活動状態を変化させうるとの示唆を得た. この知見をもとにBMIの脳の可塑性誘導への応用を着想し，脳卒中後重度上肢麻痺の回復をもたらす脳波BMIリハ機器を開発・実用化した[32].

　今後，BMIは神経変性疾患のリハにおいて，喪失機能の代償により外界への働きかけを可能にする手段として発展するとともに，システムとしての脳に直接働きかける技術として，障害された神経回路を組み替え，回復を促す治療手段として活用される可能性が期待される.

b ロボット

　リハに用いられるロボットは，自立支援，練習支援，介護支援，情緒・認知支援ロボットに分けられる[33]. その多くは高齢者や脳卒中・脊髄損傷者を対象に開発された経緯があり，多彩な障害像を呈し，進行経過も多様な神経変性疾患を対象とした知見は限られ，今後，適応や効果に関するエビデンスの蓄積が待たれる. 練習支援ロボットの中では，HAL医療用下肢タイプが希少神経・筋疾患の歩行訓練医療機器として医師主導治験により短期効果が示され[34]，保険収載されたことは特記すべきである. 今後，多様な神経変性疾患への応用が期待される.

文　献

1) 里宇明元：4章 各種アプローチ A. リハビリテーション・マネジメント 1. 基本的アプローチ，2. 医師の役割. 標準リハビリテーション医学，第3版，上田　敏（監），医学書院，東京，p172-179，2012

2) 山口智史ほか：リハビリテーションにおけるEBM. 実践的なQ&Aによるエビデンスに基づく理学療法：評価と治療指標を総まとめ，第2版，内山　靖（編），医歯薬出版，東京，p34-47，2015

3) Whyte J：Toward a methodology for rehabilitation research. Am J Phys Med Rehabil **73**：428-435，1994

4) 上月正博ほか（編）：リハビリテーションにおける評価 ver.3，医歯薬出版，東京，2016

5) 道免和久（編）：リハビリテーション評価データブック，医学書院，東京，2010

6) 望月　久ほか：8. パーキンソン病理学療法診療ガイドライン. 理学療法ガイドライン，日本理学療法士学会，http://www.japanpt.or.jp/upload/jspt/obj/files/guideline/14_parkinsons_disease.pdf（2017年1月アクセス）

7) Godinho C, et al：A systematic review of the characteristics and validity of monitoring technologies to assess Parkinson's disease. J Neuroeng Rehabil **13**：24，2016

8) 里宇明元：神経学的リハビリテーション総論. 臨床神経内科学，改訂第5版，平山惠造（編），南山堂，東京，p796-799，2006

9) 日本リハビリテーション医学会（監）：神経筋疾患・脊髄損傷の呼吸リハビリテーションガイドライン，金原出版，東京，2014

10) 佐伯　覚ほか：神経筋疾患におけるoverwork weakness. Jpn J Rehab Med **50**：795-798，2013

11) 井口はるひほか：神経筋疾患における摂食嚥下障害と摂食嚥下リハビリテーションの実際. Jpn J Rehail Med **53**：544-550，2016

12) Wada A, et al：Development of a new scale for dysphagia in patients with progressive neuromuscular diseases：the Neuromuscular Disease Swallowing Status Scale (NdSSS). J Neurol **262**：2225-2231，2015

13) 日本リハビリテーション工学協会（編）：「重度障害者用意思伝達装置」導入ガイドライン～公正・適切な判定のために～平成24-25年度改定版，参考資料，2013，http://www.resja.or.jp/com-gl/（2017年1月アクセス）

14) 日本神経学会（監）：C-Q3-1. リハビリテーションは運動症状改善に有効か. パーキンソン病治療ガイドライン2011，医学書院，東京，p130-139，2011

15) Goodwin VA, et al：The effectiveness of exercise interventions for people with Parkinson's Disease：A systematic review and meta-analysis. Mov Disord **23**：631-640，2008

16) 中馬孝容：パーキンソン病に対するリハビリテーション. Jpn J Rehabil Med **53**：524-528，2016

17) Leung IH, et al：Cognitive training in Parkinson disease. A systematic review and meta-analysis.Neurology **85**：1843-1851，2015

18) Ilg W, et al：Consensus paper：management of degeneraive cerebellar disorders. Cerebellum **13**：248-268，2014

19) 里宇明元ほか（監）：脊髄小脳変性症・多系統萎縮症のリハビリテーション：神経難病患者のQOL向上をめざして，白地社，京都，2014

20) Ilg W, et al：Intensive coordinative training improves motor performance in degenerative cerebellar disease. Neurology **73**：1823-1830，2009

21) Miyai I, et al：Cerebellar Ataxia Rehabilitation Trialists Collaboration：Cerebellar ataxia rehabilitation trial in degenerative cerebellar diseases. Neurorehabil Neural Repair **26**：515-522，2012

22) 日本神経学会（監）：8. リハビリテーション. 筋萎縮性側索硬化症診療ガイドライン2013，南江堂，東京，p142-159，2013

23) Lui AJ, et al：A systematic review of the effect of moderate intensity exercise on function and disease progression in amyotrophic lateral sclerosis. J Neurol Phys Ther **33**：68-87，

2009

24) Arbesman M, et al : Systematic review of the effectiveness of occupational therapy-related interventions for people with amyotrophic lateral sclerosis. Am J Occupat Ther **68** : 20-26, 2014

25) Eidenberger M, et al : Inspiratory muscle training in patients with Amyotrophic Lateral Sclerosis : A systematic review. NeuroRehabilitation **35** : 349-361, 2014

26) Creemers H, et al : Prognostic factors for the course of functional status of patients with ALS : a systematic review. J Neurol **262** : 1407-1423, 2015

27) 里宇明元 : BMIがリハビリテーションの未来を拓く : BMI研究の今後. 地域リハ **7** : 1024-1026, 2012

28) Hochberg LR, et al : Neuronal ensemble control of prosthetic devices by a human tetraplegia. Nature **442** : 164-171, 2006

29) Hochberrg LR, et al : Reach and grasp by people with tetraplegia using a neurally controlled robotic arm. Nature **485** : 372-375, 2012

30) 吉峰俊樹ほか : BMIの神経疾患治療への応用. 臨神経 **53** : 962-965, 2013

31) Hashimoto Y, et al : Change in brain activity through virtual reality-based brain-machine communication in a chronic tetraplegic subject with muscular dystrophy. BMC Neurosci **11** : 117, 2010

32) 里宇明元 : 脳卒中後重度上肢麻痺の回復に向けての挑戦―Brain Machine Interfaceを利用した新たなリハビリテーション機器の開発. Jpn J Rehabil Med **53** : 465-470, 2016

33) 平野　哲ほか : リハビリテーションにおけるロボットのいま・2 歩行練習ロボット. 理療ジャーナル **49** : 845-852, 2015

34) 中島　孝 : 希少性神経・筋疾患治療のためのHAL-HN01 医師主導医療機器治験の実施研究. 臨評価 **43** : 429-433, 2016

(里宇　明元)

索引

欧　文

― A ―

AAVベクター　354, 355
acetazolamide　313
acromatic neuron　104
Addenbrooke's cognitive
　examination（ACE）　75
adrenomyeloneuropathy（AMN）
　171
α-シヌクレイノパチー　4, 179
Alzheimer病（AD）　114
amyloid-β（Aβ）　329
Andersen-Tawil症候群（ATS）
　308
angiogenin　332
anticipation　125
argyrophillic grain dementia
　（AGD）　116
astrocytic plaque　105
axonal sprout　265

― B ―

Babinski徴候　237
balooned neuron　102, 104
Bartter症候群　310
behavioral change　102
behavioral variant
　frontotemporal dementia
　（bvFTD）　70, 102, 116
blood-brain barrier（BBB）
　328, 331
blood-spinal cord barrier（BSCB）
　328
brain machine interface（BMI）
　385

― C ―

Charcot-Marie-Tooth病（CMT）
　262
Chiari奇形　253
chorea-acanthocytosis（ChAc）
　157
clustered regularly interspaced

short palindromic repeats /
　CRISPR Associated Protein 9
　（CRISPR/Cas9）　33
common disease-common
　variants仮説　19
common disease-multiple rare
　variants仮説　21
corticobasal degeneration（CBD）
　100
corticobasal syndrome（CBS）
　100
Creutzfeldt-Jakob病（CJD）
　143
　遺伝性――　148
　孤発性――　145
CSF flow-void sign　255

― D ―

damage associated molecular
　patterns（DAMPs）　322
Danon病　296
deep brain stimulation（DBS）
　66
Dejerine-Sottas症候群（DSS）
　263
diffuse Lewy body disease
　（DLBD）　55
dopamine dysregulation
　syndrome（DDS）　55
Dubowitz病　230, 231
Duchenne型筋ジストロフィー
　（DMD）　359

― E ―

edaravone　38, 209
entacapone　65

― F ―

fatal familial insomnia（FFI）
　152
frontotemporal dementia（FTD）
　70
frontotemporal lobar

degeneration（FTLD）　70,
　115

― G ―

Gating pore電流　310
genome-wide association study
　（GWAS）　19, 20, 321
Gerstmann-Sträussler-
　Scheinker病（GSS）　150
Gitelman症候群　310
glial cytoplasmic inclusion
　（GCI）　105, 117
GNEミオパチー　293

― H ―

HAL　273, 385
hammer toe　263
hereditary spastic paraplegia
　（HSP）　237
Hoehn & Yahrの診断基準　60
Horner症候群　253
hot cross bun sign　180
Huntington病（HD）　122, 133
hyperkalemic periodic
　paralysis（HyperPP）　308
hypokelamic periodic paralysis
　（HypoPP）　308

― I ―

initiative on rare and
　undiagnosed disease（IRUD）
　24
iPS細胞　344, 370
istradefylline　66

― J ―

Japan Spastic Paraplegia
　Research Consortium
　（JASPAC）　241
Japanese Longitudinal
　Biomarker Study in PSP and
　CBD（JALPAC）　113
jug-hundle position　230

— K —

Kugelberg–Welander病　230, 231

— L —

L-dopa　63, 118

leuprorelin　38, 226

levodopa・carbidopa配合経腸用液（LCIG）　38

Lewy小体型認知症（DLB）　117

Lewy小体病（LBD）　55, 92

lipoprotein receptor protein-1（LP-1）受容体　329

LSVT（Lee Silverman Voice Treatment）®　383

— M —

MDS-unfied Parkinson's disease rating scale（UPDRS）　60

Meige症候群　133

mexiletine　313

multiple system atrophy（MSA）　117, 176

myotonic dystrophy（DM）　276

— N —

neuroinflammation　319

neurovascular unit（NVU）　328

non-fluent variant primary progressive aphasia（nfvPPA）　70

nusinersen　371

— O —

Omics解析　341

opicapone　368

overwork weakness　379

— P —

Parkinson's disease with dementia（PDD）　117

Parkinson病（PD）　52, 117

pes cavus　263, 272

phagocytosis　329

primary lateral sclerosis（PLS）　212

progressive non-fluent aphasia（PNFA）　70, 102, 116

progressive suoranuclear palsy（PSP）　83, 115

protirelin　198

PSP mimics　95

PSP-look-alike syndrome　95

PSP臨床評価尺度（PSP-rating scale）　94

— Q —

QT延長症候群7型　309

— R —

rasagiline　368

re-emergent tremor　54

REM sleep behavior disorder（RBD）　56

riluzole　38, 209

RNA代謝　9

— S —

safinamide　369

selegiline　65

semantic dementia（SD）　70, 102, 116

semantic variant primary progressive aphasia（svPPA）　70

siRNA　356

— S —(spinal)

spinal muscular atrophy（SMA）　360

spinocerebellar degeneration（SCD）　188

striatonigral degeneration（SND）　117

— T —

taltirelin　198

targetoid analysis　340

TDP-43プロテイノパチー　5, 213

tetrabenazine　129

thyrotoxic periodic paralysis（TPP）　308

tolcapone　367

transcription activator-like effector nucleases（TALENs）　33

tublar aggregates　310

tufted astrocyte　88

— V —

vascular dementia（VaD）　117

vascular endothelial growth factor（VEGF）　332

— W —

wearing off　63

Werdnig–Hoffmann病　230

Whestphal variant　123

Wilson病　133

wrist drop　230

— Z —

zinc-finger nucleases（ZNFs）　33

zolpidem　140

zonisamide　65

和　文

— あ —

悪性高熱　313

アスコルビン酸　271

アパシー　55

アプタマー　356

アミノアシルtRNA合成酵素　271

α-シヌクレイノパチー　4, 179

— い —

アンチセンスオリゴヌクレオチド　356

アンチセンス核酸医薬品　233

アンヘドニア　55

医学的リハビリテーション　374

異常感覚　262

遺伝子改変モデル　32

遺伝子治療　354

遺伝子変異　9

遺伝性CJD（gCJD）　148

遺伝性圧脆弱性ニューロパチー（HNPP）　270

遺伝性痙性対麻痺（HSP）　237

遺伝性高カリウム性周期性四肢

麻痺（HyperPP） 308
遺伝性周期性四肢麻痺 308
遺伝性低カリウム性周期性四肢
　麻痺（HypoPP） 308
易転倒性 93
いびき 177
意味性認知症（SD） 70, 102,
　116
インフォームドコンセント 39
インポテンツ 171
　　　　　－う－
ウイルスベクター 355
ウシ海綿状脳症（BSE） 143
運動ニューロン死 332
運動分解 190
　　　　　－え－
エクソンスキッピング治療薬
　359
エピゲノム異常 9
遠位型ミオパチー 293
嚥下障害 86, 171, 202, 381
炎症性因子 318
炎症性サイトカイン 319
　　　　　－お－
凹足変形 263, 272
嘔吐 171
悪心 171
オートファジー 166
オニオンバルブ形成 264
温痛覚乖離 253
　　　　　－か－
下位運動ニューロン病 229
介護保険法 43
外傷 84
外的妥当性 35
過活動膀胱 92
核酸医薬 354
獲得性プリオン病 149
核内封入体 125, 126
過剰自己貪食を伴うX連鎖性ミ
　オパチー 296
仮性肥大 278
画像診断BM（バイオマーカー）
　336
仮面様顔貌 53
過用性筋力低下 272
加齢性変化 8

眼咽頭型遠位型ミオパチー
　293
感覚鈍麻 262
眼球運動障害 178
眼球運動速度低下 110
眼瞼下垂 294
眼瞼けいれん 133
感情失禁 213
緩徐眼球運動 196
眼振 178, 189
顔面筋罹患 299
　　　　　－き－
喫煙 141, 201
企図振戦 190
逆シャンペンボトル様下腿筋萎
　縮 263
ギャップ結合 322
ギャップ結合阻害薬 325
嗅覚障害 53, 56
球脊髄性筋萎縮症（SBMA）
　221
球麻痺 222
協調運動不全 213
起立性低血圧 92, 177
筋萎縮 202, 222, 262, 263, 294,
　297
筋萎縮性側索硬化症（ALS）
　201
筋強剛 53, 54
筋強直性ジストロフィー（DM）
　276
筋緊張低下 297, 299
筋けいれん 222
筋弛緩 202
筋ジストロフィー 276
筋トーヌス低下 190
筋力増強訓練 381
筋力低下 202, 222, 246, 294,
　297, 299, 304
　　　　　－く－
空洞－くも膜下腔交通術 258
グリア細胞 13, 318
クールー（Kuru） 143, 149
グルタミン酸 322
　　　――仮説 204
　　　　　－け－
痙縮 202, 213, 237, 246

軽症特例制度 48
痙性斜頸 133, 134
痙性対麻痺 188, 237
鶏歩 263
計量心理学的特性 376
けいれん 237
血管新生 332
血管性認知症（VaD） 117
血清 creatine kinase（CK） 282
ゲノム編集 33, 361
ゲノムワイド関連解析（GWAS）
　19, 20, 321
言語障害 86
原発性進行性失語（PPA） 76
原発性側索硬化症（PLS） 212
腱反射亢進 202, 237, 246
　　　　　－こ－
コアBM（バイオマーカー）
　341
高CK血症 310
構音障害 171, 178, 189, 202
抗痙縮薬 198
甲状腺中毒性周期性四肢麻痺
　（TPP） 308
抗精神病薬 139
巧緻運動障害 101, 202
行動異常型前頭側頭型認知症
　（bvFTD） 70, 102, 116
喉頭けいれん 222
行動障害 102
候補分子解析 340
小型魚類 31
呼吸障害 202, 297
呼吸不全 278
黒質 88
孤発性CJD（sCJD） 145
コピー数変異（CNV） 165
コミュニケーション障害 381
　　　　　－さ－
再生線維クラスター 265
再生治療 344
細胞傷害性T細胞 320
猿手 263
　　　　　－し－
ジェネリック薬 39
弛緩性麻痺発作 309
嗜銀顆粒性認知症（AGD） 116

軸索再生　265
自咬症　159, 161
自己貪食空胞性ミオパチー
　296
自殺企図　123
四肢失調　171
視床下核　88
ジストニア　133, 159
ジストロフィン異常症　276
姿勢反射障害　53, 54, 83, 84, 93
次世代シークエンサー　23
下目瞼向き眼振　196
疾患特異尺度　376
失語　72
失調性歩行　190
死の谷　34
十字徴候　180
重症度BM（バイオマーカー）
　338
周皮細胞　328
周遊　71
障害基礎年金　48
障害者総合支援法　45
障害者手帳　45
障害者に日常生活及び社会生活
　を総合的に支援するための法
　律　45
上肢運動機能障害　189
小字症　53
ショウジョウバエ　31
常同行動　71
衝動性眼球運動　110
常同的食行動　71
小脳失調　237
小脳性運動失調　93, 178, 188
傷病手当金　48
女性化乳房　222
自律神経障害　53, 177
自律神経症状　54
視力低下　171
心筋症　297
神経栄養因子　320
神経炎症　318, 319
神経原線維変化　89
神経細胞傷害　320
進行性核上性麻痺（PSP）　83,
　115

進行性非流暢性失語（PNFA）
　70, 102, 116
人工多能性幹細胞　344
振戦　53, 54, 85, 101, 222
診断BM（バイオマーカー）
　338
心伝導障害　284
振動覚低下　237
心不全　278

ー　す　ー
垂直性核上性注視麻痺　83, 84,
　93
睡眠時無呼吸　177
睡眠障害　56, 92
すくみ足　54

ー　せ　ー
生化学的BM　336
成人型自己貪食空胞性ミオパ
　チー　296
精神症状　53, 55
精神発達遅滞　237, 297
瀬川病　138
脊髄空洞症　252
脊髄小脳変性症（SCD）　133,
　187, 188
脊髄性筋萎縮症（SMA）　229,
　360
舌萎縮　223
節性脱髄　264
ゼブラフィッシュ　31
線維束性収縮　202
線条体黒質変性症（SND）　117
全身倦怠感　171
線虫　30
先天性筋線維タイプ不均等症
　300
先天性ミオパチー　299
前頭側頭型認知症（FTD）　70
前頭側頭葉変性症（FTLD）
　70, 115
前頭葉徴候　86
セントラルコア病　299

ー　そ　ー
造血管細胞移植　174
測定障害　190

ー　た　ー
体幹・下肢運動機能障害　189

体幹失調　171, 190
大孔部減圧術　258
第2号被保険者　44
大脳基底核　135
大脳皮質基底核変性症（CBD）
　100
タウオパチー　4, 72, 88, 105
多系統萎縮症（MSA）　117,
　176
脱抑制　71
脱力　213
短下肢装具　272
淡蒼球　88
蛋白凝集　10
蛋白の蓄積病　3

ー　ち　ー
地域包括ケアシステム　43
致死性家族性不眠症（FFI）
　152
注意力低下　171
中心核ミオパチー　300
聴力低下　171
治療効果測定BM　338

ー　つ　ー
槌状趾　263

ー　て　ー
低分子クルクミン　271
デコイ核酸　356
てんかん　171
転倒　83, 84

ー　と　ー
動作緩慢　53
動物モデル　28
特定疾病　44
突然死　309
ドパミンアゴニスト　64
ドパミン調節異常症候群（DDS）
　55
トランスジェニックモデル　32
トリプレットリピート病　125

ー　な　ー
内的妥当性　35
内皮細胞　328
難聴　237
難病医療拠点病院　47
難病医療コーディネーター　47
難病指定医　47

難病相談支援センター　47
難病対策地域協議会　47
難病の患者に対する医療等に関
　する法律　43

―に―

乳児型 / 先天型自己貪食空胞性
　ミオパチー　296
ニューロパチー　237
認知機能障害　53, 55
認知機能低下　171
認知症　83, 237

―ね―

ネマリンミオパチー　299

―の―

脳幹部被蓋　88
脳血管障害　117
脳深部刺激療法（DBS）　38,
　66, 140
ノックアウトモデル　33

―は―

パーキンソニズム　85
バイオマーカー（BM）　336
　画像診断――　336
　コア――　341
　重症度――　338
　診断――　338
　予後判定――　338
排尿障害　92, 177
廃用性筋力低下　381
ハミングバードサイン　90
パラメトリック連鎖解析　16
パレイドリア　55

―ひ―

びっくり眼　196
びまん性Lewy小体病（DLBD）
　55
表現促進現象　125
病的反射　202, 246
品質管理機構　12
頻尿　171

―ふ―

部位選択性　8
複視　294

副腎脊髄ニューロパチー
　（AMN）　171
副腎白質ジストロフィー
　（ALD）　170
副腎不全　171
不随意運動　134, 138
不全麻痺　237
舞踏運動　123, 159
フラクタルカイン　322
プリオン仮説　32
プリオン病　143
プリオン様伝播　10
フロッピーインファント　230,
　279
プロテイノパチー　4

―へ―

ベスレムミオパチー　304
便秘　177

―ほ―

膀胱直腸障害　237
房状アストロサイト　88
歩行障害　54, 171, 293
ポストポリオ症候群　381
勃起不全　177
ボツリヌス治療　118, 140
哺乳障害　297
ポパイの腕　279
ポリグルタミン病　5, 125, 223

―ま―

マーモセット　31
マウス　31
マカクザル　31
マクロファージ　319
マルチミニコア病　300

―み―

ミオクローヌスてんかん　196
ミオチューブラーミオパチー
　300
ミオトニア　279
ミオトニー　309
　――放電　284
ミオパチー　292, 297
　GNE ――　293

遠位型――　293
過剰自己貪食を伴う X 連鎖性
　――　296
眼咽頭型遠位型――　293
自己貪食空胞性――　296
　成人型――　296
　乳児型 / 先天型――　296
中心核――　300
ネマリン――　299
ベスレム――　304
ミオチューブラー――　300
三好型遠位型――　293
ミクログリア　320, 324
未診断疾患イニシアチブ
　（IRUD）　24
ミトコンドリア異常　12
三好型遠位型ミオパチー　293

―む―

無染色性神経細胞　104

―め―

メダカ　31

―も―

網膜色素変性症　237
モデル動物　29

―ゆ―

有棘赤血球症　157
有棘赤血球舞踏病（ChAc）
　157

―よ―

予後判定BM（バイオマーカー）
　338
予測妥当性　35

―ら―

ラット　31

―り―

リズム異常　190

―れ―

レム睡眠行動障害（RBD）　56,
　177

―ろ―

ロボット　273, 385

―わ―

鷲手　263

神経変性疾患ハンドブック—神経難病へのエキスパート・アプローチ

2018 年 5 月 25 日　発行	編集者　水澤英洋
	発行者　小立鉦彦
	発行所　株式会社 南 江 堂
	☎113-8410 東京都文京区本郷三丁目42番6号
	☎(出版) 03-3811-7236　(営業) 03-3811-7239
	ホームページ http://www.nankodo.co.jp/
	印刷・製本 日経印刷
	装丁 杉本勇気(Amazing Cloud Inc.)

Handbook of Neurodegenerative Disorders
© Nankodo Co., Ltd., 2018

定価はカバーに表示してあります.　　　　　　　　　Printed and Bound in Japan
落丁・乱丁の場合はお取り替えいたします.　　　　　ISBN978-4-524-25617-4
ご意見・お問い合わせはホームページまでお寄せください.

本書の無断複写を禁じます.

|JCOPY| 〈(社)出版者著作権管理機構 委託出版物〉

本書の無断複写は,著作権法上での例外を除き,禁じられています. 複写される場合は,そのつど事前に,
(社) 出版者著作権管理機構 (TEL 03-3513-6969, FAX 03-3513-6979, e-mail: info@jcopy.or.jp) の
許諾を得てください.

本書をスキャン, デジタルデータ化するなどの複製を無許諾で行う行為は, 著作権法上での限られた例外
(『私的使用のための複製』など) を除き禁じられています. 大学, 病院, 企業などにおいて, 内部的に業
務上使用する目的で上記の行為を行うことは私的使用には該当せず違法です. また私的使用のためであっ
ても, 代行業者等の第三者に依頼して上記の行為を行うことは違法です.

〈関連図書のご案内〉　　＊詳細は弊社ホームページをご覧下さい《www.nankodo.co.jp》

神経疾患最新の治療2018-2020
水澤英洋・山口修平・園生雅弘　編　　B5判・376頁　定価（本体9,000円＋税）　2018.1.

神経内科ゴールデンハンドブック（改訂第2版増補）
鈴木則宏　編　　新書判・404頁　定価（本体4,000円＋税）　2018.5.

神経内科専門医試験問題 解答と解説
日本神経学会　編　　B5判・238頁　定価（本体5,000円＋税）　2017.2.

免疫性神経疾患ハンドブック
楠進　編　　B5判・358頁　定価（本体10,000円＋税）　2013.6.

脊髄小脳変性症・多系統萎縮症診療ガイドライン2018
日本神経学会　監修　　B5判・296頁　定価（本体5,000円＋税）　2018.6.

ジストニア診療ガイドライン2018
日本神経学会　監修　　B5判・220頁　定価（本体4,300円＋税）　2018.6.

細菌性髄膜炎診療ガイドライン2014
日本神経学会,日本神経治療学会,日本神経感染症学会　監修　　B5判・146頁　定価（本体3,500円＋税）　2014.12.

デュシェンヌ型筋ジストロフィー診療ガイドライン2014
日本神経学会,日本小児神経学会,国立精神・神経医療研究センター　監修　　B5判・216頁　定価（本体4,300円＋税）　2014.6.

重症筋無力症診療ガイドライン2014
日本神経学会　監修　　B5判・156頁　定価（本体3,500円＋税）　2014.3.

筋萎縮性側索硬化症診療ガイドライン2013
日本神経学会　監修　　B5判・230頁　定価（本体4,400円＋税）　2013.12.

慢性炎症性脱髄性多発根ニューロパチー,多巣性運動ニューロパチー診療ガイドライン2013
日本神経学会　監修　　B5判・220頁　定価（本体4,300円＋税）　2013.6.

ギラン・バレー症候群,フィッシャー症候群診療ガイドライン2013
日本神経学会　監修　　B5判・206頁　定価（本体4,000円＋税）　2013.6.

単純ヘルペス脳炎診療ガイドライン2017
日本神経感染症学会,日本神経学会,日本神経治療学会　監修　　B5判・114頁　定価（本体3,300円＋税）　2017.8.

みんなで学ぶパーキンソン病 患者さんとともに歩む診療をめざして
柏原健一・武田篤・前田哲也　著　　B5判・138頁　定価（本体2,800円＋税）　2013.6.

あなたの頭痛診療,間違っていませんか？ 失敗しないためのワザと秘訣
平田幸一　著　　A5判・130頁　定価（本体2,600円＋税）　2015.5.

てんかん白書 てんかん医療・研究のアクションプラン
日本てんかん学会　編　　B5判・206頁　定価（本体2,600円＋税）　2016.10.

総合診療専門医マニュアル
伴信太郎・生坂政臣・橋本正良　編　　B6変型判・546頁　定価（本体6,300円＋税）　2017.5.

本日の内科外来
村川裕二　編　　A5判・336頁　定価（本体4,600円＋税）　2018.3.

臨床雑誌内科2017年9月増大号 特集：患者さんからよく尋ねられる 内科診療のFAQ
B5判・504頁　定価（本体5,500円＋税）　2017.9.

続・あなたのプレゼン 誰も聞いてませんよ！ とことんシンプルに作り込むスライドテクニック
渡部欣忍　著　　A5判・184頁　定価（本体2,800円＋税）　2017.10.

今日の治療薬2018 解説と便覧（年刊）
浦部晶夫・島田和幸・川合眞一　編　　B6判・1,472頁　定価（本体4,600円＋税）　2018.1.

定価は消費税率の変更によって変動いたします. 消費税は別途加算されます.